儿科重症医学理论与诊疗技术

主　编　封志纯　陈贤楠
副主编　许　煊　耿　荣　王　旭

北京大学医学出版社

ERKE ZHONGZHENG YIXUE LILUN YU ZHENLIAOJISHU

图书在版编目（CIP）数据

儿科重症医学理论与诊疗技术/封志纯，陈贤楠主编. —北京：北京大学医学出版社，2010. 11

ISBN 978-7-5659-0014-3

Ⅰ.①儿… Ⅱ.①封…②陈… Ⅲ.①小儿疾病：险症—诊疗②小儿疾病：险症—监护（医学） Ⅳ.①R720.597

中国版本图书馆 CIP 数据核字（2010）第 193419 号

儿科重症医学理论与诊疗技术

主　　编： 封志纯　陈贤楠
出版发行： 北京大学医学出版社（电话：010-82802230）
地　　址：（100191）北京市海淀区学院路 38 号 北京大学医学部院内
网　　址： http：//www. pumpress. com. cn
E - mail： booksale@bjmu. edu. cn
印　　刷： 北京东方圣雅印刷有限公司
经　　销： 新华书店
责任编辑： 靳新强　　**责任校对：** 金彤文　　**责任印制：** 张京生
开　　本： 787mm×1092mm　1/16　　**印张：** 24　　**字数：** 603 千字
版　　次： 2011 年 2 月第 1 版　2011 年 2 月第 1 次印刷　　**印数：** 1 - 3000 册
书　　号： ISBN 978-7-5659-0014-3
定　　价： 75.00 元

编委　（按姓氏汉语拼音排序）

晁彦公　清华大学第一附属医院
陈贤楠　首都医科大学附属北京儿童医院
封志纯　北京军区总医院附属八一儿童医院
付四毛　南方医科大学附属中山博爱医院
耿　荣　首都医科大学附属北京儿童医院
何时军　温州医学院附属育英儿童医院
何彦霞　深圳市儿童医院
贺　彦　中国医学科学院阜外心血管病医院
李云娟　首都医科大学附属北京天坛医院
刘　敬　北京军区总医院附属八一儿童医院
刘玺诚　首都医科大学附属北京儿童医院
卢洪流　北京军区总医院
逄坤静　中国医学科学院阜外心血管病医院
王　旭　中国医学科学院阜外心血管病医院
王建华　北京军区总医院
吴旭红　首都医科大学附属北京儿童医院
许　煊　北京军区总医院附属八一儿童医院
游洁玉　湖南省儿童医院
曾建生　首都医科大学附属北京儿童医院
张　辉　首都医科大学附属北京安贞医院
张燕博　中国医学科学院阜外心血管病医院
张远清　深圳市儿童医院
周　涛　南方医科大学附属中山博爱医院

前 言

重症医学是一门诞生于20世纪中期的临床医学，是一门理论上不断创新、充满实践活力的临床专业学科。重症医学主要研究急性脏器功能受损、复杂性感染炎症反应以及全身内环境紊乱的病理生理机制。临床上，以可能发生或者已经发生危及生命的器官功能障碍患者为诊治目标。

重症监护病房或单元（intensive care unit，ICU）是重症医学的临床基地。目前ICU已成为实践基础医学理论和临床医学高新技术的重要前沿阵地。重症医学专业的医师、护士和相关技术人员是ICU的主力军，他们需要更为广泛的基础医学知识、具有较强的技术操作能力和敏捷的反应性。由于我国人口众多，经济基础相对落后，广大农村地区医疗卫生的财力、人力资源受限，重症医学理论知识和技术还不够普及，ICU（尤其是儿科ICU）体制和组织建设与发达国家有较大差距。近年来，我国SARS、手足口病等疾病流行，以及地震、洪水等公共灾难事件的相继出现，更突显重症医学理论和ICU体制的重要性。基于上述认识，由具有儿科急危重症救治丰富经验的临床医生和相关科室的专家共同撰写了本书。

全书分为重症医学概论、儿科重症的病理生理基础理论、儿科重症监护技术和儿科重症治疗技术4篇，可供国内儿科急危重症专业医生、护士和相关人员阅读，也可供综合儿科医生和相关实验科室人员学习参考。书中内容反映了当前儿科重症医学的新理论进展和国内现状，但基于本领域理论、技术的日新月异，仍难免不够全面。某些内容、图示是作者实践经验的总结和思考，可能并不全面，仅供读者参考。

本书的编写凝聚了全体作者的辛勤劳动和智慧，谨在此一并致以诚挚的感谢。

由于重症医学理论发展迅速，新的学术观点和监护治疗技术不断涌现，限于作者的理论水平，加之临床工作任务重、时间仓促，书中难免有疏漏、错误之处，恳请广大读者批评指正。

主编

2010年8月

目 录

第一篇

重症医学基本问题

第一章　重症医学理论与临床实践

重症医学（critical care medicine）是近半个多世纪来发展起来的一门临床医学新专业。是研究机体（包括高危者）器官功能障碍病理生理过程及其诊治的临床医学。重症监护病房（intensive care unit，ICU）是重症医学的临床基地。重症医学理论和临床体制的出现是医学发展和患者诊治的需要，也是各种监护设备和技术在急危重患者诊治过程中应用的结果。它既不同于内科、外科、妇产科、儿科等以患者群体对象不同进行划分的专业，也不同于神经、心血管、呼吸等以脏器解剖或功能进行划分的专业。重症医学的特点是：理论上强调基础医学和临床医学结合；诊治过程中强调团队协作；强调“病、症/证互补”的疾病诊断模式、通过动态的整体观察和监护进行个体化的临床决策和以均衡的脏器功能支持为主要手段实施早期目标性治疗。重症医学是一门极具活力、以团队协作为基础的临床实践性很强的学科。

一、动态监护和个体化临床决策是重症医学理念的核心

重症患者临床表现和病理生理机制复杂而瞬息万变，每例患者都有其疾病发生、发展过程的特殊性，需要对疾病发展趋势和预后做出准确的判断。因此，对个体患者实施动态监护、分析和临床决策（clinic decision making）程序是重症医学理念的核心，这也是英文intensive care medicine、critical care medicine 和 ICU 表达的核心含义。

动态监护还必须强调早期和适宜。高危患者首先呈现的是生命体征代偿性的生物钟节律紊乱，并非一开始就表现生理正常值明显偏移，这也正是目前全身炎症反应综合征（SIRS）静态诊断标准值过宽的原因。这种处于不稳定状态机体（临床上常称为“重症高危状态”）一旦遭受促发因素则呈现危重症临床过程。因此，对此类患者实施早期监护才能事半功倍。由于监护的仪器设备和项目日益增加，尤其是分子生物学等监测手段的发展，针对具体患者权衡利弊地选择适宜的监测方法和监测频度极为重要。新生儿、小婴儿更具有起病急、变化快、预后差异大和有创监测、取血标本对机体影响大等特点。为此必须有一套规范化的 ICU 管理体系和制度（参见本书“儿童重症医学概论”章），重症医学的临床医生必须具备分析与综合互补的思维模式（图 1-1-1、图 1-1-2）。

二、团队协作和不断探索创新是 ICU 成功救治患者的保证

重症医学需要从临床实践中不断地去发现问题，提高到基础医学的水平来分析，提出假设，进行研究。然后，回到临床实践，以求验证。按“临床-基础-临床”模式，不断地探索与求证。要善于从失败中获取教训。重症患者的诊治是一个连续、多变的过程，充满未知数。各种高新技术应用都需要根据个体不同反应及时作出分析判断。整个 ICU 是一个救死扶伤的团队，需要建立一套健全完整的管理组织系统，包括：医师、护士和其他技术人员（如呼吸治疗师、临床药剂师等）合理组成的人员梯队；符合当前循证医学证据的诊治常规和护理常规；各级医师查房、执行程序、交接班制度和各种人员有计划的轮流培训制度等。

非此，将无法获取重症患者发生发展全过程的真实信息，无法取得较其他专业更高的重症患者抢救成功率，也就无法实现重症医学实践-理论-再实践不断发展的动力。

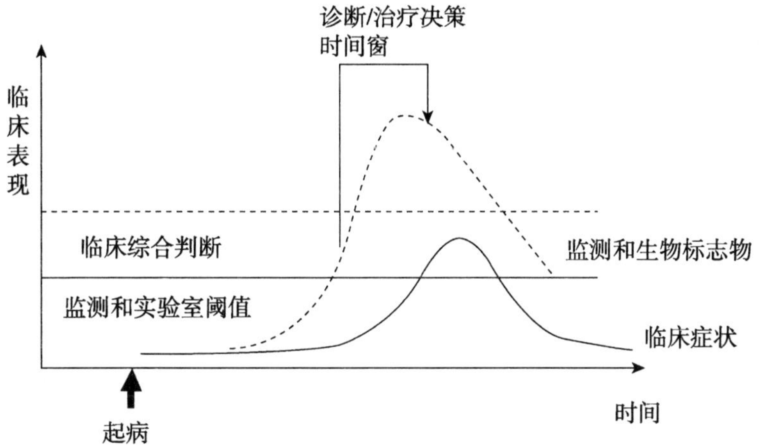

图 1-1-1　重症患者早期/动态监测、病情分析和临床决策示意图

注：病情分析依据为对患者的每天定性观察（如面色、整体恶化趋势）和经搜索获得资料（如病史、各种临床检验）。临床判断应用所有确认的定量资料，进行整体多因素分析＋每个因素的两两比较分析作出临床决策。未来的整体医学则应用计算机人工智能分析技术。

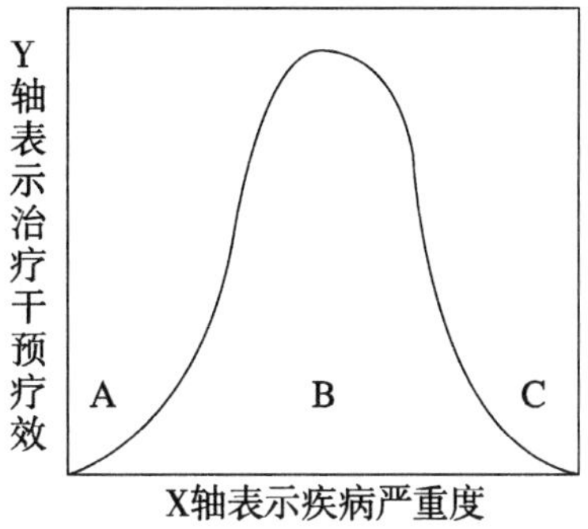

图 1-1-2　重症患者早期/动态监测和临床决策示意图

注：假设 ICU 患者的不同严重度和选择干预时机之间存在疗效和预后的相关性：B 区为最佳疗效，过早（A 区）或过晚（C 区）均可因过度干预而发生由于医源性因素或丧失最佳治疗时机而影响疗效和预后。

三、“病、症/证互补”的临床诊断模式

现代医学以解剖学、病理生理学为基础，逐渐形成了分析还原的实证主义思维模式。面对重症感染患者，寻找“病原体”和“病灶”才能确诊疾病并给予针对性治疗。但是，近年来重症感染仍是 ICU 住院患者的重要死亡原因，传统单一的感染性疾病诊断模式并不符合

危重症多病因、多发病机制和复杂多变的临床特点。对危重症患者要更强调“病、症/证互补”的诊断模式。这是一种基于系统医学和中西医结合理念的诊断模式。这里的“症”指的是基本病理生理状态（包括传统病理生理学和系统病理生理学），也可以称为症候群或病理生理状态。如SIRS/sepsis及其序贯状态。“证”有两个含义，一是对上述病理生理状态更为精细的分期或动态分析（如对SIRS/sepsis免疫学分期、DIC的分期）；二是指中医的辨症施治，如脏腑、卫气营血、经络和阴阳的辩证。由此可见，“病、症/证互补”的临床诊断模式，即是各专业的疾病、病理生理状态和中西医理论互补的诊断原则。“病、症/证互补”诊断的核心理念是：个体化实践与循证理论相结合的诊治模式；分析与综合、微观与整体思维模式互补；定量与定性、静态与动态监测方法学互补。实施两种互补的关键是对患者的精细连续观察和监护，在搜集各种宏观/微观、定量/定性信息基础上进行反复思考，最终作出疾病诊断和全面解释危重状态发生发展过程。例如，一个肺炎儿童，血气分析低氧血症明显，C反应蛋白67mg/L、胸片双侧肺野浸润，心肌酶学指标增高，少量胸水、腹水；支原体IgM阳性，传统疾病诊断：重症支原体肺炎，急性呼吸衰竭，应用“病-症/证互补”的诊断是：支原体肺炎、severe sepsis、急性肺损伤（ALI）、多脏器功能受损（multiple organ dysfunction，MOD）。如果病情再加重或迁延，还应进行病理生理分析和中医的辩证诊断。这种诊断模式的优点已为大量的临床实践所证明。实施这种“病-症/证互补”的临床诊断模式，ICU医师除了需要熟练掌握重症医学理论外，还要尽可能熟识各临床医学专业知识，同时加强与专业科室医师的交流，互相学习取长补短。“病-症/证互补”的疾病概念还会引出治疗上的“治标和治本互补”的概念，从而“艺术性”地掌握好脏器支持和病因治疗的最佳时机。

四、重症医学是以经验医学为主，循证医学为指导的临床医学

近年来，重症医学在基础理论上获得重大进步，以循证医学理念为基础的各种指南的制订使ICU工作更加规范化。但也应指出，目前重症医学仍处于以经验医学为主，以循证医学为指导的阶段。这是重症疾病的复杂性和快速多变的特性所决定的。动态监测、个体化临床决策仍是重症医学的灵魂。我们应该这样来理解循证医学在重症医学临床中应用：即给个体患者以最符合个体愿望、最佳成本效益比、最少痛苦和后遗症的最优化医疗服务。包括多中心随机对照研究的重症医学的证据都是相对的，不是绝对真理。重症医学临床正处于日新月异、理念不断更新、技术不断创新的局面。在面对个体重症患者时，仍需采用传统的床边查房、个体化动态回顾分析。而这种床边分析病情并进行临床决策的过程需要临床医师长期的经验积累和思维模式的培养。

五、重症医学当前存在的问题和发展方向

近年来，重症医学在现代基础医学理论指导下，应用大量高新技术，在降低重症患者病死率方面取得了重大成就。但也存在以下困惑和问题：

（1）面对危重患者抢救过程中对生命至上的医学伦理问题和当前高新技术诊治措施与医源性致病性、加强医学人性化之间的矛盾。

（2）无限增长的高医疗资源消耗与有限的群体和个体负担能力的矛盾。

（3）Sepsis（脓毒症）及其序贯状态（包括ARDS/DIC/感染性休克和MODS）的发生

率增加，病死率未降。

重症医学作为年轻的临床医学专业，在理论、技术发展以及ICU体制等方面还需要不断探索和完善：

（1）理论上和方法学上加强宏观和微观两个方向的研究。其中宏观方向上，需要加强与系统医学、系统生物学和感染微生态学的结合和互补。

（2）创立具有我国特色的（中西医互补的）重症医学理论体系（图1-1-3），从“生物医学”模式向“生物-心理-社会医学”模式转变。

（3）从我国人口众多、经济基础相对薄弱的具体国情出发，探讨建立适合国情的不同等级医院内的ICU体制、管理模式和人员培训制度。

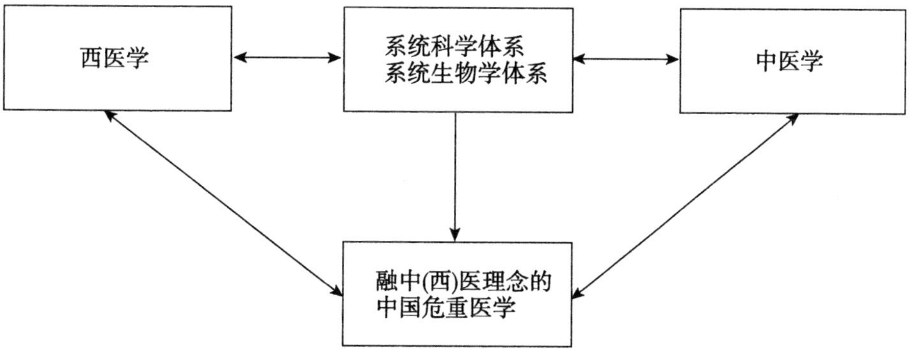

图1-1-3　融中西医理念的中国危重医学路径图

注：系统生物学体系指系统临床医学、系统病理生理学、系统免疫学和医学人工智能功能学

（陈贤楠）

参考文献

1. Fuhrman BP，Zimmerman JJ. Pediatric Critical Care. 2nd. Mosby，Inc St. Louis，1998.

2. Haque KN. Definitions of bloodstream infection in the newborn. Pediatr Crit Care Med，2005，6 (3suppl.)：45-49.

3. Randolph AG. A practical approach to evidence-based medicine：Lessons learned from developing ventilator management protocols. Critical Care Clinics，2003，19 (3)：515-528.

4. Fischer JE. Physicians' ability to diagnose sepsis in newborns and critically ill children. Pediatr Crit Care Med，2005，6 (3Suppl.)：120-125.

5. 杨秉辉. 临床决策的立场. 医学与哲学，2009. 30 (6)：2-3.

6. 陈德昌执笔. 中国医师协会重症医学分会宣言. 2009.
http：//www.csccm.org.cn/CSCCM DomesticConference CMDA Manifesto. html.

第二章　儿科重症医学概论

一、定义和历史

儿科重症监护医学（pediatric critical care medicine，PCCM）是专门研究从胎儿到青春期各年龄阶段危重病症的基础、预防和临床的理论与实践方法，以进行及时有效的救治的儿科医学三级学科。其主要实践基地为小儿加强监护治疗病房（pediatric intensive care unit or neonatal intensive care unit，PICU/NICU），是医院中危重病儿集中管理的单位，它注重疾病演变的过程和诊疗的整体性，应用先进的诊断和监护技术，对病情进行连续、动态和定量的观察，通过有效的干预措施，对小儿危重病进行积极的治疗。

危重病医学（CCM）是当今最年轻的临床学科之一。一般公认以 1970 年美国危重病医学会成立为标志，至今只有三十余年的历史。但其建立和发展经历了一个较漫长的准备阶段：

1863 年，南丁格尔记载：在小乡村医院把患者安置在与手术室连通的小病房，直至患者恢复或解除手术的即时影响，这种做法已不鲜见。

此后，扩展为为失血、休克等危重外科患者开辟的“小房间”。

20 世纪 20 年代，正式称作“术后恢复室”。

20 世纪 50 年代初，斯堪的纳维亚半岛和美国南加利福尼亚多发性神经炎流行，麻醉师携机械呼吸机介入病房抢救工作，取得成效。

20 世纪 50 年代末，各种新型轻便的呼吸机相继推出，同时研制出一系列能够用于床旁监护心电和循环压力的设备。在内科系统首先建立起具有现代危重病意识和拥有现代治疗监护手段的 ICU，如心脏 ICU（CCU）、呼吸 ICU（RCU）。继而外科在术后恢复室基础上建立了专科或外科综合 ICU（SICU）。随后，儿科 ICU（PICU）和新生儿 ICU（NICU）也开始建立。

20 世纪 60 年代末，Swan、Ganz 医生研制出显示血流导向的肺动脉导管用于临床。

20 世纪 70 年代美国危重病医学会成立，标志着 CCM 成为一个新的学科，促进 CCM 加速发展。

加拿大，1969 年至 1986 年，ICU 利用率年均递增 4.8%。

美国，同期年均递增 3%。

现在，一些发达国家立法，200 张床位以上的医院要求至少设一个 ICU。

1991 年，海湾战争时，美国最大医疗船“仁慈”号 1000 张床位设 80 个 ICU 床位。

20 世纪 80 年代，改革开放早期的我国，较完整的现代 CCM 理论才被引进，在一些较大城市的医院里建立了一些现代模式的 ICU，包括儿科 ICU（PICU）和新生儿 ICU（NICU）。

二、任务和目的

PCCM 的任务是研究小儿时期危重病症的基础、预防和临床的理论与实践的医学科学，目的是救治危及小儿生命的危险和重大疾病，争取最大限度地降低小儿危重病的发生率、死亡率和致残率。

儿科重症监护的形成和发展是现代儿科学发展的需要。

小儿各三级专科（业）都有机会面对危重病儿，其来源一部分可能是入院时病情就属危重者，另一部分则可能是入院时病情属一般，在诊治过程中发展为病情危重者。虽然他们的原发病并不一定相同，但进入病情危重阶段时，均会出现心、肺、肝、肾、脑、胃肠道、造血和凝血等重要脏器或功能单个或多个同时损害，以及免疫、代谢和内分泌等系统功能紊乱，从而对病儿生命构成威胁。也就是说，不同原发病的患儿在此阶段的病理生理变化往往是相同的，其治疗的原则和方法往往相通或一致。

现代医学科学发展的大趋势是高度分化和高度整合相结合。一方面，临床各学科都在往纵深发展，精细的专业分工促使专业技术惊人地进步。与此同时，另一方面也不可避免地限制了专科以外业务的发展能力。如果各专科出现危及患儿生命安全的上述问题时，非从事危重医学的任何一个专科领域的专家就难免会力不从心、捉襟见肘；尽管他们都可能具有一定的救治危重患者的经验，但究竟并非所长，特别是现今 CCM 从理论到实践进展十分之快，ICU 设备日趋先进和复杂；用现代危重病医学的标准衡量，其所具备的知识和经验都是不够的。

而且，现代医学的发展使得传统的诊断和治疗手段不再能满足临床的需要，医学设备器械技术的进步对临床技术进步的影响越来越大。特别是 PCCM，对现代化诊疗设备的要求和依赖程度越来越高。ICU 专用仪器大多数只对危重患者有益，不仅需要专人使用和管理，并且造价昂贵，从技术和卫生经济的适宜性上看，在短时期内都不可能普及到每一个专科病区使用。

由此可见，把危重患者作为一个特殊群体给予专门研究和独立管理，对于危重病救治技术的实践和进步都十分必要。

因此，一种集中训练有素的医生护士与先进的监测治疗技术手段相结合，采用先进理论方法对危重患者进行强化有效管理的临床基地——ICU，和一门有自己临床实践方法、人员培训教育计划以及科学研究系统的、独立的医学科学学科——危重病医学，皆应运而生。

三、对象和范围

PCCM 是儿科学领域近年来发展迅速的三级学科之一。PCCM 所服务的对象是所有患有直接危及器官功能和（或）内环境平衡进而威胁生命安全的病症的患儿，所研究的疾病范围是危及小儿生命的器官功能衰竭和内环境紊乱，涉及全身各个系统疾病以及儿科各专业。他的对象和范围界定主要有两个依据或特征：

一是按病情严重程度划分，这是 CCM 共同的依据和特征。可以是急症，如儿童意外、急性脑炎、感染性休克等；也可以是慢性病，如再生障碍性贫血、肾病、结缔组织病、喘息性疾病、遗传代谢病等。据此，又可分为小儿急性危重病医学和小儿慢性危重病医学。

二是按患儿年龄划分，这也是儿科学科界定的依据和特征。儿科不像临床医学的其他学科那样是以功能系统或治疗手段为界横向划分出来，而是以人的生命阶段为界纵向划分出来的。按照小儿发育阶段性，又可划分为早产儿危重病医学、新生儿危重病医学和儿童重病监护。

此外，也可类似成人医学学科按横向如治疗手段、器官系统和研究范畴分类。如图 1-2-1 和图 1-2-2 所示 PCCM 体系，生命支持是其技术核心。

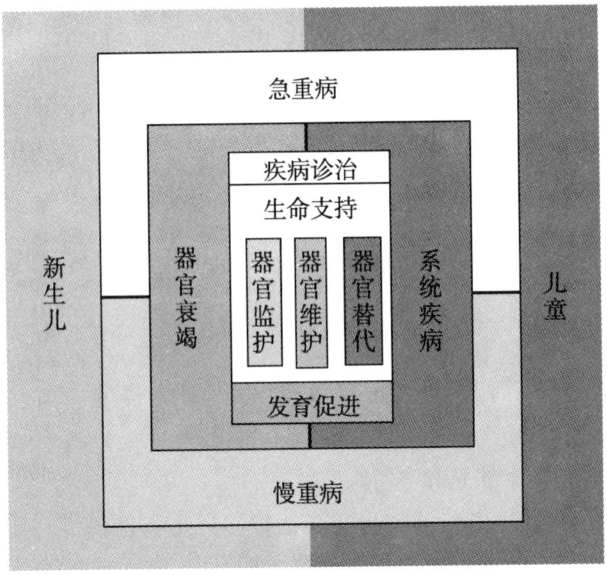

图 1-2-1 儿童重病医学体系平面示意图

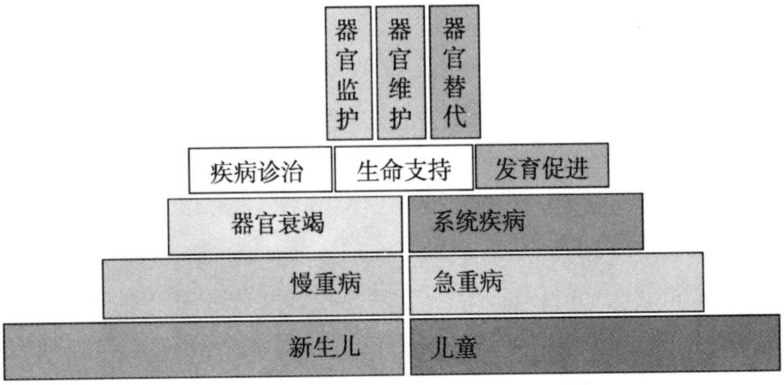

图 1-2-2 儿童重病医学体系立面示意图

四、技术体系

见表 1-2-1。

表 1-2-1　PCCM 技术体系

系统	生命支持	疾病诊断	疾病根治	综合康复	救运网络	评估
子系统	器官功能监测 心功能监测等 器官功能维护 亚低温脑保护等 器官功能替代 ECMO、CRRT 等 ……	放射诊断 超声诊断 核素诊断 生化诊断 免疫诊断 基因诊断 ……	移植治疗 药物治疗 介入治疗 手术治疗 心理治疗 物理治疗 ……	神经细胞康复 神经功能康复	陆空立体 现场救护 转运患儿 技术培训	病情严重性 APACHE 评分 SAPS 评分等 人力配置 TISS 评分 OMEGA 评分等 投入产出
基地	儿科重症监护病房（PICU） 新生儿重症监护病房（NICU） 早产儿监护病房（PIICU）	影像中心 同位素中心 检验中心 基因中心 ……	层流病房 数字减影（DSA） 空气洁净系统 PICU/NICU	神经康复室 电生理室	危重儿转运中心	研究小组
意义	监测、维护、替代脏器功能，稳定生理体征，争取抢救时间，拯救患儿生命	明确病因、病理诊断，保证治疗有的放矢	针对病因，治本疗根	危重病儿救治存活后生活质量的保障，危重病医学的支撑和出路所在	充分利用危重病医学资源，放大危重症基地功效，为更多患儿提供服务	评价 ICU 环境、设备、方法的技术适宜性和经济合理性。提供决策依据

五、PCCM 与儿科学各三级学科的关系

PCCM 是一门跨专业新型边缘学科。如图 1-2-3 所示，其与儿科学各三级学科相互交叉渗透，涵盖儿科所有系统疾病危及生命安全阶段的内容。与传统学科不同，危重病医学摆脱单一器官概念的束缚，主要研究器官与器官、器官与组织之间的相互关系；患者的整体性在实际工作中体现得更具体化。但危重病的治疗干预要与原发病的控制相结合，ICU 的工作要与相应的专科相配合。ICU 为危重病儿原发病治疗创造了机会和可能性，同时，原发病的专科治疗又是危重病根本好转的基础，此配合相得益彰，为 ICU 发展的关键。

特别要指出的是 PCCM 与小儿急诊医学的关系。由于我国的 ICU 的兴起源自急诊医学，按照“院前急救、急诊室、ICU”三阶段的急诊工作模式，PCCM 被视为小儿急诊医疗体系最后的环节。但事实上，从工作性质看，急诊医学的核心工作部门是急诊部（科、室），属于现代医院为处置需立即就诊的患者而从门诊分离出的一个必要的接诊部门，其工作重心应该是优化紧急处理有急诊需求患者的工作程序。从患者性质看，不否认在需要立即处置的

急诊患者中有部分危重患者；不过，按急诊接诊条件，其中相当多并非是危重患者，如38.5℃以上的发热患者、腹痛、腹泻患者。反过来说，PCCM并非只是危重急病医学，还包括着危重慢病医学；即使是ICU中危重急病，患者不仅仅是来自急诊，更主要有相当大部分来自门诊和病房其他三级学科。而且，按前述的现代PCCM观点，PCCM的对象、范围、任务和目的十分明确，应为与小儿急诊医学相互交叉、平行、衔接的三级学科。

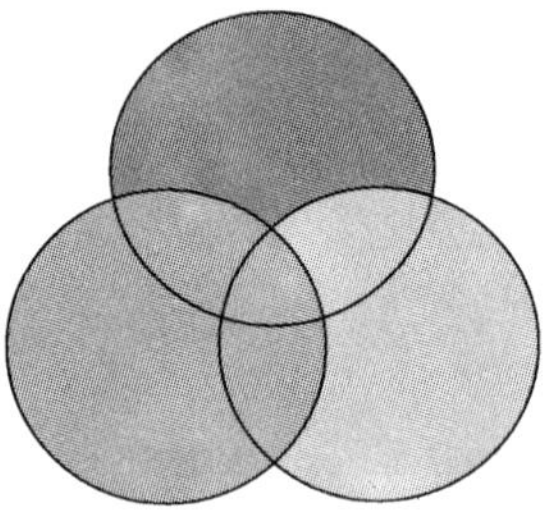

图1-2-3 PCCM与儿科学各学科的关系

六、我国PCCM现状与展望

如果把20世纪80年代看作我国PCCM创业年代，20世纪90年代则是我国危重病医学发展的年代。近30年来，我国的PCCM成绩是巨大的：

1. PICU和NICU在中等以上城市基本普及。
2. PCCM人才梯队基本形成。
3. 开展了ICU基本技术工作，取得了降低病死率的显著成绩。
4. 开展了危重儿转运医学工作。
5. 对ICU关键的病理问题进行了一定深度的研究。

客观地说，PCCM已经成为我国儿科学范畴中最活跃的领域之一。

目前存在的问题：

1. 对PCCM的概念和技术体系的认识尚需统一，PCCM尚未列入学科目录。
2. 大部分ICU层次不高，人力配备不足，利用效率不理想。
3. 对ICU资源和效益研究工作滞后。
4. 缺乏PCCM专门人才及其培训体系。

这些都亟待进一步解决。

总之，PCCM是儿科学领域近年来进展迅速的三级学科。小儿危重病救治的成败直接影响小儿的死亡率，在很大程度上反映整个儿科医学的水平。小儿危重病救治技术的复杂程度及其对救治水平经验、设备条件和组织管理的要求相对于儿科学其他分支学科都要高得多，其进展对儿科学的发展具有极大的推动作用；可见，儿童重病监护是儿科学中技术含金量高的标志性龙头学科，发展儿童重病监护意义重大且深远。

（封志纯）

第三章　感染、炎症、免疫概念的沿革

一、感染概念的沿革

（一）感染是外源致病微生物侵入机体无菌组织、体液或体腔的病理过程

19 世纪后半叶在显微镜下发现了微生物，经数十年的争论确认微生物对人体的致病性。提出了“感染”概念。使人们从“瘴气”“微粒”“污物”引起的“传染”、“腐败”、“炎症”的疾病概念转变为传染病的“病菌感染说”。1891 年，时任柏林大学卫生学教授的罗伯特·科赫在研究结核病时系统地阐述并提出了“科赫准则（Koch’ s postulates)”。这一准则反映了对感染概念的两个核心理念，即感染的外源性和“一菌一病说”。科赫准则指出，确定未知感染性疾病致病微生物的条件是：①在疾病每个阶段能从宿主检测出微生物；②从发病的宿主分离/培养出该微生物；③该纯培养的病原体使易感健康动物出现特异症状；④从发病动物分离纯培养微生物。另一版本科赫准则，确定该微生物为某传染病的病原体的条件是：①从患病宿主分离出该微生物；②实验室培养出该微生物；③接种到另一易感宿主引起相同疾病；④再次从该宿主分离出微生物。

科赫准则对 19 世纪以来的疾病观和疾病诊断模式产生重要影响。自此以来西方医学把确定病原体、找病灶以及制定抗感染、去病灶和预防接种作为应对感染性疾病的主要原则。其中 20 世纪 30 年代抗生素的发现曾一度使人们过于乐观地认为医学将永远征服所有感染性疾病。

（二）感染是机体内微生态失调

感染微生态学理论认为：①感染是生命过程表现、是免疫功能发育的动力；②人体是细胞和微生物混合的超生命体（superorganisms），正常微生物群组成的微生态是有机体重要的生理功能之一，它具有免疫、营养、代谢调节功能；③感染是有机体微生态失调，包括正常菌群失调、易位、血行感染和易位病灶；④感染存在着普遍性（生理性）、生态性、动态性。

（三）感染是微生物病原体和宿主相互作用（host - pathogen interaction）的过程，是一种感染炎症反应综合征

20 世纪 90 年代和 21 世纪初分别召开两次 sepsis 共识会议，提出全身炎症反应综合征（SIRS）新概念、更新传统败血症（septicemia）和脓毒症的概念。

二、炎症概念的沿革

炎症概念远在感染概念前就已产生。这一概念起始于对机体外部病变的观察。炎症概念演变可以分为三个阶段：

（1）炎症指机体局部组织红肿热痛或组织腐败。它是以局部组织血管渗透性增加引起的体液渗出为主要表现。这一概念早在 15 世纪前就出现，与感染概念无关。

（2）炎症是机体对感染的反应，感染与炎症是一体两面。

从19世纪后半叶发现细菌并确认细菌致病性那时起，直至20世纪90年代，临床医学把感染和炎症几乎等同看待。而炎症的病理变化除血管壁通透性增加，浆细胞渗出外，还有细胞组织变性、增生等多种机制。

(3) 炎症是机体免疫反应的表现。即炎症是有机体对组织损伤或致病因子侵入所发生的以防止损伤扩大并促进受损组织修复的免疫反应过程。

按此概念，炎症可分为特异性（获得）炎症免疫和非特异性（固有）炎症免疫反应；系统性炎症免疫反应和非系统性炎症免疫反应（前者可以没有病灶存在）。

(4) 炎症的分类

1) 病因分类：感染性和非感染性；非感染性炎症包括：代谢性、变态反应性、肿瘤性、中毒性。

2) 形态分类：化脓性和非化脓性；渗出性、增殖性、坏死性、凋亡性。

3) 综合性分类：急性、慢性和亚急性；特异性和非特异性；复杂性和非复杂性。

三、免疫概念的沿革

(1) 免疫（immunity）是对疾病或其他事件的豁免（exemption）。我国在公元11世纪就有“人痘接种”的文字记载。但最初的免疫概念与炎症概念一样，并非与感染有关。

(2) 免疫是对微生物致病的抵抗力，即抵御感染的能力。免疫的这种概念是从微生物发现、感染概念出现后建立的。

(3)“识别自己，排斥异己”维持机体系统的内在恒定。免疫系统在生理情况下发挥免疫防御/修复、免疫监视和免疫自稳功能。病理状态免疫功能表现为：清除病原体和外来性抗原、清除体内突变细胞和肿瘤细胞、清除衰老（死亡）细胞和调节失衡的内环境。

(4)“免疫应答”是系统医学和系统生物学的免疫概念之一。免疫系统对“自己和异己”的识别功能由免疫细胞完成。免疫细胞实施这种功能的过程称为免疫应答。免疫应答包括对抗原的识别、免疫细胞的活化和分化效应过程。免疫应答概念可以理解为信息控制系统论在免疫学中的应用。免疫系统对刺激信息的接受，信息处理、信息反馈和信息变换，最终实施免疫系统对机体的调控。

(5)“神经-内分泌-免疫网络系统”和“心理免疫、条件免疫（conditioned immunity）”的概念。

上述广义的免疫概念也属于系统医学的免疫概念。系统医学将人体视为开放的信息控制系统（简称信控系统，此处“系统”不是解剖结构中的系统）。人体是躯体形态系统、生物信控系统和心理精神系统的统一整体，即“形、气、神”三个层次子系统组成的生命系统。但是，21世纪的科学遭遇到复杂性与不确定性的困惑，免疫学同样遭遇到微观与宏观的关系、内质与表象的关系、基因结构型与基因表型关系的不确定性的困惑。

从疾病角度看，广义的免疫功能异常几乎包括了人类罹患的各系统、器官的疾病：各种感染性疾病的抗感染免疫紊乱、自身免疫性疾病、脏器移植后的排异性免疫、肿瘤免疫紊乱和心理条件免疫紊乱性疾病。

四、感染的分类/分型

感染问题的复杂性和临床表现的多样性决定了感染必须有多角度的分类。

(1) 从感染途径角度分为外源性感染、内源性感染、自身感染、院内感染、机会感染。

（2）从感染结局分为显性感染、亚临床型感染、隐性感染（带菌状态）。

（3）从感染机制分为侵袭性、过敏性、毒素中毒性（如真菌的侵袭性和过敏性肺炎、金黄色葡萄球菌的感染性休克和毒素中毒性休克）。

（4）从临床角度分为：暴发性、急性、亚急性、慢性、隐匿型，重症感染、顿挫型；以解剖脏器组织部位命名分为：全身性、局灶性；按宿主年龄分为：早产儿、新生儿、幼儿、老年。

（5）复杂性感染（complicated infection）和非复杂性感染（non complicated infection）。这是一种概念性分类（conceptual category）。

复杂性感染及其相关的微生态、免疫、炎症反应的发生发展过程呈现混沌、非线性过程。诊断没有金标准，治疗没有特效药物或手段。不能用定病原体、定病灶抗感染，清除病灶的机械对抗思维，遵循广义系统论的原理进行综合个体化诊治是唯一原则。目前大多数的sepsis及其相关序贯状态（如感染性休克、MODS）、基础疾病伴慢性病毒性感染状态、各种微生态失调状态均属于复杂性感染。

非复杂性感染是指单一病原体或毒素入侵机体特定部位引起的临床过程。它是健康机体遭受急性感染的过程，可以在传统感染理论指导下进行诊治。有时这种感染可以表现为急重症，如能及时恰当诊治，往往病程短、预后良好，但延误诊治则转化为复杂性事件甚至直接导致死亡。

以复杂性感染和非复杂性感染来区分感染类型时，需要注意以下两点：

1）复杂性和非复杂性区分是相对的，或是逐渐演变的过程。有时在复杂性感染类型中还可以再分出“非复杂性的亚类”（这似乎可以用中医阴阳学说：阴阳互根、阴阳互换理论）。如：Sepsis作为复杂性感染，但小儿sepsis中的某些病毒感染综合征，尽管临床表现数天高热不退，但预后良好，多不需要住院，有人将其称为非复杂性sepsis。

2）复杂感染和重症感染概念不尽相同。慢性病的复杂感染常在很长病程中不表现为重症；相反，某些急重症则属于非复杂性感染，如早期某些毒血症所致的休克，治疗及时能较快转危为安。这里时间因素非常重要。复杂性感染和非复杂性感染的比较见表1-3-1。

表1-3-1　复杂性感染与非复杂性感染的比较

	复杂性感染	非复杂性感染
主要的理论基础	感染微生态学：感染三角——微生物、宿主、环境；感染、定植、菌群紊乱	微生物学：科赫（Koch）准则（一菌一病）
微生物在感染中的作用	条件致病性或促进作用，感染的发生与机体本身内因有关	病原体致病性作用
起始因素	外因、内因、内外因	外因
感染引起的炎症反应	广义的炎症反应（感染、变态反应、代谢反应、凝血纤溶反应、细胞凋亡）	感染炎症反应
诊断和诊断模式	没有金标准，综合诊断，诊断存在不确定性	微生物证据金标准；定病原体，找病灶
治疗模式	综合治疗（调动机体内因为主）	病因疗法（抗感染）
抗生素策略	复方/轮替策略；综合、权衡利弊应用	针对性/全覆盖；足疗程
治疗有效结局	共存、疾病控制	杀灭、疾病痊愈
死亡原因	MODS/免疫抑制衰竭	病原体损害靶器官

（6）感染的微生态分类：感染是微生态失衡和正常微生物群紊乱从而导致内源性感染。其中抗生素问世和无菌动物模型建立是促进人类对感染认识深化的重要事件。感染微生态学对感染概念的主要观点是：正常微生物群紊乱导致内源性感染；从进化和宏观生态和微生态平衡角度出发，强调自然的感染过程应该是微生物和宿主（人体）向着共生、共同进化的过程。应对感染的策略从抗菌转变为调节微生态和宏生态。

1）感染的微生态学分类

①菌丛紊乱：一度：潜伏型；二度：局限性失调但不可逆，临床如慢性肠炎、肾盂肾炎、口腔咽峡炎；三度：菌群紊乱症、菌群交替症或二重感染（superinfection）。正常菌大部分受抑制，少数菌种占绝对优势。临床表现可呈急性凶险状态，如金黄色葡萄球菌、艰难梭菌肠炎，也可以是铜绿假单胞菌、变形杆菌、白色念珠菌、肺炎克雷伯菌或大肠埃希菌二重感染。

②定位转移：即易位（translocation）。包括横向（异位）易位和纵向（原位）易位。横向易位，如下消化道菌向上消化道的转移；纵向易位，如肠道黏膜表层细菌转向深层，尽管未发生菌群比例失调也可致病。

③血行感染（blood stream infection，BSI）。血行感染可出现在定位转移前，也可发生在定位转移之后。BSI 可作为易位菌传播的一种途径，本身也是一种易位感染。血行感染分为菌血症（bacteremia）与脓毒败血症（septicemia）。

ⅰ. 菌血症是正常菌群的定位转移，可发生在正常健康人，并不形成感染，当免疫功能受损时可发生感染。约 4%～10%的人发生过一过性菌血症。

ⅱ. 脓毒败血症。指化脓性细菌经血行转移到其他部位，引起严重感染，然后再由感染部位重新进入血行引起更严重感染的脓毒败血症。

④易位病灶，即传统的脓毒症指远隔的脏器或组织形成病灶。如脑、肝、腹腔、肾、盆腔处的脓肿，多与脓毒败血症连续发生或同时发生。

2）感染的微生态临床分类：①潜伏型或亚临床型，有一定菌群改变但无临床症状；②局限型或定位型，正常微生物群在原位发生失调；③弥漫型，包括血行感染与易位病灶。

3）感染微生态综合分型（表 1－3－2）：

表 1－3－2 感染的微生态分型

感染微生态分型		临床症状	菌群改变
原位潜伏型	A	+	－
	B	－	+
局限定位型		+	+
血行感染型		+/－	+/－
易位病灶型		+	+

注：1. +表示存在；-表示不存在；2. 原位潜伏型的临床症状与菌群改变矛盾现象主要由于技术上缺陷，未查出症状或未查出菌群变化。小部分病例可能因为症状与菌群两者变化“时相差”即不同步，如检查时症状尚未出现而菌群已改变或症状已出现而菌群未显示改变；3. 血行感染并非均有症状或主要生境菌群变化，临床可见不少无症状血行感染（菌血症）或虽有菌血症，但主要生境菌群并无变化；血行感染与易位病灶常互相促进或互为因果关系。

（陈贤楠）

参考文献

1. Steven RG，Mihai P，Robert T，et al. Met genomic analysis of the human distal gut microbiome. Science，2006，312：1355-1359.
2. 洛伊斯·玛格纳. 生命科学史. 刘学礼，主译. 3 版. 上海：上海人民出版社，2009：229.
3. Kaufmann SH，Sher A，Ahmed R. 感染性疾病免疫学. 朱立平，主译. 北京：化学工业出版社，2005.
4. 杨景云，揣曼丽. 微生态失调. //李兰娟. 感染微生态学. 北京：人民卫生出版社，2002.
5. 埃尔温·薛定谔. 生命是什么. 罗来鸥，罗辽，译. 长沙：湖南科学技术出版社，2007.
6. 杨锡强. 儿童免疫学. 北京：人民卫生出版社，2001.

第二篇

脏器功能衰竭

第一章 呼吸循环功能衰竭

第一节 儿科呼吸衰竭和急性呼吸窘迫综合征（ARDS）

一、儿科呼吸衰竭

（一）呼吸衰竭定义和概念

1. 呼吸衰竭的定义

呼吸功能衰竭是指由于呼吸系统原发或继发病变引起通气或换气功能障碍，导致呼吸正常大气压的空气不能满足机体代谢需要，发生缺氧和二氧化碳潴留的一种病理生理过程或临床综合征。

2. 呼吸衰竭的概念

完整的呼吸功能是指机体从外界吸入氧气，运输至各脏器参与细胞能量代谢并排除 CO_2 的过程。即包括外呼吸、内呼吸和气体运输三部分的功能。外呼吸包括呼吸/循环（肺循环和体循环）系统共同完成的通气和换气过程。换气功能指氧气在肺泡中与肺泡外血液交换的过程；通气功能指体内代谢产生的 CO_2 经呼吸动作将气体对流排出体外的过程。临床上通常把动脉血气测定值作为呼吸衰竭诊断的“金标准”，把 $PaCO_2$ 和 PaO_2 分别作为判断通气和换气功能指标和衡量呼吸支持疗效的指标。但必须指出，作为机体整体，血气测定值同样受到内呼吸（即细胞能量代谢）和气体运输（即循环功能）的影响。临床上存在心内右向左分流低氧血症并无呼吸性疾病，同样吸氧下即使存在换气功能障碍，氧分压也可正常。$PaCO_2$ 更不是反映通气功能的敏感指标。因此，不能单独用动、静脉血气值作为呼吸衰竭的绝对诊断标准或衡量呼吸支持疗效的标准，这在复杂和急重症患者临床实践中尤其应该注意。

呼吸衰竭是一种病理生理过程，是对脏器功能水平的病理生理诊断，也是多种病因和不同机制引起的临床综合征。当原发疾病诊断不明，呼吸衰竭诊断常是诊治和处理复杂患儿的切入点。此时可以将呼吸衰竭的分类/分型/严重度按“3 分法/333/”区分：呼吸衰竭分类为急性呼吸衰竭、慢性呼吸衰竭和慢性呼吸功能不全急性加重；呼吸衰竭分型：气道梗阻型、呼吸泵衰竭型和肺衰竭型；呼吸衰竭分度：呼吸功能不全、潜在呼吸衰竭和呼吸衰竭。呼吸衰竭作为综合征概念时还必须从完整的呼吸功能（即外呼吸、内呼吸和气体运输）去分析重症患者。

（二）儿科呼吸衰竭概况

呼吸衰竭（呼衰）是儿科 ICU 最常见急重症。由于婴幼儿呼吸驱动力弱、上气道窄、排除呼吸道分泌物能力弱，易发生气道梗阻，因此婴幼儿急性呼吸衰竭发生率远高于成人和年长儿。北京儿童医院 PICU1996～2000 年 5 年资料显示：急性呼衰 665 例（不包括慢性呼吸功能不全和临终状态），其中 1 岁 189 例（占 65%），1～3 岁 44 例（占 15%）。近年来随着医疗水平的改善，儿科呼吸衰竭的疾病谱也在发生着变化，慢性疾病所致的慢性呼吸功能不全或慢性呼吸功能不全急性加重病例增多。对于非急诊（ICU 专业）的儿科医师而言，呼吸衰竭并非常见，要求掌握和保持必要的临床相关技能并非现实，但及时识别和处理（包括转运）呼衰患儿则十分重要。呼衰的处理取决于病情发生发展的缓急，急性呼衰可即刻导致心肺衰竭、心脏停搏，慢性呼衰则易因忽略监护而使病情突然恶化。对于高危呼吸功能障碍者需提高警惕，熟识急性和慢性呼吸功能障碍的症状体征尤为重要。一旦确认急性呼吸功能障碍，首先要保持气道通畅、给氧和呼吸支持，根据基础疾病分析呼吸衰竭的发生机制和并发症。对于慢性呼吸功能不全，预防基础疾病恶化、及时进行监护和适宜的气道管理，将对此类患儿的治疗起到事半功倍的效果。

（三）儿科呼吸衰竭病因

1. 常见儿科急性呼吸衰竭原发病有

（1）气道阻塞性疾病　喉气管支气管炎、急性喉炎、咽后壁脓肿、气管内异物、吸入性气道损伤。

（2）急性肺部和胸廓疾病　重症支气管肺炎、间质性肺炎、毛细支气管炎、重症支气管哮喘、肺出血、肺栓塞、气胸、胸科手术后。

（3）神经肌肉系统病变　各种病毒性脑炎、脑膜炎、急性播散性脑脊髓炎、颅内出血、脑疝、感染性多发性神经根炎、重症肌无力危象。

（4）各种肺外、全身性急重症　创伤、烧伤、休克、心跳呼吸骤停、中毒、溺水、意外窒息、系统性红斑狼疮危象、多脏器功能障碍综合征（MODS）。

2. 儿科慢性呼吸衰竭病因或疾病

（1）重症慢性肺部（包括气道、肺实质和肺血管）疾病　新生儿/小婴儿慢性肺疾患（支气管肺发育不良等）、自身免疫性疾病的肺血管炎、肺含铁血黄素沉着症、慢性间质性肺炎、肺心病、重症闭塞性毛细支气管炎等。

（2）肺部或其他先天性解剖结构性畸形：如先天性喉气管软化、左向右分流先天性心脏病伴肺高压、特发性肺高压、先天性窒息性胸廓畸形、先天性代谢遗传性疾病，如胰腺囊性纤维性变。

（3）呼吸泵异常（包括呼吸肌衰弱、呼吸中枢驱动力不足和胸廓病变）或全身性疾病，如慢性神经-肌肉疾病，重症缺血缺氧性脑病，脊髓前角病变，先天性肌营养不良，感染性多发性神经根炎，重症肌无力危象以及重症 MODS、重症 ARDS 恢复期等。

（四）儿科呼吸衰竭的分类

1. 急性呼吸衰竭与慢性呼吸衰竭

两者是临床思维中的定性概念，是人为划分，没有明确的时间界限。但这种分型是临床上最重要、基本的分型。急/慢性呼吸衰竭不等同于急/慢性呼吸性酸中毒。后者是根据动脉血气值对机体酸碱状态的判断和分类。一般而言，急性呼吸衰竭在数分钟、数小时或数日内发生，病情发展迅速，甚至发生心肺衰竭或心跳骤停，需及时抢救。慢性呼吸衰竭是指在慢性基础疾病状态下，呼吸泵或肺功能逐渐受损，由慢性呼吸功能不全［肾有足够时间用碳酸氢盐（HCO_3^-）增加进行代偿］逐渐进展为呼吸衰竭的一种反复发生的病理生理过程。

2. 呼吸泵衰竭和肺衰竭

呼吸泵由驱动或调节呼吸运动的中枢神经、周围神经、呼吸肌、胸廓组成。主要表现为肺泡通气功能下降、$PaCO_2$ 升高，当 $PaCO_2$ 升高达 80mmHg 以上，则同时出现低氧血症。近年发现，呼吸困难时呼吸肌做功的耗氧可达机体总氧耗的 30%以上，呼吸肌疲劳是泵衰竭的重要原因。尤其新生儿、小婴儿呼吸肌发育不成熟，加之膈肌运动易受腹胀影响而负荷加重，更易发生泵衰竭。休克、严重贫血等氧运输障碍，使呼吸肌供氧降低，也可导致呼吸肌缺血、疲劳和全身衰竭状态，出现泵衰竭。早期给予适当有效的呼吸支持往往可以奏效。

肺衰竭：气道梗阻、肺实质/间质病变和肺血管病变可引起肺衰竭。急性呼吸窘迫综合征（ARDS）可以视为急性肺衰竭的一种特殊类型。气道梗阻的肺衰竭致通气量下降、$PaCO_2$ 上升，与泵衰竭相似，但临床表现为明显的呼吸困难。肺疾患引起的呼吸衰竭，根据基础疾病、肺部病理解剖和病理生理机制不同，临床表现为低氧血症，早期 $PaCO_2$ 正常或通气过度。随病情发展，$PaCO_2$ 上升。

3. 按血气分析结果分为

Ⅰ型呼吸衰竭即单纯低氧血症（$PaO_2 < 60mmHg$）；Ⅱ型呼吸衰竭即高碳酸血症伴或不伴低氧血症（$PaCO_2 > 50mmHg$，$PaO_2 < 60mmHg$）。

血气分析结果客观精细，可指导机械通气参数选择和调节。但这种分型对临床发病机制，尤其是对急/慢性呼吸衰竭的发病机制分析并不实用，也不能反映临床疾病或呼吸衰竭的严重程度。同时在判断血气值时，尚须考虑各年龄正常血气值标准的不同；吸氧治疗情况下，更受吸入氧浓度（FiO_2）的影响，即使以 PaO_2/FiO_2 为标准，实践中亦存在 FiO_2 测定问题。因此，不能常规以血气 PaO_2 和 $PaCO_2$ 值作为呼吸衰竭分类，尤其仅凭一次血气值作出分类诊断是不适宜的。

4. 近年来呼吸衰竭分类的新术语

（1）低氧性呼吸衰竭（hypoxic respiratory failure，HRF）。指以肺泡通气/血流（V/Q）比例失调为主要病理生理机制的呼吸衰竭，血气特点是明显低氧血症，$PaCO_2$ 正常或降低。常见于急性肺损伤/急性呼吸窘迫综合征（ARDS）、肺水肿、肺出血、重症支气管肺炎等

（2）高碳酸-低氧性呼吸衰竭（hypercapnic - hypoxic respiratory failure，HHRF）。指呼吸泵衰竭、气道梗阻使有效肺泡通气不足为主要机制的呼吸衰竭，血气表现为低氧血症和 $PaCO_2$ 升高。以慢性神经肌肉系统疾病、梗阻性肺疾病和重症全身衰竭患儿多见。

（3）潜在性呼吸衰竭（potential respiratory failure）或称临界呼吸衰竭（impending respiratory failure）。这一概念包括急性和慢性呼吸功能不全状态。它是指呼吸肌麻痹，假性球麻痹，或气道分泌物多、呼吸肌疲劳等重症患儿的临界呼吸衰竭状态。在适宜的体位、气道通畅和吸氧情况下，无明显呼吸困难，血气值基本正常。一旦稍有气道分泌物潴留或在急诊室和病房进行治疗操作，如穿刺、影像学检查、体位改变等，就可发生完全呼吸衰竭，甚至呼吸心跳骤停。

（4）慢性呼吸功能不全急性加重。上述呼吸衰竭的分类是重叠的，其中以下三类分型，即：急性和慢性呼吸衰竭、泵衰竭和肺衰竭、缺氧性、高碳酸性和混合性呼吸衰竭是指导分析机制和指导临床治疗的基本分类。Ⅰ型和Ⅱ型呼吸衰竭，完全根据血气值区分，过于机械，不易区别气道和呼吸泵机制，临床上不应作为单独分类方法。

(五)呼吸衰竭的发病机制

1. 换气功能障碍:包括通气血流比例失调和气体弥散障碍

(1)通气血流比例(V/Q)失调是小儿重症肺炎等急性低氧性呼吸衰竭的主要病理:正常机体肺内总的V/Q比例为4L/min与5L/min之比,约为0.8,此时肺的换气效率最高。但肺内不同部位V/Q并不相同。肺内气体分布不匀,肺泡通气量下降,肺循环和肺微循环等障碍均可导致V/Q失调。V/Q小于0.8见于小儿重症肺炎、肺水肿、肺不张等。当气体完全不能进入病变的肺泡区,静脉血经肺泡不能动脉化,则称为肺内动静脉分流。肺泡通气量下降时,$PaCO_2$呈相同比例上升。V/Q大于0.8见于肺栓塞,肺毛细血管床广泛破坏和特发性肺动脉高压等。严重肺血流减少,肺泡通气为无效通气,称为死腔通气。

(2)气体弥散障碍 氧从肺泡向血液弥散的速率取决于肺泡面积和血氧屏障(又称呼吸膜或弥散距离)。呼吸膜增厚(如肺水肿、肺间质纤维化)和换气面积减少(如肺实变、肺气肿、肺不张)或肺毛细血管血量不足(如肺气肿)及血液氧合速率减慢(如贫血或心率增快使血流速过快)等机制均可导致弥散障碍。呼吸膜包括肺表面活性物质、肺泡内皮细胞和基底层、毛细血管基底层和毛细血管内皮和红细胞膜。轻度弥散障碍在静息时并无低氧血症,但在患儿哭闹烦躁,呼吸困难、发热抽搐等氧耗增加时即可表现缺氧。弥散障碍不引起$PaCO_2$升高,因为二氧化碳的弥散能力是氧气的20倍以上。肺泡通气量下降,系阻塞性和限制性通气功能障碍所致。正常人需要在肺泡通气量达4L/min才能保证有效的气体交换,维持正常氧分压和二氧化碳分压。通常只有在肺泡通气下降,$PaCO_2 \geqslant 80mmHg$时才引起低氧血症。常见于中枢驱动力下降、上气道和小气道梗阻和呼吸肌麻痹或疲劳。

2. 高碳酸-低氧性呼吸衰竭时$PaCO_2$增加的机制

体内动脉血二氧化碳水平取决于CO_2生成与排出量的平衡。CO_2生成量增加如发热、抽搐、烦躁等,但由于正常机体通气功能有10倍以上代偿,故一般不引起$PaCO_2$变化,但通气功能处于临界状态患儿则可引起$PaCO_2$增加。排出决定于肺泡通气量,肺泡通气量(V_A)为每分通气量(V_E)减去死腔通气量(V_D)(包括解剖死腔和肺泡死腔),即$V_A = V_E - V_D$,临床上呼吸泵障碍引起V_E下降或V_D上升(如肺内气体分布不匀,V/Q比例失调使肺泡死腔增加;气管插管机械通气使机械死腔增加)时均可导致通气功能衰竭,$PaCO_2$上升。临床上可将$PaCO_2$升高的原因分为三类:呼吸泵功能障碍包括呼吸中枢驱动力不足、呼吸肌疲劳、胸廓或膈肌运动障碍所致的每分通气量不足;上/下气道梗阻所致的阻塞性通气障碍;各种原因所致的二氧化碳生成增加而肺泡通气量不能相应提高。

(六)呼吸衰竭时动脉血气变化

1. 动脉血气值是确定呼吸系统气体交换状态的精确指标

多数情况下毛细血管和动脉的血气值非常接近。如动脉和毛细血管采血困难,则可参考静脉血pH和PCO_2,灌注良好患儿的动静脉血PCO_2差值约为5~10mmHg,pH略低于动脉血。

2. 呼吸衰竭时PaO_2、$PaCO_2$变化

$PaCO_2$水平是机体CO_2生成与排出量(肺泡通气量)的动态平衡。成人机体在缺氧、氢离子浓度增加和二氧化碳潴留时,通气量可增加10倍。窒息呼吸停止时$PaCO_2$以每分钟3~6mmHg的速度上升,约需10~15分钟达到90~100mmHg的危险水平。呼吸衰竭时,肺泡通气量突然减少，$PaCO_2$在 15 分钟即有改变，但达到新平衡需 1 小时以上。$PaCO_2$与单位时间内二氧化碳生成量成正比，与肺泡通气量呈反比变化，而 PaO_2呈与 $PaCO_2$相同数值的反方向变化。例如：一个 $PaCO_2$ 35mmHg、PaO_2 100mmHg 基础值的患儿，当肺泡通气量下降 50%时，其 $PaCO_2$将上升到 70mmHg，PaO_2下降到 65mmHg。由此可见，Ⅱ型呼吸衰竭，在二氧化碳潴留时，并非均伴有低氧血症。此时如果 PaO_2＜60mmHg，提示同时存在换气功能障碍。

3. 急性/慢性呼吸衰竭时的典型血气值改变

急性呼吸衰竭时，$PaCO_2$上升，pH 下降，首先是血红蛋白、磷酸盐等血中的缓冲系统代偿，如 $PaCO_2$持续上升，在数小时（至少 24 小时内）后肾代偿启动，在 5～7 天达最大代偿值。在没有代谢性酸中毒因素存在时，慢性呼吸衰竭常可维持 pH 在正常范围。下表列出典型的各型呼吸衰竭血气指标（表 2-1-1）。

表 2-1-1 急性、慢性和慢性急性加重型呼吸衰竭的动脉血气值

	pH	$PaCO_2$（mmHg）	PaO_2（mmHg）	HCO_3^-（mmol/L）
正常	7.40	40	100	24
急性呼吸衰竭	7.24	60	50	24
慢性呼吸衰竭	7.35	60	50	34
慢性呼吸衰竭急性加重	7.28	70	50	34

4. 呼吸衰竭与脉冲氧饱和度

脉冲氧饱和度仪能提供有价值的、实时动态的氧合信息。但必须对仪器的技术局限性有所了解（见表 2-1-2）。同时必须明了呼吸衰竭患儿的氧饱和度可能正常或接近正常，尤其在吸氧时。在没有代谢性因素影响情况下，慢性呼吸衰竭和慢性呼吸衰竭急性加重的血气表现如下。

表 2-1-2 脉冲氧饱和度仪可能出现的伪差

状态	可能的伪象
低灌注、贫血、外界亮光	信号不足
肤色深、躁动	
静脉搏动	读数降低
严重右心衰竭、三尖瓣反流	
探测上游放置袖带	
血红蛋白浓度异常	
碳氧血红蛋白	读数固定 89%～85%
高铁血红蛋白	读数增高
SS 血红蛋白	读数准确但氧离曲线右移

慢性呼吸功能障碍典型的动脉血气值变化是：动脉血 $PaCO_2$水平随着肺泡通气量下降呈比例升高，而 PaO_2与 $PaCO_2$呈相同数值的反方向变化（下降），到 CO_2潴留达警戒水平时（70～80mmHg），表现为低氧血症（PaO_2＜60mmHg）。如同时伴有气道和肺氧合功能损害，则 $PaCO_2$轻度上升，亦可伴低氧血症。

（七）儿科呼吸衰竭临床表现和识别

小儿呼吸衰竭可发生于家庭、社区、急诊室、实验室检查现场、病房和 ICU 内。其临床经过按原发病、年龄和治疗方法不同而呈现很大的不同。小婴儿常可表现为突然发生的呼吸道梗阻、呼吸停止，甚至呼吸心跳停止。小儿呼吸衰竭的症状体征可见表 2-1-3。

表 2-1-3 儿科呼吸功能障碍相关症状和体征

呼吸动作增强	呼吸道保护性反射动作减弱
呼吸频率和深度增加	恶心咳嗽反射消失
呼吸困难、急促	呼吸时伴气道痰声
烦躁	肺部疾病依据
吸气三凹征	啰音和哮鸣音
辅助呼吸肌动作	吸气三凹征
呼吸动作减弱	呼吸音不对称
呼吸频率和深度减弱	上呼吸道梗阻证据
嗜睡	喘鸣
意识不清	呼吸音减弱和消失
鼾声	流涎
呼吸肌功能减弱	急性/慢性低氧血症
胸廓矛盾活动	青紫
呼吸浅表	心率增快
咳嗽弱	高血色素
呼吸肌疲劳	杵状指
反常的矛盾呼吸	急性/慢性高碳酸血症
呻吟	神志淡漠
呼吸不规则和暂停	心率减慢
	头痛，面色潮红

（八）儿科急性呼吸衰竭识别和即刻处理

急性呼吸衰竭是小儿心搏骤停的最常见原因。一旦发生心脏停跳，预后极差，因此及早识别和恰当处理急性呼吸衰竭尤为重要。当小儿出现神志改变，伴有呼吸急促或减慢，呼吸困难或浅表时，必须考虑急性呼吸衰竭的可能。并通过与护士简短交流，体检和血气检测，快速作出评估。应用表 2-1-4 所列内容，进行 30 秒钟“望、触、听”的“快速心肺评估”。如果评估表中的任何一项支持急性呼吸衰竭的可能，则应给予合适的氧疗，并进行床旁氧饱和度、心电监测和血气测定。一旦诊断为急性呼吸衰竭应立即转急诊医疗机构或 ICU。

表 2-1-4 快速婴幼儿心肺功能评估

全身评估	呼吸评估
全身肤色	呼吸频率
精神状态，反应能力	呼吸用力及呼吸方式
活动能力，运动幅度，肌肉张力	吸气相呼吸音强弱
与年龄相应的对环境反应	肤色
气道评估	循环评估
无分泌物	心率（心动过速/心动过缓）
吸引或体位改变清除分泌物	脉搏（强弱，中心与外周脉搏差异）
需插管维持气道通畅	毛细血管再充盈
	四肢温度

（九）儿科慢性呼吸功能不全

1. 慢性呼吸衰竭术语的定位

急/慢性呼吸衰竭不等同于急/慢性呼吸性酸中毒。后者是根据动脉血气值对机体酸碱状态的判断和分类。与急/慢性呼吸性酸中毒的不同是：前者肾脏尚未启动代偿机制（但有血红蛋白、磷酸盐和血浆蛋白缓冲代偿）；慢性呼吸性酸中毒存在肾脏再吸收或生成 HCO_3^- 代偿，此机制一般在数小时内启动，3～5 天达最大代偿值。临床上，急性呼吸衰竭也可以表现为慢性呼吸性酸中毒，而慢性呼吸衰竭在慢性呼吸性酸中毒基础上也可存在急性呼吸性酸中毒过程。急/慢性呼吸功能障碍是临床诊断术语，是定性概念，作为小儿呼吸衰竭分类形式，有利于疾病诊治策略的制定。慢性呼吸功能障碍临床表现可复杂多变，急性和慢性之间可呈现亚急性过程，慢性过程又可呈急性发作（或恶化）过程。诊断上可以分度为：呼吸功能不全和呼吸功能衰竭，并应根据患儿综合病情、动态过程，选择最适宜（有时可以重叠）的呼吸衰竭分类方法，以获得最佳治疗效果。

2. 慢性呼吸功能不全的临床过程

慢性呼吸功能不全通常隐匿性起病，肾脏有足够时间提高血清碳酸氢盐浓度，可使动脉血 pH 维持正常或接近正常。由于呼吸中枢驱动力主要取决于血 pH（即氢离子）而非二氧化碳，所以没有呼吸困难表现。其临床经过可以归为以下三种：

（1）慢性呼吸功能不全逐渐发展为慢性呼吸衰竭。多由呼吸泵障碍或特发性肺高压晚期引起。起病时 CO_2 轻度潴留，随着基础疾病逐渐加重，缓慢发展为慢性呼吸衰竭。CO_2 潴留伴慢性低氧血症，实验室检查可表现为红细胞增多、右心室肥大，发生发展可持续数月、数年。慢性呼吸性酸中毒状态下的动脉血 pH 多为正常。由于呼吸中枢的驱动主要决定于 pH 而非 $PaCO_2$，因此一般不出现呼吸急促、呼吸困难，病程中晨起头痛、睡眠异常、白天困倦等精神变化、呼吸系统症状加重、心脏扩大或氧合状态下降常提示病情加重。

（2）慢性低氧血症为主（无或伴轻度 CO_2 潴留）的亚急性/慢性呼吸功能不全或呼吸衰竭。如重症新生儿/小婴儿支气管肺发育不良或先心病伴肺动脉高压肺淤血等。平时就存在呼吸急促和低氧血症等症状体征，当发生呼吸道感染、肺不张、发热等情况时，病情加重发展为急性Ⅱ型呼吸衰竭。此时发热常是引起失代偿的重要原因，因为体温每升高 1℃，机体代谢率增高使二氧化碳生成和氧消耗增加 10%～15%，所以需积极处理。

（3）某些亚急性、慢性呼吸功能不全急性恶化。有人称为潜在性呼吸衰竭（potential respiratory failure）或称临界呼吸衰竭（impending respiratory failure）。某些亚急性、急性疾病状态（如重症感染性多发性神经根炎，中枢神经系统疾病），安静时呼吸平稳，脉冲氧饱和度正常，当有创检查治疗、长时间体位受限（如腰穿、核磁共振检查）或可在数分钟、数小时发展为明显心肺功能衰竭甚至呼吸心跳骤停。

3. 慢性呼吸功能不全的血气特点和变化规律

（1）慢性呼吸功能不全的典型动脉血气值变化是：动脉血 $PaCO_2$ 水平随着肺泡通气量下降呈比例升高，而 PaO_2 与 $PaCO_2$ 呈相同数值的反方向变化（下降），到 CO_2 潴留达警戒水平时（70～80mmHg），表现为低氧血症（$PaO_2<60$mmHg）。如同时伴有气道和肺氧合功能损害，则 $PaCO_2$ 轻度上升，亦可伴低氧血症。

（2）脉冲氧饱和度不是慢性呼吸功能不全诊断的敏感指标：低流量给氧时脉冲氧饱和度

维持在正常范围，这不是呼吸功能障碍缓解的证据，也不是判断无创/有创呼吸支持时机的指标。例如：某幼儿肺泡通气量下降50%，$PaCO_2$由正常的35mmHg上升到70mmHg（与肺泡通气量呈比例变化）；PaO_2从100mmHg降至65mmHg（与$PaCO_2$相同数值的反相变化），但此时氧饱和度与PaO_2不呈比例下降（因为氧解离曲线处于陡坡段的转折点以上），仍可达93%左右。换言之，$PaCO_2$成比例地增加反映了肺泡通气功能的下降，但PaO_2仍未处于低氧血症水平，脉冲氧饱和度则为正常范围。此时如给氧疗（即使是26%氧）可以使其PaO_2达100mmHg，脉冲氧饱和度达100%。但此患儿确已处于呼吸衰竭状态，需转入ICU进行严密监测和治疗。

4. 儿科慢性呼吸功能不全的早期识别和预防

（1）对慢性呼吸功能障碍的高危儿的病情变化需提高警惕，早期识别呼吸泵障碍患儿呼吸功能不全症状体征（见表2-1-3）。确诊需依靠血气分析。经常对慢性呼吸衰竭高危儿进行客观呼吸状态评估是有效的方法。如血清碳酸氢盐水平、无氧疗下的连续夜间脉冲氧饱和度监测。血红细胞增多趋势、心电图或超声心动图显示的右心室肥厚则是持续低氧血症的证据。反复床边或实验室肺功能监测，如最大压力和肺活量值是判断呼吸肌力水平的有用参数。

（2）积极治疗慢性基础疾病状态和精细气道管理。如积极抗感染、对慢性肺疾病危重儿作短期皮质激素冲击和长期抗炎免疫治疗，以期减少呼吸衰竭发生率，并缩短疗程，减少并发症。

（十）儿科呼吸衰竭的治疗

1. 儿科呼吸衰竭的一般治疗

可用英文名词简写A、B、C、D、E表示处理要点。

（1）气道管理和通畅气道（A，airway）

1）湿化、雾化及排痰：可概括为“一滴二拍三吸痰”。必须强调温湿化和温雾化。

2）解除支气管痉挛和水肿：对气道高反应性和有气道梗阻性疾病的患儿，在喷射雾化中加入喘乐宁（salbutamol，5mg/ml）0.15mg/kg，及生理盐水1～2ml。重症哮喘可于15～30min后再用一次。

（2）维护呼吸和脑功能（B，breathing，brain）

1）给氧　根据小儿呼吸系统解剖生理特点，随年龄而选择不同的氧疗器械和方法。常用的吸氧方法有：鼻导管法、面罩、氧气头罩、氧气帐或鼻塞气道持续正压给氧。

2）改善通气　必须充分认识到小婴儿头大、颈短、下颌小、舌大、后鼻道窄、气管短软、气道直径和形态易变，易发生梗阻的特点。可采用抬高上半身、颈部略伸展的体位。如需放置胃管，应尽可能选用小号。

适宜的体位并给予定时更换，吸痰和鼓励咳嗽排痰，对于呼吸泵衰竭的年长儿亦尤为重要。有时良好的气道管理和无创呼吸支持可使呼吸肌麻痹的患儿免于气管插管和机械通气。

保持患儿合理的体位也是儿科氧疗成功的关键。适宜的体位既要保持其气道通畅，颈部不能曲屈和过分伸展，又要使患儿舒适安静。为此，国外有专为小婴儿设计的各种固定体位的装置，为我国患儿因地制宜地设计和制作类似装置，也很有必要。

（3）维持心血管功能（C，cardia circulation）

对改善各脏器灌注和缓解呼吸肌疲劳有重要意义。

(4) 针对呼吸衰竭的病因和病理生理机制用药 (D. drug)

1) 强心药 洋地黄制剂。

2) 利尿药 速尿等。

3) 血管活性药。如多巴胺、多巴酚丁胺等。

急性呼衰时发生的酸中毒，原则上必须通过积极改善通气来纠正，pH<7.20～7.25 的代谢性或混合性酸中毒应使用碱性药物。常用 5%碳酸氢钠溶液，用量为每次 2～5ml/kg，必要时可重复 1 次，通常稀释为 1.4%等渗溶液静脉滴注，只在少数情况下才直接应用。

(5) 对基础病因和原发病治疗 (E，etiology)

重症感染伴其他脏器功能障碍时，抗感染和整体的脏器支持和内环境平衡、感染微生态失衡、促炎/抗炎反应、凝血/纤溶过程和免疫平衡调节等治疗原则。

(6) 液体疗法 (F，fluid)

液量一般在 60～80ml/(kg·d)，脑水肿时酌情减少。保持电解质、血糖等内环境平衡。

总之，呼吸衰竭为婴幼儿最常见的急危重症之一，表现错综复杂、瞬息万变，临床医师必须密切观察病情，抓住主要矛盾，因地制宜，采取综合措施，果断地进行抢救，方能使患儿转危为安。

二、儿科急性肺损伤和呼吸窘迫综合征 (ALI and ARDS)

(一) ARDS 概念与定位

(1) ALI/ARDS 是全身炎症反应综合征 (SIRS)、休克和多脏器功能障碍综合征 (MODS) 最常见的靶器官损伤表现。换言之，ARDS 是全身性综合征、是基本病理生理过程。

(2) ALI/ARDS 也可视为呼吸衰竭的一种特殊类型，是呼吸系统功能障碍所致缺氧性呼吸衰竭的病理生理过程。气道源性 (或称肺源性) 病因导致的 ALI/ARDS 在尚未并发 SIRS 时属于此类范畴。

由此可见，ARDS 与呼吸衰竭的概念既有区别又有重叠。尤其在儿科领域，气道源性的 ARDS 相对较成人多见，两者有时不能绝对区分。

(3) ALI/ARDS 是临床综合征。其临床表现，包括发病急缓、病情严重度、病程、合并症和预后均有一定规律，但又有很大差别。其中不同原发病是重要因素。在儿科，年龄因素十分重要，新生儿、婴幼儿 ARDS 更有其特点 (如可伴有气道梗阻和心源性肺水肿机制)，或者说可呈现不典型特点。已有研究资料显示，不同病因 ARDS 患者血液和组织中的炎症介质水平和组成 (如肿瘤坏死因子、白介素-1β、可溶性黏附分子) 是不同的。这就提示，今后对 ARDS 细化分为亚型的概念 (如婴幼儿 ARDS、气道源性/非气道源性)，或者对 ARDS 患者强调个体化治疗的重要性。

(二) 儿科 ARDS 病因和高危因素

1. ARDS 病因

ALI/ARDS 可由多种病因所致。病因或诱因包括感染性和非感染性，诸如自身免疫性疾病 (如狼疮肺)、直接肺损伤 (如肺吸入综合征、肺炎) 和间接肺损伤 (血源性感染、胰腺炎和严重创伤) 等。ARDS 的常见病因见表 2-1-5。

表 2-1-5　儿科 ARDS 的常见原因

原因	常见情况
休克肺	感染性休克、难治性休克
灌注肺	先心病体外循环术后
重症感染	血流感染、肺炎（细菌、病毒、真菌、肺囊虫等）
误吸/中毒/有害气体	胎粪、溺水、烟雾、有机磷中毒
肿瘤化疗/干细胞移植后	白血病、器官移植排异
创伤、烧伤	肺部挫伤、胸、颅脑损伤、肺脂肪栓塞
呼吸肌相关肺损伤	高氧/大容量/高压力机械通气

2. ALI/ARDS 多发生于各种严重疾病和重症状态下，具体高危因素

（1）直接（气道源性）肺损伤因素：严重肺部感染，胃内容物吸入，肺挫伤，吸入有毒气体，淹溺、长期机械通气（高压/大潮气量）和高浓度氧（>5 天）等。

（2）间接（血循环性）肺损伤因素：各种重症感染，严重的非胸部创伤，重症胰腺炎，大量输血，体外循环，弥漫性血管内凝血（DIC）、体外循环的应用等。

以上因素可多个同时存在。

（三）ARDS 发病机制

ARDS 由多种原发病和诱因引起，但感染和非感染所致的全身炎症反应起重要作用。ARDS 可视为一种失控的全身或肺部炎性反应过程。目前发现有些病例炎性反应仅限于肺部，另有些病例炎性介质在循环中只是暂时的（如内毒素）或主要作用于局部的微循环中，血清水平上升只暂时渗入体循环（如细胞毒）。多种细胞因子和炎症介质在肺部炎症中构成了复杂的网络致病机制，但何种介质起主导或启动作用仍需不断深入研究。也可能不同原发病、不同个体并非存在相同的启动和主导炎症介质。

1. ARDS 细胞分子生物学机制

（1）多种炎症细胞，如嗜中性粒细胞、巨噬细胞参与。中性粒细胞（PMN）：在数分钟活化，聚集并黏附于损伤内皮细胞。单核-巨噬细胞在 2～3 小时后缓慢活化合成 IL1/TNFα 等细胞因子，参与较长时间的慢性局部炎症反应。

（2）血管内皮细胞（EC）损伤，分泌内皮素、一氧化氮等血管活性物质直接介导一系列氧自由基诱导的生物学效应，使血管内皮通透性增加、肺泡上皮细胞（Ⅱ型）损伤、肺表面活性物质合成减少，内皮细胞表面凝血/抗凝血机制失衡促进凝血纤溶系统激活，血栓形成。

（3）细胞因子和介质参与。包括：花生四烯酸（AA）、血小板活化因子（PAF）、白介素 1（IL1）和肿瘤坏死因子和氧自由基（OR）。

（4）凝血、纤溶系统功能紊乱。

2. 机械通气引起的呼吸机相关肺损伤

（1）肺泡压力过高、容积过大引起压力伤和容量伤以及高浓度氧致肺损伤。

（2）呼吸周期吸气末肺泡过度膨胀和呼气末肺泡闭合动态过程剪切力伤。

总之，ARDS 的发病机制尚不十分明确，但可以肯定，外因、内因（机体基因多态性和全身/肺部炎症失控反应）以及医源性因素（如呼吸机相关损伤）均与发病机制有关。

（四）ARDS病理生理和病理改变

1. 肺部病理生理改变

ARDS属于限制性通气障碍，主要病理生理变化为肺血管高渗透性肺水肿、弥漫性肺不张和肺微循环障碍；通气/血流比例失调和肺内静动脉分流导致严重低氧血症。肺力学参数变化为：功能残气量减少，肺顺应性下降，气道阻力增加及肺纤维化最终导致通气功能障碍。

（1）通气血流比例失调、肺内静动脉分流：ARDS早期，虽然肺泡上皮细胞均匀受损，但肺水肿和伴随的呼吸功能异常不是很均匀的。在受损区域肺通气容量降低，肺顺应性降低，没有水肿的区域通气功能正常，故人工通气后易产生通气相关性肺损伤。ARDS晚期，弥漫性肺纤维化引起局限性肺气肿和气道阻塞，这些变化相似于支气管肺发育不良（BPD）。所以ARDS早期是“婴儿肺”（“baby lung”），晚期是“僵硬肺”（“stiff lung”）。

（2）肺顺应性降低：ARDS的特征是肺泡-毛细血管间屏障的通透性增高，引起间质和肺泡水肿，导致肺顺应性降低，功能残气量减少，死腔增加。

（3）肺微循环障碍和心功能不全：肺水肿、弥漫性肺不张使功能残气量降低、缺氧性肺血管收缩、肺血管内微血栓形成导致肺血管阻力增加，继发性肺动脉高压，加之正压通气，使右心室后负荷明显增加。

2. 病理分期 一般可分为3期

（1）急性期或早期渗出期。

（2）细胞增生期。

（3）纤维化期：多发生于病程的第10～14天。肺泡、肺泡管纤维化，肺泡间隔和透明膜处纤维组织沉着和纤维化，形成肺气肿，肺血管阻塞，引起呼吸功能降低及难治性呼吸衰竭。

（五）儿科ARDS临床表现

主要从临床过程、胸部影像学和动脉血气值3个方面观察分析ARDS临床表现

1. 症状、体征和临床过程

吸入直接致肺损伤可在1小时后出现浅快呼吸，大多数患者在24至48小时发生呼吸窘迫。肺部听诊可有干、湿啰音。这与病原菌侵袭的方式、强度及机体的反应有关。细菌败血症和严重创伤在24小时内发生ARDS的几率分别为54%和29%，上述危险因素诱发的ARDS多在5～7天内发生。

2. 胸部影像学表现

胸部影像学检查对ARDS有非常重要的帮助，也是诊断的重要依据。但是ARDS没有特异的影像学表现，不能以孤立静止的影像学资料作出ARDS与重症肺炎、肺泡炎、混合性肺水肿、特发性肺间质纤维化等的鉴别诊断。

（1）X线胸片：早期仅有肺纹理增多及少许片状阴影，继之出现大片间质和实质浸润、肺不张，病灶间肺充气正常。可分布不均匀，伴支气管充气征。晚期病变可大片融合阴影或心脏边缘不清或消失，呈白肺样改变。不同原发病的胸片表现可不一致。新生儿、小婴儿需考虑拍片条件、吸气相、呼气相的不同和呼吸机条件的影响。

（2）胸部CT：对早期诊断提供帮助。早期胸片没有明显改变时，胸部CT可见肺间质有渗出阴影。CT分布可不均匀，呈重力依赖现象：仰卧位时的前胸部接近正常，中间区毛

玻璃样阴影，胸背部重力区呈实变影。

3. 动脉血气值

早期为明显的低氧血症、低碳酸血症、呼吸性碱中毒。晚期为二氧化碳潴留，呈呼吸和代谢性混合酸中毒。根据动脉和混合静脉血气值还应估计肺换气功能受损程度。

（六）婴幼儿 ALI/ARDS

1. 婴幼儿重症肺炎与 ALI/ARDS 的关系

婴幼儿重症肺炎是我国临床感染性疾病最常应用的诊断术语。我国解剖资料显示，婴幼儿重症肺炎存在全身炎症反应综合征的发病机制表现和急性肺损伤及 ARDS。重症患儿肺炎同样是发达国家儿科重症监护病房严重脓毒症常见的原发疾病。

婴幼儿重症肺炎与 ALI/ARDS 关系见图 2-1-1。

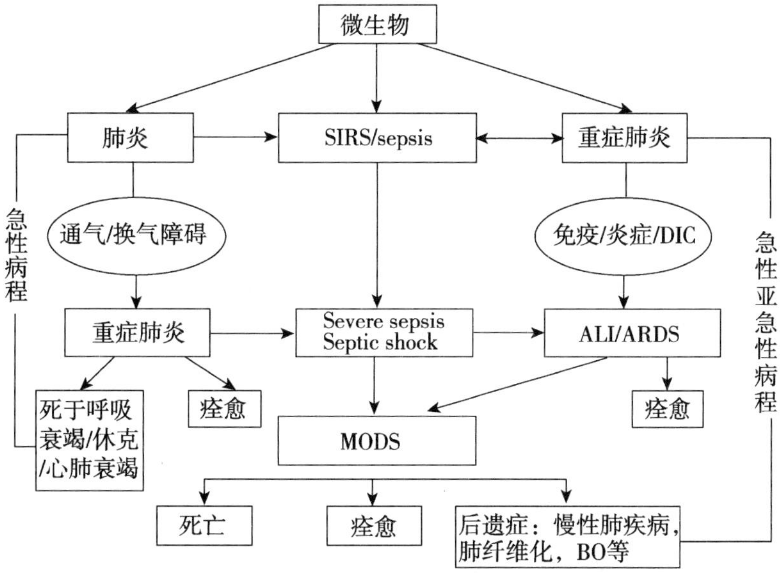

图 2-1-1 婴幼儿重症肺炎与 ALI/ARDS 的关系

注：SIRS：全身炎症反应综合征；Sepsis：脓毒症；ALI：急性肺损伤；ARDS：急性呼吸窘迫综合征；MODS：多脏器功能障碍综合征；Severe sepsis：严重脓毒症，Septic shock：感染性休克。

2. 婴幼儿 ALI/ARDS 病理生理机制特点

三个并存：肺血管高渗透性肺水肿和非高渗透性肺水肿机制并存、限制性和梗阻性肺功能障碍并存、呼吸/循环或肺/心功能受损并存。

非高渗性肺水肿机制包括肺血管高静水压（急性左心衰竭、输液过量过快）、胶体渗透压过低和气道梗阻等机制，分述如下：

（1）心源性肺水肿。全心衰或左心衰使肺血回流受阻、肺循环淤血，而右室搏出量大于左室搏出量可使肺循环内静水压进一步增高。当 PAWP＞30～40mmHg 时，肺血流速降低，肺血容量增加，肺血管静水压增加而发生肺水肿。

（2）静脉输液（尤其是输入大量晶体液）诱发肺水肿的机制包括肺血量增加、肺毛细血管血压增高和血浆胶体渗透压降低。有研究者认为快速输入晶体液是重要原因，因而强调监测血浆胶体渗透压的重要性。正常时胶体渗透压（即胶体液引起“回吸压”）大于肺血管内的静水压，当二者差值减少到 9mmHg 时应停止晶体液输入。

（3）呼吸道梗阻，胸腔负压增加所致肺间质压降低。正常人平静呼吸时吸气相胸内负压约为 2～4mmHg，此压力通常不传递至肺间质。婴幼儿重症感染，尤其是婴幼儿 ARDS、休克时多伴有气道梗阻，此时胸内负压可达 40～80mmHg 左右，使肺组织间隙压显著降低，并促进静脉回流，增加肺血量和微血管血压，导致肺水肿发生。

（4）高表面张力性肺水肿。婴幼儿重症感染、ALI/ARDS 或气道管理/高氧吸入常导致肺泡表面活性物质不足或功能异常，从而可发生高表面张力性肺水肿。尤其是肺泡角处表面液层的曲率半径较小，表面张力可高达 15mmHg，由此引起的负压可传导至微血管周围间质，促进血管内液体滤出，随之形成新月形肺泡水肿（如图 2－1－2）。

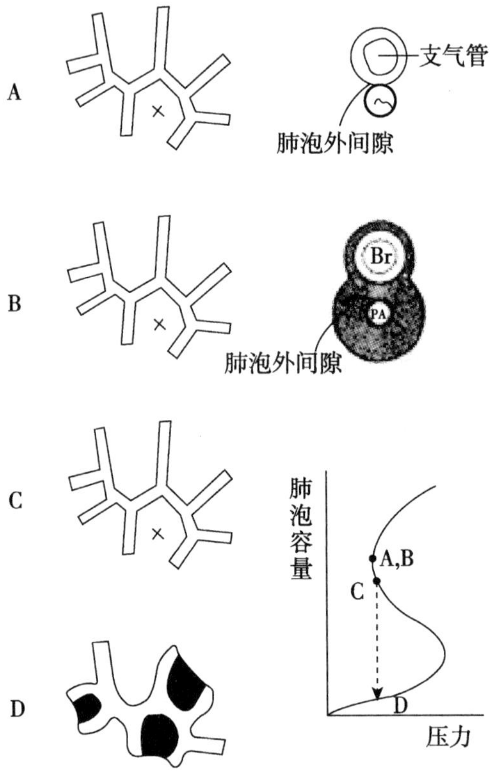

图 2－1－2 肺水肿液体积聚过程示意图

A. 正常肺；B. 间质肺水肿；C. 早期肺泡水肿（新月形积液）；D. 严重肺泡水种

（5）婴幼儿先心病术后灌注肺的肺水肿发病机制：除了体外循环因素外，尚有淋巴回流障碍、低心排、气道不畅等因素参与。

上述混合性的肺水肿发病机制，加之婴幼儿重症肺炎感染灶浸润、先天性心脏病肺血增多和快速大量输液等医源性因素，常使 X 线胸片表现错综复杂，也很难根据胸部影像学作出重症肺炎呼吸衰竭、ALI/ARDS或非渗透性肺水肿等的鉴别诊断，也不能按照“非此即彼”的思维逻辑下结论。需根据基础疾病、病史、临床动态过程、血气和胸部影像学资料综合分析，有条件时应作无创多普勒（Doppler）床边心功能监测和血浆胶体渗透压动态测定，有助于早期诊断。了解上述机制有利于理解婴幼儿ARDS早期正压呼吸支持、心血管支持，个体化细致液体疗法的重要性以及肺表面活性物质的潜在作用。

（七）ARDS诊断

1. 1992年欧美联席会议制定的急性肺损伤（ALI）和ARDS诊断标准

ALI诊断标准：具备以下4项可诊断为ALI。

（1）急性起病。

（2）$PaO_2/FiO_2<300$（不论PEEP值为多少）。

（3）后前位胸片示双侧肺浸润影。

（4）肺动脉楔压PAWP≤18mmHg或临床上无左心房高压的证据。

ARDS诊断标准：具备以上4项可诊断为ARDS。

（1）急性起病。

（2）$PaO_2/FiO_2<200$（不论PEEP值多少）。

（3）后前位胸片示双侧肺浸润影。

（4）肺动脉楔压PAWP≤18mmHg或临床无左心房高压的证据。

新标准与以前Murray评分标准比较，省去了PEEP值和顺应性值，因为PEEP改善氧合的效应与时间有关；加之PEEP值高低与氧合改善不呈正相关。总地来说新标准更简化，且反映了ARDS的动态发展过程。

2. 中华医学会呼吸病分会2000年制订的ALI/ARDS诊断标准

作为临床综合征，上述欧美诊断标准存在欠缺，国内中华呼吸分会制定的标准值得参考。

凡符合以下5项者可诊断为ALI或ARDS。

（1）有发病的高危因素。

（2）急性起病，呼吸频数和（或）呼吸窘迫。

（3）低氧血症：ALI时动脉血氧分压（PaO_2）/吸入氧浓度（FiO_2）≤300mmHg；ARDS时PaO_2/FiO_2≤200mmHg。

（4）胸部X线检查两肺浸润阴影。

（5）肺毛细血管楔压（PCWP）≤18mmHg或临床能除外心源性肺水肿。

上述标准与以前Murray评分标准比较，省去了PEEP值和顺应性值，因为PEEP改善氧合的效应与时间有关；加之PEEP值高低与氧合改善不呈正相关。总地来说新标准更简化，且反映了ARDS的动态发展过程。

3. ALI/ARDS诊断的注意点

ALI/ARDS诊断标准经历了从严格静止判断到动态简明的过程。20世纪60～70年代我国曾有个例感染性休克诱发休克肺的报道。也分别在1969年和1972年召开的感染性休克研讨会上制定了休克肺的诊断标准。早期对ARDS的诊断标准均极为严格：明显呼吸窘迫（呼吸频率大于40次/分），PaO_2/FiO_2多小于150，胸片为广泛间、实质浸润和白肺样改变，排除弥漫性肺疾病，急性心力衰竭等。这多与对 ARDS 动态发病认识不足有关。近年来，随着 ARDS 概念的更新，提出急性肺损伤为早期 ARDS 概念，诊断标准简单化，我国报道病例增多。但随之也出现一些具体问题。尤其是婴幼儿重症肺炎与急性肺损伤的鉴别。当前仍存在不同观点和较多的偏移倾向，尤其需注意以下问题：

（1）对没有明确高危因素、诱因的患者，应用上述诊断标准的可靠性很差。有关资料显示，即使是有经验的影像学或 ICU 专家双盲阅片试验中，与临床 ARDS 诊断的符合率也不高。而孤立静止的血气值诊断标准则更容易导致过度诊断。

（2）在我国，婴幼儿重症肺炎和 ALI 的鉴别。婴幼儿重症肺炎急性呼吸衰竭，多见于农村地区小婴儿，可以以家庭呼吸道感染起病，常由于就诊过晚，或路途中发生气道不畅、呼吸动力不足等窒息缺氧原因直接导致心肺功能衰竭和原发性（直接型）MODS，多在急诊室就诊和抢救。如急诊室抢救成功收治 ICU 也可能在住院过程中发生 ALI/ARDS。另外重症肺炎呼吸衰竭的胸片多为以一侧为主的肺实质浸润，血气可呈低氧血症，逐渐进展为 CO_2 潴留。

（八）ALI/ARDS 鉴别诊断

1. 肺部弥漫性病变和 ALI/ARDS 鉴别

弥漫性肺部病变可以是肺部本身感染性和非感染性病变，如暴发性或急性肺囊虫肺炎、急性间质性肺炎（AIP）、特发性肺纤维化（IPF）、急性型过敏性肺泡炎；全身疾病如胶原病所致间质性肺炎（如狼疮肺）、急性特发性肺含铁血黄素沉着症、粟粒性肺结核等。ALI/ARDS 与全身或肺部原发的重症弥漫性肺部疾病的病理生理和临床表现既有区别又有重叠。因此应该强调以下 2 点：一是起病、发展过程和恢复过程的急缓；二是上述原发病的其他指标（如自身免疫反应指标）与胸部影像学和换气功能障碍的相关性，以及患者整体和肺部病变对应不同炎性标志物和胸部影像学的动态变化。

2. 急性非高渗透性肺水肿

主要指各种原因引起的急性左心衰，可表现呼吸急促、呼吸困难，面色苍白、焦虑烦躁，继之出现细湿啰音、呼吸音减低或喘鸣音、管状呼吸音、憋气或两侧呼吸音不对称。同时伴心率增快，动脉血气以低碳酸血症、碱血症为常见，X 线胸片可见肺纹理增粗。病情继续发展出现冷汗，口腔或气管插管内泡沫样粉红色液，肺部弥漫性湿啰音或可闻及吸气（呼气）性喘鸣。可伴有呼吸节律不整、心率减慢、血压下降，血气呈明显低氧血症，二氧化碳分压进行性上升，胸片显示广泛斑片影，可见肺门区斜直线条和肺底水平条状 KerbyA 线和 B 线影。典型病例呈蝴蝶形阴影，也可受体位或气道分泌物潴留影响而呈现两肺不对称影或单侧阴影。胸部 X 线显示心影明显增大，经控制输液、利尿、强心和给氧治疗有效。病毒血症所致暴发性心肌炎伴感染性/心源性休克，则可同时存在渗透性肺水肿和心源性肺水肿，需根据血流动力学和肺力学和动脉/混合静脉血气分析作出判断。另外单纯的输液、输血过快所致肺水肿则容易作出鉴别。

3. 小婴儿慢性肺疾患肺部感染合并呼吸衰竭

近年来随着早产儿/低体重儿出生率增加和机械通气应用增多，新生儿、小婴儿慢性肺疾患（CLD）增多。在反复肺部感染发生急性呼吸衰竭时，胸部影像学可呈弥漫性改变加浸润实质性变化，需与 ALI/ARDS 鉴别，需仔细询问病史，动脉血气呈慢性呼吸衰竭急性加重表现可资鉴别。

（九）ARDS 监测

1. 血气和呼吸功能监测

换气功能的判断

临床上目前无法在床旁对呼吸衰竭患儿测定通气/血流比例和弥散功能。因此常计算血气值作为判断肺氧合指标：

（1）氧合指数（PaO_2/FiO_2）正常机体呼吸空气（$FiO_2=0.21$）时值为 400～500，急性肺损伤时小于 300。在自主呼吸，鼻导管、口罩给氧时，需应用氧电池或氯化钾电极的氧浓度测定仪测定吸入氧浓度。

（2）机械通气时的氧合指数（oxygenation index，OI）为 $FiO_2 \times MAP \times 100/PaO_2$，其中 MAP 为平均气道压，单位为 cmH_2O，PaO_2 为动脉氧分压，单位为 mmHg，OI 是目前国外儿科常用的参数，综合了供氧浓度、平均气道压及氧分压的实测参数，同时联系了人机两方面，直接反映了患儿呼吸衰竭程度和通气换气效果，正常时 OI<5，当出现呼吸功能不全时 OI 在 10～15 时有机械通气指征；当 OI 在 15～20 时，为呼吸衰竭；当 OI>25～30 时呼吸衰竭严重并可能呈不可逆发展；当 OI>35～40 时，一般只有用体外膜肺才有挽救可能。如果 OI 在较短时间内上升 5～10 点，提示病情急剧恶化，需立即采取有效干预措施。

（3）肺泡动脉氧压差［$P_{(A-a)}O_2$］P_AO_2 肺泡气氧分压，$P_AO_2=$［（$P_IO_2-PH_2O$）$-PaCO_2/R$］，在海平面吸空气时为吸入氧分压（P_IO_2）$=760\times0.21=159$mmHg；PH_2O 系水蒸气压为 47mmHg；R 系呼吸商，正常时 R= CO_2 产量/O_2 消耗量=0.8，所以 $P_AO_2=$［（159－47）－40/0.8］=100mmHg。正常时吸空气则<10～30mmHg；吸纯氧时应小于 100mmHg。该值反映通气血流比值、弥散功能和静动脉分流情况，上述 3 种病理生理机制存在时，此值升高。吸入气氧浓度、心输出量等因素也影响此值。

（4）静动脉分流量（Qs/Q_T）$=0.0031P_{(A-a)}O_2$/心输出量，正常值小于 5%。动态观察有助于病情和疗效判断。

2. 通气功能判断

机械通气时的呼吸机内的肺功能测定仪、呼出气 CO_2 分压（P_ECO_2）监测器等可测定潮气量（V_T）、每分通气量（MV）、呼吸频率、肺活量（VC）等参数，除动脉血气分析外，连续监测可应用经皮无创 PCO_2。通过红外线光谱仪测定呼出气 CO_2 并可换算出呼气 CO_2 分压，依据公式计算生理死腔（V_D）与潮气量比值：$V_D/V_T=$（$PaCO_2-P_ECO_2$）$/PaCO_2$ 根据 V_D/V_T 比值和 V_E 计算肺泡通气量。

（1）V_T 成人安静呼吸时正常值为 500ml，小儿为 6～8ml/kg。每分通气量为潮气量与呼吸频率乘积。

（2）V_D/V_T 正常值约 0.2～0.4，系估计肺通气效率指标。大于 0.6 提示通气功能严重损害，需要机械通气进行呼吸支持。

（3）VC 受体力、呼吸肌力、胸廓和肺顺应性及气道阻力等因素影响。当 VC<10ml/kg 时，提示有呼吸衰竭，VC 在 10～15ml/kg 时，才能进行有效的深呼吸和咳嗽，因此可作为机械通气脱机的参考指标。

3. 呼吸支持时的参数监测

全面、准确的呼吸支持参数监测是正确诊断和及时治疗 ARDS 的保证。以下介绍氧代谢、肺容量和最佳呼气末压力监测及小儿血流动力学监测。

最佳肺容量和最佳 PEEP 的选择和监测

（1）肺容量和 PEEP 是对整体肺而言，事实上各部肺泡的充张和 PEEP 值并不一致，因此使气体在肺泡内均匀分布在机械通气时至关重要。小儿呼吸系统的特点是新生儿和小婴儿胸壁柔软，易内陷，呼吸肌不发达，肺泡直径相对较小，小气道易发生黏膜肿胀，使分泌物阻塞而至梗阻。2 岁前肺泡间无 Kohn 孔，功能残气量相对较小（成人约占肺总量的 1/3，小儿约占 1/10），易出现表面活性物质缺乏。上述因素使监测小儿肺容量尤其重要，维持最佳肺容量是机械通气尤其是高频振荡通气成功的重要保证。

（2）肺容量监测方法：观察胸廓外形、肋间隙，听诊时注意肺野各部位呼吸音的强弱。X 线胸片检查观察肋间水平，膈肌水平，两肺透亮度和充气情况，高频振荡通气时应使膈肌水平维持于第 8～9 后肋间隙水平，并可动态测量乳头连线和剑突水平的胸廓周径。通气量测定包括吸气潮气量、呼气潮气量、内源性 PEEP 和压力-容量环。

（3）最佳 PEEP 监测方法：1967 年 Ashbaugh 首先提出将 PEEP 应用于 ARDS 治疗，以后人们先后提出最佳 PEEP 的判定方法有：以最佳动脉氧合、最大氧运输、最高静态肺顺应性为标准，或应用 CT 肺扫描与寻找静态压力容量曲线转折点的方法。在 ARDS 早期通过该曲线可计算出最佳 PEEP 范围，而在 ARDS 晚期由于肺泡纤维化，转折点消失，则较难确定最佳 PEEP 范围。

（十）ARDS 治疗

强调综合治疗，同时应找出主要矛盾，打断发病机理的恶性循环。

总的治疗原则见表 2－1－6。

表 2－1－6 ARDS 总治疗原则

- 治疗原发病，尤其是内、外科感染的控制
- 心肺监护：有创动脉、经皮氧饱和度监测，放置肺动脉导管
- 维持足够的组织氧输送：
  - 血细胞比容≈40％
  - 动脉氧饱和度≥90％
  - 达到理想的心脏指数和氧输送指标
  - 输液或正性肌力药物维持心功能
- 尽可能减少高氧和通气对肺的损伤
  - 高 PEEP，增加平均气道压，使 FiO_2＜0.5～0.6
  - 低潮气量（5～10ml/kg）或低吸气末平台压（≤35～45cmH_2O）
  - 允许的高碳酸血症
- 初始输液为 70％的维持液（如需要可增加心脏、营养支持所需液体）
- 尽可能早期肠内营养支持
- 预防继发感染：应用覆盖 G^- 和 G^+ 的广谱抗生素

1. 呼吸支持

（1）肺通气保护策略

1）低潮气量 6～10ml/kg。

2）最佳的 PEEP 防止呼气末肺塌陷和剪切力的产生，后者将进一步损伤肺功能。足够高的 PEEP 有助于防止未受损肺组织表面活性物质的丧失，阻止病变进一步扩大，减少血流动力学的恶化，提供足够的容量。

3）允许性高碳酸血症（PHC）也称控制性低通气。

通过调节呼吸机参数使 $PaCO_2$ 逐渐达到 50～100mmHg，其升高的速度应以维持 pH 为 7.20 以上为宜。一般每小时 $PaCO_2$ 升高 10mmHg，以便肾脏能发挥代偿功能和细胞内外 pH 得以平衡，同时使脉冲氧饱和度保持在 85%以上。

4）俯卧体位：在机械通气治疗下，此种体位可增加患者背侧肺泡膨胀，从而改善氧合，临床观察表明对早期 ALI/ARDS 患者效果较好，由于小儿操作相对容易，儿科临床尤其值得应用，但发病后期者效果差或无效。俯卧位时机和时间各家报告差异较大。

2. 心血管支持

（1）体液平衡

维持体液平衡的最终目的是既减轻肺水肿，改善肺部氧合状态，又维持足够的循环血量，保证氧的运输，以改善组织细胞缺氧状况。患儿液体入量应根据循环功能和肺水肿程度综合考虑，而不应片面强调限制液量。晶体液和胶体液应有适当比例，以维持一定的胶体渗透压。为提供最佳氧携带能力又不增高血液黏稠度，宜将血细胞比容维持在 40%～45%。当 ARDS 患儿血压下降时，应鉴别心源性因素和低血容量性因素。据报道，临床上往往容易忽视低血容量性休克。必须强调，因全身毛细血管通透性增强所致水肿，不是入量过多的表现，也不能以此否定低容量性休克的存在。在不能确定是否存在低血容量时，可进行容量负荷试验（表 2-1-7）。如无 CVP 和 PAWP 监测，可从无创性心率、血压、经皮氧饱和度和尿量（放置 Foley 导尿管）来判定结果。

表 2-1-7　ARDS 患者的容量负荷试验

观察 CVP 和 PAWP5～10min CVP kPa（mmHg）	PAWP kPa（mmHg）	应给液量（10～30 分钟）
＜0.78（6）	＜1.04（8）	10ml/kg
＜1.3（10）	＜1.56（12）	5ml/kg
＞1.3（10）	＞1.56（12）	3ml/kg

（2）血管活性药的应用

合并心功能不全或高 PEEP 时常需应用正性肌力药。近年来多主张几种（2～4 种）正性肌力和血管扩张剂联合应用。如多巴胺、多巴酚丁胺、氨力农和酚妥拉明等小剂量同时持续静点。国内不少学者应用胆碱能受体阻滞剂如 654-2、阿托品、东莨菪碱改善微循环，并取得疗效。此外某些活血化淤的中药也有改善微循环和清除氧自由基的作用，常用注射剂有复方丹参注射液、川芎注射液等。

（3）利尿剂应用

常用速尿，通过利尿或直接作用于心血管系统，有降低肺毛细血管静水压、减少肺间质液生成和促进间质液回吸收的作用。动物实验证明用速尿造成轻度脱水状态，可使 ARDS 的病肺重量明显减轻，提示该药有减少渗出、促进间质液回吸收的作用。剂量为每次 1～

2mg/kg，每 4～8 小时 1 次，也可持续静点 0.1～1mg/(kg·h)。

3. 其他治疗

(1) 肾上腺皮质激素（以下简称激素）

由于其具有维持细胞膜稳定性的功能，保持毛细血管内皮细胞完整性，降低毛细血管通透性，防止细胞受损后的自溶和死亡，通过抑制过度的炎性反应，降低神经内分泌激素，如儿茶酚胺和炎性介质的释放，从而减少细胞损伤，因此曾被认为是治疗肺损伤的一种理想药物。有研究认为，ARDS 早期应用肾上腺皮质激素无效或增加患者死亡率，ARDS 后期有明显纤维增殖化，宿主有过分的防御反应（HDR）和全身炎性反应（SIRS），如果 HDR 不能有效控制，则可能导致持续的组织炎症、细胞增殖和纤维化，肾上腺皮质激素可控制 HDR。目前多数研究显示激素对多数重症 ARDS 的治疗是必要的，但早期大剂量激素短时冲击治疗无益于 ARDS 的预后。最近，NHLBI 急性呼吸窘迫综合征网络发表了甲泼尼龙治疗 ARDS 的随机对照试验的研究结果，甲泼尼龙的疗程为至少 7 d，在第一个月的治疗中，甲泼尼龙的治疗使患者的呼吸机脱机天数、休克好转的天数以及 ICU 外的治疗天数均得到延长。

(2) 抗凝治疗

肝素可改善局部和全身微循环，减轻弥漫性肺血栓形成，存在 DIC 诱因时可酌情选用。近年来有报告应用小剂量肝素：0.1～0.15mg/kg（10～15U/kg），每 4～8 小时皮下注射 1 次。

(3) 免疫调节剂

是当前研究的焦点，但临床缺乏用药遵循的依据。可以分为特异性抗炎制剂（即发病机理治疗）、全身抗炎症反应制剂（包括糖皮质激素、免疫球蛋白、非类固醇抗炎制剂）、调节炎症介质对终末器官的效应（一氧化氮和一氧化氮合酶抑制剂）、增强全身或特异性抗炎因子的制剂（γ-干扰素、白介素 6、PGE2 合成抑制剂等）。在中医辩证基础上，对机体整体的中药免疫调节治疗，具有更强的可实践性，值得深入研究。

(4) 肺表面活性物质替代疗法：磷脂酰丝氨酸（phosphatidylserine，PS）是由肺泡Ⅱ型细胞合成并分泌，成分包含磷脂、中性脂肪、蛋白质、糖等。其中磷脂占 80%～85%，以二棕榈卵磷脂（DPPC）及磷脂酰甘油（PG）为主。8%～10%是一些特异性蛋白质（SP）。SP 分为 4 种：SP－A、SP－B、SP－C、SP－D。其中 SP－B、SP－C 为疏水蛋白，促进磷脂吸附及扩散分布，SP－A、SP－D 为亲水蛋白，有对抗细菌、病毒、真菌的入侵以及减轻变态反应的作用。PS 通过减少脂多糖刺激的肺泡巨噬细胞和单核细胞对肿瘤坏死因子（TNF）、IL－1 和 IL－6 的分泌，减轻了局部过度炎症反应，从而对肺组织产生保护作用，对于维持肺正常的顺应性及防止肺水肿的形成具有重要意义。

要点提示

(1) 呼吸衰竭是一种病理生理过程、脏器水平的病理生理诊断，也是多种病因和不同机制引起的临床综合征。当原发疾病诊断不明，呼吸衰竭诊断常是诊治和处理复杂患儿的切入点。

(2) 急/慢性呼吸衰竭不等同于急/慢性呼吸性酸中毒。前者是定性的临床诊断概念，后者是根据动脉血气值对机体酸碱状态的判断和分类。

（3）呼吸肌疲劳是泵衰竭的重要原因，气道梗阻、肺实质/间质病变和肺血管病变可引起肺衰竭。急性呼吸窘迫综合征（ARDS）可以视为急性肺衰竭的一种特殊类型。

（4）ALI/ARDS 是一种全身性综合征、是基本病理生理过程。气道源性（或称肺源性）病因导致的 ALI/ARDS 在尚未并发 SIRS 时，也可视为缺氧性呼吸衰竭的一种特殊类型。在儿科领域，气道源性的 ARDS 相对较成人多见，两者有时不能绝对区分。

（5）婴幼儿 ALI/ARDS 病理生理机制存在下列 3 个并存病理情况：肺血管高渗透性肺水肿和非高渗透性肺水肿、限制性和梗阻性肺功能障碍、呼吸/循环或肺/心功能受损。因此，必须根据基础疾病、病史、临床动态过程、血气和胸部影像学、床旁 Doppler 心功能资料综合判断。

（6）强调 ALI/ARDS 的综合治疗。正压呼吸支持、心血管支持，个体化细致液体疗法以及肺表面活性物质应用是婴幼儿 ARDS 早期治疗的重要措施。

（许　煊　陈贤楠）

参考文献

1. Ashbaugh DG，Bigelow DB，Petty TL，et al. Acute respiratory distress in adults. Lancet，1967，2：319－323.
2. Bernard GR，Artigas A，Brigham KL，et al. The American－European consensus conference on ARDS. Am J Respir Care Med，1994，149：818－824.
3. Heulitt M. Current approach to pediatric ARDS in the U S. //Miyasaka K，Fuhrman BP. Partial liquid ventilation. Tokyo：Blackwell Science Japan，1997：76－88.
4. Hummer J，Numa A，Newth CJL. ARDS caused by respiratory syncytial virus. Pediatr Pulmonol，1997，23：176－183.
5. 中华医学会呼吸病分会. 急性肺损伤/急性呼吸窘迫综合征的诊断标准（草案）. 中华结核呼吸杂志，2000，23（4）：203.
6. Newth CJL，Stretton M，Deakers TW，et al. Assessment of pulmonary function in the early phase of ARDS on pediatric patients. Pediatr Pulmonol，1997，23：169－175.
7. 陈贤楠. 小儿重症肺炎与 SIRS/sepsis 的关系. 中国实用儿科杂志，2006，21（12）：882－885.
8. Royall JA. Pulmonary edema and ARDS. //Fuhrman BP，Zimmerman JJ. et al. Pediatric Critical Care. 2nd ed. St. Louis：Mosby，Inc，1996：465－471.
9. Gattinoni Luciano. Lung recruitment in patients with acute respiratory distress syndrome. N Engl J Med，2006，354：1775－1786
10. 中华医学会重症医学分会. 急性肺损伤/急性呼吸窘迫综合征诊断和治疗指南（2006 年）. 医学与哲学，2007，28（2）：19－28
11. Willson DF，Thomas NJ，Markovitz BP，et al. Effect of exogenous surfactant（calfactant）in pediatric acute lung injury：A randomized controlled trial. JAMA，2005，293（4）：470－476.
12. Steinberg KP，Hudson LD，Goodman RB，et al. Efficacy and safety of corticosteroids for persistent acute respiratory distress syndrome. N Engl J Med，2006，354（16）：1671－1684.

第二节 小儿感染性休克

一、感染性休克概述

感染性休克（septic shock），又称脓毒性休克/败血症休克，是机体对病原体的炎症免疫反应（immuno - inflammatory response）失控，引起循环（circulation）和微循环（microcirculation）功能紊乱，最终导致细胞代谢和脏器功能障碍的循环衰竭综合征。近年来随着对感染和休克这 2 个基本病理过程在微观和宏观上理解的不断深入，对感染性休克的发病机制、定位以及临床诊治原则正在发生着深刻的变化。有关感染和休克的新概念或观点主要是：

（1）炎症免疫反应失控是感染性休克的始动机制。全身或局部感染时，病原体刺激机体细胞（主要是血管内皮细胞、中性粒细胞和单核-巨噬细胞）产生多种促炎和抗炎介质，由于促炎/抗炎平衡失调，发生全身炎症反应综合征（systemic inflammatory response syndrome，SIRS）或代偿性抗炎反应综合征（compensated anti - inflammatory response syndrome，CARS）。这是感染性休克的始动机制。微循环障碍和神经-内分泌、体液因子紊乱可能是这些分子生物学变化的结果，它们是整体中不同层次的休克病理生理机制，并互相影响形成恶性循环。

（2）细菌、病毒、真菌等各种病原体感染引起的 SIRS 均称为脓毒症。从脓毒症、感染性休克至多脏器功能不全综合征（multiple organ dysfunction syndrome，MODS），是一个发生、发展的连续过程。感染性休克是 MODS 的一个阶段，一般发生在 MODS 之前，但也可以继发于 MODS 或在全过程中反复发生（图 2 - 1 - 3）。

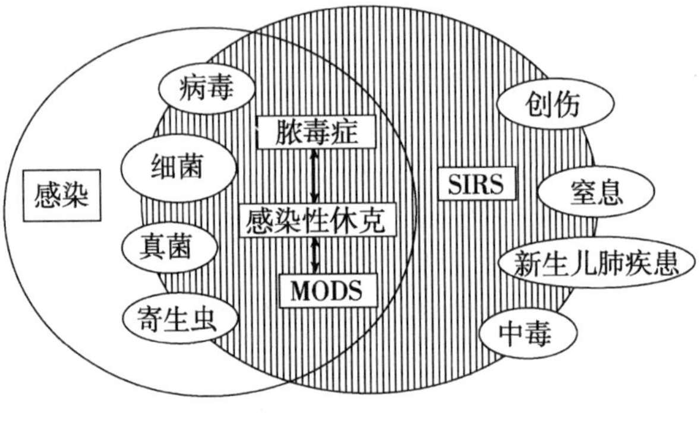

图 2 - 1 - 3 SIRS、脓毒症、感染性休克与 MODS

（3）感染性休克是急危重症和慢性病恶化导致死亡最常见的病理过程之一。常存在 2 种或多种休克发生机制，如低血容量性休克、血流分布性休克、心源性休克和多个脏器功能受损。另一方面，各种非感染性休克的晚期，即难治性休克阶段，具有与感染性休克相同的发病机制。

二、感染性休克的流行病学

用发生率和病死率很难进行感染性休克的流行病学统计。据报道，美国（包括成人和小儿）住院患者中休克发生率为2%，病死率为20%～50%。每年死于革兰阴性菌的感染性休克病例数为：1970年为3万5千例，1990年为19万例；每10万人口中感染性休克的死亡数是：1970年为1.7例；1980年为4.2例；1990年为7.9例。其他真菌、立克次体、革兰阳性菌导致感染性休克的发生率和死亡率亦呈增高趋势。国外文献报道小儿感染性休克的病死率为18%～60%，存在先天性或慢性病、多个脏器功能损害者病死率可高达70%以上。休克病死率相差如此悬殊可能与各作者所在地区、医院收治患者的原发病不同、诊断标准与休克类型鉴别不统一和缺乏相应临床分型与疾病严重度不同有关。PICU内感染性休克发生率亦差别甚大，在3%～22%之间。因此，目前小儿感染性休克的临床流行病学资料尚缺乏可比性。许多在ICU内治疗的休克患者并非在休克的急性低血压或低氧血症阶段死亡，而是死于多脏器功能衰竭或休克的某一严重并发症。

三、感染性休克的诱因和病因

（一）感染性休克的诱因

小儿感染性休克可在家庭、社区内起病，但多在急诊室、急救现场、各专业病房以及ICU内发生。近年来，我国小儿感染性休克原发病的疾病谱发生了较大变化。其发生率呈现1个降低、2个升高的变化。即原发急性细菌性传染病（如中毒性痢疾和暴发性脑膜炎）所致的感染性休克发生率下降，慢性病或肿瘤继发感染后休克和耐药致病微生物所致感染性休克发生率上升。目前临床上导致休克的原发病主要包括以下3类：

（1）急性感染性或感染免疫性疾病直接导致休克

常院外起病，呈急性或暴发性经过，病情轻重差别甚大。如中毒性痢疾、流行性脑脊髓膜炎败血症、金黄色葡萄球菌败血症、溶血尿毒综合征、瑞氏或瑞氏样综合征。

（2）慢性、先天性或肿瘤性疾病继发感染后发生休克

可以是院内条件致病菌、真菌或混合感染，起病隐匿，常被原发病掩盖。如白血病，胶原病，先天性心脏病等。

（3）其他非感染性休克或MODS经肠道细菌移位或其他途径继发感染发展为感染性休克。

如暴发性心肌炎的心源性休克，创伤性休克，肠道感染严重脱水的低血容量性休克，严重中毒导致MODS等。其中上述2种情况可同时存在，且均视为难治性休克。

（二）感染性休克的病因

近年来导致小儿感染性休克的常见病因或基础状态包括以下几方面：

（1）各种病原体引起的败血症。

（2）急性感染性疾病　中毒性痢疾、流行性脑脊髓膜炎、沙门菌感染、轮状病毒肠炎、肺炎、脑炎、脑膜炎、感染性心内膜炎。

（3）恶性肿瘤　主要是白血病化疗后败血症、肺部感染、胰腺炎、肠道感染和MODS。

（4）住院危重病继发感染　系统性红斑狼疮、先天性心脏病、感染性心肌病、重症肌无

力危象、先天性代谢遗传病。

（5）各种急性综合征 瑞氏综合征和瑞氏样综合征、溶血尿毒综合征（HUS）、格林-巴利综合征（GBS）、葡萄球菌烫伤样综合征（SSSS）、重症过敏性紫癜、血栓性血小板减少性紫癜、难治性肾病综合征继发感染。

（6）心跳呼吸骤停，心肺复苏后伴 MODS。

（7）非感染性休克发展为感染性休克包括：①混合性休克：意外、中毒、多发性创伤、大手术后、新生儿窒息所致休克；②心源性（心泵衰竭）休克：严重心律紊乱、重症先心病心衰；③低血容量休克：消化道大出血、婴儿肠炎重度脱水、难治性肾病、大手术后出血；④内分泌性休克：糖尿病酮症酸中毒、肾上腺危象；⑤心脏梗阻性休克：心包填塞、心房黏液瘤、先心病（流出道狭窄）、肺梗死。

（8）常见病原体：①院外感染：葡萄球菌［耐甲氧西林金黄色葡萄球菌（MRSA）、耐甲氧西林表皮葡萄球菌（MRSE）和凝固酶阴性葡萄球菌］、肺炎链球菌、绿脓杆菌以及其他病原体：疱疹病毒、EB 病毒、念珠菌、曲霉菌、支原体、钩端螺旋体、不明病原体。②院内感染：肠杆菌属，克雷伯杆菌属、假单胞杆菌属、MRSA、MRSE、肠球菌、念珠菌。

四、感染性休克的发病机制

1. 微循环学说

微循环是机体循环系统的终末单位，是贯通动静脉循环的重要通路；微循环又是脏器组织中细胞间物质交换的场所，不同脏器具有各自的微循环特点，以保证正常的脏器组织灌注。感染性休克时微循环障碍表现为：①微血管舒缩功能失调，发生痉挛、扩张或麻痹。②微血流紊乱，在血压下降前即可出现血流缓慢，血黏滞性增高，血小板聚集，微血栓形成。③微血管渗漏。④动静脉短路和血液重新分布。⑤微血管自律运动调节障碍。广义的微循环障碍包括由此引起的一系列缺血缺氧性细胞性病变和再灌注损伤。

我国 20 世纪 60 年代对小儿中毒性细菌性痢疾和暴发性流脑休克应用此理论解释其病理生理变化和临床经过，应用阿托品和山莨菪碱（654－2）等解除微循环痉挛为主的治疗方法，使中毒性菌痢的病死率显著下降，显示了该学说的实践指导作用。但在暴发性流脑和其他难治性休克治疗中仍未见特殊疗效。提示该学说仍存在局限性。

目前对休克的微循环变化分期仍有不同看法，但多数学者均以微血管为中心，划分为痉挛期（缺血缺氧期）、扩张期（淤血缺氧期）和衰竭期（DIC 期）。但不同病因和不同的个体反应性显然存在很大差别。更为复杂的是各脏器微循环障碍亦并非一致。

2. 神经-内分泌和体液因子（humoral factor）机制

学者们发现，除微循环障碍外，感染性休克的血流动力学紊乱和脏器功能损害还与神经-内分泌和体液因子的调节紊乱有关（图 2－1－4）。感染时神经内分泌系统作出迅速反应。交感-肾上腺素系统和肾素-血管紧张素-醛固酮系统兴奋，儿茶酚胺、肾上腺皮质激素等应激激素分泌增加。近几年还发现多种活性体液因子，正常时这些因子在循环血中的浓度极低，休克时明显增高，可增加十甚至上千倍。它们由脏器实质细胞（如神经原细胞、心肌细胞）、血管内皮细胞和免疫细胞产生，以神经-内分泌或自（旁）分泌形式参与下列休克发病机制：①血管舒缩功能障碍（见表 2－1－8）；②内皮细胞炎症反应，血管通透性增加；③心肌抑制；④凝血纤溶调节紊乱。

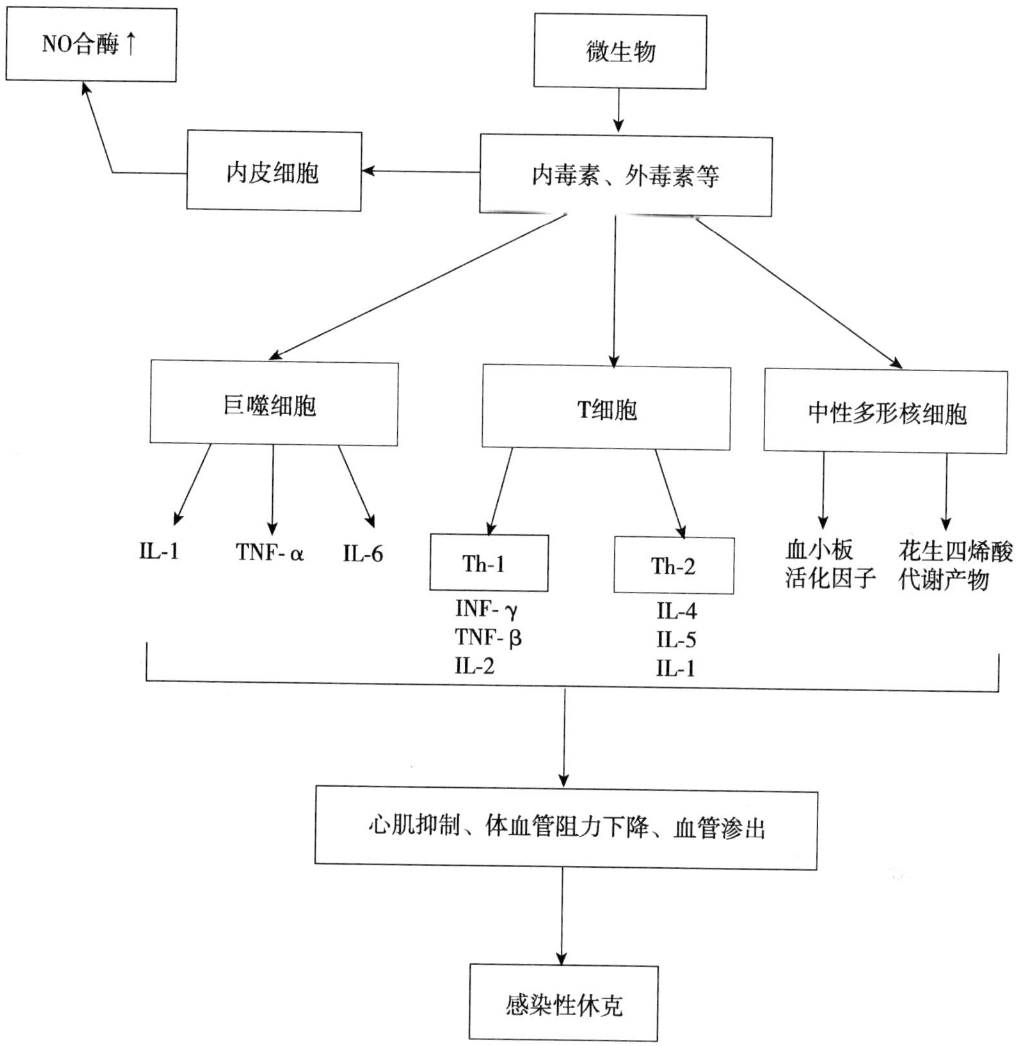

图 2-1-4 感染性休克的免疫机制

注：Th 辅助 T 细胞、TNF 肿瘤坏死因子、INF 干扰素。

表 2-1-8 各种体液因子对血管舒缩的影响

扩血管	缩血管
一氧化氮（内源性 NO）	儿茶酚胺
前列环素 E2（PGE2）	血管紧张素Ⅱ
前列环素 I2（PGI2）	血栓素 A2
心钠素	内皮素（ET）
内啡肽	细胞因子（Cytokines）
血管活性肠肽（VIP）	TNF－α/IL－2、IL－6
缓激肽	
组胺/5－羟色胺	
补体 C5a	

3. “免疫炎症反应”和“基因表达异常”

休克的分子生物学研究发现，感染性休克最先出现的变化是在病原体刺激下细胞因子和炎症介质网络调节紊乱，并使细胞能量代谢障碍。已有许多动物实验证明，这种分子水平的紊乱是休克微循环和体液因子紊乱机制的根源。细胞缺氧进一步导致细胞内信息传递障碍（如核转录因子 NF-κB 和热休克蛋白 HSP-70 的激活）和基因有序调控机制的严重失调，使机体对炎症、免疫调控的相关蛋白质、酶或细胞因子合成基因的表达障碍（转录和复制异常），此时休克被视为获得性基因病。基因水平的调控障碍可能是发生不可逆性休克的基础。临床上不同阶段的休克可分别以血流动力学异常、细胞能量代谢障碍或多脏器功能衰竭为主要表现，并为上述3种不同机制综合作用的结果。

五、感染性休克的发病机制

（一）代偿期、失代偿期和不可逆期休克

感染性休克的发生过程和临床表现差别甚大。临床表现随原发病、年龄、感染病原体以及治疗干预的不同而异。休克可以是感染性原发疾病直接引起，此时病情凶险，进展迅速，可在数小时～24小时内死亡，如暴发性流脑；也可以在危重病和慢性疾病治疗过程中，在某些诱因下经历隐匿性（occult）或亚临床（subclinical）发生过程，一旦血压下降，常迅速进展为不可逆期。上述三期是一个由量变到质变的过程，很难截然分开。

1. 休克代偿期

脓毒症状态下进行性出现下列临床表现：心率加快，呼吸加速，通气过度，血压正常或偏高，脉压差变小，精神委靡、尿量正常或偏少，四肢暖，经皮氧饱和度正常。血小板计数减少和血气 $PaCO_2$ 呈轻度呼碱、动脉乳酸升高。此时心输出量保持正常或增加（尽管每搏出量减少），体血管阻力减低。由于缺乏休克特异证据，常不易诊断。

通气过度是识别代偿期休克的重要线索，有人把过度通气和呼吸性碱中毒作为感染性休克早期特有的症状，主张在酸血症出现前即开始有效治疗。通气过度的程度和表现差别甚大：轻者仅在血气检查时发现轻度呼吸性碱中毒，再仔细观察患儿才发现呼吸稍促；重者明显呼吸急促，血气 $PaCO_2$ 可低于 20mmHg，鼻导管吸氧下 PaO_2 仍可高达 100mmHg 以上。过度通气也是脓毒症的表现之一。其机制尚未完全清楚，可能与：细菌毒素、乳酸和炎症介质的刺激，细胞缺氧、肺泡-毛细血管旁J感受器刺激、精神紧张、代谢性酸中毒、脑水肿等有关。

2. 休克失代偿期

体循环、肺循环和微循环功能由代偿发展为失代偿。表现四肢凉，肛指温差加大、毛细血管再充盈时间延长（>3s）、血压进行性下降、脉搏减弱、心音低钝、低氧血症和代谢性酸中毒加重、少尿或无尿。原发病进展和休克失代偿可形成恶性循环使休克进行性恶化，出现单个或多个脏器功能障碍。

3. 休克不可逆期

细胞、亚细胞和分子水平的结构损伤和细胞代谢功能异常。表现为：持续严重低血压，低心输出量，严重内环境紊乱，如双重、三重酸碱紊乱、电解质紊乱（低钙血症、低血糖等）、多脏器功能衰竭。对扩容和血管活性药物不起反应，应用脏器功能支持治疗也只能延长有限生命时间，最终死亡。

（二）血流动力学分型

1. 高动力循环型（高排低阻、暖休克）

表现四肢温暖，皮肤潮红干燥，血压可正常甚或偏高，属早期休克。此时应动态观察神志、尿量、血气变化并及时给予扩容和血管活性药物。

2. 低动力循环型（低排高阻、冷休克）

冷休克时心输出量降低，外周血管代偿性收缩，阻力增加，表现皮肤苍白，四肢厥冷，脉搏细弱，血压降低或脉压差小。小婴儿起始阶段即可表现冷休克，与心脏代偿功能有限或同时伴有额外体液丢失、存在低血容量或心源性休克等混合机制有关。

（三）临床分型

我们以整体和动态变化为主线，以临床简便实用又利于治疗策略制订为原则，试将感染性休克分为 2 种临床类型：

1. 原发感染性休克

原发感染性休克的定义须符合以下两点：①既往健康，②休克代偿期病程在 12 小时以内。多为急性重症感染直接导致休克发生，起病表现明显，若治疗及时抢救易获成功。

2. 继发感染性休克

继发感染性休克的定义为：具有下列标准之一：①既往存在慢性、恶性疾病或多脏器功能损害。②失代偿期休克持续存在 12 小时以上。

两者的疾病严重度评分，休克持续时间和合并 MODS 例数均有明显不同，其差异见表 2-1-9。

表 2-1-9 原发和继发感染性休克的比较

		原发性感染性休克	继发性感染性休克
其他术语		单纯性、速发型	混合性、迟发型
致病因素		外因：感染	内因、外因和医源性混合因素
发病机制		单一机制，一次打击，外因直接损伤为主，可同时存在 SIRS	混合多机制，二次打击，SIRS 和（或）CARS（代偿性抗炎症反应综合征）为主
常见病因		急性细菌性感染	脓毒症、白血病休克、胶原病休克
临床表现	休克前机体状态	健康	慢性病、肿瘤或脏器功能受损
	起病	家庭或就诊途中急性发病	多为住院患者，隐匿发生
	脏器低灌注和低血压	两者相继发生	低血压滞后发生、反复发生
	严重度、分期	轻度/多为早期	重度（晚期）、多为难治性休克
	临床病程	急性	亚急性，反复发生
治疗策略		抗感染、抗休克	均衡脏器支持，抗休克，免疫调节
预后		较好或转为继发性	差，多合并 MODS
MODS 及其基因多态性		原发性 MODS（无基因多态性）	继发性 MODS（可能存在基因多态性）

六、感染性休克的诊断和鉴别诊断

尽管休克的基础理论研究不断深入，并取得基本一致的认识，但休克的早期诊断仍主要依据临床观察和经验判断。

（一）感染性休克的诊断

我国儿科分会急救组 2008 年制定的感染性休克诊断标准：

1. 感染性休克（脓毒性休克）代偿期（早期）临床表现符合下列 6 项中 3 项：

（1）意识改变，烦躁不安或萎靡，表情淡漠。意识模糊，甚至昏迷、惊厥（多见于失代偿性休克）。

（2）皮肤改变，面色苍白发灰，唇周、指趾发绀，皮肤花纹，四肢凉。如有面色潮红，四肢温暖，皮肤干燥为暖休克。

（3）心率脉搏的改变，外周动脉搏动细弱，心率、脉搏增快。

（4）毛细血管再充盈时间≥3 s（需除外环境温度影响）。

（5）尿量＜ 1 ml/(kg・h)

（6）代谢性酸中毒（除外其他缺血缺氧及代谢因素）。

2. 感染性休克（脓毒性休克）失代偿期

代偿期临床表现加重伴血压下降。收缩压＜该年龄组第 5 百分位或＜该年龄组正常值 2 个标准差。即：1～12 个月收缩压＜70mmHg，1～10 岁收缩压＜70mmHg ＋［2×年龄（岁）］，≥10 岁收缩压＜90mmHg。

（二）感染性休克的早期识别

感染性休克的早期识别是提高休克抢救成功率的关键。目前休克早期诊断的难题是很难获得代偿性休克的特异性证据。其次，因为休克的发生发展是一个连续演变和复杂的过程，早期识别是一种概率性的而不是确定性的结论。可行方法是对各种休克高危因素的原发病进行仔细动态监测，总结休克发生的特点和规律。一些学者提出与早期感染性休克相关的新概念和名词，以加深对休克发生发展过程的理解。但是新概念同样存在诊断标准的问题。

2002 年美国危重医学会发布的感染性休克诊疗指南对小儿感染性休克的定义表述如下：发热、心动过速、血管扩张是感染时共有的炎症反应三联症，当患儿同时出现神志改变应怀疑感染性休克，表现为无法安慰的激惹、与父母缺乏交流或不能唤醒。对可疑感染的患儿临床有以下表现时可诊断感染性休克：高热或体温不升，灌注不足的相关体征包括意识改变、毛细血管再充盈时间延长＞2s（冷休克）或毛细血管闪速再充盈（flash capillary refill）（暖休克）、外周脉搏搏动减弱（冷休克）或增强（暖休克）、四肢末端湿冷或尿量减少＜1ml/(kg・h)。感染性休克不一定要存在低血压，但疑有感染患儿出现低血压则感染性休克就一定存在。

（三）感染性休克的鉴别诊断（见表 2-1-10）

表 2-1-10　儿科不同类型休克的鉴别

休克类型	病理生理	症状和体征	治疗
低血容量休克	CO↓，SVR↑血管内或间质液体丢失	HR↑，脉搏↓，CRT↑，RR↑，皮肤干燥，眼窝下陷，少尿，晚期 BP 降低	监测下反复输注 20ml/kg 晶体液，失血时输血制品
感染性休克	· CO↑，SVR↓（成人典型，20%儿科患者有此表现）	· HR↑，BP↓，脉搏↑，CRT↑，RR↑，MS 改变，第 3 间隙水肿出现较晚	· 反复输注 20ml/kg 晶体液，第 1 小时可能需要 60ml/kg；若晶体液无效可考虑输胶体液，用多巴胺或去甲肾上腺素支持改善 CO
	· CO↓，SVR↑（60%儿科患者有此表现）	· HR↑，BP 正常或↓，脉搏↓，CRT↑，RR↑，MS 改变，第 3 间隙水肿出现较早	· 反复输注 20ml/kg 晶体液，第 1 小时可能需要＞60ml/kg；若晶体液无效可考虑输胶体液，用多巴胺或去甲肾上腺素支持改善 CO
	· CO↓，SVR↓（20%儿科患者有此表现）	· HR↑，BP↓，脉搏↓，CRT↑，RR↑，MS 改变，第 3 间隙水肿	· 反复输注 20ml/kg 晶体液，第 1 小时可能需要 60ml/kg；若晶体液无效可考虑输胶体液，用多巴胺或去甲肾上腺素支持改善 CO 和血压
分布异常性休克	· 过敏性休克：CO↑，SVR↓	· 血管性水肿，第 3 间隙液体迅速增加，BP↓，呼吸窘迫	· 根据需要反复输注 20ml/kg 晶体液，用去甲肾上腺素或苯肾上腺素改善 SVR
	· 脊髓损伤：CO 正常，SVR↓	· BP↓伴 HR 正常，瘫痪时伴血管张力丧失	· 用去甲肾上腺素或苯肾上腺素改善 SVR；根据临床和损伤部位进行液体复苏
心源性休克	CO↓，SVR 正常或↑	HR 正常或↑，脉搏↓，CRT↑，少尿，颈静脉怒张，肝大，晚期 BP↓	用多巴酚丁胺、米立农和多巴胺改善 CO；根据临床谨慎进行液体复苏

七、感染性休克的监测

监测目的是早期诊断、判断疗效和预后。准确、稳定和安全监测是休克治疗成功的基础，监测内容应包括血流动力学、内环境、脏器灌注和脏器功能 4 方面。休克监测涉及监测途径、项目、频度等内容，这些需根据原发病种类、休克病情严重度、存在的并发症和治疗反应随时作出调整。反复、仔细体格检查和进行综合的生命体征监测是最基本的措施。对神志状态、面色、心音强弱、呼吸节律、发绀、四肢温度和毛细血管再充盈时间等应进行重点观察。持续实时监护内容应包括心电、心率、经皮氧饱和度、血压、脉压、体温、尿量和肛指温差。具体说明如下：

1. 休克高危患儿的监测

除上述体格检查外尤其要注意血小板、凝血相、血气 CO_2 分压、BE 值、血糖、尿量和出入量平衡关系及肝肾功能变化，在上级医师指导下仔细分析，区别系原发病所致或是休克早期细胞代谢的变化。并及时评估治疗效果，回顾性判断是否存在代偿性休克。

2. 尿量监测

插导尿管收集尿量是近于实时的尿量监测，Foley 导尿管适用于各年龄小婴儿，很少出现尿道损伤或感染。正常小儿尿量为 2～3ml/(kg·h)，如小于 1ml/(kg·h)，即可评定为少尿。少尿反映了肾脏低灌注。有人认为，少尿可发生在平均动脉压下降和心率增快前，是临床最实用敏感的血容量监测指标。继发性休克时，除有效循环血量减少外，心功能、肾脏微循环障碍或药物肾损害均是影响因素。尿量可作为疗效和病情状态的指标。一般感染性休克早期，每 15～60 分钟观察记录尿量，对扩容有较好的指导意义。尿量＜1ml/kg 提示有效循环血量不足，反之则已恢复正常。但需注意高血糖、甘露醇等渗透性利尿的假象。如少尿伴有尿比重低而固定、尿/血肌酐比值小于 5、尿钠＞50mmol/L 提示肾性肾功能损害。

3. 脉冲血氧饱和度监测法（pulse oximetry）

脉冲血氧饱和度（SpO_2），也称经皮氧饱和度，被称为第五生命体征参数，已被广泛应用于临床。该仪器具有对血氧含量和血流量变化的双相反应。敏感度高、抗干扰能力强的最新脉冲血氧仪尤其适合休克患者的监测。据称在心输出量下降而导致外周灌注不良时，2 分钟内即可作出反应。适用于早期低氧血症监测和液体复苏、氧运输的评估。但休克时可受监测局部血流、微循环功能影响，此时应同时进行血气测定对照。必须指出目前临床使用的脉冲血氧饱和度监测仪性能差别较大，文献报道在 Hb＜10g/dl 时某些仪器可出现数值误差。另外，我们在临床上发现某些患儿 SpO_2 可高于动脉血气计算出的氧饱和度（SaO_2），原因不明，是否因大量输入 2，3-DPG 减少的库血，使氧离解曲线左移导致实际 SpO_2 值升高，有待观察。

4. 关于动脉血压监测

血压是判断循环功能的重要指标。但小儿各年龄组血压正常值有波动范围，听诊或无创血压监测仪所测血压存在较大的测量者个体判断差异和各种干扰因素。在重症休克抢救中应及时放置桡动脉导管，进行实时动脉血压监测，通过收缩压、舒张压和平均动脉压监测，结合其他监测指标来选择、评价血管活性药物种类和剂量。

5. 中心静脉压（CVP）监测

扩容 50～100ml/kg 后休克仍未纠正，或者原已存在心功能不全难以掌握扩容液量时，应进行 CVP 监测。一般认为 CVP 正常值为 5～12cmH_2O，如动脉血压低，CVP 亦低于正常提示循环血量不足；如血压低，CVP 反高于正常，提示右心功能不全或输液过量。但近年认为：在血容量恒定时，右室心肌收缩力、后负荷（肺血管阻力）和顺应性（右心和静脉血管）变化可明显影响 CVP 值，循环血量不是 CVP 的主要决定因素。休克抢救时，由于治疗复杂，影响 CVP 的因素很多。急性心衰（全心衰）、肺动脉高压、肺水肿、心包积液、三尖瓣反流、缩血管药物应用、正压通气（尤其是呼气末正压）和腹胀，均可使 CVP 升高。除血容量不足外，血管扩张剂可使 CVP 下降。因此，在采用复杂治疗措施时，动态观察 CVP 的变化更有指导意义。

6. 彩色超声心动 Doppler 心功能监测

用于对心脏结构的观察和对心功能、肺动脉压的动态监测，对小儿尤其有利。射血分数（EF）和短轴缩短率（FS）正常值分别为 0.67±0.08 和 0.31±0.04，反映左心室收缩功能，但可受前负荷和后负荷的影响。彩色多普勒超声心动图还可测定心输出量、肺动脉压、心室舒张功能，动态观察这些参数可指导抗休克治疗。缺点是结果易受探头角度影响，宜由专人操作。

7. 氧代谢监测

休克时氧和能量代谢异常是近年来深入研究的热点，并在成人 ICU 临床中进行了较普遍应用。如氧供依赖性氧耗、氧摄取（O_2ext）抑制、高乳酸血症、混合静脉血氧饱和度相对增加等。这些异常被视为氧运输不足或利用障碍和能源物质不足的表现（尽管存在相反观点）。应用上述参数监测，使心输出量逐渐提高达到氧供非依赖性氧耗水平，在指导心源性休克和低血容量休克的治疗方面具有肯定价值。在儿科临床，由于放置肺动脉导管困难，不易获得上述参数。但近年逐渐强调对重症休克和多脏器功能不全综合征监测氧代谢的重要性。

八、感染性休克的治疗

根据“急则治标，缓则治本”的原则，感染性休克早期治疗原则是治疗原发病和纠正脏器低灌注并重。以维持气道通畅、保证组织氧合、积极消除休克直接病因或诱因、纠正血流动力学异常为休克初始治疗目标。休克治疗时常需要建立 2 条以上的静脉治疗通路。

（一）液体复苏

1. 液体量

感染性休克时存在着绝对或相对的低血容量。发热、多汗、呼吸增快、腹泻、呕吐以及毛细血管渗漏，第 3 间隙液体如外周性水肿、腹水等，使绝对血容量明显不足，而小血管功能失调，血流分布异常，外周血池尤其是容量血管扩张更使相对血容量严重不足，有效循环血量急剧减少，因而液体复苏，迅速充分地扩充血容量是纠正血流动力学的最基本的治疗措施。每日液体的入量要远远高于出量才能达到水的正平衡，足够的液量可维持心脏前负荷，增加心脏搏出量和氧输送，有时单靠液体复苏可逆转休克，恢复血流动力学的稳定性，明显增加存活率。如果复苏延迟，使细胞功能不全发展至不可逆，死亡将不可避免。在无中心静脉压（CVP）测定或出现液体过度负荷的体征（如肺部啰音、肝大、奔马律、呼吸做功增加等）时，无确切的液体总量可言，故而推荐先使用 20ml/kg 等张盐水在5～10min 内注入，以后按临床血流动力学的需要可再重复至总量 60ml/kg（在 15～30min 内）。按照中华医学会儿科学分会急救学组和急诊学分会儿科组 2006 年的推荐方案，在第 1 小时内先用生理盐水 20ml/kg，10～20min 推注，然后评估体循环和组织灌注情况（如心率、血压、脉搏、毛细血管再充盈时间等），若循环无明显改善，可再予第 2 剂、第 3 剂，每剂均为 10～20ml/kg，总量可达 40～60ml/kg，不用含糖液，若有低血糖，可用葡萄糖 0.5～1.0g/kg 纠正，其最高质量分数为 12.5%～25.0%。由于毛细血管渗漏和血液重新分配，感染性休克的低血容量症可持续数日，因而要继续输液，按血电解质测定结果，选用1/2～2/3张液体在其后 6～8h 内以 5～10ml/(kg·h) 的速度输入，以后再用 1/3 张液体 2～4ml/(kg·h) 维持输液，24h 后调整。在复苏期间要仔细观察肺和全身水肿情况，小儿肝脏大小的动态变化观察简便，并更易发现，故极有临床实用价值。若条件允许应监测 CVP 和其他实验室指标。成功复苏的指标是：①心率下降；②血流灌注改善，表现为脉搏质量好转（中心和外周无差异），神志精神状态好转，四肢温暖，皮肤颜色好转，毛细血管再充盈时间≤2s；③平均动脉压（MAP）＜65mmHg；④尿量＜1ml/(kg·h)；⑤CVP 8～12mmHg；⑥混合静脉血氧饱和度（SvO_2）＜0.70；⑦乳酸＜4mmol/L或碱缺失正常。

2. 液体的选择

较之液体总量，液体种类的选择显得不很重要，至今无循证医学证据证实应用晶体液或胶体液复苏对存活率有不同影响或哪一种液体较其他好，只要液体量达到相同的充盈压水平时，都能恢复相同水平的组织灌注。晶体液，只是由于易渗漏至血管外，为了达到同样疗效，晶体液量是胶体液量的3倍，输入时间更长。可供选择的液体有以下几种：

（1）晶体液：首选生理盐水，若血气分析提示为pH低于7.2的代谢性酸中毒，可在保证通气的情况下，稀释成1.5%等张碳酸氢钠给予，酌情使用至pH达7.25即可，因此时酸血症对血管功能和血管活性药物的不利影响已很小，且氧离曲线右移有利于血红蛋白释放氧，以后随着循环和肾功能改善，机体可自动调节酸碱平衡。

（2）胶体液：若血细胞比容＜0.30，应输入红细胞悬液使Hb＞100g/L。感染性休克时最理想的Hb尚不清楚，美国危重病学会建议Hb在80～100g/L，以最小的血红蛋白浓度保证携氧能力。目前无文献报道白蛋白可改善预后和降低病死率，故不推荐常规使用白蛋白，只用于低白蛋白血症患儿。

3. 液体复苏实施过程中的问题

（1）复苏液量不足：近些年对休克时进行充分液体复苏的重要性，已充分肯定。主要强调第1小时液体复苏的速度和量，国外指南主张：以等张晶体或胶体液20ml/kg作为一个剂量，5～10min静脉推注。第1小时可能需要60ml/kg。最初几小时可能需要100～200ml/kg。中华医学会儿科学分会急救学组和中华急诊学会儿科组2006年重新制定的“儿科感染性休克（脓毒性休克）诊疗推荐方案”，也与国外指南相似。但是，目前，我国仍有一些儿科专著提出的液体复苏（扩容）概念是20ml/kg，30min或30～60min静脉输入。与目前第1小时充分液体复苏所推荐的液体速度和量相比，保守得多。很多儿科医师仍沿用传统方法，不仅液体输入速度不够，而且液体量也不足，在扩容时更关心快速补液会引起心衰的问题。感染性休克经常同时存在心肌损伤、心功能障碍，需要心功能支持，但并不意味着快速扩容就一定导致心衰。Carcillo等对31例感染性休克患儿进行临床研究，将该组患儿随机分成3组，第1小时内分别给＜20ml/kg、20～40ml/kg和＜40ml/kg的液体量进行液体复苏，结果显示＞40ml/kg组患儿生存率（89%）明显高于其他两组（43%和36%），并且较大输液量并没有增加肺水肿及急性呼吸窘迫综合征的发生率。

（2）纠正代谢性酸中毒：研究证明pH降至7.25时，对心血管功能和血管活性物发挥作用无不利影响，因此以维持血pH＞7.20为治疗目标。按1～2mEq/kg，即5%碳酸氢钠2～3ml/kg稀释成等渗液后重复缓慢给予。如已测定血气值，可按以下公式计算：0.3×公斤体重×BE＝碳酸氢钠mEq数。因反复多次滴注碳酸氢钠可引起高钠血症和高渗血症，故当剂量超过10mEq/kg时必须监测血钠，如Na^+＞150 mmol/L应采取其他制剂或方法。酸中毒纠正后可能发生其他电解质异常：主要是低钙、低钾、高血糖或低血糖，当Ca^{2+}＜0.9 mmol/L时，应给予干预，可用100 mg/kg葡萄糖酸钙或20mg/kg氯化钙静脉滴注，当K^+＜2.5 mmol/L时按0.5mmol/(kg·h)持续静脉点滴。

（二）给氧和呼吸支持

由于休克时呼吸肌低灌注、酸中毒、电解质紊乱使呼吸肌缺血缺氧，尽管开始阶段血气显示通气过度，但通气功能已处于潜在衰竭状态。一旦稍有气道分泌物潴留或治疗操作如穿刺、影像学检查、体位改变等均可导致呼吸衰竭。早期休克患儿应立即予鼻导管或口罩给氧。重度休克应给予正压呼吸支持：小婴儿以鼻塞持续气道正压（NCPAP）为首选，要给予足够气流量，年长儿可选用面罩CPAP，短期内均可选择较高吸入氧浓度以维持氧分压在100mmHg左右。如患儿出现明显呼吸困难，应及时经口气管插管行机械通气。务必使呼吸机与患儿自主呼吸完全合拍。

（三）血管活性药物

国内应用的血管活性药物有3类：第一类为交感-肾上腺素能神经兴奋剂，主要是儿茶酚胺类药物，多数对α、β受体均有兴奋作用，其作用强弱与剂量关系密切。第二类为交感-肾上腺素能神经阻滞剂，可逆转α、β受体的异常兴奋，但疗效有争议，很少单独使用。第三类为副交感胆碱能神经抑制剂，能阻滞节后胆碱能神经支配效应器上的M受体，使用广泛。常用的血管活性药物剂量和作用见表2-1-11。

1. 血管活性药物应用的注意事项

（1）药物的临床效果是肾上腺素α、β受体和交感和副交感神经反射作用的综合药理效应。尤其是心率加速，不要误认为病情加重或治疗无效。

（2）此类药物的药物动力学特点是：起效快（2～5min），10～15min达到峰效应，停止用药后5～15min作用消失。药物剂量效应反应明显，但个体差异大。应用必须个体化，即寻找出该患儿在此病情阶段的适宜剂量和配伍药物。为此，应在有效扩容和镇静镇痛状态下，进行血管活性药物剂量的调节观察。否则不易得出正确结论。

（3）按现代药理学的受体学说，多种血管活性药物同时应用，可能因受体被饱和或受体竞争状态而失效。但临床情况并非与此理论完全一致，提示该学说仍存在局限性。目前多主张2～4种此类药物小剂量联合应用，以获得协同或相加效果，如血管扩张剂（酚妥拉明、硝普钠和654-2）和正性肌力药的联合应用。

（4）确定起始剂量，递增速度和最大剂量：根据病情轻重常以低～中等剂量开始，逐渐递增。一般5～10min递增一次，危重病例则直接应用中～高剂量。递增剂量需根据病情严重度而定。一般最大剂量范围如下：多巴胺、多巴酚丁胺20～25μg/(kg·min)，肾上腺素2μg/(kg·min)，去甲肾上腺素1μg/(kg·min)。但根据临床反应可酌情改变。如多巴胺可达30～40μg/(kg·min)。

2. 常用的血管活性药物有以下几种

表 2-1-11 常用血管活性药物剂量和作用

药物	常用剂量 [μg/(kg·min)]	作用部位	作用
多巴胺（dopamine）	0.5～4.0	多巴胺受体	扩张肾血管
	4.0～10	β受体	正性肌力
	11～20	α受体>β受体	缩血管
多巴酚丁胺（dobutamine）	1～20	α_1 受体和 β_2 受体	正性肌力扩张血管（β_2）
肾上腺素（epinephrine）	0.05～2.0	β受体>α受体	正性肌力 肾血流减少 心率增快
去甲肾上腺素（norepinephrine）	0.05～2.0	α受体>β受体	缩血管 正性肌力
氨力农（Amrinone）	1～20	磷酸二酯酶抑制剂	正性肌力 扩张血管 心率增快

（1）多巴胺：有直接或间接的多巴胺受体、肾上腺素 α2 受体和肾上腺素 β2 受体效应，为儿科的第一线药。剂量<5μg/(kg·min) 时，刺激肾、肠系膜和冠状血管床的受体，使血管扩张；在 5～10μg/(kg·min) 时主要是 β 效应，增加心肌收缩力和心率；>10μg/(kg·min) 时为 α 效应，使动脉血管收缩，血压上升。开始剂量为 3～5μg/(kg·min)，每 3～5min 升高 2.5μg/(kg·min)，直至灌流和（或）血压改善，最大剂量为 20μg/(kg·min)。新生儿更敏感，每次调节以 1～2μg/(kg·min) 更好。外周静脉和中心静脉均可应用，由于更靠近心脏，后者更有效。临床试验未发现多巴胺在感染性休克时有肾保护作用。在高排低阻时可与缩血管药物配伍使用，在低排高阻时可与扩血管药物配伍使用。有心肌功能障碍时，可与正性肌力药物联用。

（2）多巴酚丁胺：为人工合成儿茶酚胺，由异丙基肾上腺素制成。β1 效应较多巴胺强，可加强心肌收缩力。常规剂量几乎不引起血管收缩的 α 受体效应。但心输出量增加后，也可间接使肾与内脏血流量增多。用量 5～20μg/(kg·min)。当 CVP 正常时仍灌流差，乳酸高，SvO_2低，影像学检查见心脏增大（有时心影可正常）、肺充血等提示心肌功能障碍时最好选用多巴酚丁胺。可扩张外周血管，所以若存在低血压时，可与多巴胺或其他缩血管药物联用。

（3）肾上腺素：对 α、β 受体无选择性，使心肌收缩力增强，血管收缩，心率增快，可作为二线药来改善心输出量，对多巴胺抵抗时可选用。剂量为 0.05～0.2μg/(kg·min) 时兴奋 β 受体，具有正性肌力、正性频率和扩张血管作用。剂量为 0.5～2.0 μg/(kg·min) 时以兴奋血管 α 受体为主，使血管阻力增加，血压升高。常用于心跳呼吸骤停和心肺复苏后休克状态。

（4）去甲基肾上腺素：如果多巴胺用至最大剂量而血压仍未见改善，称为多巴胺抵抗性休克。部分感染性休克患者突触前泡的去甲肾上腺素耗竭，而多巴胺的作用机制之一是增加内源性儿茶酚胺的释放，这可以解释部分患者出现多巴胺抵抗的原因。多巴胺抵抗性休克的替换血管活性药是去甲肾上腺素，起始剂量为 0.05μg/(kg·min)，以后每 3～5min 可增加 0.05～0.1μg/(kg·min)，最大剂量为 1～2μg/(kg·min)。

（5）莨菪类药物：阿托品、山莨菪碱（654-2）、东莨菪碱、长托宁等。为 M2 胆碱能受体阻断药，可消除血管痉挛，增加组织灌注，显著改善外周微循环，保护重要器官功能，使用后面色红润，血压回升，呼吸好转，休克症状体征好转。654-2 每次剂量为 0.5～1.0mg/kg 静注，必要时 15～30min/次。长托宁是我国新研制的新型抗胆碱药，作用较 654-2 显著，副作用少。如面色转红、肢体温暖、血压回升、尿量增多，则延长用药间隔时间，每 30～60min 一次。病情稳定后再逐渐减量。

（6）硝普钠或硝酸甘油：硝普钠为强效速效血管扩张剂，对阻力血管和容量血管都有扩张作用，可降低心脏前后负荷，对心输出量减低、血管阻力增加、肾上腺素抵抗的低排高阻患儿适用。剂量为 0.5～8.0μg/(kg·min)，在充分扩容后从小剂量开始避光使用，每 5min 增加 0.1～0.2μg/(kg·min)，稳定后减量，剂量过大、时间过长可引起氰化物中毒。硝酸甘油扩张静脉作用大于扩张动脉，剂量为 0.1～5.0μg/(kg·min)。

（7）磷酸二酯酶抑制剂：氨力农、米力农是不依赖于β受体系统的强心药物，通过提高心肌细胞内 cAMP 水平来改善心肌收缩和扩张功能，降低体、肺血管阻力，不增加心肌耗氧量。若存在儿茶酚胺抵抗时可选用。常用药物有①胺联吡啶酮（Amrinone，氨力农），首剂负荷量为 0.5mg/kg，以 3～10μg/(kg·min) 维持。②甲腈吡啶酮（Milrinone，米力农）：首剂负荷量为 50μg/kg，然后以 0.25～1.0μg/(kg·min) 维持。负荷量于 30min 均匀静脉输入。可与多巴酚丁胺或多巴胺合用。在有效循环血量不足或剂量过大时，应用可使血压下降，也有报道引起血小板下降，应给予注意。

（四）肾上腺皮质激素（简称激素）

目前尚无大规模激素治疗小儿感染性休克的临床多中心研究资料。虽疗效不肯定，但重症休克多主张应用。亦为国内儿科治疗感染性休克常用药物之一。激素能稳定细胞膜与溶酶体膜，减少酶释放与组织破坏；有非特异性抗炎、抗内毒素、抗过敏作用，可减轻炎症反应与渗出；还可增强心肌收缩力，增加心搏出量；增加血管壁对血管活性药物的反应；抑制前列腺素合成。近年研究显示激素可抑制诱导型 NO 合酶活性和核转录因子 NF-κB 的激活，防止大量炎症因子的转录和翻译。但它同时有抑制正常炎症反应、高血糖、消化道溃疡等副作用。因此，若使用激素应遵循早期、小剂量、较长疗程的原则。常用制剂：甲泼尼龙每次 2mg/kg，qd 或 q12h，5～7d 停用。亦选用氢化可的松制剂。但是对于难治性休克和合并 MODS 患儿的激素疗程应根据原发病和个体反应而定。

激素和血管活性药物是目前能改变休克脏器功能和血流动力学状态的两类主要药物，亦是 ICU 医师应用药物靶效应监测下进行个体化用药的主要工作领域。此类药物准确的运用，决不是简单记住剂量和间隔时间即可达到治疗目的。某些严重病例正是在合理的血管活性药和激素治疗下，渡过心功能衰竭的极期而赢得了生存转机。相反可导致治疗失败。

（五）抗感染、抗炎症介质、抗毒素

1. 抗感染

首次的经验性抗生素应用，需根据院内感染、社区感染或最新的本地区细菌流行病学资料决定，所选择抗生素应尽可能覆盖所有可能的致病菌。细菌培养结果报告后，进行针对性抗生素应用。有 ESBL 菌选用碳青霉烯类抗生素（泰能）；AmpC 阳性者可选用第 4 代 β 内酰胺类抗生素如头孢吡肟（cefepime）或碳青霉烯类抗生素；对 MRSA、MRSE 的金葡菌选用万古霉素；深部真菌感染选用大福康或两性霉素 B。

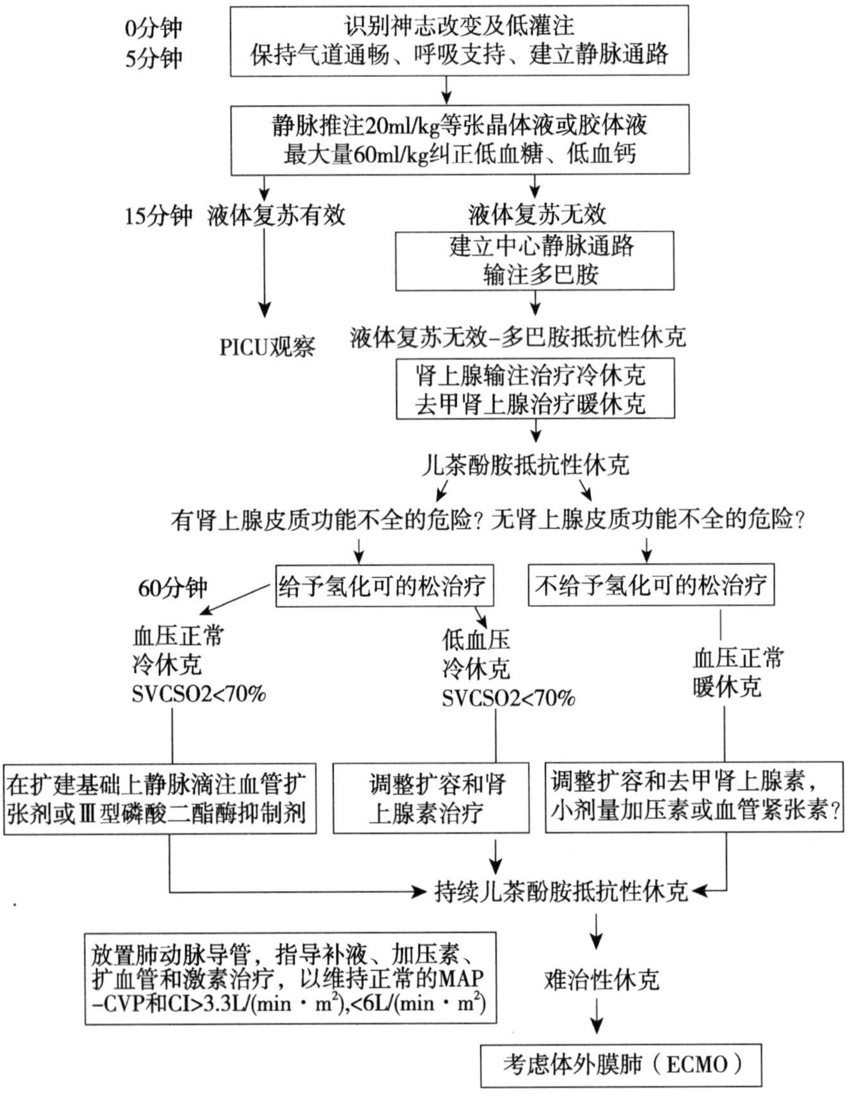

图 2-1-5 婴幼儿感染性休克血流动力学支持步骤

注：MAP：平均动脉压；CVP：中心静脉压；CI：心搏指数；SVCSO2：上腔静脉氧饱和度

2. 抗炎性介质和免疫调控

（1）丙种球蛋白（IVIG）每天 400mg/kg，3～5 天。一些多中心随机对照临床研究显示，在 Sepsis 阶段应用 IVIG 可降低病死率，但感染性休克时，病死率无明显下降，提示宜早期应用。

（2）甲基泼尼龙每次 20～30mg/kg。

（3）中药：活血化瘀和清热解毒，如金银花、鱼腥草、穿心莲等。

（4）分子生物学制剂，如单克隆抗体或受体拮抗剂等正在临床应用研究阶段。

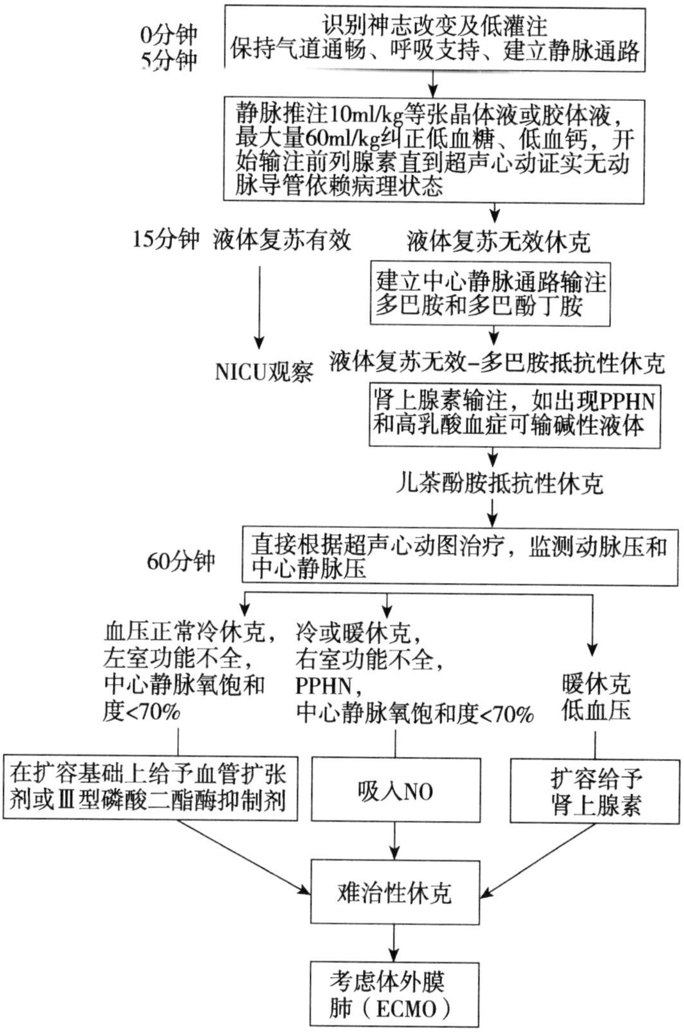

图 2-1-6　接近足月新生儿感染性休克血流动力学支持步骤

治疗目标是达到正常灌注和灌注压（平均动脉压和中心静脉压）及动脉导管前后氧饱和度差值小于 5%

要点提示

（1）有关感染和休克的新概念或观点主要是：炎症免疫反应失控是感染性休克的始动机制；细菌、病毒、真菌等各种病原体感染引起的 SIRS 均称为 sepsis；感染性休克是从sepsis发展为 MODS 连续过程中的一个阶段，是急危重症和慢性病恶化导致死亡最常见的病理过程之一。

（2）感染性休克不一定要存在低血压，但疑有感染患儿出现低血压则感染性休克就一定存在。

（3）感染性休克早期治疗原则是："急则治标，缓则治本"；治疗原发病和纠正脏器低灌注并重。以维持气道通畅、保证组织氧合、积极消除休克直接病因或诱因、纠正血流动力学异常为休克初始治疗目标。

（4）感染性休克时存在着绝对或相对的低血容量。液体复苏，迅速充分地扩充血容量是纠正血流动力学的最基本的治疗措施。至今无循证医学证据证实应用晶体液或胶体液复苏对存活率有不同影响。因人、因地、因时制宜制定液体疗法，实施严密、适宜的无创或有创血流动力学和内环境监护、分析是液体复苏成功的关键。

（许　煊　陈贤楠）

参考文献

1. 中华医学会儿科学会急救学组，中华医学会急诊学会儿科组．儿科感染性休克（脓毒性休克）诊疗推荐方案．中华小儿急救医学，2006，13（4）：313－315.
2. Dellinger RP，Carlet JM，Masur H，et al. Surviving sepsis campaign guidelines for management of severe sepsis and septic shock. Crit Care Med，2004，32（3）：858－873.
3. Melendez E，Bachur R. Advances in the emergency management of pediatric sepsis. Curr Op in Pediatr，2006，18：245－253.
4. 中华工学会儿科分会急救学组．关于《儿科感染性休克（脓毒性休克）诊断治疗推荐方案》的说明．中华急诊医学杂志，2006，15（8）：691－691.
5. 陈贤楠．感染性休克．//胡亚美，江载芳．实用儿科学．7版．人民卫生出版社，2002：2516－2520.
6. 耿荣，陈贤楠，李克华，等．多脏器功能障碍综合征分型与全身炎症反应综合征临床分析．北京儿童医院PICU．临床儿科杂志，2002，20（11）：654－657.

第三节　小儿心力衰竭

一、心力衰竭概述和心力衰竭分类

（一）心力衰竭概述

1. 心力衰竭概念

心力衰竭（以下简称心衰）是指心脏或循环系统输送的氧绝对或相对不能满足机体需要的临床综合征。一般由心脏本身疾病引起。国内儿科学界 2005 年 10 月在三亚对小儿心力衰竭的定义提出建议：心力衰竭是指在正常生理静脉压的状况下，心脏不能射出足够的血液以满足身体代谢的需要。通常心脏通过以下 3 方面的调节达到增加射血量的目的，包括：

（1）通过神经和体液因素增快心率。

（2）通过循环中的儿茶酚胺和自身调节增加心室收缩性。

（3）通过外周静脉收缩和肾脏对血管内液体的潴留增加心脏前负荷。如果通过心脏的调节，射血量仍不能满足身体代谢的需要，就会发生心力衰竭。心力衰竭的临床表现包括心动过速、静脉充血、血儿茶酚胺水平升高及最后出现的心输出量下降。对于不存在心脏原发病或基础疾病的重症患者，作出以心衰为唯一脏器功能受损的诊断应该慎重。近年来从基因学、心肌蛋白磷酸化、凋亡和心室重构等角度对心衰发病机制进行了深入研究。而重症患儿心衰与缺氧性肺动脉高压、心肺相互作用机制研究也取得了长足的进步。

2. 婴幼儿心衰特点

（1）心脏代偿功能差。心脏肌丝少、收缩力弱，心室顺应性小，当前负荷增加时，心脏扩张储备力弱，每搏出量不能明显增加。

（2）婴幼儿心脏交感神经占优势，年龄越小心率越快，增加心率的代偿潜力小。

（3）左右心衰之间差别不明显。

（4）先天性心脏病、感染性心肌炎、重症川崎病、心律紊乱是婴幼儿心衰的常见原因。

（二）婴幼儿心力衰竭分类

婴幼儿心衰的分类见表 2－1－12。

表 2－1－12　婴幼儿心衰分类

按发病急缓分类	按心功能受损阶段分类
急性心衰	收缩功能障碍心衰
慢性心衰	舒张功能障碍心衰
慢性心衰急性加重	按原发病/原发状态分类
按发生心衰部位分类	重症肺炎心衰
左心衰	先天性心脏病心衰
右心衰	川崎病心衰

续表

全心衰 按心输出量分类 低心输出量心衰 高心输出量心衰 正常心输出量心衰	心肺复苏后低心室输出量 心包压塞 先心病术后低心输出量 感染性心肌炎心衰

二、小儿心衰的病因和临床表现

（一）小儿心衰的病因

临床上首先可将小儿心衰分为心脏本身原发疾病所致心衰和非心脏疾病所致心衰两大类。但婴幼儿重症感染及感染性休克因缺氧、感染毒素或炎症介质损伤、再灌注损伤等引起心脏功能改变时，两者常重叠存在，不能完全区分。

1. 心脏本身疾病所致心衰

如前所述，心衰主要是指心脏本身疾病引起的氧运输绝对或相对不足的临床综合征。小儿心衰主要见于先天性心脏病、感染性心肌炎和心脏术后的低心排综合征。当伴有脏器低灌注或血压下降时则以心源性休克诊断。我国暴发性病毒性心肌炎较多，当伴有Ⅲ度房室传导阻滞等严重心律紊乱时可主要表现为心源性休克、心泵衰竭。如以全身病毒血症、多脏器障碍表现为主则可归属于感染性休克范畴。婴幼儿心内膜弹力纤维增生症、心肌病、室上性心动过速等心律失常也是常见的心衰病因。

根据血流动力学及病理生理改变可分为 3 大类：心脏负荷过重、心肌收缩力下降和心室舒张期充盈障碍（表 2-1-13）。

表 2-1-13 小儿心力衰竭的常见病因

原　因	常见疾病
前负荷增加	心脏结构异常（如：室间隔缺损、动脉导管未闭、主动脉反流、二尖瓣反流、复杂心脏畸形）、贫血、脓毒症
后负荷增加	心脏结构异常（如：主动脉瓣狭窄、肺动脉瓣狭窄、主动脉缩窄）、高血压
心肌收缩力下降	心肌炎、扩张型心肌病、营养不良、局部缺血
心室舒张期充盈障碍	肥厚型心肌病、限制型心肌病、心包填塞

2. 非心脏疾病所致心衰

重症感染及其相关状态（尤其是婴幼儿重症肺炎、感染性休克和多脏器功能障碍时）心功能也常受累。临床表现复杂，起病急缓不同，心输出量受损程度也不同（心输出量可相对不足也可明显下降）。此时常存在诱因或基础状态异常。常见的诱因有：高热、细菌毒素释放、缺血缺氧加重（肺动脉高压）、大量失血、重度脱水、电解质紊乱、输液过快或液量过多、应用药物不当（如 β 受体阻滞剂普萘洛尔等）、机械通气压力/潮气量过高等。婴幼儿急重症心衰的高危因素有：重度贫血、酸碱电解质紊乱、气道梗阻、颅内高压以及疾病状态的新生儿和小于 3 个月婴儿。

在儿科临床工作中需要注意不同年龄阶段的患儿，引起心衰的主要原因也有不同。胎儿期心力衰竭通常是由母婴血型不合造成的溶血性贫血，以及室上性心动过速等心律失常所引起。新生儿及婴儿期，引起心力衰竭的主要病因为先天性心血管畸形，常见的有室间隔缺损、完全性大动脉转位、主动脉缩窄及动脉导管未闭。对于这些患儿，要加强对心功能的评估，并且要对呼吸系统疾病、贫血、感染等心力衰竭常见诱因加以预防和控制。近年来，川崎病的发病率逐年增高，成为婴幼儿期心力衰竭的病因之一。在年长儿，心力衰竭的发生则主要由于感染性心肌炎、原发性心肌病、高血压、肾脏疾病，以及风湿性心脏病遗留的慢性瓣膜疾病引起（表 2－1－14）。

表 2－1－14　心衰的病因

年龄阶段	常见疾病
未成熟儿	液体过量、动脉导管未闭、室间隔缺损、肺源性心脏病（支气管、肺发育不全）、高血压
足月新生儿	窒息性心肌病、动静脉瘘（脑、肝）、左侧梗阻性先心病（主动脉缩窄、左心发育不良）、复杂型先心病（单心室、共同动脉干）、病毒性心肌炎
婴儿	左向右分流型先心病（室间隔缺损等）、动静脉瘘、左冠状动脉起源异常、心肌病、急性高血压（溶血-尿毒症综合征）、室上性心动过速、川崎病
儿童	风湿热、急性高血压、病毒性心肌炎、心内膜炎、肺源性心脏病（纤维囊肿）、心肌病（扩张型、肥厚型）、镰形红细胞性贫血

（二）临床表现

小儿心力衰竭患儿的典型临床表现包括以下三方面。

（1）交感神经兴奋以及心功能障碍：主要表现为心动过速（婴儿＞160 次/分，学龄儿童＜100 次/分）、烦躁多汗、心脏扩大、第一心音低钝，严重者可出现奔马律，末梢循环障碍以及组织长期灌注不良导致生长发育迟缓。

（2）肺循环静脉淤血：左心衰竭可表现为肺循环淤血，临床上可出现呼吸急促，严重者可有呼吸困难和发绀，新生儿与小婴儿吸奶时多表现为气急加重，吸奶中断。肺水肿可出现湿啰音。肺动脉和左心房压迫支气管可出现哮鸣音。肺泡和支气管黏膜淤血患儿可咳血性泡沫痰，但在婴幼儿少见。

（3）体循环静脉淤血：主要表现为肝脏肿大、颈静脉怒张和水肿。其中，肝脏肿大是体循环静脉淤血最早、最常见的体征，若肝脏短时间内增大伴触痛则更有诊断意义。年长儿右心衰竭多有颈静脉怒张，但在婴儿由于右心房至下颌角的距离短，颈部皮下脂肪较多，颈静脉怒张不明显。水肿在小婴儿表现不及年长儿明显，一般仅表现为眼睑轻度水肿，如每日测体重均有增加，则是体液潴留的客观指标。

（三）辅助检查

（1）心电图：可显示房室肥厚、ST－T 改变及心律的变化，有助于病因诊断及应用强心苷药物的参考。

（2）胸部 X 线检查：胸部 X 线检查通常表现为心影增大，肺淤血或肺水肿，透视下可见心搏减弱。但是在急性心力衰竭和舒张性心力衰竭患者中，不一定有心脏增大的表现。如胸片显示肺静脉充血、肺间质及肺泡水肿提示严重的左心室功能不全。

（3）心功能检测：可采用超声心动图、放射性核素心脏造影、磁共振显像、心血管造影等技术检测心脏收缩功能。因超声心动图简便、快捷、可床旁检查且患儿易耐受等特点，在急性心力衰竭时被广泛应用。射血分数（EF）是最常用指标，通常左室 EF≤45％为收缩功能不全，在急性心肌病变并急性心力衰竭时 EF 多有可能减低。除心肌收缩力的减低可导致 EF 降低外，心室前、后负荷的改变也可导致 EF 降低。测量左室舒张末期容量指数及左室收缩末期室壁应力，可分别反映左室前、后负荷的状况。婴幼儿心力衰竭以先天性心脏病为多见，大多数 EF 在正常范围，这是与其心力衰竭不是与心肌收缩力减低相关而是与心脏负荷过度有关。应用超声心动图检查可同时了解心脏血管结构、瓣膜功能、估测肺动脉压力和心排出量，对心力衰竭病因有诊断价值。

（4）血浆脑利钠肽：脑利钠肽（BNP）和氨基末端脑利钠肽前体（NT－proBNP）主要由心室肌细胞分泌。心室负荷及室壁张力增加是刺激脑利钠肽分泌增多的主要因素。成人及儿科病例研究结果均证明心衰患者血浆 BNP 水平明显高于无心衰者，且与心衰严重程度相关。有人报道血浆 BNP 及 NT－proBNP 升高是先心病合并心衰的标志，对小儿各种先心病引起的心衰具有较高的诊断价值；在多因素 logistic 回归分析中血浆 NT－proBNP 对于心衰诊断有意义，是心衰诊断的独立危险因素。有人提出以血浆 BNP＞100ng/L 作为诊断心衰的阈值，有较高的敏感性和特异性，诊断准确率达 83％。需要注意的是，血浆脑利钠肽在出生后最初几天较出生时高，3～4 天后下降；在左心室肥厚、肾功能不全、川崎病急性期患者中，血浆脑利钠肽也升高。因此，评估血浆 BNP 升高意义时需密切结合其他临床资料。

（四）婴幼儿重症肺炎心衰

婴儿重症肺炎的处理策略

几年来的实践显示，实行早期心肺功能监护和经鼻持续性气道正压（NCPAP）心肺功能支持优先策略，是处理婴儿重症肺炎的正确策略。

1. 快速心肺功能评估和监测

婴儿重症肺炎极期常处于心肺功能衰竭的高危状态，每一位儿科医生应掌握心肺功能快速评价方法去识别潜在的呼吸和循环功能不全状态。评价后将患儿分为心肺功能稳定、潜在性（或代偿性）呼吸衰竭或休克、确有呼吸衰竭和休克、心肺功能衰竭 4 种状态。一旦发现此类婴儿的循环呼吸处于潜在功能不全状态（见表 2－1－15），即应进行频繁、连续的病情评估。这些评价需要每隔 30 分钟～1 小时进行 1 次，每次评价需在 30 秒～1 分钟，在 PICU 平时由监护护士完成。连续评价强调动态的比较，判断病情是否进展恶化，以及进展的速度，而不是以心率、呼吸频率数值去对照是否达到某种诊断标准。快速心肺功能评估操作可概括为望、听、触3个步骤。3者同时进行，望和听贯彻评估始终。望：患儿体位或姿势、面色、眼神和呼吸状态（胸廓起伏、三凹征）、口鼻分泌物及对环境或外刺激的肢体和语音反应。触：肢体温度、肌张力和肌力、中心（颈内和股动脉）和周围脉搏（桡动脉和肱动脉）强弱和节律。听：呼吸呻吟、痰鸣、用听诊器听心率、心律和吸气相呼吸音强弱。

及时地辨认潜在或代偿性呼吸、循环功能不全状态，并给予及时，适宜的心肺功能支持是正确有效治疗婴儿重症肺炎的基础。

表2-1-15 需要进行心肺功能快速评估的临床状态

下列情况时需频繁连续评估心肺功能
呼吸次数＜60次/分
心率＜180次/分或＜80次/分
呼吸浅表或呼吸困难：三凹征、鼻扇
发绀或经皮氧饱和度＜85%
嗜睡或惊厥

2. 优先的经鼻持续气道正压（NCPAP）支持策略

传统的CPAP应用指征是Ⅰ型呼吸衰竭。实践和研究显示，NCPAP对婴儿先心病肺炎具有心肺功能联合支持作用，对其他婴儿重症肺炎也是有效、安全而简便的呼吸支持措施，因此，近年来我们实施NCPAP优先策略，并取得了较好的效果。其内容包括：

（1）早期应用：对收治入PICU的婴儿重症肺炎均直接应用NCPAP。

（2）观察性应用和试验性应用：除急性心肺功能衰竭、全身衰竭、重症休克、pH＜7.00者、中枢性呼衰行直接气管插管机械通气外，Ⅱ型呼衰者亦首先应用NCPAP，并在短时内（15～30分钟）根据疗效决定是否继续应用。对首次应用未达治疗目标者，在病情允许时，应仔细检查NCPAP系统、患儿状态或调整其参数后可再一次试用观察疗效。终止NCPAP行机械通气指征：NCPAP支持下病情仍不能控制，pH持续小于7.20达8小时以上或病情进行性加重。

（3）早撤机应用：提早拔管撤离呼吸机，以免使用NCPAP过渡。早期拔管撤机指征为：呼吸机条件为$FiO_2 < 0.5$、PIP $\leqslant 20cmH_2O$、PEEP$\leqslant 6cmH_2O$时，心衰基本纠正、血气基本正常。

NCPAP应用需要积累一定的临床经验，一般宜在PICU内应用。但是对于综合医院的儿科抢救室和专业病房内的抢救室，在充分培训基础上，也可以开展此项技术。

（五）关于婴儿重症肺炎是否发生心衰的讨论

许多作者从心衰的概念、发生机制、诊断标准以及治疗策略进行论述。这些无疑是有益的。关于此议题，我们认为：

（1）肺炎合并心衰、呼衰、休克、微循环障碍等是一组相对独立，但又是交叉或互相影响的病理生理过程，其共同点是氧供（肺氧合、氧运输、细胞氧合）与氧需平衡和失衡的动态变化过程。临床上血压、心率、呼吸频率、心输出量和血气等参数的意义，重要的是连续动态观察比较，而不是以固定数值作为是否符合诊断标准的依据。

目前国内普遍应用的心衰、呼衰、休克诊断标准多在20世纪80年代制订，临床应用中出现单纯的重症肺炎并发心衰明显多于呼衰的现象，似不符合临床上肺炎病情发展的过程。这种现象反映了诊断标准存在着某些缺陷。呼吁有关专业学组，联合或专题组织研讨会，并修订诊断标准，以便更好地指导国内临床工作，并与发达国家有关的理论和临床诊断标准相匹配。

(2) 对婴儿重症肺炎及其合并心力衰竭、呼吸衰竭的概念应进一步深化认识。首先是重症肺炎的概念，是单纯的婴儿重症肺炎还是败血症的肺部表现？这里败血症是包括细菌、病毒等各种病原体感染所致的全身炎症反应综合征（SIRS），而不是传统概念的败血症。近年来文献报道败血症是儿科急性肺损伤合并SIRS的最常见表现。婴儿重症肺炎可有不同的发展方向，可合并以气道梗阻，胸腔积液和脓胸等所致的呼吸衰竭；也可以发展为败血症、休克、DIC、中毒性脑病和胃肠、肾脏等功能障碍，后者近年来在临床上有增加的趋势。

在诊断心衰的同时，应对其原因和严重度进行分析，决定临床治疗原则和对策。心衰和呼衰的因果关系如何？心衰是气道梗阻、心肌收缩功能损伤所致还是慢性充血性心衰基础上的急剧加重？心衰的加重是由于高热、惊厥、严重呼吸困难等因素导致耗氧急剧增加，抑或是心泵功能本身下降？换言之，氧运输和氧需的失衡的主要机制是什么？所有这些关系到整体和呼吸循环功能治疗的原则和策略。如：

1) 呼衰所致的心衰应积极改善通气和肺氧合，其中闭塞性毛细支气管炎、喘憋性肺炎所致的呼衰主要是改善通气，ALI所致的呼衰主要改善肺氧合，通过呼吸支持才能达到控制心衰的目的。

2) 因缺氧、呼吸功增加引起的代偿性的心功能不全（此时心输出量增加或正常），治疗主要是调整心脏前后负荷（NCPAP、充分镇静、退热等）和维持内环境平衡，以减轻心脏负荷为治疗心衰的主要措施。

3) 肺血多的先心病肺炎合并心衰和呼衰，常在充血性心衰急性加重基础上导致呼衰，因此治疗主要是强心、限液、利尿，NCPAP主要是减轻左心后负荷的心脏支持作用。

4) ALI和ARDS时伴有的心衰常是MODS的一部分，此时包括心脏和外周循环两方面的因素，临床多表现为休克，需经谨慎扩容试验后（2～3ml/kg）才可判断有效循环血量的状态，进一步决定液体疗法的液量和速度。地高辛和血管活性药物是治疗的一部分。

总之，婴儿重症肺炎合并心衰、呼衰的讨论，将进一步深化对其临床发生发展过程的认识，强调重视心肺功能（或呼吸循环功能）综合评价；给予心肺功能联合支持，NCPAP优先策略是我们有益的临床经验和体会。

（六）新生儿心力衰竭的临床诊断

1. 新生儿心力衰竭的临床诊断

具备以下4项中3项者考虑心力衰竭：

(1) 心动过速>160次/分钟。

（2）呼吸急促>60次/分钟。

（3）心脏扩大（X线及超声心动图检查），心胸比例>0.6。

（4）双肺底部出现不固定的湿啰音，X线表现为肺血增多，双肺出现斑片状模糊阴影，有时可见叶间积液现象。

确诊心力衰竭：具备以上4项中3项者加以下任何1项或以上4项中2项加以下2项者可诊断心力衰竭：

（1）肝肿大≥3cm，短期内进行性肝肿大，治疗后缩小。

（2）奔马律，发生于各种原因引起的心力衰竭。

（3）明显肺水肿，为急性左心心力衰竭的表现。严重心力衰竭：出现周围循环衰竭。

2. 新生儿心力衰竭特点

（1）心力衰竭时心率不一定快，一般年长儿心力衰竭时心率多增快，但在新生儿时期，心力衰竭严重时心率不一定快，有的反而减慢。因此，只要肝大、水肿或两肺密集湿啰音，即可认为有心力衰竭。

（2）心力衰竭时呼吸不一定快，一般年长儿心力衰竭时呼吸都显著增快，但在新生儿心力衰竭严重时呼吸不一定快，有时反而慢。

（3）心力衰竭时左心与右心心力衰竭同时存在。

三、小儿心衰程度的临床评估方法

（一）纽约心脏病学会（NYHA）儿童心脏病心功能分级方案

主要按患儿症状和活动能力分为4级。

Ⅰ级：体力活动不受限制。学龄期儿童能够参加体育课，并且能和同龄儿童一样活动。

Ⅱ级：体力活动轻度受限。休息时无任何不适，但一般活动可引起疲乏、心悸或呼吸困难。学龄期儿童能够参加体育课，但活动量比同龄儿童小。可能存在继发性生长障碍。

Ⅲ级：体力活动明显受限。平时一般活动即可出现症状，例如步行1个街区，就可感到疲乏、心悸或呼吸困难。学龄期儿童不能参加体育活动，存在继发性生长障碍。

Ⅳ级：不能从事任何体力活动，休息时亦有心衰症状，并在活动后加重。存在继发性生长障碍。

（二）改良 Ross 心衰分级计分法（见表 2-1-16）

表 2-1-16 改良 Ross 心衰分级计分方法

症状和体征	计分		
	0	1	2
病史			
出汗	仅在头部	头部及躯干部（活动时）	头部及躯干部（平时）
呼吸过快	偶尔	较多	常有
体格检查			
呼吸	正常	吸气凹陷	呼吸困难
呼吸（次/分）			
0～1 岁	＜50	50～60	＞60
1～6 岁	＜35	35～45	＞45
7～10 岁	＜25	25～35	＞35
11～14 岁	＜18	18～28	＞28
心率（次/分）			
0～1 岁	＜160	160～170	＞170
1～6 岁	＜105	105～115	＞115
7～10 岁	＜90	90～100	＞100
11～14 岁	＜80	80～90	＞90
肝大（肋缘下）	＜2cm	2～3cm	＞3cm

注：0～2 分无心衰；3～6 分轻度心衰；7～9 分中度心衰；10～12 分重度心衰。

四、小儿心力衰竭的治疗

（一）小儿心力衰竭的治疗进展

1. 小儿心力衰竭的药物治疗

小儿心力衰竭乃是儿科常见的危险急症。它是由不同原因所致的心脏收缩功能和/或舒张功能障碍，致使心搏量减少，动脉系统灌注不足，静脉系统淤血，从而产生的一系列临床症候群。近年来，心力衰竭的治疗研究取得了很大进展。

（1）洋地黄类药物的应用：洋地黄用于临床已有近二百年的历史，是治疗心力衰竭的经典性药物。该药主要是通过抑制心肌细胞膜上的 $Na^{+}-K^{+}-ATP$ 酶的活性，使细胞内的

Na^+和Ca^{2+}增多，后者和心肌收缩蛋白结合，使心肌收缩力增强，心搏量增加。因此，洋地黄具有正性肌力作用。该药主要用于充血性心力衰竭，此外还适用于非洋地黄所致的阵发性室上性心动过速。毛地黄制剂常用药物为地高辛，口服负荷量（洋地黄化量）未成熟儿10～20μg/kg，足月新生儿20～30μg/kg，婴幼儿30～40μg/kg，年长儿25～30μg/kg。静脉注射用量为上述量的3/4。有心肌病变如心肌炎者，剂量宜适当减少。首次剂量为负荷量的1/2，余量再分2次，每次间隔6～8h。最后一次负荷量用12h后开始给予维持量，每次为负荷量的1/8～1/10，每天2次，间隔12h。急性心衰也可静注西地兰，负荷量为新生儿20μg/kg，<2岁30μg/kg，>2岁40μg/kg。首次用负荷量的1/2～1/3，余量分2次，每次间隔6～8h。近年来由于洋地黄制剂用量减少，胃肠反应如恶心、呕吐、厌食、腹泻很少见。洋地黄常见毒性反应为心律失常，如早搏、阵发性室上性心动过速、房扑、房颤、阵发性室性心动过速、房室传导阻滞等。洋地黄中毒的处理包括：

1）立即停用洋地黄制剂及排钾利尿剂。

2）对有低钾血症伴快速性心律失常而无Ⅱ度或Ⅱ度以上房室传导阻滞者，应补充钾盐。

3）根据不同类型心律失常或传导阻滞，使用相应的药物治疗。

4）可用F（ab）地高辛特异性抗体片段治疗。洋地黄制剂不适用于原发性心室舒张功能障碍，如肥厚型心肌病、限制型心肌病、高血压、主动脉瓣狭窄等。近年来根据药代动力学的研究，尤其对慢性患者均主张用维持量法：即以负荷量的1/4［0.01mg/(kg·d)］分2次，经5～7天即可到达血流有效血药质量浓度。过去对急性心力衰竭均选用西地兰或毒毛旋花子苷K。近年来临床首推地高辛。该药可口服或静脉注射。口服吸收和排泄迅速，起始作用快，蓄积少，口服1小时血药浓度即可达高峰，其半衰期约为32小时。应用洋地黄时应做心电监护，一旦出现心动过缓、心率失常即应停药，同时加用氯化钾点滴。有条件时应做血液药物浓度测定。新生儿因其肝肾功能较差，且红细胞内地高辛受体含量较高，药物半衰期较成人长，故用药剂量宜少。

（2）β-受体激动剂

常用药物有多巴胺和多巴酚丁胺，二者均可增强心肌收缩力和心搏量，能与心肌细胞膜β1受体结合，增强心肌收缩力和心排出量，常用于低排出量性急性心力衰竭、心脏术后低心排出量综合征及休克患儿。常用药物：多巴酚丁胺5～20μg/(kg·min)，多巴胺5～10μg/(kg·min)，小剂量开始，微量输液泵调控速度。多巴酚丁胺对血压、外周血管阻力影响小，而多巴胺小剂量2～5μg/(kg·min)有血管扩张作用，大剂量10～20μg/(kg·min)则有肾上腺素能作用，升高血压。临床可合用，根据作用机制的不同及针对临床所需而选择剂量。对特发性肥厚性主动脉瓣下狭窄、房颤、房扑患儿禁忌使用。左西孟旦（levosimendan）是增强心肌收缩力的新药，通过增加肌钙蛋白C对钙的敏感度以非依赖cAMP的方式发挥正性肌力作用，同时通过K^+-ATPase通道舒张外周血管。目前国外的报道表明左西孟旦对于心脏术后以及扩张型心肌病心衰的患儿，短期使用有良好疗效。临床应用负荷静脉注射量为12μg/kg，之后0.1～0.2μg/(kg·min)，一般用24小时。

（3）磷酸二酯酶抑制剂

其主要作用是通过抑制磷酸二酯酶以减少cAMP降解，增加钙浓度，从而增强心肌收缩力。另外还有扩张外周血管的作用，以降低心脏前后负荷。常用药物有。

a. 胺联吡啶酮（amrinone，氨力农）：首剂负荷量为0.5mg/kg，以3～10μg/(kg·min)

维持。

b. 甲腈吡啶酮（milrinone，米力农）：首剂负荷量为50μg/kg，然后以0.25～1.0μg/(kg·min)维持。负荷量于30min均匀静脉输入。短期静脉应用为宜，一般不超过1周。可与多巴酚丁胺或多巴胺合用。

（4）β-受体阻滞剂

既往曾将此类药物列为心衰禁忌使用药物。近年来经临床观察，慢性心衰在用强心剂的同时加用β-受体阻滞剂可改善临床症状。其作用机理为阻断心衰时交感神经过度激活，抑制心肌肥厚、细胞凋亡，改善心肌细胞生物学活性，上调β受体密度，进一步增强心肌收缩力，改善心肌功能。常用药物有美托洛尔（metoprolol），为选择性β1受体阻滞剂，初始剂量为0.2～0.5mg/(kg·d)，每周递增1次，每次增加0.5mg/(kg·d)，最大耐受量为2mg/(kg·d)，分2次口服，持续应用，至心脏缩小到接近正常为止。卡维地洛（carvedilol）为非选择性β受体阻滞剂，并有α受体阻滞作用，故兼有扩血管作用，可降低肺动脉楔压。初始剂量0.1mg/(kg·d)，每周递增1次，每次增加0.1mg/(kg·d)，最大耐受量0.3～0.8mg/(kg·d)，分2次口服，维持时间同上。

（5）血管扩张剂

心力衰竭的治疗原则之一即是减轻心脏负荷。心脏负荷又分心脏前负荷（容量负荷）和后负荷（压力负荷）。血管扩张剂的作用就是通过扩张静脉系统以减轻心脏前负荷，扩张动脉系统以减轻其后负荷。这也是近年来治疗心力衰竭用药的一大进展。目前用于临床改善心功能的扩血管药物有硝酸甘油［0.5～5μg/(kg·min)］、硝普钠［静点0.5～8μg/(kg·min)］。

（6）血管紧张素转换酶抑制剂

此类药物主要通过抑制转换酶（ACEI）降低RAAS活性，使血管紧张素Ⅱ减少，以扩张小动脉和小静脉，从而减轻心脏前后负荷。同时还可增加冠状动脉血流和心肌供氧，使心功能得以改善。心功能不全患者伴或不伴临床症状，只要没有禁忌证，均应使用ACEI治疗。常用药物有：

1）卡托普利：为短效制剂，初始剂量0.5mg/(kg·d)，每周递增1次，每次增加0.3mg/(kg·d)，最大耐受量5mg/(kg·d)，分为每8小时1次口服。持续时间至少6个月以上，至心脏缩小到接近正常为止。

2）贝那普利：为长效制剂，初始剂量0.1mg/(kg·d)，每日1次口服，每周递增1次，每次增加0.1mg/(kg·d)，最大耐受量0.3mg/(kg·d)，维持时间同上。

3）依那普利：为长效制剂，初始剂量0.05mg/(kg·d)，每日1次口服，每周递增1次，每次增加0.025mg/(kg·d)，最大耐受量0.1mg/(kg·d)，维持时间同上。用药均应从小剂量开始，逐步递增，增加ACEI剂量的同时要减少利尿剂剂量。首次剂量后观察血压。不良反应有低血压、中性粒细胞减低、蛋白尿、皮疹等。干咳的不良反应在儿科病例中不多见。依那普利的不良反应较卡托普利少。一般不宜同时补钾或合用保钾利尿剂。禁忌证有：低血压、肾功能不全、高血钾、血管神经性水肿等。

（7）血管紧张素Ⅱ受体拮抗剂（ARB）：ARB可以阻断来自不同途径（包括ACE及糜酶途径）血管紧张素Ⅱ的作用，用于对ACEI不耐受或效果不佳者。常用药有洛沙坦、缬沙坦，效应与ACEI相似。可选择应用，亦可与ACEI同时使用。洛沙坦剂量为1～2mg/(kg·d)。

（8）1，6-二磷酸果糖（FDP）：该药主要作用是抑制氧化应激反应，减少心肌细胞损伤，促进心肌无氧代谢和心肌细胞修复，增强心肌收缩力，有利于改善心肌功能。每日 1 次静脉滴注，速度约 10ml/min（75mg/ml）。FDP 静脉滴注时对血管刺激性较大，小婴儿静脉细，常可因疼痛而引起哭闹，加重心脏负担，因此宜使用口服制剂。

（9）利尿剂常用药物有呋塞米 [1mg/(kg·d)，静脉注射]、双氢氯噻嗪 [2～3mg/(kg·d)，口服]。利尿剂主要作用于肾小管，抑制钠和氯的重吸收，促进水钠排泄，减少血容量，降低心脏前负荷（容量负荷）。螺旋内酯醛固酮受体拮抗剂，有保钾利尿作用。可与上述利尿剂同时应用。

2. 小儿心力衰竭的非药物治疗

（1）心室辅助装置（ventricular assist device，VAD）主要适应证有：

1）严重心衰，药物不能控制时，作为心脏移植等待时期的治疗方法。

2）心肌损害等待恢复，尤其在外科手术后及左冠状动脉起源于肺动脉、大血管转位后左室功能不良等以及急性暴发性心肌炎、心肌病。

3）心肺复苏过程中。

4）心脏手术前稳定患儿心功能。

5）严重肺高压及严重缺氧紫绀发作，如完全性肺静脉异位连接、Ebstein 畸形、法洛四联症并肺动脉瓣缺如等。

6）严重心律紊乱、心肌疾病合并致死性心律失常药物治疗无效及奎尼丁中毒引起的难治性心动过缓和低血压。VAD 装置有单纯左室辅助装置，由左房引流出血液经一加压泵后再接通到主动脉，以治疗左心衰竭；还有双室辅助装置，即除上述左室辅助装置外，还有一个自右房引流出血液经一加压泵后再接通到肺动脉，以治疗左右心同时衰竭。VAD 有很多种类，最早使用的为离心式，至今在小儿应用已超过 100 例，可单室或双室支持，价格较低，并发症较少，需长期服抗凝剂，其缺点是婴儿应用较困难，支持时间较短，只能支持几日到几周。离心式仍在改进之中。为了使能更长期支持，近年来有新的 VAD，如搏动式和轴式 VAD。上述装置在小儿时期的使用正在迅速增加，使用方便，单室双室均可支持，并发症少，可支持几周到几个月。对难治性心衰、心功能 NYHAⅣ级使用上述 VAD 可延长生命，改善生活质量。小儿长期应用经验还不多。VAD 的禁忌证，有极低出生体重儿、严重神经系统或腹腔内出血、进展性多器官功能衰竭、多种先天畸形、染色体疾病等。并发症有继发感染，神经系统、消化系统和血液系统并发症。肾灌注不够也是重要并发症，常导致肾功能不全，可用小剂量多巴胺以维持肾血流灌注。水电解质紊乱如高钙、低钙、高钾等也常发生，必须及时发现和纠正。

（2）体外膜肺氧合（extrocorporeal membrane oxygenation，ECMO）

自 1989 年应用于儿科病例至今文献报道已超过 4000 例。应用指征基本与 VAD 相似，但更适用于估计短期应用后能恢复的患儿。除心功能不全外，还有肺部疾病显著缺氧者，新生儿或幼婴儿双室功能不良者（新生儿或幼婴安置双室辅助装置困难较大）。ECMO 应用操作较复杂，须外周插管，支持时间为几日到几周，价格较昂贵。北京军区总医院首次在国内成功地将 ECMO 用于儿童重症肺炎合并严重心肺功能衰竭的患儿。

（3）心脏移植

复杂性先心病、心肌炎、心肌病等所致的心衰不能被控制时须作心脏移植。严重肺动脉高压或肺部疾病而导致心衰不能被控制时，须作心肺同时移植。根据国际资料显示，1982

年以来已有5000余例小儿接受心脏移植。复杂性先心病是1岁内心脏移植的主要指征，而婴儿期以后主要是心肌病末期患者。由于心脏移植供体远远不能满足需要，因此必须从细胞、分子、基因水平来研究促使心肌细胞再生和减少心肌细胞凋亡和坏死的方法，以改进难治性和终末期心衰患者的预后。

要点提示

（1）心力衰竭的临床表现包括心动过速、静脉充血、血儿茶酚胺水平升高及最后出现的心输出量下降。

（2）先天性心脏病、感染性心肌炎、重症川崎病、心律紊乱是婴幼儿心力衰竭的常见原因。

（3）经临床观察，对慢性心衰在用强心剂的同时加用β-受体阻滞剂可改善临床症状。其作用机理为阻断心衰时交感神经过度激活，抑制心肌肥厚、细胞凋亡，改善心肌细胞生物学活性，上调β受体密度，进一步增强心肌收缩力，改善心肌功能。

（4）北京军区总医院首次在国内成功将ECMO用于儿童重症肺炎合并严重心肺功能衰竭患儿。

（许 煊 陈贤楠）

参考文献

1. 中华医学会儿科分会心血管学组. 小儿心力衰竭诊断与治疗建议. 中华儿科杂志，2006，44(10)：753－757.
2. 陈树宝. 小儿心力衰竭的诊断与治疗. 中国医刊，2008，43（8）：13－17.
3. Nir A，Nasser N. Clinical value of NT－ProBNP and BNP in pediatric cardiology. J Card Fail，2005，11(suppl5)：S76－S80.
4. Momma K. ACE inhibitors in pediatric patients with heart failure. Pediatr Drugs，2006，8（1）：55－69.
5. BarZiv SM，McCrindle BW，West LJ，et al. Outcomes of pediatric patients bridged to heart transplantation from extracorporeal membrane oxygenation support. ASA IO J，2007，53（1）：97－102.
6. Potapov EV，Stiller B，Hetzer R. Ventricular assist devices in children：Current achievements and future perspectives. Pediatr Trans－plant，2007，11（3）：241－255.
7. Namachivayam P，Crossland DS，Butt WW，et al. Early experience with Levosimendan in children with ventricular dysfunction. Pediatr Crit Care Med，2006，7（5）：445－448.
8. 马沛然，黄磊，姜宏磊. 小儿心力衰竭治疗的研究进展. 中华儿科杂志，2006，44（10）：744－746.

第四节　小儿急性肺水肿和肺出血

一、小儿急性肺水肿

（一）小儿急性肺水肿的概念

急性肺水肿（acute pulmonary edema，APE）是指由于各种病因导致超常的液体积蓄于肺间质和（或）肺泡内，形成间质性和（或）肺泡性肺水肿的综合征。其临床特点为严重的呼吸困难或咯出粉红色泡沫样痰液，病情凶险，如不及时抢救，常危及生命。因此，APE 始终受到人们的关注。

（二）小儿急性肺水肿的病因

临床上通常将 APE 分为心源性肺水肿和非心源性肺水肿两大类，二者临床表现相似，但发病机制却并不相同，对其深刻认识十分重要。

1. 心源性肺水肿

称为毛细血管压力增高性肺水肿，起病急，病情进展迅速。其主要病因有以下几种情况：暴发性病毒性心肌炎，二尖瓣狭窄伴左心房功能衰竭，急性二尖瓣或主动脉瓣关闭不全，快速性心律失常或过快、过量输血输液时。

2. 非心源性肺水肿

也称为通透性增加性肺水肿，与多种病因造成的急性肺损伤（ALI）或急性呼吸窘迫综合征（ARDS）密切相关，具体仍不十分清楚，包括感染性和非感染性的因素，以感染性多见。常见于多种病原所致感染性肺损伤、吸入性肺损伤、外伤、休克、急性胰腺炎等。近年来关于高原性肺水肿和神经源性肺水肿的研究增多，其发病机制被认为是多种因素综合作用的结果。

3. 心源性肺水肿和非心源性肺水肿的鉴别

心源性肺水肿和非心源性肺水肿的鉴别，总结如下（见表 2－1－17）。

表 2－1－17　CPE 和 NCPE 的鉴别

	心源性肺水肿	非心源性肺水肿
急性心脏事件病史	有	一般无
体格检查	末梢发冷	末梢温暖
心脏排血量估测		
奔马律	＋	－
颈静脉怒张	＋（伴右心衰竭时）	－
啰音	湿性啰音	干性啰音为主
潜在性非心脏疾病	－	＋
实验室检查		
心电图	ST－T 变化等	一般正常或非特异性改变
X 线胸片	血流肺门	周围分布（周边分布）
肺毛细血管压力	＞18 mm Hg	＜18 mm Hg
肺内分流量	小	大
血清 B 型钠尿肽	＞100 pg/ml	＜100 pg/ml

（三）小儿急性肺水肿的发病机制

（1）肺微循环液体交换的生理机制：对 APE 的认识需要理解肺组织微循环内的液体交换。在肺组织内，正常情况下组织间液和血浆之间不断进行液体交换，使组织液的生成和回流保持动态平衡。影响液体滤过生物半透膜的各种因素可用 Starling 公式概括，其公式为 $F=K[(P_{cap}-P_{is})-\alpha(\pi_{cap}-\pi_{is})]$，（F：毛细血管滤过率；K：通透系数；$P_{cap}$：毛细血管静水压；$P_{is}$：间质静水压；α：回吸收系数；$\pi_{cap}$：毛细血管胶体渗透压；$\pi_{is}$：间质胶体渗透压）。正常情况下，液体进入肺组织的速率和液体从气道及肺间质清除的速率之间保持平衡。

（2）肺内水肿液形成和消散的机制：当微循环内毛细血管流体静力压急剧上升超过 25mmHg 时，从血管内滤出液体的速率会增加，肺抗水肿的代偿能力不足时，肺水肿即会发生。常见于急性左心衰竭以及由于输液不当导致的肺血容量急剧增加等情况，水肿液中蛋白质含量很低。水肿液先积聚于肺泡间质，当肺循环淤血未能得到有效纠正时，肺泡通气/血流比例失调，动脉 PaO_2 下降，缺氧使毛细血管通透性加大，血浆渗入肺泡形成肺泡水肿。与此同时，肺泡内的水肿液可稀释破坏肺泡表面活性物质，使肺泡表面张力加大，肺泡毛细血管内的液体成分被吸入肺泡中，肺水肿加重。非心源性病因引起肺水肿发生的机制与肺泡-毛细血管膜受损及通透性增加有关，水肿液可以积聚在肺泡间质和（或）肺泡内。但是，与心源性病因引起的肺水肿不同的是，由于通透性增加，水肿液中蛋白质含量较高。

（3）心源性肺水肿机制：左心衰使肺血回流受阻肺循环淤血，而右心搏出量大于左室搏出量可使肺循环内静水压进一步增高。当 PAWP＞30～40mmHg 时，肺血流速度降低，肺血容量增加，肺血管静水压增加而发生肺水肿。

（4）静脉输液（尤其是输入大量晶体液）：静脉输液诱发肺水肿的机制包括肺血量、肺毛细血管血压增高和血浆胶体渗透压降低。有研究者认为快速输入晶体液是重要原因，因而强调监测血浆胶体渗透压的重要性。正常时胶体渗透压（即胶体液引起“回吸压”）大于肺血管内的静水压，当二者差值减少到 9mmHg 时应停止晶体液输入。

（5）呼吸道梗阻呼吸困难：正常人平静呼吸时吸气相胸内负压约为 2～4mmHg，此压力通常不传递至肺间质。婴幼儿重症感染，尤其是婴幼儿呼吸衰竭、休克时多伴有气道梗阻，此时胸内负压可达 40～80mmHg 左右，使肺组织间隙压显著降低，并促进静脉回流，增加肺血量和微血管血压，导致肺水肿发生。

（6）高表面张力性肺水肿：婴幼儿重症感染、ARDS 或气道管理/高氧吸入常导致肺泡表面活性物质不足或功能异常，从而可发生高表面张力性肺水肿。尤其是肺泡角处表面液层的曲率半径较小，表面张力可高达 15mmHg，由此引起的负压可传导至微血管周围间质，促进血管内液体滤出，随之形成新月形肺泡水肿。

（7）神经源性肺水肿机制：主要系中枢神经系统损伤引起突然的颅内高压、视丘下部和延髓孤束核功能紊乱，机体应激反应导致交感神经兴奋、全身血管收缩，体循环大量血液流入肺循环发生肺高压和中枢神经病变，经多种直接或间接机制导致肺血管内皮细胞损伤、渗透性增加。近年来国内流行的 EV71 重症神经系统感染的肺出血、肺水肿主要系神经源性肺水肿机制。但也有少数文献报道存在严重心脏损害或肺部炎症改变，从而同时存在心源性或血管渗出性肺水肿机制的可能。

（8）婴幼儿先心病术后肺水肿机制：淋巴回流障碍、灌注肺、低心排、气道不畅等。

（四）小儿急性肺水肿的诊断

1. 有引起肺水肿的病因

2. 症状

（1）呼吸困难，不能平卧，烦躁不安，紫（发）绀，有恐慌或濒死感。

（2）咳嗽，咯血：由于肺泡与支气管黏膜淤血所致。

3. 体征

（1）一般表现：呈急性病容，面色灰白，冷汗，焦虑不安。

（2）心血管体征：①心脏可扩大；②心率增快；③心音弱，出现交替脉，提示心脏有严重损害；④血压下降。

（3）肺部体征：两肺有多数散在大中湿啰音，呼吸音减低或喘鸣音、管状呼吸音或两侧呼吸音不对称。

4. X线表现

（1）间质性肺水肿的特点：肺血管周围的渗出液可使血管纹理失去锐利的轮廓而变得模糊，肺门阴影不清。小叶间隔中的积液可使间隔增宽，形成小叶间隔线。

（2）肺泡性肺水肿的典型表现：多种多样，分布和形态在不同患者中各有差异，一般将其分为3种：

1）中央型肺水肿：呈大片状模糊阴影，聚集于以肺门为中心的肺野中心部分，两侧较对称，其密度以在肺门区最高，向外逐渐变淡，形似蝶翼状，肺尖、肺底及肺外围部分清晰。

2）弥漫型肺水肿：为两肺广泛分布的大小不一、密度不均、边缘模糊的阴影，常融合成片，分布不对称，以肺野内中带为主。

3）局限型肺水肿：仅累及单侧或局限于一叶。但需和支气管肺炎等疾病相鉴别。

（五）小儿急性肺水肿的分期

临床上常把急性肺水肿分为5期：

Ⅰ期：细胞水肿临床表现轻微，常有烦躁、心慌、血压升高等。

Ⅱ期：间质性肺水肿有胸闷、阵发性呼吸困难、呼吸浅快、面色苍白、脉速。肺部无湿啰音，此时血气分析示 PaO_2 与 PCO_2 可轻度降低。

Ⅲ期：肺泡性肺水肿由于液体进入肺泡使通气功能与换气功能发生障碍。患者表现为重度呼吸困难、发绀、湿冷、大汗、咳大量粉红色泡沫样痰。肺部可听到广泛的湿性啰音及干性啰音，湿啰音随体位改变，坐位与站位时以中下肺部明显，仰卧位时背部明显。血气分析示 PaO_2 显著下降，PCO_2 也大都降低。

Ⅳ期：由于肺水肿继续发展，液体继续外渗，更加重了低氧血症与血容量的减少，同时使心脏收缩无力，引起呼吸循环的障碍，产生心源性休克。

Ⅴ期：终末期：未能及时抢救休克，或其他治疗不当，最后导致呼吸循环衰竭而死亡。

（六）小儿急性肺水肿的治疗原则

（1）治疗原发病。

（2）维持水与电解质平衡：适当限制水、钠的摄入，适度吸氧，既要纠正缺氧，又要防止氧中毒，应根据血气分析调节氧量。

（3）利尿剂：双氢克尿噻 2～5mg/(kg·d)，呋塞米（速尿）每次 1～2mg/kg，每日 2～4 次。由于速尿可将胆红素从白蛋白中置换出来，因此，当新生儿有明显高胆红素血症时，禁用速尿。反复用利尿剂，则应补充钾盐。

（4）抗心衰：可用强心剂、多巴胺、异丙基肾上腺素、酚妥拉明等。

（5）镇静剂：吗啡每次 0.1mg/kg，如患者正在用人工呼吸器，则吗啡每次用 0.2mg/kg，此时不必顾虑吗啡对呼吸中枢的抑制作用，相反尚可避免自主呼吸与呼吸机不同步的矛盾。

（6）除泡剂：75％酒精代替氧气瓶中的水，每次吸 10～15min，间隔 20～30min，可降低肺泡的表面张力，有利于肺泡性肺水肿的消退，增加肺泡换气功能。

（7）肾上腺皮质激素：可增加肺表面活性物质的合成，增加心肌收缩力，对抗毒素对肺毛细血管的损害，因此可用激素治疗。

（8）正压辅助呼吸。

（9）肺水肿患者如合并有休克，可输血浆或全血，以静脉点滴为好。

二、小儿肺出血

（一）小儿肺出血概述

小儿急性肺出血起病突然，来势凶险，虽然发生率不高，但有较高的病死率。急性肺出血是一种多因性疾病，婴幼儿及年长儿的高危因素与新生儿有所不同，但其发病机理尚未完全阐明。Thompson 报道 9 例小儿肺出血，支气管肺炎为第 1 位，其次是先天性心脏病。国内范氏报道了 29 例小儿急性肺出血的病因，以支气管肺炎占首位，其次是全身感染（如脓毒症是导致小儿急性肺出血的重要原因），DIC 也是急性肺出血的另一原因。肺出血由于肺泡腔和气管、支气管腔内充满血性液，可造成通气和换气功能障碍，并引发急性呼吸衰竭、急性呼吸窘迫综合征（MODS），如不立即采取有效的抢救措施，患儿在短时间内就会死亡。小儿肺出血原因见表 2－1－18。

（二）小儿肺出血的诊断

（1）临床表现及体征：在原发病症状体征的基础上突然出现或入院时即已有面色、口唇发绀或发绀加重，气促加剧，呼吸极度困难，点头样呼吸、鼻扇、吸气三凹征，气管插管时可从插管导管中吸出大量血性液，肺部突然出现明显的湿啰音。

（2）实验室检查：血氧分压、血氧饱和度急剧下降、二氧化碳分压迅速升高。血小板计数可在正常范围。患儿的凝血酶原时间（PT）、活化部分凝血活酶时间（APTT）可以延长。X 线胸片显示双肺出血及肺部原发病的 X 线征象。

（3）无论病因如何，一旦患儿出现呼吸困难、低氧、肺部湿性啰音忽然增多及血红蛋白急剧下降而不能以原发病解释时应怀疑肺出血的可能。肺出血患儿仅少数出现口腔、鼻腔溢血，有些甚至在失血性休克时也未见口鼻溢血症状，故开始时易被误认为肺水肿或炎症，要注意观察血红蛋白及患儿意识的改变。

表 2-1-18 小儿肺出血原因

弥漫性肺出血	局灶性肺出血
神经源性肺水肿/肺出血	肺炎
肺-肾综合征	肺结核
肺出血肾炎综合征（Good-Pasture 综合征）	肺类癌
系统性红斑狼疮	外伤
Wegener 肉芽肿	肺梗死
显微镜下多血管炎	动静脉畸形
过敏性紫癜（亨-舒综合征）	支气管囊肿
凝血功能障碍	异物
血友病	支气管扩张和囊性纤维化
血管性血友病（von Wille-Brand 病）	
心血管疾病	
先天性心脏病	
肺动脉高压	
肺动脉栓塞	
肺毛细血管瘤病	
二尖瓣狭窄	
特发性肺含铁血黄素沉着症	
Heiner 综合征（牛乳蛋白过敏）	

（三）小儿肺出血的治疗

（1）早期气管插管及合理进行压力型同步间歇指令通气（SIMV）加 PEEP 治疗是提高小儿急性肺出血存活率的关键。机械通气模式选择压力型 SIMV，其优点是减少气压伤及人机对抗。而急性肺出血能导致肺萎缩，影响氧的弥散，PEEP 可帮助克服这些缺陷，恢复肺的功能残气量，减少血液外渗，提高氧分压，预防在低氧水平下的持续肺泡塌陷及尽量减少氧中毒。因此，选择合理的 PEEP 尤为重要，既要利于氧合又要避免对回心血量的影响。初设呼吸机参数为：流速 10～12L/min，吸氧浓度（FiO_2）0.6～0.8，吸气峰压（PIP）28～35cmH_2O，PEEP5～12cmH_2O，呼吸次数（RR）30～40 次/min，吸呼比（I∶E）1∶1.2～1∶1.5，再根据动脉血气分析结果调整参数以维持动脉血氧分压为（PaO_2）60～80mmHg，动脉血二氧化碳分压（$PaCO_2$）为 30～50mmHg。

（2）气管内给予立止血：立止血气管内给药可直接作用于出血部位，有助于使出血减轻或停止。小剂量立止血有促进备用血小板凝集和凝血酶样及凝血激酶样作用，明显缩短出血时间，减少血液损失，在出血部位发生较强的凝血（止血）效果，但在血管内没有凝血作用。在肺出血治疗中的作用尤为显著。1 支 1kU 立止血稀释成 2ml，首剂 1ml 快速注入，之后持续机械通气，如无气道阻塞，一般不予吸痰，必要时 4～8h 可重复使用，每次 0.5ml，

当 PaO_2 稳定在 6.67kPa 以上时，气管内吸不出血性分泌物，肺部啰音消失，胸廓三凹征消失，即表示肺出血停止，可停用立止血，并逐渐撤离呼吸机。

（3）控制输液量：60ml/(kg·d)，控制输液速度，最重要的是应用药物及补充凝血因子（输血、输血浆）尽快控制肺出血，从根本上改善气道阻力，促使肺顺应性好转。

（4）甲基泼尼龙治疗：甲基泼尼龙 1～2mg/(kg·d)，3～5d。

要点提示

（1）儿科 ICU 患儿发生的急性肺水肿和肺出血常存在多种混合性机制，但不同病程阶段均存在肺微循环液体交换的生理机制和肺内水肿液形成和消散的机制。儿科医生必须动态分析，抓住主要矛盾，进行病理生理性干预。早发现、早治疗是降低病死率的关键。

（2）临床上通常将 APE 分为心源性肺水肿和非心源性肺水肿两大类。前者为毛细血管压力增高性肺水肿，后者为通透性增加性肺水肿，与多种病因造成的急性肺损伤（ALI）或急性呼吸窘迫综合征（ARDS）密切相关。

（3）肺出血由于肺泡腔和气管、支气管腔内充满血性液，可造成通气和换气功能障碍，并引发急性呼吸衰竭、急性呼吸窘迫综合征，早期气管插管及正压通气可提高小儿急性肺出血存活率。

（许 煊 陈贤楠）

参考文献

1. Drake RE, Doursout MF. Pulmonary edema and elevated left atrial pressure: Four hours and beyond. News Physiol Sci, 2002, 17: 223-226.
2. Brodovich H. Pulmonary edema fluid movement within the lung. Am J Physiol Lung Cell Mol Physiol, 2001, 281 (6): L1324-L1326.
3. 黄元铸，胡大一. 急诊心脏病学。南京：江苏科学技术出版社，2003：100-106.
4. 单小鸥，何时军，严纯雪. 机械通气治疗小儿急性肺出血. 温州医学院学报，2002，32（4）：250-251.
5. 蔡栩栩，刘春峰. 小儿神经源性肺水肿. 中国小儿急救医学，2007，14（2）：106
6. 张广昭，魏炯，廖友明. 气管内给立止血治疗新生儿肺出血. 广州医药，2002，33（5）：25-26.

第五节 小儿严重心律失常

一、小儿严重心律失常的定义及分类

（一）小儿严重心律失常的定义

小儿严重心律失常指可导致明显血流动力学障碍使心排血量锐减甚至出现血液循环中断，进而发生心力衰竭、心源性休克、晕厥或猝死的一类心律失常。包括致命性心律失常、很危险的心律失常和有潜在危险需要紧急处理的心律失常。

（二）小儿严重心律失常的分类

1. 根据心律失常的严重程度分类

（1）致命性心律失常 包括心室扑动、心室纤颤和心室或心脏停搏。发生此类心律失常时，心脏已失去有效的收缩，心排出量锐减甚至为零，血液循环中断，患儿常发生阿-斯综合征，如不及时抢救终因心脑等重要生命器官缺血缺氧而死亡。

（2）危险心律失常 它包括二度Ⅱ型以上房室传导阻滞（尤其高二度或室内三支阻滞）、部分病态窦房结综合征、室性心动过速及多源性、双向性、R on T 型室性期前收缩（PVC）等。很危险心律失常本身能导致明显血流动力学障碍而出现严重症状，如果不及时处理又可随时转变为致命性心律失常。

（3）有潜在危险需要紧急处理的心律失常 包括阵发性室上性心动过速（paroxysmal superventricular tachycardia，PSVT）、心室率快的心房纤颤及心房扑动、紊乱性房性心动过速、心室率不慢的二度Ⅱ型房室传导阻滞等，其中以 PSVT 最常见。

2. 根据心电图特点分类

（1）快速型危重心律失常

1）包括窄 QRS 波形心动过速：①节律规则：阵发性室上性心动过速（室上速，PSVT）；②节律不规则：心房颤动（房颤，Af）。

2）心房扑动（房扑，AF）和宽 QRS 波形心动过速：①节律规则：a. 室性心动过速（室速，VT）；b. 异常畸变的室上性心动过速（伴束支阻滞、室内差异传导、旁道前向传导）；c. AF。②节律不规则：a. Af 并阻滞；b. 心室颤动。

（2）缓慢型危重心律失常：包括房室传导阻滞、严重的窦房结病态综合征（SSS）。

二、常见小儿危重心律失常的诊断与治疗

（一）致命性心律失常的诊断与治疗

1. 致命性心律失常的诊断

（1）心室扑动的诊断：心室扑动的心电图特点为呈匀齐、快速、连续、比较高大的正弦样曲线，频率次 150～300 次/分，而多在 150～300 次/分。QRS 及 T 波已无法辨认，无等电位线，P 波消失。

（2）心室纤维颤动 P波和QRS－T波完全消失，代以不规则、形态各异、电压不等的颤动波，无等电位线，频率多在250～500次/分。

（3）心室或心脏停搏 心电图上只有P波而无QRS波群称为心室停搏；如P波和QRS波均已消失，心电图呈一直线则为心脏停搏。在临床上有时可见患儿心音和脉搏虽已消失，但在心电图上仍可见到电压较低及缓慢的室性自主心搏，有时呈多形性，此称为心电-机械分离现象。

2. 致命性心律失常的治疗

（1）一般措施 迅速进行体外心脏按压和人工呼吸，加大吸氧，以重建循环和呼吸。

（2）药物或电击转律 应尽快建立静脉给药通道。如心电图显示为心室扑动或心室纤颤，可先予利多卡因1～2毫克/(千克·次）加在5%～10%葡萄糖注射液内5～10min静脉推注，必要时5～10min重复给药一次，累积剂量每次不应超过3mg/kg。如无效又无直流电电击复律的设备可改用溴苄胺每次1～5mg/kg稀释后静脉缓注。若静脉推注利多卡因有效，已转为窦性心律，可改为静脉滴注维持，速度为20～50μg/(kg·min)。有条件者可直接采用直流电非同步电击转律，一般按2瓦秒/(千克·次)，无效时可依次递增到每次4瓦秒/千克，通常不超过3次。对持续存在的心室纤颤，可在静脉注射利多卡因(1 mg/kg）或肾上腺素(0.01 mg/kg）30～60 s后再电击1次（4 J /kg）。如心电图显示心室或心脏停搏，处理方法见有关章节。

（二）很危险的心律失常诊断与治疗

1. 很危险的心律失常诊断

（1）二度Ⅱ型房室传导阻滞的心电图特征

1）P－R间期正常或延长。

2）P波规律出现，但部分波后无QRS波群而出现长间歇，且长间歇为R－R间期的简单倍数。

3）P波和QRS波比例多为2∶1或3∶1。

（2）三度完全性房室传导阻滞心电图特征

1）P波和QRS波脱节而无固定关系。

2）心房率快于心室率。

3）如呈交界性逸搏心律，心室率多在40～60次/分钟，QRS波形态正常。

4）如为室性逸搏心律，心室率多在40次/分钟以下，QRS波呈宽大畸形。

（3）高度房室传导阻滞：指以2∶1以上的心室率较慢的二度Ⅱ型房室传导阻滞。易发展为完全性房室传导阻滞，发生阿-斯综合征、心脏停搏或室性心动过速、心室纤维颤动等。

（4）阵发性室性心动过速：连续出现3次或3次以上的快速室性搏动，心室率150～200次/min，心律大致规则。QRS波群呈宽大畸形，伴继发性ST及T波改变。如见P波，其频率较心室率慢，且与QRS波群无固定关系。如P波传入心室，形成心室夺获或室性融合波，有助于明确诊断。如异位起搏点有2个以上，则QRS波形态不一，成为多源性室性心动过速，易发展为心室扑动或心室纤维颤动。

（5）多源性、双向型、R on T型PVC（室性期前收缩）心电图特征

1）多源性PVC指在同一导联可见2种以上不同形态的提前出现的宽大畸形QRS波群，

前无 P 波，后有完全代偿间歇。

2）双向型 PVC 指提前出现的宽大畸形 QRS 波群向上、向下交替发生。

3）R on T 型 PVC 指提前出现的宽大 QRS 波群正好落在前一心动周期的 T 波上。

上述几型多提示心肌受累广泛而严重，心肌自律性显著增高，尤其 R on T 型 PVC 型，T 波顶峰为易损期、易颤期，故易发展成室性心动过速甚至心室纤颤。

2. 很危险的心律失常治疗

（1）缓慢型心律失常的紧急处理：无论二度Ⅱ型以上的房室传导阻滞还是病态窦房结综合征，心室率均较慢或有暂时停搏，此时常需要应用药物或电学方法改善房室传导或窦房结的自律性。如心室率在 40～50 次/分钟以下，患儿又有明显症状时可先用阿托品（0.03～0.05 mg/kg）静脉或肌肉注射。无效者应立即改用异丙基肾上腺素，1 mg 加入 5 %～10 % 葡萄糖注射液 250～500 ml 中（稀释后浓度为 4μg/ml～2μg/ml），需用静脉输液泵控制滴速。常规剂量为 1～4μg/min，也可以按 0.1～ 0.25 μg/(kg·min)，并根据心率和心电图改变调速。对同时存在心功能不全的患儿，长时间静脉输入较多液体会增加心肺负担，诱发或加重心力衰竭，此时应提高给药浓度以减少入液量。对静脉滴注异丙基肾上腺素疗效不佳者，尤其仍有反复阿-斯综合征发作和（或）心功能不全者应及时安置心脏临时起搏器。

（2）快速型室性心律失常的紧急处理：如已诊断为室性心动过速（ventricular tachycardia，VT），可先予利多卡因 1mg/kg 加入 5%或 10%葡萄糖注射液 10～20ml 中，缓慢静脉注射，必要时可每间隔 10～20 min 再给 1 次，但累积剂量不应>3mg/kg。转为窦性心律后可改为静脉滴注维持。无效者应换用溴苄胺或普罗帕酮每次 1～1.5 mg/kg，可间隔 10～20 min 重复给予，不超过 3 次；复律后可按 5～10μg/(kg·min) 静脉滴注维持。如为洋地黄中毒所致者需予苯妥英钠（苯妥英钠 2～4mg/kg 溶于 50ml/L 葡萄糖注射液中静脉缓慢注射，无效可在 5～10 min 后重复 1 次）。病情危重尤其合并心力衰竭或心源性休克者可直接应用直流电同步电击复律，能量为每次 1～2J/kg，洋地黄中毒者禁用。

（3）多源性、双向性、R on T 型 PVC：由于可转变为短阵性 VT，甚至发展为持续性 VT 或心室纤颤，因此也必须按急重症处理。可先静脉推注利多卡因，有效后改为静脉滴注维持。无效者可换用普罗帕酮或胺碘酮。此外需对原发病及其他病因进行相应处理。

（三）有潜在危险的心律失常的诊断与治疗

1. 有潜在危险的心律失常诊断

（1）PSVT：PSVT 是小儿最常见的危重心律失常，见于任何年龄，以婴幼儿发病率最高。多数患儿无器质性心脏病，少数合并先天性或后天性心脏病。PSVT 可分为两大类，即由异位节律点自律性增高所致的 PSVT（异位性 PSVT）和折返所致的 PSVT（折返性 PSVT）。诊断根据临床上有突发突停的特点，发作时心率加速，儿童 180 次/分以上，婴儿可达250～300 次/分，一次发作持续数分钟、数小时或数日。心电图特征：①快而规则的心率（160～220 次/分）；②QRS 波群为室上性型。若伴室内差异性传导，或原有束支传导阻滞，则 QRS 波形可增宽变形，此时需与 VT 鉴别。

（2）Af：Af 在小儿并不多见，分阵发性及持续性 2 类，多见于器质性心脏病，由于心房、心室收缩已失去协调性，加上心室率过快常诱发心力衰竭和或心源性休克。诊断：心电图特征：①P 波消失、代之以一系列大小不同、形态各样、间隔极不规则的颤动波（f 波），频率 350～700 次/分；②QRS 波群形态多为室上性型；③室律不规则。心房扑动者可见快而规则的心房锯齿样激动波（F 波），并按不同比例下传。

2. 有潜在危险的心律失常治疗

(1) PSVT 治疗：PSVT 是儿科临床上最常见的快速型心律失常，约 60 %～70 %的患儿无器质性心脏病，部分病例原患预激综合征，常有反复发作史。处理时，对无器质性心脏病的患儿可先采用物理方法兴奋迷走神经：压迫颈动脉窦、刺激咽部、屏气、潜水反射等。若无效应改用药物复律。原无预激综合征者可首选维拉帕米，每次 0.1～0.2 mg/kg 稀释后在心电监护下静脉缓注（<1 mg/min），事先应准备好阿托品、异丙基肾上腺素、葡萄糖酸钙等药物以应急。原有心力衰竭、心源性休克、低血压、二度 II 型以上房室传导阻滞、病态窦房结综合征者应禁用或慎用。新生儿和小婴儿最好不用。如短期内反复发作，必要时可按 5μg/(kg·min) 静脉滴注维持。临床实践表明，规范应用维拉帕米是安全、有效的。或普罗帕酮，作用快、复律高、不良反应小，每次 1.0～1.5 mg/kg，稀释后静脉缓慢滴注，另外也可应用三磷酸腺苷（ATP）进行转律，婴儿剂量每次 3～5 mg [（0.3～0.5）mg/kg]，儿童剂量每次 10～15 mg，应在心电监护下 5 s 内快速静脉注入。当遇到 PVST 已并发心力衰竭时应首选毛花苷 C（西地兰）并加用速尿等。若已出现心源性休克时可应用多巴胺、间羟胺等提升血压的药物，待心力衰竭和（或）心源性休克好转、病情稳定后，如仍未转律可在密切观察下慎用其他复律药物。

对于宽 QRS 波心动过速，其中一部分病例实为 PSVT（伴室内差异传导或原有完全性传导阻滞或为房室折返逆转型），此时需与室性心动过速相鉴别。紧急处理时可首选普罗帕酮，也可应用胺碘酮静脉负荷量 5mg/kg（1h）缓慢静脉推注，维持量 5～25μg/(kg·min) min。在预激综合征基础上发生的房室折返逆转型 PSVT，应禁用洋地黄、维拉帕米和 ATP。对于应用复律药物无效的病例，或已并发心力衰竭、心源性休克的病例及呈宽 QRS 波心动过速且暂时未确定性质的病例可采用直流电同步电击复律，每次 1～2J/kg，或经食管心房调搏法转率。

(2) Af、AF 治疗：最终目的是恢复并维持窦性心律。如不能纠正，则应控制心室率保持适当的心排出量。

1) 阵发性 Af：时间短，无症状，无需特殊治疗，休息和镇静即可；若时间长或有血流动力学影响时，应争取恢复窦性心律，首选直流电转复，其次是药物，如胺碘酮、普罗帕酮等。

2) 持续性 Af：去除诱因后常可明显好转。可长期口服洋地黄制剂，当心室率加快或心力衰竭加重时，需分析药量是否不足或过多，可检测血清地高辛水平。持续 Af 一般不行急诊直流电转复，需全面检查，权衡病程、心脏大小、心房大小、有无血栓和栓塞及长期预防复发等多方面条件后才能作出是否转复窦性心律的决定。AF 同步直流电转复成功率高达 90% ～100%，应首选。控制心室率的药物同 Af，但效果往往不满意。

总之，小儿严重心律失常病情变化迅速，应采用静脉途径给药而不能口服，用药前应准备好应急的有关药物和设备。对患儿需进行床边重症监护，包括血压、呼吸、血氧饱和度、心率、心律等。儿科医生应熟悉儿科临床上几种常用的抗心律失常药物的药理学、药代动力学、毒副反应，正确掌握用药的适应证、禁忌证、用量和用法，强调用药的安全性。

要点提示

（1）小儿严重心律失常病情变化迅速，应采用静脉途径给药而不能口服，用药前应准备好应急的有关药物和设备。

（2）儿科医生应熟悉儿科临床上几种常用的抗心律失常药物的药理学、药代动力学、毒副反应，正确掌握用药的适应证、禁忌证、用量和用法。

（许　煊）

参考文献

1. Grantham HJ. Emergency management of acute cardiac arrhythmias. Aust Fam Physician, 2007, 36 (7): 492 - 497.
2. Kantoch MJ. Supraventricular tachycardia in children . Indian J Pediatr, 2005, 72 (7): 609 - 619.
3. 张乾忠. 小儿严重心律失常的急救治疗. 中国小儿急救医学，2006，13（3）：198 - 200.

第六节　小儿重症哮喘和重症婴幼儿喘息

一、小儿重症哮喘

（一）重症哮喘的概念

重症哮喘是指哮喘严重发作，经合理应用常规缓解药物治疗后不能改善或继续恶化，表现有严重或进行性呼吸困难，并伴有进行性呼吸功能不全和严重并发症。以往把哮喘持续发作24h以上，药物治疗无效或进行性加重，称之为“哮喘持续状态”。由于过分强调时间因素（24h）不妥，故既往沿用最广的“哮喘持续状态”这一术语目前已基本上被“重症哮喘”所代替。重症哮喘是引起哮喘患儿死亡的主要原因，常是由治疗不规范或致哮喘发作的一些诱发因素控制不佳所致。

（二）重症哮喘的类型

重症哮喘的临床表现和病情恶化进展速度存在明显个体差异，可分为两类：

1. 缓发持续型（致死性哮喘Ⅰ型）

占致死性哮喘的70%，常有哮喘控制很差的病史，对常规治疗效果不佳，长时间处于哮喘状态不能缓解，或症状控制不理想，或因感觉迟钝耐受性强，自觉症状不重，导致患儿、家长和医师低估病情的严重性。此类患儿对β_2受体激动剂反应有限，需静脉注射大剂量激素，对治疗反应也较缓慢，如行机械通气也需较长时间。

2. 特发激进型（致死性哮喘Ⅱ型）

较少见。发作前哮喘症状似乎轻微，但由于气道高反应性引起支气管痉挛，症状发生后数小时，甚至数分钟内发生呼吸骤停。此类患儿气道慢性炎症不明显，所以对支气管扩张剂反应好，缓解较快，如为机械通气，则可在1～2d内撤机拔管。

哮喘致死危险因素包括：①既往有急性重症发作史；②前一年曾有哮喘发作住院史；③存在社会心理问题；④有因哮喘发作进行抢救行气管插管的病史；⑤最近有皮质激素减量或停用史；⑥不配合医生的治疗。

（三）重症哮喘的病因

（1）变应原（包括呼吸道严重感染或感染未能及时控制）或其他致喘因素持续存在或大量接触。

（2）止喘药应用不当。如长期单一用药；长期使用β_2受体激动剂或过量使用β_2受体激动剂和（或）抗炎治疗不充分。

（3）水、电解质紊乱和酸中毒。

（4）突然停用激素，引起“反跳现象”。

（5）情绪过分紧张。

（6）气温、湿度、气压、空气离子等一些理化因素的影响。

（7）具有气胸、纵隔气肿或伴发心、肾功能衰竭，高碳酸血症等严重并发症。

（四）重症哮喘的发病机制

小儿重症哮喘患者男性居多，而成人则以女性为主。相对而言，重症哮喘患儿的肺功能影响不如成人显著，但是小儿哮喘病程越久，成年后肺功能的年下降率就越显著，提示肺功能受损和长期病程的哮喘儿童容易发展为重症哮喘。但是单用一秒钟用力呼气量（FEV_1）和气道的反应性并不能完全描述疾病的严重程度。事实上，有很多因素，如肺的弹性回缩力、肺泡塌陷以及小气道的生理学变化等在重症哮喘的发病中起同样重要的作用。最近的研究发现，在中重度哮喘患儿，肺总顺应性和气道顺应性是增加的，气道塌陷伴顺应性的增加可能使患儿处于发生濒临死亡的哮喘事件的高危状态。因此，哮喘的严重度实际由气道阻塞、气道高反应性和气道塌陷的程度共同决定。

1. 气道的持续进行性炎症状态

病理研究显示，即便持续使用大剂量激素，仍有半数以上的重症哮喘患儿存在大气道组织持续的嗜酸性粒细胞浸润。这些有持续嗜酸性粒细胞浸润的哮喘患儿临床症状更明显，容易发生濒临死亡的哮喘事件，肺功能的影响也更严重。

2. 气道/肺实质重构

目前已认识到，重症哮喘患儿肺功能的进行性下降是由气道和肺实质的结构变化或重构所致，这种结构变化涉及上皮下基底膜内皮细胞、平滑肌、神经和血管。具有持续性嗜酸性粒细胞炎症的重症哮喘患儿，基底膜的增生最显著，同时伴有黏膜下转化生长因子（TGF）-β表达阳性细胞的明显增加，这些细胞主要表达TGF-β_2。呼吸道的基底膜下有丰富的成纤维细胞，这些细胞在TGF-β_2的刺激下，胶原产生增多，导致基底膜增厚。部分重症哮喘患儿同时存在MMP-9增加。TGF-β_2可以促进胶原的合成，而MMP-9（及其他MMP）则破坏胶原，两者处于动态平衡状态，并决定了基底膜增厚的程度。哮喘患儿的上皮细胞存在明显异常，杯状细胞与纤毛上皮细胞的比例增高，中小气道的黏液阻塞是导致重症哮喘气流受限和气体滞留的重要原因。气道上皮生长因子受体和TGF－β_2的改变，导致组织修复过程的异常，杯状细胞异常增生，黏液分泌增加。重症哮喘时，气道炎症反复发作，反复修复，气道平滑肌肥大增生，肌层肥厚，平滑肌表型转变。广泛存在的气道平滑肌增生，是重症哮喘有别于轻症哮喘的主要病理学变化特征。

（五）重症哮喘的诊断

1. 重症哮喘发作特点

（1）休息状态下仍有严重喘息、呼吸困难、端坐呼吸、焦虑烦躁或嗜睡、大汗淋漓。

（2）讲话困难，儿童常说话不清，只能说单个字。

（3）“三凹征”明显，可闻明显哮鸣音，但也可减弱或消失。

（4）脉搏增快，发绀明显，可伴有奇脉［吸气和呼气相血压差达25mmHg（1 mmHg=0.133kPa）以上］。

（5）血气示低氧血症，甚至CO_2潴留。

2. 重症哮喘的临床诊断

儿童重症哮喘的临床表现为哮喘急性发作，出现极度呼气性呼吸困难，呼吸频率增快、胸廓过度膨胀，辅助呼吸肌活动或出现三凹征；面色苍白、端坐呼吸、只能说单个字或语言不连贯，甚至不能讲话，口唇发绀，大汗淋漓，表情惊恐，烦躁焦虑，心率增快或心动过缓或不规则奇脉，双肺广泛响亮哮鸣音，有时不用听诊器即可闻及；若病情加重，哮鸣音可由强转弱，气喘明显但呼吸音低-遥远或无哮鸣音，即所谓“沉默胸”，此时提示有广泛的气道严重阻塞，可迅即危及生命；严重者可有神志恍惚、嗜睡、意识障碍及心肺功能不全的征象，甚至昏迷。这些诸多临床表现的病理基础源于重症哮喘患儿的下呼吸道气流严重受阻，肺内气体分布显著不均，通气/灌注（V/Q）比例失调，气体交换障碍，出现低氧血症和代谢性酸中毒，危重者合并呼吸性酸中毒。

3. 儿童重症哮喘的鉴别诊断

儿童时期由于解剖生理特点，在呼吸道感染、异物吸入、心功能不全等情况下可具有喘息、气促或胸闷等类似哮喘的临床表现，而这些疾病的危重状态也酷似重症哮喘。因此，儿童重症哮喘的鉴别诊断思考依然应集中在原发疾病的鉴别诊断上。

（1）毛细支气管炎：常由以呼吸道合胞病毒（BSV）为主的呼吸道病毒感染引起。好发于1岁内婴儿，以2～6个月龄为多见，常在冬春季流行；起病急，阵发性喘憋，具有呼吸困难体征，闻及哮鸣音和湿啰音；胸片示支气管周围炎、肺气肿。国内统计毛细支气管炎后有约1/3发展为哮喘。

（2）异物吸入：好发于幼儿及学龄前期，有异物吸入史，可有剧烈呛咳，出现持久地哮喘样呼吸困难，并随体位变换加重或减轻。有时尚可听到气管拍击音；支气管舒张试验阴性。胸部X线检查可有纵隔摆动，或由于一侧气体滞留而双肺透光度不一致；或急性气胸，皮下气肿。如X线检查阴性，仍不能除外异物，可作支气管镜检查，不但可以明确诊断，还可取出异物。

（3）支气管淋巴结结核：支气管淋巴结结核患儿可因肿大淋巴结压迫支气管或因结核病变腐蚀和侵入支气管壁导致部分或完全阻塞，出现阵发性痉挛性咳嗽伴喘息，呼吸困难；常伴有疲乏、低热、盗汗、体重减轻；结核菌素试验常阳性，血沉常升高，X线胸片显示肺门有结节性致密阴影，其周围可见浸润，部分患儿痰检可检到结核杆菌。疑有支气管内膜结核引起气道阻塞时，应作支气管镜检。

（4）儿童心源性哮喘：儿童心源性哮喘相对少见，常见于先天性心脏病、心肌病、心内膜弹力纤维增生症。

二、重症婴幼儿喘息

近年来，由于重症早产儿、新生儿和婴儿期的伴有慢性肺疾患者抢救成功率提高，加之婴儿哮喘发生率增加，使收入 PICU 婴幼儿喘息患儿明显增多。

1. 婴儿喘息的鉴别诊断

（1）感染性喘息：喘息性肺炎、毛细支气管炎、支气管淋巴结核、气道内其他感染，如咽后壁脓肿、闭塞性毛细支气管炎、慢性肺疾患和婴幼儿哮喘继发感染。

（2）解剖异常（先天畸形）：喉-支气管软化、支气管狭窄、先天性主动脉弓畸形、H形气管食管瘘、胃食管反流、原发纤毛不动症。

（3）其他：婴幼儿哮喘、充血性心力衰竭，尤其是伴先心病者、心内膜弹力纤维增生症、支气管异物、气管周围肿瘤。

2. 婴幼儿收住 PICU 的指征 对存在下列情况，小婴儿喘息应及时收入 ICU 进行监护治疗：

（1）已知新生儿期慢性肺疾患或呼吸暂停史，或有创机械通气治疗史。

（2）严重的呼吸困难或呼吸暂停。

（3）近期内反复发作喘息或 24 小时重复的急救室就诊。

（4）安静时呼吸≥60 次/分钟。

（5）动脉血气 $PCO_2>45$ mmHg、$PO_2<55$mmHg。

（6）喘息发生机制不明者。

三、重症哮喘和婴幼儿喘息的治疗

重症哮喘和重症婴幼儿喘息治疗关键是：早期、快速识别重症状态、开放气道并保持通畅、持续监护、适宜的心肺功能支持和维持内环境平衡。处理原则是“急则治标、缓则治本”。

（一）一般治疗

1. 避开哮喘发作诱因：哮喘的发作起始于各类诱发因素的刺激，而发作后诱发因素的持续接触，能增高气道对其他变应原和非变态反应性刺激的敏感性，因此，避开诱发因素的持续刺激，对治疗有特殊意义。在许多情况下，对已知诱因的完全避免是很困难的，但通过最少接触以最大可能减低其影响则是可行的。

2. 吸氧：重症哮喘患儿都存在不同程度的低氧血症，其原因主要与肺通气灌流失衡有关。吸氧采用面罩为佳，流速 4L/min。氧气应通过加温湿化装置后吸入，以免干冷气体对气道的不良刺激，诱发气道痉挛。吸入氧浓度不要过高，以 40%为宜，维持 $SaO_2>92\%$，高浓度氧容易导致肺不张甚至呼吸抑制。

3. 镇静：由于缺氧等原因，患儿多表现烦躁、剧烈躁动等。镇静可有助于减少氧耗及降低心率。可用 5%水合氯醛每次 1ml/kg，口服或灌肠；或复方氯丙嗪肌肉注射（异丙嗪和氯丙嗪每次各 1mg/kg）。部分年龄较大患儿哮喘严重发作时往往会躁动明显，以上镇静剂可能无效，此时可在有监护及具备气管插管条件下使用咪唑安定。

4. 保持呼吸道通畅：哮喘急性发作时，由于气道黏膜通透性增强、黏液腺分泌增多等，痰液产生增多。婴幼儿自行咳痰困难，需随时吸痰。吸痰时应轻柔，时间不宜过长，否则可诱发气道痉挛。合并感染或脱水时痰液黏稠，可予以沐舒坦雾化吸入治疗以稀释痰液。应注意，由于哮喘患儿气道反应性增高，要应用压缩空气（或气流量>6L/min 氧气）为动力的雾化器装置通过面罩吸入，忌用对气道有较大刺激作用的超声雾化吸入装置给药，因其雾化容积大（>20ml）、药物颗粒大等可诱发气道痉挛。鼓励多饮水，以利于痰液稀释。

（二）药物治疗

1. β_2受体激动剂

选择性作用于气道内的 β_2-肾上腺素受体，可以松弛气道平滑肌，达到扩张支气管的效应。β_2受体激动剂具有很强的扩张支气管作用，是重症哮喘治疗时的首选药物。用药原则是按需使用，吸入为主。吸入疗法的优越性在于剂量小、显效快、疗效佳（药物与病变组织直接接触面积大）、不良反应少，因而近年在全球被广泛推崇且取得了较理想的临床疗效。如吸入疗效不佳或吸入困难，再考虑口服、皮下或静脉注射（静脉给药已基本被吸入及口服方法取代，仅用于重度发作且上述给药途径无效时）。目前临床上选用短效的沙丁胺醇雾化溶液雾化吸入治疗。该方法需使用压缩空气（或气流量>6L/min 氧气）为动力的雾化器。本方法适用于婴幼儿、不合作的年长儿及其他吸入方法难以奏效的患儿，发挥作用快，疗效明显优于吸入气雾剂或口服。在吸入治疗基础上，配合使用口服长效 β_2受体激动剂，可能有益于血药浓度的维持。沙丁胺醇雾化溶液根据病情按需吸入。严重者第 1 小时可每隔 20min 吸入 1 次，以后每隔 4～6h 可重复吸入。用药剂量见表 2-1-19。β_2受体激动剂现已很少通过注射途径给予，除非哮喘严重发作，当不具备雾化吸入条件，需要立即抢救时，可考虑使用 0.1%肾上腺素皮下注射，每次 0.01 ml/kg，最大量每次不超过 0.3ml。必要时可每 20 分钟使用 1 次，但勿超过 3 次。

表 2-1-19　不同年龄沙丁胺醇的用药剂量

年龄（岁）	0.5%沙丁胺醇液（ml）	蒸馏水或 NS（ml）
～4	0.25	1.75
～8	0.5	1.5
～12	0.75	1.0
>12	1.0	1.0

2. 糖皮质激素雾化吸入

目前主要使用丁地去炎松吸入型雾化混悬液（又称布地奈德，普米克令舒）。用压缩空气（或气流量>6L/min 氧气）为动力的雾化器给药。根据雾化器类型，适当的添药量为2～4ml（药物用生理盐水稀释）。哮喘发作期起始用量：0.5～1mg/d，分 1～2 次使用；维持用量：0.25～0.5mg/d，分 1～2 次使用。本品可与生理盐水、沙丁胺醇、特布他林或溴化异丙托品溶液混合使用。但应注意，在重症哮喘时，由于患儿处于严重的呼吸困难和吸入流速不足，可阻碍雾化药物向气道深部吸入，故不能单用吸入糖皮质激素来替代静脉给药。

3. 静脉用糖皮质激素

严重哮喘发作，或已经应用 β_2 受体激动剂及吸入糖皮质激素联合治疗哮喘仍不缓解时，应尽早静脉使用糖皮质激素。对全球死亡哮喘患儿的资料分析表明，糖皮质激素应用不足及 β_2 受体激动剂应用过量，是哮喘致死的重要原因。因此，对有适应证的哮喘患儿应及早足量应用糖皮质激素，勿过分担心其不良反应。48～72h 内静脉使用糖皮质激素是安全的。症状缓解后，应逐渐减低剂量，最好在 3～5d 内完全停药。临床上可用甲泼尼龙，每次 1～2mg/kg，每 4～6 小时静脉注射；或氢化可的松，每次 4～8mg/kg，每 4～6 小时静脉注射。地塞米松既往常用，现不推荐使用。

4. 口服糖皮质激素

静脉用糖皮质激素 3～5d 后，如仍需较大剂量激素维持治疗，可每日口服泼尼松 1～2mg/kg（每日最大量 40mg），分 2～3 次服，经 3～4d 后停用（如具备吸入给药条件，最好以吸入替代口服，见上）。

5. 氨茶碱

静脉用氨茶碱在重症哮喘治疗中的作用已得到充分肯定，如能恰当地应用，对重症哮喘的缓解很有帮助。氨茶碱除有扩张支气管平滑肌及兴奋呼吸中枢的作用外，现还证明能增加气道黏膜纤毛的清除作用，减轻气道黏膜水肿，抑制炎症介质的释放及强心利尿，扩张冠状动脉等效应。但氨茶碱的代谢有很大的个体差异，影响因素很多，治疗剂量和中毒剂量较接近，故临床应用需特别注意。氨茶碱应用剂量及用法，4～6mg/kg 静脉导管给药，时间不应短于 20min，且可每 4～6 小时重复。现多主张持续静脉输入，即开始用负荷量 4～6mg/kg，于 20～30min 静脉滴入，以后以 0.75～1.25mg/(kg·h) 持续滴入［2～6 个月小儿 0.5mg/(kg·h)，7～11 个月小儿 0.9mg/(kg·h)］。如入院时患儿已用过氨茶碱，则不用负荷量。氨茶碱的最佳血药浓度是每毫升血中 10～20μg，血中安全峰值水平应低于 15μg，超过 20μg 极有可能发生中毒（每日安全参考剂量见表 2-1-20）。长期应用应选择血药浓度低值；有条件者应监测血药浓度，>20μg /ml 时应停止静脉维持用量；注意个体差异及其他因素的影响，见表 2-1-21。不良反应包括：头痛、心悸、头晕、胃痛、恶心、呕吐、口渴、低血压、心律失常、抽搐等。

6. 抗胆碱药

主要通过阻断节后迷走神经传出支，通过降低迷走神经张力而舒张支气管，不良反应较小。临床常用药物是溴化异丙托品雾化溶液。本品与 β_2 受体激动剂联合吸入，可增加后者的疗效，尤其适于夜间哮喘及痰多的哮喘患儿。其剂量为≤2 岁，每次 125μg（0.5ml）；>2岁，每次 250μg（1ml）。

表 2-1-20 氨茶碱安全参考剂量（mg/kg）

年龄	平均每日总量±标准差
12 个月～8 岁	25±5
～16 岁	20±5
<16 岁	12±3

表 2-1-21　影响茶碱清除的常见因素

加速茶碱清除的因素	减慢茶碱清除的因素
高蛋白饮食	1岁内小儿
吸烟	高碳水化合物饮食
抗惊厥的药物	红霉素
利福平	甲氰咪胍
苯巴比妥	病毒血症
苯妥英钠	充血性心力衰竭

7. 硫酸镁

主要是通过干扰支气管平滑肌细胞内钙内流而起到松弛气道平滑肌的作用，特别是对于已使用上述药物效果不佳者，能收到较好的疗效。其用法为：0.025g/kg（25%硫酸镁0.1ml/kg）+10%葡萄糖盐水20ml静滴（不低于20min），每日1～2次。给药期间应密切注意呼吸血压变化，如过量可用10%葡萄糖酸钙拮抗。

（三）呼吸支持治疗

1. 儿童重症哮喘机械通气

传统观点曾把重症哮喘列为机械通气相对禁忌证。因为严重的支气管痉挛，高气道阻力可能导致致病的气压伤。近年来，随着微电子自动化技术发展，呼吸机同步、压力容量监测和安全性能的完善，使重症哮喘机械通气成功率明显提高。但是，气管插管和机械通气时机选择必须权衡利弊，还应考虑在场医务人员的技术条件和呼吸机种类，一旦决定机械通气，必须由技术最熟练的医师行气管插管。

（1）机械通气治疗哮喘的目标　迅速纠正严重低氧血症和高碳酸血症；使疲劳的呼吸肌获得充分休息和恢复；为支气管扩张剂等药物综合治疗赢得时间并提供通路。

（2）机械通气治疗哮喘时机：目前国内外无统一重症哮喘机械通气适应证，根据我们的临床经验，提出如下指征：

1）意识进行性恶化，出现谵妄、昏迷、不能有效维持自身气道通畅。

2）呼吸困难进行性加重，自主呼吸减弱或出现呼吸肌疲劳征象。

3）经积极药物治疗数小时后仍发生进行性混合性酸中毒，pH＜7.20。

4）严重低氧血症。

5）心律失常（心动过缓或快速心律失常）。

6）心功能严重受损。

上述指征要灵活掌握，强调严密动态观察。尤其是婴幼儿重症喘息，常可因多种诱因致突然气道梗阻导致呼吸心跳骤停，因此宜适当放宽择机气管插管指征，以减少紧急插管中风险和并发症发生。

（3）治疗哮喘时呼吸机模式和参数调节（见表 2-1-22）

表 2-1-22 推荐的初始呼吸机指令

通气模式	以容量控制首选，病情缓解准备脱机前选用 SIMV 或 PSV
吸氧浓度	1.0（或迅速递增至 SaO_2< 95%）
频率	频率偏慢延长呼气时间，吸/呼比为 1∶2～1∶2.5
潮气量	开始 10～12ml/kg，缓解后低潮气量
呼气末正压	一般<10cmH_2O，缓解后逐渐降低

（4）关于机械通气的一些相关问题

1）呼气末正压（PEEP）在重症哮喘时的作用机制和压力值选定

PEEP 治疗重症哮喘的机制和影响因素有：机械性扩张支气管降低气道阻力，使呼出潮气量增加，降低肺内气体滞留；提高呼气相肺泡-动脉之间的压力差，有利于氧气弥散提供肺泡氧合；抵消内源性 PEEP，减少呼吸肌的吸气负荷，降低呼吸功消耗。基于上述机制，原则上重症哮喘机械通气均应用 PEEP，其压力值需根据病情和 PEEP 的治疗与副作用综合考虑。

2）维持气道开放：胸部物理治疗和反复吸痰以保持气道通畅十分重要。吸痰过程可以加重支气管痉挛，但吸痰前 5 分钟，气道内给予 1mg/kg 利多卡因 5～10ml 滴入并轻巧操作吸痰可以使痉挛反应减轻。

3）在没有脑水肿颅高压时，可应用允许性高碳酸血症，以减少气压伤可能。维持 $PaCO_2$ 在 60mmHg 左右，其他目标为 pH <7.2，PIP< 30cmH_2O。

4）监测：目的是评估疗效和早期监测合并症。包括：置动脉导管，以持续监测血压和奇脉发生程度，并随时行血气检查。心电监护，有助于早期发现茶碱、β兴奋剂的心脏毒性作用。X 线片检查，插管后立即摄胸部 X 线片并每天重复一次，以早期发现可疑并发症。PIP 监测，此值直接与气道阻力相关，并反映气胸发生的危险性。出入量监测，以保持患儿近于正常的水平衡，入量过多或过少均不利于保持气道通畅和气道管理。电解质监测，尤其在激素应用情况下。

5）撤机和拔管指征：必须基于气道梗阻症状和体征的逆转和监测参数的改善，具体指标为：

①支气管痉挛减轻；

②吸 40%氧，可维持动脉血气正常；

③PIP< 30cmH_2O；

④奇脉波动小于 10mmHg；

⑤X 线胸片显示过度充气减轻，肺不张消失或明显减轻。

此时，停止应用镇静剂和肌肉松弛剂，以备撤机、拔管。

下列情况可以考虑拔管：血气稳定；辅助通气下潮气量>5ml/kg；吸气负压>25cmH_2O；神志状态良好；气管内吸痰时咳嗽和反射良好。

拔管后患儿至少在 ICU 继续住 24 小时，如病情稳定，可逐渐撤离静脉和喷雾用药，并撤除动脉导管。

6）合并症：气胸纵隔气肿和皮下气肿发生率为 10%～15%，发生与高 PIP 有关，声门下狭窄或赘生物发生率为 10%，而其他疾病拔管后发生率为 3%～5%。病死率为 0%～30%。急性重症哮喘时机械通气的并发症见表 2-1-23。

表 2-1-23　急性重症哮喘时机械通气的并发症

血流动力学的障碍——范围包括从低血压至无脉搏电活动	气压伤
急性呼吸窘迫（“对抗呼吸机”）	气胸（张力性）
气管内导管相关的问题	纵隔气肿
支气管痉挛加重	低氧血症
气囊漏气	呼吸机故障
主支气管插管	心律失常
	呼吸机相关性肺炎

三、婴幼儿重症喘息呼吸支持

多数婴儿喘息可经药物治疗和气道管理获得缓解，但收入 ICU 的重症婴幼儿喘息常需要呼吸支持。由于传统的气管插管机械通气存在继发感染和气压伤等诸多副作用，无创通气或呼吸支持则可避免上述问题。近年来，无创呼吸支持技术在压力传感器、人机连接界面材料和装置上明显改进，使婴幼儿无创呼吸支持技术得以普及。

（一）婴幼儿喘息无创通气时机

准确选择时机是婴幼儿无创通气成功的关键。多项研究显示，喘息患儿尽早应用无创呼吸支持效果好。这与早期使用可避免严重吸气和呼气性呼吸困难，阻止气道塌陷、分泌物潴留等气道阻塞和防止呼吸肌疲劳发生，从而逆转自然病程有关。反之如果病情进展迅速，发生呼吸肌疲劳或气道重度梗阻或内环境失衡等全身性问题时再应用则效果差，并有可能延误气管插管有创通气的应用。

（二）无创通气的应用方法详见第四篇第二章第三节无创通气

（三）无创通气时的监测和护理

监测项目：生命体征、呼吸驱动力、呼吸节律和动度、有无呼吸肌疲劳的判断、肺部吸气相呼吸音强弱和对称性以及血气分析。

护理项目包括：随时保持适宜体位、头位以保持气道通畅；保持鼻塞或口鼻罩准确舒适的连接；维持无创呼吸支持设备管道顺畅和适宜的温湿化；必要的镇静和适当的喂养方式。

（四）其他对症治疗

1. 维持体液及酸碱、离子平衡

哮喘发作时，可因呼吸增快、烦躁、发热、体液摄入不足、呕吐、给氨茶碱或其他利尿剂等使体液丢失增加而导致不同程度的脱水。同时，低氧血症、高碳酸血症（晚期）及通气/灌流失衡，均可导致呼吸性酸中毒（二氧化碳潴留）及代谢性酸中毒。β_2 受体激动剂的反复使用、摄入不足、利尿及纠正酸中毒等可导致低钾血症。因此，治疗上应注意及时补液，能进食者鼓励经口饮水及果汁，不能进食者可鼻饲。保持呼吸道通畅湿化、及时吸痰以利于二氧化碳的排出。血气示有代谢性酸中毒者可给予碳酸氢钠。低血钾者经口或静脉常规补钾。

2. 抗心力衰竭治疗

小儿哮喘急性严重发作，可能会发生心力衰竭。由于低氧血症、高碳酸血症严重时可导致肺动脉痉挛，引起肺动脉压力升高，最终导致充血性心力衰竭。同时双肺严重气肿可诱发心脏舒张功能受限，导致体循环、肺循环淤血，加重心力衰竭症状。抗心力衰竭的原则是保持气道通畅、吸氧、镇静、强心、利尿、减轻心脏前后负荷、改善微循环等。

3. 抗生素治疗

有细菌感染指征，可给予抗生素。由于非典型菌感染诱发哮喘恶化在临床较为常见，故目前多主张应用大环内酯类抗生素（如红霉素、阿奇霉素等），该类药物既有抗菌活性，也有抗炎效应，致敏性低，较为安全；但可减慢氨茶碱的代谢。青霉素或头孢菌素类抗生素应在有抗菌指征时使用，且勿大量、长期应用，有报道该类药物可诱发哮喘发作。

（五）有应用前景的治疗方法

近年来，在重症哮喘的治疗中，国外一些新的治疗方法和手段已经引起人们的兴趣，如联合吸入硫酸镁治疗、吸入性麻醉剂（异氟烷）治疗、氦/氧混合吸入治疗、白三烯受体拮抗剂静脉注射治疗，抗 IgE 抗体（Omalizumab）治疗等。确切的临床疗效尚需进一步观察和研究。

要点提示

（1）重症哮喘和婴幼儿喘息需要从整体状态、呼吸困难表现、肺部体征和动脉血气指标进行综合、动态判断。重症哮喘需要作哮喘控制、整体病情严重度分级和哮喘发作心肺功能的分级评估。肺部喘鸣音的强弱并非总是与严重度相一致。

（2）早期识别、开放气道并保持通畅、持续监护、适宜心肺功能支持和维持内环境平衡是抢救重症哮喘和婴幼儿喘息的关键。

（许　煊　陈贤楠）

参考文献

1. 中华医学会儿科学分会呼吸学组，中华儿科杂志编辑部. 哮喘危重状态的诊断和治疗. 中华儿科杂志，2004，42（2）：106－107.
2. 陈贤楠. 机械通气治疗重症哮喘——常规呼吸机在儿科的临床应用. 中国实用儿科杂志，2002，17（1）：1－28.
3. 洪建国. 小儿重症哮喘的发生机制及临床危险因素. 中国小儿急救医学，2006，13（6）：495－497.
4. 中华医学会儿科学分会呼吸学组，中华儿科杂志编辑部. 儿童支气管哮喘诊断与防治指南. 中华儿科杂志，2008，47（10）：745.

第七节　呼吸系统和血液循环系统功能的相互影响

呼吸系统和血液循环系统互相作用（以下简称“呼吸循环互相作用”）是近百年来生理学的主要研究领域之一。这种研究的难度在于：人类机体是一种开放复杂的巨大系统，它是与外界不断进行能量和物质交换的耗散结构（dissipative structure）。呼吸、循环功能则是复杂的生命信息控制系统（此处不是解剖学的“系统”含义）内多个层次子系统。呼吸和循环系统的解剖形态结构由心脏、肺脏、微循环、血管、气道等不同的形态结构组成，属于“分形（几何或维数）”（fractal dimensions）范畴（如血管、气道均是逐步细分成无限小分支）。这就使得这种研究必须在机体进行综合、持续动态状态下进行研究。

了解掌握“呼吸循环互相作用”理论和机制是重症医学专业医师的基本功，是个体化策略治疗重症患者的基础。在下列临床情况下尤为重要：机械通气、感染性休克和 ARDS 的液体疗法、复杂的心、肺术后及慢性心肺疾病急性恶化。“呼吸循环互相作用”的详细内容请阅读本节参 考 文 献，本节着重对“呼吸循环功能相互作用”的基本概念以及其在无创正压通气、液体疗法中的应用作简述。

一、心肺互相作用概论

（一）呼吸、循环系统的物理动力学和系统论概念

解剖学和生理学将呼吸和血液循环视为两个独立的系统，但两者是作为整体完成氧合氧运输功能。从动力系统角度看，呼吸和血循环系统都是动力系统，都是由动力泵、有顺应性的管道和与环境交换结构组成。影响整个动力系统的信息参数有压力、阻力、流量、容量和管路内介质特性。呼吸系统是以气体为传递介质，是直接开放于外环境的系统；循环系统是以血液为传递介质、相对密闭的系统。由于婴幼儿呼吸和循环系统具有肺循环阻力高、低氧性肺血管收缩反应强、功能残气量少、气道阻力高和心腔容积小、心脏代偿力弱等特点，使“心肺互相作用”较成人更为明显。

（二）动态循环单元（dynamic circulatory compartment）

动态循环单元属于现代系统论中的“概念单元（conceptual unity）”[指研究生物体各子系统的内在调控时，从抽象的概念上设想为一个实体或单元，从而单独加以研究]。所以动态循环单元可以既是解剖结构概念，又是功能概念；既可以是微观（如无数的微循环结构）也可以是宏观整体单元。此概念认为，整个呼吸、循环系统由多个不同水平层次、不同结构的动态循环单元串联和并联组成。不同层次的循环单元有不同的结构组成，可互相重叠、交叉。人体宏观的循环单元（按系统层次顺序）有体循环、肺循环、微循环，胸腔内循环、腹腔内循环、肢体循环（图 2-1-7）；各脏器内循环（心、肺、脑、肝、肾等）。

每个循环单元包括流入口、流出口、容器（或泵）、循环介质和单元外部环境 5 部分。其相关的功能参数有压力、阻力、流量和容量。这些参数变化可以有 2 种效应：阻力效应（resistive effect），容量效应（capacitance effect）。（图 2-1-8，2-1-9）。

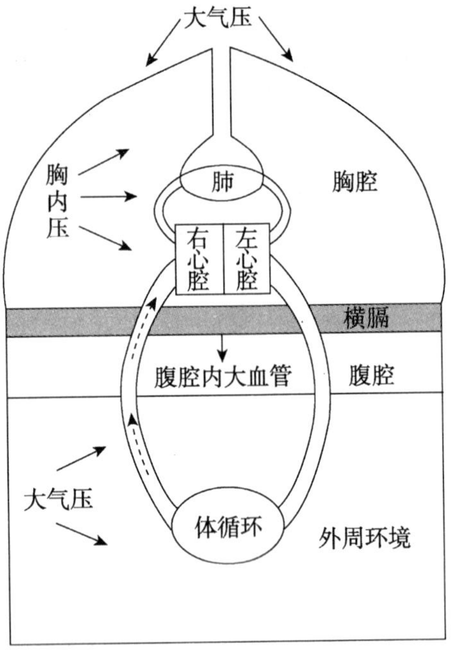

图 2-1-7 循环概念单元模式图

整个循环系统可视为胸腔、腹腔和体循环周围的大气腔 3 个循环单元

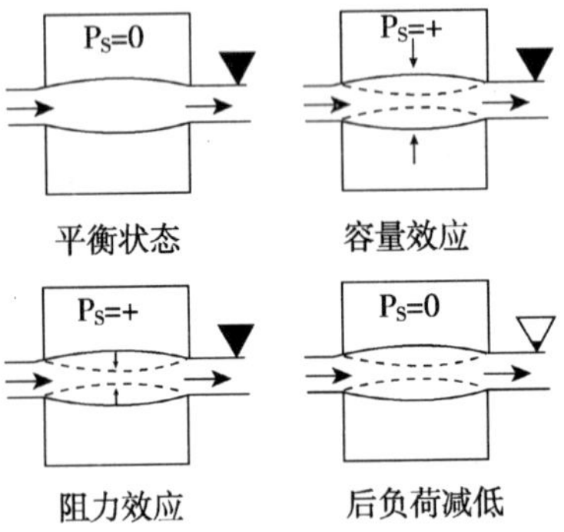

图 2-1-8 循环单元模式图 1

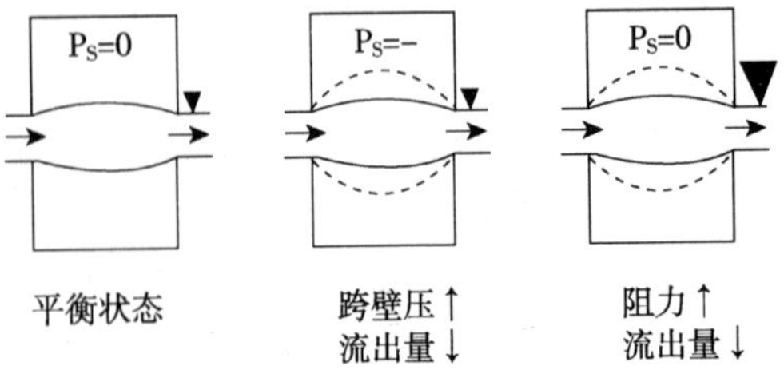

图 2-1-9 循环单元模式图 2

图 2－1－7 显示：胸腔压和腹腔压对胸腹腔内脏器灌注有重要影响：心脏又是处于胸腔循环单元中的容器，心室腔内外压差（跨壁压）是心室负荷的重要影响因素。胸内压是影响左室后负荷的重要因素；而肝肾等是腹腔内脏器，腹腔高压时，即使外周血压正常，也可使腹内脏器灌注不足，发生腹间隔综合征（abdominal compartment syndrome）。胸腔（包括纵隔腔）处于密闭又动态活动状态，并同时受到腹腔和外界大气压力影响，当人工呼吸支持时，大、小肺血管、气道和肺泡、心脏、纵隔均受到正压或负压或高频振荡压等不同方向、不同程度压力和容量的作用（详见下图 2－1－10、2－1－11）。

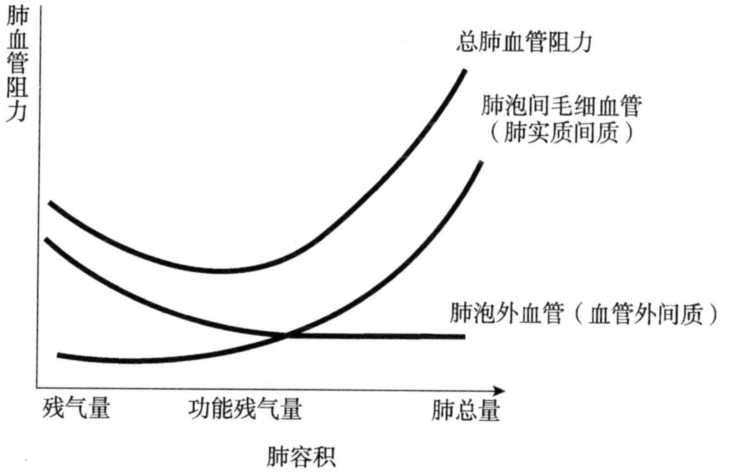

图 2－1－10　肺容量与肺血管阻力关系

正常功能残气量时肺血管阻力最低，肺容量增加和减少均使肺总血管阻力增加

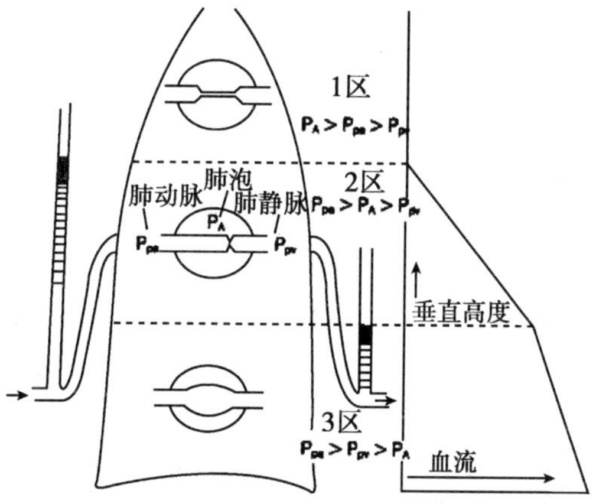

图 2－1－11　肺血流的正常分布

重力作用使肺底血流量最大。1 区：肺尖部的肺泡压高于肺动脉压和肺静脉压差，故无血流存在；2 区：开始有血流，流速决定于肺动脉压与肺泡压差值；3 区：由于跨壁压（$P_{PA}-P_{PL}$ 和 $PV-P_{PL}$）升高，小血管呈现扩张。因此，尽管 3 区的驱动压（肺动脉压与肺静脉压的差）恒定，但血流增加。

注：P_{PA}：肺动脉压；PV：肺静脉压；P_{PL}：胸腔压。

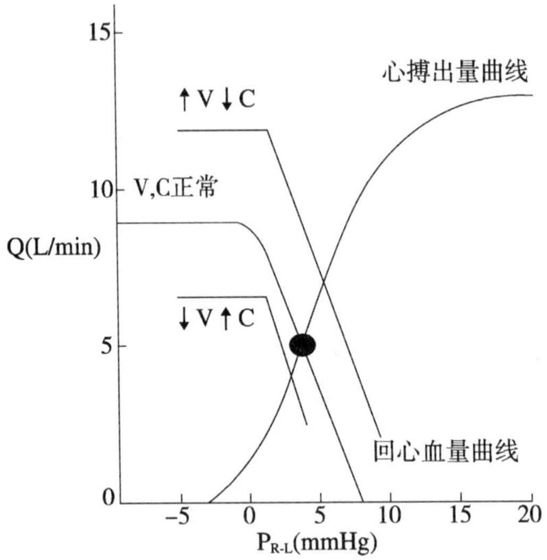

图 2-1-12 心搏出量曲线与回心血量曲线重合示意图

注：横坐标系右房或左房压力（P）（mmHg）（假设胸内压为零，使左、右心房压可在同一轴上表示），纵坐标系心搏出量或回心血量［Q（L/min）］，回心血量和心搏出量只有一个交点。P_{R-L}表示左房压或右房压；Q表示心搏出量或回心血量；V↓C↑表示容量不足或周围静脉顺应性增加时的回心血量（下降的）曲线；V↑C↓表示扩容或周围静脉顺应性下降时回心血量（增加的）曲线。

（三）循环血量与回心血量、心搏出量的关系

图 2-1-12 是动物实验时，研究整体情况下循环血量与体、肺循环功能的影响的示意图。在体循环、肺循环和心功能均正常的情况下，左室的心搏出量决定于回心血量。理想状态时，左心室每次能将所有的回心血量泵出。当实验性完全阻断体循环时，在 7 秒内测得每个时间点的血流量和压力数值可连接成回心血量曲线。此时，下游的心房压迅速从 0 上升到 10mmHg，回心血流停止。如果反射机制未受损，肾上腺素能交感神经兴奋使周围血管收缩，提高上游的平均体循环压（Pms），并驱动回心血流，但约需时 7 秒钟后。图中的右房压为零时，回心血量曲线进入平坦段。右房压为负值时，回心血量不再增加，因为进入胸腔的高顺应性静脉塌陷。自主呼吸时胸腔为负压，传至右房和回心的下游静脉压也为负压，此时静脉周围压的变化范围在胸内压、大气压或腹压之间。由于周围大气为正压，只有在血流产生的压力与周围大气压平衡时血管才重新开放，这类似于用力呼气时气道受压引起气流的限制（称 Starling 阻力器效应）。此种机制的优点是：当激烈运动和气道梗阻引起胸内负压明显波动时，回心血量并不剧烈波动。同样，下腔静脉膈肌段作为 Starling 阻力器使血流得以限制，腹部容量血管床周围腹压上升将不使血流增加，因为血管内外压力将相应上升，类似于肺内 2 区的血流状态。（见图 2-1-11）如果流量限制不存在，类似肺血流的 3 区，腹压上升将使静脉回流增加，因为上游的腹腔单元静脉压上升。回心血量曲线平坦段的水平（即回心血量的多少）决定于循环血量和静脉顺应性。循环血量越大，静脉顺应性越小，回心血量越多，平坦段水平高，回心血量越多。所以，欲增加回心血量，需维持适宜的高血容量和静脉张力。当右房压＝静脉压时，回心血量为 0。平均体循环压（Pms）与右房压

(Pra) 的压差越大，回心血量越多。所以适宜的高有效血容量，同时要维持静脉和右房的压差，才能使回心血量增加。

临床上通常用监测中心静脉压（CVP）来估计右房压，但 CVP 绝对值的高低，并不能用来估计回心血量。从公式：回心血量（Q）＝Pms－Pra/R（血管阻力）可以看出，右房压高反而使二者差值缩小，不利血液回流。从图 2－1－12 的不同的回心血量曲线还可以看出，相同的 CVP 完全可以存在不同的回心血量，目前临床上缺乏有效监测回心血量的方法。CVP 决定于有效循环血量与平均体循环系统顺应性的比值（V/C），可见把 CVP 作为扩容是否足够指标亦存在片面性。同理，肺毛细血管楔压（PCWP）的局限性亦相同。而且由于肺静脉压和顺应性受肺脏因素干扰更大。因此，把 PCWP 作为左室回心血量的指标更不可靠。CVP/PCWP 高可以是顺应性下降或血管外压力增加，相反降低可以是心室或血管壁张力不足。

了解腹腔循环单元的影响因素则有助于理解呼吸对静脉回流和心输出量的影响。总下腔静脉回流（IVC）由内脏和非内脏循环回流两部分组成。它们互相依赖。如吸气时膈下降，内脏的 IVC 增加。(但也有报道因经肝阻力增加使其下降，而肺内脏 IVC 增加)。内脏 IVC 来自肝和胃肠道，近年来认为：ARDS 和 sepsis 时，肝脏和胃肠道是受累的关键器官。膈下降时，随之的腹压增加，在不同血容量状态下，可引起 IVC 的不同变化。当高血容量时（相似于肺脏 2 区），膈下降使内脏和总 IVC 增加；低血容量时（相似肺脏 1 区），膈下降使非内脏 IVC 和总 IVC 下降，产生经膈肌两侧的静脉压差。高血容量的非内脏 IVC 暂时减少可以用内脏和非内脏的下游压增加（内脏 IVC 增加所致）解释。这种结果提示，从内脏和非内脏来的局部静脉回流是互相依赖的。通过组成下游血流，共同为循环和内环境所利用，以允许恒定的心脏回流。

二、呼吸对循环的影响

生理状态下循环和呼吸功能互相协调，维持氧合-氧运输功能平衡，这是在长期进化过程中获得的。病理时治疗目的是使呼吸和循环功能获得均衡支持。片面或过度的治疗则加重呼吸和循环功能失衡或恶性循环。

1. 胸内负压对左心功能的影响

以往只强调自主呼吸时胸腔负压使回心血量增加，对左室后负荷的影响是微不足道的。近年来发现，吸气性呼吸困难时，主动脉腔内压力与胸内压均下降，但后者下降的幅度更大，故跨膜压实际是升高的，从而导致左室后负荷升高及心输出量下降。休克、急性左心衰或气道梗阻时，呼吸困难使胸内压明显减低，可明显加重左室后负荷，进而导致肺水肿。当心肌功能受损或原已存在左向右分流的先天性心脏病时，胸内压下降引起左室后负荷增加的影响将尤为严重。此时 CPAP 的应用，可以减小或克服吸气相胸内压的负向摆动，进而减小左室后负荷。

2. 肺容量对肺血管阻力和右室功能的影响（见图 2－1－10）

肺血管阻力（PVR）是右室后负荷的主要决定因素，它取决于肺泡毛细血管（在肺实质性间质）及肺泡外血管（在血管周围间质）的综合阻力，且直接受肺容量的影响。肺容量增加或减少的两种极端变化均会导致 PVR 的增加。当肺内充气超过功能残气量（FRC）时，肺泡毛细血管床受挤压，PVR 增加。肺容量明显下降时则使肺泡外血管阻力增加。其机制是肺泡外血管床变得扭曲并趋向陷闭；终末气道萎陷，导致低氧性肺血管收缩。当循环、呼吸功能正常时，右室功能增加以维持肺血流量。休克、肺水肿或继发于肺疾患的肺高压和肺气肿时，肺容量的轻微增加即引起 PVR 明显升高，并引起肺循环障碍。

3. 肺容量改变对左室的间接影响

通气过程中，压力和容量的改变可独立地影响心室功能。一个心室的充盈也能影响另一心室的功能。自主吸气过强时右室容量增加可导致左室顺应性下降，进而影响左室充盈。机制为：其一，右室充盈引起室间隔左移，抑制舒张期左室的充盈。其二，吸气相右室容量增加可导致心脏周围压力升高，压力传递至左室抑制肺静脉回流。当胸内负压增大或扩容使右室容量急剧增加时，上述机制的作用就更明显，CPAP 的应用可部分地抵消此作用。

4. 其他

缺氧性肺高压、肺微循环淤血和渗漏性肺水肿对左右心功能前后负荷协调（匹配）有直接的影响。肺容量改变还对自主神经张力发生影响。

三、循环对呼吸的影响

传统观点是左右心泵功能障碍可直接影响肺循环，引起心源性肺水肿、呼吸功能障碍。近年来在循环对呼吸影响方面有了进一步认识，回心血量（注意区别于“循环血量”的概念）、左/右心室搏出量、肺血多少（或称“肺高压的程度和类型”）是循环影响呼吸功能的主要因素。

1. 引起循环对呼吸影响的临床情况

（1）儿科感染性休克：常合并心力衰竭（其中 60%为低排高阻，CO↓，SVR↑；20%为低排低阻，CO↓，SVR↓），有效循环血量不足，同时也常因急性肺损伤/ARDS、心源性肺水肿、气道梗阻等原因需要机械通气。

（2）各种先天性心脏病。这些患儿常发生循环系统的病理生理有：各种类型的肺动脉高压、先心体外循环（CPB）术后心肺功能受损、低心排综合征、导管依赖型先心病以及特殊的循环通路（如 Fontan 术后的右室功能消失）等。

（3）各种严重的创伤、手术或中枢神经系统感染合并急性颅内高压（如重症手足口病、EV71 感染）可引起神经源性肺水肿、肺出血和心源性、中枢性呼吸障碍。

（4）严重腹泻或出血等引起重度脱水或低血容量性休克。全身衰竭、呼吸肌疲劳、全心功能不全导致呼吸衰竭。

由于小儿呼吸和循环系统的肺循环阻力高、低氧性肺血管收缩反应强、功能残气量少、气道阻力高和心腔容积小、心脏代偿力弱等特点，循环功能障碍较成人更易导致肺衰竭或呼吸泵功能衰竭，因此，无创呼吸支持和机械通气的应用率远高于成人。具体机制有：

（1）小儿感染性休克导致呼吸功能障碍（呼衰或 ARDS）需要机械通气的机制有：肺氧合障碍（通气血流比例失调、肺顺应性下降），肺微循环 DIC 导致休克肺；低氧性肺动脉高压；呼吸肌灌注不足缺氧发生呼吸肌疲劳；心源性肺水肿或心源性哮喘（气道淤血水肿）。

（2）有效循环血量不足或低血容量性休克：引起呼吸困难，因胸腔负压加重进一步导致左右心室搏出量下降、通气血流比例失调等恶性循环。

（3）肺血多的先心病或肺栓塞：因左右心室搏出量下降，肺动脉高压恶化，发生静水压增高型的肺水肿或肺出血，或小气道黏膜层淤血水肿引起气道狭窄梗阻性通气障碍。恶性循环的机制是：肺动脉高压、右室后负荷增加并有舒张末压升高、室间隔左移使左室顺应性下降，左室充盈受限、左心搏出量下降、体循环障碍、回心血量下降、右室充盈血量下降、右室搏出量下降、肺淤血性肺动脉高压。

四、呼吸循环互相作用概念的临床应用

（1）机械通气初期给予足够血容量和应用血管活性药。有人提出保持适宜的高血容量和静脉张力状态，维持足够的回心血量。尤其是血行感染、感染性休克等本身处于相对低血容量状态时。

（2）根据心肺功能病理生理情况动态设定个体化的呼吸机参数和动脉血气的目标值。

1）先心病患儿需针对心脏血流动力学异常（分流方向、肺血多少、肺高压类型和严重度）设定机械通气策略。

2）左向右分流先心病：为避免肺血增多，可用适宜的允许性高碳酸血症，给予适宜的PEEP、保持轻度高碳酸血症和85%～90%的氧饱和度。并避免过度通气和过高氧分压。

3）动脉导管依赖型先心病：为使导管保持开放，体肺循环间血流量保持理想平衡，同样需避免过度氧合和碱血症等使肺血管阻力降低的因素，动脉血气的目标值是轻度酸血症状态。

4）混合性类型的肺动脉高压患者的机械通气要避免肺血管收缩、肺血管阻力增加、诱发肺高压加重。这些因素包括：低氧血症、高碳酸血症、酸血症、过高或过低的肺容量（见图2-1-10）。因此，机械通气策略是为了维持最佳肺容量和最佳功能残气量。可选择高频通气、一氧化氮吸入或两者同时应用。高频叠加常频通气也在实践中。

5）以右心功能障碍为主者，以降低右心负荷，即降低肺血管阻力为目标。机械通气策略也是最佳肺容量和最佳功能残气量。如常规通气时低潮气量、较快频率或选用高频振荡。早期撤机是最终目标。同时静脉或气道雾化吸入扩肺血管药物，前者如米力农、硝普钠、万艾可，后者如一氧化氮、伊诺前列素。

（3）重症感染或感染性休克早期伴呼吸困难（包括梗阻性/限制性肺功能障碍）的婴幼儿常有不同程度的左室功能不全，正压呼吸支持对心功能的影响决定于其利弊的综合结果。适宜的nCPAP具有心肺功能支持作用，可以作为重症感染婴幼儿的早期目标性治疗措施。但nCPAP的实施和管理（包括气道管理、喂养和护理）需要学习过程和组织管理规章制度的建立。对于气道梗阻性的呼吸困难者应用nCPAP必须在有经验上级医师指导和严密监护下实施，并随时评估疗效和考虑气管插管机械通气的时机。

要点提示

（1）传统的呼吸循环互相作用观点存在片面性：①过分强调正压通气对心脏的抑制作用；②对休克时循环系统结构和功能作了过分简单化的理解和分析；③对心肺功能同时受损时的主要矛盾及其相互转化频度观察和认识不足，有效治疗不能同步实施。

（2）近年来呼吸循环互相作用的观点有

1）胸内压和肺容量是影响呼吸循环的两个主要因素。

2）回心血量（注意区别于“循环血量”的概念）、左/右心室搏出量、肺血多少（或称

"肺高压的程度和类型"）是循环影响呼吸功能的主要因素。

（3）对重症患者的心肺功能支持必须动态、个体化进行。早期的无创呼吸功能支持和有效循环血量维持对心肺功能具有联合支持作用。

（陈贤楠）

参考文献

1. Robothanm JL. Cardio-respiratory interactions. //Rogers MC. Textbook of pediatric intensive care. 3nd ed，Williams & Wilkins，1996：369－397.
2. Miro AD，Pinsky MR. Cardiopulmonary interaction. //Fuhrman BP，Zimmerman JJ. Pediatric Critical Care. 2nd ed. Mosby，Inc St. Louis，1998：249－256.
3. Pinsky MR. Heart－Lung Interactions. 4th ed. 科学技术出版社，英文影印版.（Grenvik A. Textbook of Critical Care.）2001：1204－1221.
4. Sin DD，Logan AG，Fitzgerald FS，et al. Effect of CPAP on cardiovascular outcomes in heart failure patients with and without Cheyne－Stokes respiration. Circulation，2000，102：61－66.
5. 陈贤楠，何玺玉. 婴幼儿重症肺炎休克. 中国实用儿科杂志，2007，22（8）：575.
6. 陈贤楠，耿荣，李克华，等. 经鼻持续气道正压优先策略治疗肺血多先心病的临床研究. 实用儿科临床杂志，2003，18（4）：261－264.
7. Montner PK，Greene ER，Murata GH，et al. Hemodynamic effects of nasal and face mask continuous positive airway pressure. Am J Respir Crit Care Med，1994，149：1614－1618.

第二章 颅内高压和脑水肿

第一节 颅内高压与重症中枢神经系统感染

颅内高压（intracranial hypertension）指颅腔内压力增高，是由多种原因导致的一种临床综合征。颅内高压加重脑损伤或导致死亡的机制主要是脑灌注压（CPP）和脑血流量（CBF）降低引起大脑半球缺血缺氧性损害和颅内占位效应致使脑组织受压和机械变形。因此，密切监测颅内压（ICP）和脑功能状态，对于指导临床治疗具有重要意义。

（一）病因与发病机制

1. 脑水肿引起颅内高压

小儿颅内、外各种急性感染性疾病引起的脑水肿是导致颅内高压最常见原因。脑水肿是由于脑组织的水分含量增加引起的病理改变，脑细胞内液体蓄积称脑肿胀，脑细胞间隙游离液体蓄积称脑水肿，二者是同一病理过程的不同阶段，且可互为因果，后期常同时存在，统称为脑水肿。根据发病机制和病理特点，通常将脑水肿分为 3 种类型：

（1）血管源性脑水肿，主要是血脑屏障受损，毛细血管通透性增加，血浆蛋白和水分外溢，使细胞外液增加。

（2）细胞毒性脑水肿，主要由于脑组织缺血缺氧，钠-钾泵运转功能障碍，细胞内钠水潴留，致使细胞肿胀。

（3）间质性脑水肿，见于各种原因引起的脑积水，主要由于脑脊液分泌、吸收失调及循环障碍，使脑脊液过多地积聚于脑室所致。中枢神经系统感染以血管源性脑水肿为主，同时亦可伴有其他类型脑水肿。

2. 脑炎引起颅内高压

在儿童重症监护室内，常见的中枢神经系统感染性疾病有病毒性脑炎、细菌性脑膜炎及结核性脑膜炎（结脑），新型隐球菌性脑膜炎（隐脑）也时有发生，近年来肺炎支原体（MP）脑炎也越来越多地见诸报道。

（1）病毒性脑炎：国内外研究表明，肠道病毒是引起小儿中枢神经系统感染的第一位病原体。单纯疱疹病毒（HSV）感染虽然发生率低，但多引起脑炎，有较高的致残率和病死率。疱疹病毒家族其他成员，如水痘-带状疱疹病毒（VZV）、人巨细胞病毒（CMV）、EB病毒（EBV）、疱疹病毒 6 型（HHV－6）等有时也可以引起健康儿童的脑炎。各种虫媒病毒在某些地区仍危害较大，传播较广，如西尼罗病毒、各种马脑炎病毒和加利福尼亚病毒等。近几年在世界广大地区发生肠道病毒 71 型（EV－71）感染流行，部分病例神经系统受累，极少数并发神经源性肺水肿，并很快出现心肺衰竭而死亡。在 HIV 感染者、器官移植和肿瘤化疗患者中，CMV、EBV 和 HHV－6 引起的病毒性脑炎明显增多。

根据发病机制将病毒性脑炎分为急性病毒性脑炎和感染后脑脊髓膜炎（post－infectious

encephalopathy)。急性病毒性脑炎通常是病毒直接感染脑组织的神经细胞，产生细胞溶解，引起局部或弥漫性神经元丧失或灰质脱髓鞘改变。感染后脑脊髓膜炎表现为周围小静脉炎及其邻近部位白质脱髓鞘改变的一种自身免疫性疾病，其轴突脱髓鞘改变明显而神经元常保存完好，一般在婴儿期很少见，属于变态反应性脑炎。此外，血管内皮细胞损伤在病毒性脑炎的发生发展过程中也发挥重要作用。血管内皮细胞损伤既可导致血管壁通透性增高甚至血管破裂，进而发生脑出血，又可导致血管腔狭窄、脑血栓形成及脑软化。以上机制共同导致脑水肿、颅内压增高。

（2）细菌性脑膜炎：目前国内尚缺乏小儿细菌性脑膜炎发病情况的大规模流行病学资料。在美国，新生儿细菌性脑膜炎的主要病原菌是B群链球菌（GBS）和革兰氏阴性肠杆菌。自2002年美国CDC制定了产时应用抗生素预防GBS治疗方案以来，新生儿早期GBS感染减少了2/3。在发展中国家，革兰氏阴性肠杆菌和金黄色葡萄球菌是新生儿主要致病菌。随着B型嗜血流感杆菌（Hib）疫苗在一些发达国家的推广应用，Hib脑膜炎的发病率减少了99%。肺炎链球菌脑膜炎主要发生在2岁以下小儿，自2000年美国批准接种一种7价肺炎链球菌疫苗后，肺炎链球菌引起的侵袭性感染减少了90%。引起侵袭性感染的脑膜炎萘瑟菌主要是血清型A，尤其是在非洲撒哈拉周边地区。在美国，以血清型B、C、Y和W-135为主，而英国血清型C占优势。萘瑟菌脑膜炎以1岁以下婴儿发病率最高，第2个发病高峰在15～17岁。但在世界范围内，肺炎链球菌、脑膜炎萘瑟菌和Hib仍然是细菌性脑膜炎最主要的致病菌。

目前认为细菌性脑膜炎的发病机制，主要与细菌产物（如革兰阴性菌的脂多糖、革兰阳性菌的肽聚糖等）诱发强烈的炎症反应有关。随着中性粒细胞侵入，血脑屏障遭到破坏，导致蛋白水解酶分解产物和氧自由基释放，进而发生脑水肿和颅内高压、神经元损害和死亡。细菌性脑膜炎常发生硬膜下积液或积脓、脑室膜炎及脑积水等并发症，从而加重颅内高压。

（3）结核性脑膜炎：2003年WHO的资料显示，全球结核感染率正在以每年0.4%速度递增。儿童由原发结核感染发展为结脑的危险性高于成人，未经治疗的原发感染约0.3%发展成为结核性脑膜炎。在发展中国家结核性脑膜炎的发病率达7%～12%。结核性脑膜炎主要见于1～5岁儿童，常于结核原发感染1年内发生，尤其在初次感染结核的3～6个月内，冬春季发病较多。其病死率为4%～60%，而幸存者20%～30%留有永久性神经系统后遗症。国内尚无结脑相关统计数据公布。

结核性脑膜炎的主要病理改变为颅底脑膜炎症，脑实质病变有脑水肿、结核结节和结核球。常伴闭塞性动脉内膜炎，引起脑梗死和脑软化。炎症侵犯脑室内脉络丛和室管膜引起室管膜炎使脑脊液分泌增加，发生交通性脑积水。当脑脊液循环通路阻塞如颅底炎症粘连和干酪样物质堵塞基底池则导致梗阻性脑积水。因此，结核性脑膜炎时颅内高压的成因包括脑水肿、占位及梗阻等多种因素。

（4）新型隐球菌性脑膜炎：据估计，新型隐球菌性脑膜炎（隐脑）的发病率在正常人群为0.15%，AIDS患者高达6.5%。在美国大约有5%～10%的AIDS患者发生隐脑，而在一些发展中国家，AIDS患者隐脑的发病率更高，如印度为25.64%。在我国，隐脑以散发、非AIDS人群为主，但已有AIDS与隐球菌病伴发的报道。传统的分类方法是根据新型隐球菌荚膜多糖的抗原性，将其分为A、B、C、D、AD5个血清型。血清型A和D占AIDS患者新型隐球菌感染的98%，而血清型B和C主要感染免疫功能正常的个体。在我国临床分离的菌株约 80%属 A 型，B 型和 D 型分别约占 15%和 5%，尚无 C 型报道。隐球菌感染中枢神经系统的主要病理改变是脑膜炎、脑膜脑炎、肉芽肿和血管炎等，其中脑膜炎最常见，可伴有脑组织充血、水肿，从而导致颅压增高。

（5）肺炎支原体脑炎：MP 感染占社区获得性肺炎的 7%～30%，学龄儿童为高发期。在因 MP 感染住院的患者中，大约 5%发生中枢或外周神经系统并发症，其中以 MP 脑炎最为常见。MP 感染导致 CNS 损害的发病机制尚未完全阐明，目前主要有 3 种学说：MP 直接侵袭、自身免疫反应及神经毒素作用。

（二）颅内高压的临床表现与分期

1. 代偿期

一般情况下，颅内约有 8%～11%的代偿容积，从而使颅腔具有一定的顺应性。当颅内容积开始增加时，脑脊液从颅腔内挤入蛛网膜下腔，血液从扩张的脑静脉挤出颅腔，此时颅内顺应性良好，颅内压波动在正常范围内，临床上不出现症状。

2. 早期

颅内容积失代偿时，颅内压增高，脑血流量减少，脑组织缺血缺氧，临床上出现 3 个典型症状：头痛、呕吐、视乳头水肿。但小儿常不明显。由于展神经在颅底走行较长，极易受到颅内压增高的损伤，出现单侧或双侧展神经麻痹，早期表现为复视。

3. 高峰期

在此阶段，不仅头痛、呕吐加重，而且出现意识障碍。此期另一重要的临床表现是 Cushing 征：心跳减慢、呼吸减慢和血压增高。Cushing 征是机体总动员和积极代偿的结果。高峰期是救治的关键，如果不能控制发展，则脑干功能衰竭，进入晚期。

4. 晚期

此时颅内压增高造成的脑损伤难以逆转，临床表现为深昏迷、瞳孔不等大或扩大、去大脑强直、心率加快、血压下降、呼吸不规则或暂停，最终呼吸、心跳停止。

在颅内高压晚期可能伴随脑疝的发生，换言之，正是由于脑疝的形成致使脑损伤难以逆转。脑疝系指脑实质受挤压离开原有间隙，位置发生改变的病理状态。嵌顿时则发生颅内高压危象。常见的有小脑幕切迹疝与枕骨大孔疝。

（1）小脑幕切迹疝：小脑幕将小脑与大脑枕、颞叶分开。其前缘游离与蝶鞍斜坡构成裂孔，脑干与动眼神经由此通过。由于脑干及大脑下移，颞叶内侧海马沟回疝入此裂孔，表现中脑受压症状。因动眼神经受累，病侧瞳孔先缩小后扩大，对光反应迟钝或消失，眼睑下垂。对侧肢体呈中枢性瘫痪。由于脑干受压，还可出现中枢性呼吸衰竭，意识障碍加重，继而心率、血压不稳定。小脑幕附近颞叶占位性病变最易发生这类脑疝，此时颅内压增高可不严重。

（2）枕骨大孔疝：当颅内压过高使脑干下移时，小脑扁桃体首先被挤入枕骨大孔，继而压迫延髓，此时患儿昏迷迅速加深，双侧瞳孔散大，光反应消失，眼球固定，常因中枢性呼吸衰竭而呼吸骤停。幕上占位性病变所致枕骨大孔疝多发生在小脑幕切迹疝之后。但若疾病发展迅速，可观察不到小脑幕切迹疝的表现，即突然发现患儿双侧瞳孔散大，呼吸停止。幕下占位性病变易造成枕骨大孔疝，而不并发小脑幕切迹疝。

（三）常见中枢神经系统感染的临床特点

1. 病毒性脑炎

肠道病毒性脑炎以轻症为多，单纯疱疹病毒性脑炎（HSE）病情危重，病死率高，后遗症严重。急性或亚急性起病，数日或2周内症状达高峰，有明显脑实质损害的表现，如意识障碍、精神行为异常、运动障碍和惊厥发作等。部分患儿很快出现去皮层状态或去大脑强直。惊厥发作多见于婴幼儿。主要体征有锥体束征阳性、肢体瘫痪、肌张力增强、腱反射亢进、病理征阳性。部分患儿以锥体外系损害为主。颅神经损害表现为面瘫、吞咽困难、咽反射亢进（皮质脑干束受损）。有多组颅神经受损伴肢体瘫痪时应注意脑干脑炎。有共济失调、眼震及语言障碍者，提示小脑炎。

2. 细菌性脑膜炎

细菌性脑膜炎的临床表现在很大程度上取决于患儿的年龄。有发热、颈项强直和意识状态改变者不足50%，仅有5%的成人患者kernig征及Brudzinski征阳性，儿科患者更缺乏这些典型表现。脑膜刺激征阳性者只占1/3。有1/3的患儿以抽搐为首发症状。与萘瑟菌脑膜炎相比，小儿肺炎链球菌和Hib脑膜炎抽搐更多见。而皮肤瘀斑和紫癜常见于萘瑟菌脑膜炎患儿。婴儿细菌性脑膜炎的临床症状更加隐匿，仅表现为发热、激惹、嗜睡和喂养困难，体征有发热、呼吸暂停、抽搐、囟门膨隆和皮疹等。

3. 结核性脑膜炎（结脑）

尽管小儿结脑早期特异的临床征象较少，但可通过以下几个方面寻找诊断线索：①小儿结核多有结核病接触史，年龄越小接触史越易问出。学龄前儿童约1/3有结核病接触史。42%～70%的结脑患儿的家庭成员有结核病接触史。50%结脑患儿有结核病史。②结脑前驱症状有发热、间断头痛、呕吐及性情改变等。如果头痛5～7d以上，作腰穿有助于结脑诊断。③结脑患者脑膜受累明显，纤维蛋白渗出较多者可出现局灶性神经体征，多为单侧脑神经麻痹，偶为双侧。最易受累的是第Ⅵ对脑神经，其次为第Ⅲ、Ⅳ、Ⅶ对脑神经。④儿童结核过敏现象为疱疹性角膜结膜炎和结节性红斑。血行播散者有皮肤丘疹坏死性结核疹。⑤眼底检查有时可发现视网膜结节，此种结节的出现明确提示结核菌感染。⑥易发生梗阻性脑积水。

4. 新型隐球菌性脑膜炎

大多呈亚急性或慢性起病，颅内压进行性增高为其突出临床特点。头痛为最常见的症状，其次是发热，其他症状有呕吐、乏力、消瘦等。小儿抽搐较成人多见，意识障碍多见，且有逐渐加重的趋势。可伴有精神症状。由于有严重脑底脑膜炎，常有多组脑神经麻痹征。有脑肉芽肿和囊肿形成者可表现占位性病变征和神经定位表现。有时发生梗阻性脑积水。未经治疗者常在2个月左右死亡。

5. 肺炎支原体脑炎

在发病前2～3周常有呼吸道感染或流感样前驱症状，临床主要表现为发热、恶心呕吐、头痛、肢体瘫痪、意识障碍及抽搐等，脑膜刺激征可呈阳性，但都缺乏特异性。MP脑炎的预后比除HSV以外的其他病原体导致的脑炎更差。有文献报道，脑脊液细胞计数和蛋白质浓度升高显著者及年长儿童与不良预后有关。

（四）实验室检查

1. 病毒性脑炎

（1）病毒分离 从不同临床标本中分离病毒，可提供直接的病原学证据，长期以来曾被认为是病毒病原学诊断的金标准。但传统的细胞培养和病毒分离方法无助于临床早期诊断，且敏感性低。

（2）免疫学方法 病毒抗原检测的敏感性低，逐渐被敏感性高的分子生物学方法取代。应用酶联免疫吸附试验（ELISA）检测脑脊液中抗体 IgM 或 IgG 可以诊断大多数重要病毒。在起病后第 10 天可以检测到脑脊液中的 HSV1 抗体，其敏感性为 50%，可以用作回顾性诊断。用 ELISA 检测日本脑炎患者 CSF 中 IgM 具有较高的敏感性和特异性。脑脊液抗体检测对虫媒病毒脑炎的回顾性诊断有一定价值。

（3）病毒核酸检测 自 20 世纪 90 年代后已取代脑穿刺成为实验室诊断 HSE 的金标准，特别是套式 PCR 能够在发病早期监测到微量病毒 DNA。应用阿昔洛韦治疗较长一段时间后，仍有 1/3 的病例 PCR 检测呈阳性。由于应用 PCR 检测 HSV 有假阴性的可能，24～48h 后要复查一次，即使仍呈阴性，只要临床征象支持 HSE 诊断，阿昔洛韦治疗就要持续 10d。PCR 检测 CMV 的敏感性可达 95%，而特异性只有 79%。实时 PCR（RT－PCR）检测肠道病毒，敏感性为 86%～100%，特异性为 92%～100%，其敏感性高于病毒培养。PCR 不仅用于早期诊断，还可监测患者对抗病毒药物的反应。

2. 细菌性脑膜炎

革兰染色涂片检测细菌的低限为 10^5 CFU/ml。未经治疗的患者，80%～90%革兰染色涂片阳性。除非怀疑厌氧菌等少数病原菌外，应用琼脂平板培养基比液态培养基更好。不推荐常规使用肉汤培养，因为生长的细菌通常为污染所致。

除 G^- 肠杆菌脑膜炎外，一旦开始应用抗生素治疗，脑脊液培养细菌数量很快减少。即使应用适当的抗生素治疗，脑脊液中白细胞、糖和蛋白浓度异常仍持续存在数日。有作者推荐，对于腰穿时已经接受抗生素治疗而又怀疑细菌性脑膜炎的患儿，可使用乳胶凝集试验检测细菌荚膜抗原。更加敏感的诊断技术，如应用 PCR 检测 16S rRNA 基因扩增产物，或许有助于已使用过抗生素者的诊断。与细菌培养比较，应用广谱 PCR 技术同时检测多种病原菌的敏感性为 86%，特异性为 97%。实时 PCR 技术更加敏感。

3. 结核性脑膜炎

结脑患儿脑脊液中结核分枝杆菌水平很低，平均为 10×10^3/L。为提高脑脊液涂片阳性率，可将标本表面薄膜送检，或将多量脑脊液高速（3000r/min）离心 30min，沉淀物涂片染色，于显微镜下仔细查找。传统的结核杆菌培养方法阳性率不高，且需要 4～6 周的时间，对结脑的早期诊断意义不大。应用全自动液体培养系统，阳性率可达 40%～70%，培养时间缩短至 1～3 周，且操作简便，但试剂较昂贵，短期难以推广。

应用 PCR 技术诊断结脑的敏感性和特异性分别为 60%～83%和 98%～100%。实时 PCR 较传统 PCR 敏感性更高，速度更快，但尚不能可靠地应用于结脑的临床诊断。尽管细菌学检查可能优于分子生物学检测，但后者对于已经应用过抗结核药物治疗的患者依然敏感。

4. 新型隐球菌性脑膜炎

（1）特异性免疫学检测 隐球菌抗原检测的常用方法是乳胶凝集试验和酶免疫法，二者的敏感性和特异性都在90%以上。也可应用ELISA和放射免疫法。于病程1～3周后，血液和脑脊液中可检出特异性抗体。治愈数月甚至数年后抗体可阴转，复阳提示复发，持续阳性通常提示病情无好转。本病与结脑无交叉免疫性，有利于鉴别。

（2）脑脊液致病菌检测 隐脑诊断主要依赖于脑脊液墨汁涂片和真菌培养。50%以上HIV阴性患者通过脑脊液墨汁涂片确诊，而AIDS病例通过该法确诊者超过90%。白细胞、脂肪滴、组织细胞和髓小球（myelin globules）等可能与新型隐球菌相混淆造成假阳性结果。真菌培养有时生长很慢，需要4周，有条件时还要作真菌药物敏感试验。

5. 肺炎支原体脑炎

（1）血清学检测 补体结合试验在很长一段时期内是MP血清学检测的金标准，但缺乏特异性和敏感性，更重要的是与细菌性脑膜炎存在交叉反应。

（2）病原体直接测定 直接检测脑脊液中MP可以明确诊断，但阴性结果亦不排除MP脑炎。由于敏感性高，核酸扩增技术（如实时PCR）已基本取代MP培养、ELISA法抗原测定、核酸杂交及免疫过氧化物酶染色。

（五）监测

1. 临床监测

（1）神经系统：意识、瞳孔、肢体运动、感觉和各种反射。

（2）循环功能：心率、心律、动脉压、中心静脉压和心电图。

（3）呼吸系统：呼吸频率、节律、呼吸幅度、呼吸形式及血气分析。

（4）体温调节功能监测。

2. ICP颅内压（ICP）监测

（1）有创性监测技术

1）直接测压法：将光导纤维传感器直接插入硬膜外腔、硬膜下腔、蛛网膜下腔、额叶皮质和脑室探测ICP。有创性ICP监测最常见的并发症是感染或出血。

2）腰椎穿刺测压法：必须注意颅内压明显增高时，腰穿有导致脑疝的危险，应先用甘露醇，半小时后再穿刺测压以确保安全，但必然影响结果。当怀疑颅内占位性病变时，腰穿是绝对禁止的。

（2）无创性监测技术

1）前囟测压：此法适用于囟门未闭的婴幼儿。

2）鼓膜移位法：在耳迷路导管开放的情况下，鼓膜周围的淋巴液压力直接反映颅内脑脊液的压力。通过ICP改变时鼓膜移位值与正常鼓膜移位值之差可估算ICP值。

3）视神经鞘直径测定：颅内压升高可直接影响视神经周围间隙，导致视神经直径增大。经眶超声检查可以安全地测定视神经直径，达到快速诊断颅内高压的目的。

颅内压正常值各家报告不一，依测压条件以及测压时小儿状态而异。新生儿10～20mmH_2O，婴儿30～80mmH_2O，幼儿40～150mmH_2O，年长儿60～180mmH_2O。一般认为颅压150～270mmH_2O为轻度增高，270～540mmH_2O为中度增高，大于540mmH_2O为重度增高。

3. 脑电生理监测

（1）脑电图（EEG）EEG是反映大脑功能状态的指标，敏感性高，但特异性差。

1）急性脑炎

a. 急性期：根据病期不同，EEG 改变可分 3 个阶段：①α 波消失期：主要表现为 α 波逐渐减少，频率变慢，最后由 6～7Hzθ 波所代替。②θ 波期：4～7Hzθ 波先出现于顶、中央区，以后扩散到其他各区。③δ 波期：主要表现为多形性高波幅 δ 波，先出现于额部，以后扩散到顶、中央区，最后呈广泛性 δ 波。急性期有癫痫发作者，脑电图常出现阵发性或连续性棘波、棘-慢复合波。

b. 极期：在广泛性慢波的基础上出现平坦波，或为爆发性抑制电活动，可伴有尖波。

c. 恢复期：δ 波减少，θ 波增多，最后出现 α 波。

d. 后遗症期：大多数患者经治疗完全恢复，部分患者遗留有癫痫发作及肢体运动障碍，前者 EEG 可见尖波、棘波、尖-慢复合波及棘-慢复合波，后者在 EEG 上出现广泛性或局限性慢波。

HSE 的 EEG 改变：①非特异性改变，表现为广泛性慢活动。②特异性改变，表现为 α 波消失，周期性出现异常脑波，常在低波幅慢波上重叠周期性尖波，或表现为高波幅慢波发放，每 1～5 秒发放一次，这种周期性异常脑波常呈局限性出现，以额、颞区为多见，有时则在后头部，多在发病后 2～15d 出现，以后不管病情有无改善，均可自行消失。

2）细菌性脑膜炎：EEG 异常改变与病情轻重程度有关，急性期病情较轻者，EEG 可以正常或轻度异常，而严重病例可呈广泛性 δ 波或 θ 波活动。当合并脑脓肿时，可在广泛性异常的基础上有局灶性 δ 波。临床有惊厥发作者，可有尖波、尖慢波发放。

3）结核性脑膜炎：在急性期及病情较重者显示非特异性广泛性 θ 波或 δ 波。临床上有惊厥时，可有痫样放电。若病情严重颅内压增高，可见广泛性高幅 0.5～3Hzδ 波活动，随着病情好转，慢波减少，快波增加。若伴有结核瘤或局限性结核性蛛网膜粘连，EEG 上可见局限性改变。

Young 等提出的新 EEG 分级标准将脑波图形分为六级：Ⅰ级为 δ 波或 θ 波＞50％的记录（非 θ 昏迷），Ⅰa 有反应性，Ⅰb 无反应性。Ⅱ级为三相波昏迷。Ⅲ级为暴发-抑制，Ⅲa 有癫痫样活动，Ⅲb 无癫痫样活动。Ⅳ级为 α 昏迷或 θ 昏迷或纺锤波昏迷（无反应性）。Ⅴ级为癫痫样活动（非暴发-抑制模式），Ⅴa 为广泛性，Ⅴb 为局灶性或多发性。Ⅵ级为抑制，Ⅵa＜20μV 但＞10μV，Ⅵb＜10μV。

（2）诱发电位：可分为闪光视觉诱发电位（f-VEP）、脑干听觉诱发电位（BAEP）和体感诱发电位（SSEP）。

1）f-VEP：反映视网膜到视皮质视通路的完整性。当 ICP 升高时，电信号在脑内传导速度减慢，应用 ICP 与 N_2 波峰潜伏期的函数关系，可计算出 ICP 值。

2）BAEP：可精确地反映脑干电生理活动。有研究发现，当 ICP＞15mmHg 时，BAEP 异常率明显增加，波Ⅴ潜伏期明显延长，随着治疗后 ICP 下降，BAEP 也随之好转。现已证实 BAEP 波Ⅴ潜伏期延长提示脑疝已发生，且早于瞳孔的变化。

3）SSEP：主要用于昏迷患者预后判断，而且与昏迷病因相关性较好。

4. 脑血流监测

经颅多普勒（TCD）检测包括参数和频谱两个方面。应用 TCD 测定相关脑血流动力学参数，然后，通过回归方程可以计算出预测颅内压值（ICPe）和预测脑灌注压值（CPPe）。ICPe、CPPe 与实测 ICP、CPP 有很好的相关性。

TCD频谱的改变可反映ICP变化：

（1）ICP轻度升高时，频谱的收缩峰尖锐，舒张期末流速值（Vd）明显减慢，波动性显著增加，形成阻力图形。

（2）ICP接近舒张压（DBP）时，舒张期开始部分和舒张期末的频谱消失。

（3）ICP与DBP基本相同时，舒张期血流消失，仅留下尖锐的收缩峰，形成收缩峰图形。

（4）ICP继续升高至SBP和DBP之间时，脑血流在收缩期流入，舒张期流出，形成舒张期反向血流，提示血管自动调节功能已完全丧失，患者多数死亡。

（5）ICP接近SBP时，TCD表现为收缩峰，直至脑血流停止。

5. 脑代谢监测

（1）微透析导管：可全面分析脑组织底物的利用、组织的氧化还原状态、细胞膜甘油磷酸脂的降解和细胞外兴奋性氨基酸的聚集，对于判断脑组织代谢状态和指导临床治疗都有很大的帮助。

（2）颈静脉血氧饱和度测定（$SjvO_2$）：颈静脉球部的血液大部分来自大脑半球，临床上以$SjvO_2$代替脑静脉血氧饱和度。正常的$SjvO_2$在54%～75%，大于75%意味着脑氧供或CBF增多；小于50%说明脑氧供或CBF相对减少；若小于40%则可能存在全脑缺血缺氧。

（3）近红外光谱分析（NIRS）：通过检测脑内氧合血红蛋白（HbO_2）和还原血红蛋白（HbD）浓度，了解脑组织氧合状态，并且可以推算出CBF和脑血容量（CBV）。

6. 脑损伤生化标志物监测

研究证明神经元特异性烯醇化酶（NSE）和S-100蛋白与缺氧缺血性脑损伤及不良神经学预后相关。

7. 影像学监测

（1）CT与MRI

1）病毒性脑炎影像表现多种多样，且多数缺乏特异性。病毒感染时趋向于弥漫性脑实质受累，CT平扫表现为散在的片状低密度影，边界模糊。MRI常规扫描表现为长T_1、长T_2异常信号影，病灶大时占位效应明显。

HSE影像学表现具有一定特征性，病变主要以颞叶、额叶为中心，可延伸至额叶深部和枕叶，双侧发病多见；单纯累及枕叶少见。CT平扫为边界模糊的低密度影；MRI上呈长T_1、长T_2异常信号。影像学检查病灶坏死、出血及脑回样强化多见，特征性改变为病变至豆状核外侧突然移行为正常，豆状核不受累。病变晚期出现脑萎缩及脑软化等表现。

2）细菌性脑膜炎早期或轻型，CT可无异常发现，若感染持续，CT平扫显示基底池、纵裂池和蛛网膜下腔密度轻度增加，原因是脑膜血管增生、炎性渗出。可显示脑室变小，蛛网膜下腔消失，可能是脑皮质充血和白质水肿引起弥漫性脑肿胀。静脉注射造影剂后，脑膜和脑皮质可以有异常的带状或脑回样强化。MRI也有类似的强化现象。CT和MRI检查还有助于发现细菌性脑膜炎的合并症和后遗症，如脑脓肿、硬膜下积脓、硬膜外积脓及脑积水等。

3）结脑CT平扫可以发现脑积水造成的脑室扩张和脑室旁软化灶，以及结核性血管内膜炎引起缺血性脑梗死而出现的软化灶，低密度区提示存在缺血性脑梗死；增强扫描可见脑膜强化，最常见于基底池、大脑侧裂及脑干周围。但是这些改变并非结脑的特征表现。MRI

增强扫描比 CT 更敏感，T_1WI 上基底池信号增高，T_2WI 上信号更高，但与脑脊液不同，可见明显强化。

4）隐脑急性期 CT 及 MRI 主要表现为脑水肿，侵及脑膜引起脑表面、脑沟、脑底池区脑膜增厚增强，并发现轻度脑积水。亚急性期形成多灶胶状假囊，CT 表现为斑点状边缘模糊的非强化略低密度区。在 MRI 的 T_1WI 表现为略低或等信号，T_2WI 呈高信号，周围无水肿，有轻度增强，是隐脑神经影像学特征之一。脑膜炎型脑积水程度加重。慢性期可见颅内单发、多发圆形、椭圆形及片状等、略高或低密度块片状影，病灶周围有水肿，可有互相融合；MRI T_1WI 表现为低信号区，T_2WI 呈低或等信号，可伴有脑室、脑池受压等占位表现。增强扫描观察到多发小结节型增强的隐球菌瘤，其病史多在 2～3 个月以上。

5）MP 脑炎由于炎性水肿、脱髓鞘病变均伴随水分增加，MRI 表现为 T_2WI 高信号，T_1WI 低信号（即长 T_1、长 T_2 信号）。脱髓鞘病变 MRI 多表现为白质内散在斑片状高信号，脑水肿 MRI 多为弥散性高信号，严重者灰质出现脑回状高信号。

6）脑水肿与颅内高压：CT 扫描脑水肿呈异常的低密度信号，弥漫性脑水肿灰白质连接处消失，豆状核难以辨认，脑沟、脑岛和脑池模糊不清。脑水肿在 MRI 上显示 T_1W 低密度信号、T_2W 和水抑制图像（FLAIR）高密度信号。MRI 可以更清晰地显示水肿的分布。弥散成像可鉴别脑水肿类型，血管源性弥散系数低，细胞毒性弥散系数高。颅内高压在普通 X 线上表现为颅缝裂开，颅骨床形侵蚀，现使用 CT 可检查到这些征象。在颅内高压急性期，基底池和穹隆沟消失。CT 和 MRI 可以发现致使颅内高压的原发病，如脑积水和脑肿瘤。

（2）单光子发射计算机断层显像（SPECT）：由于显影剂进入脑组织的量与局部 CBF（rCBF）和脑细胞的代谢功能成正比，经过断层成像得到脑组织各个层面的影像后，可据此进行 CBF 定量测定及代谢研究。

（3）正电子发射计算机断层显像（PET）：PET 是显示脑功能的图像，能够观察脑功能的各个方面，如脑血流量、脑耗氧量、脑局部糖酵解率以及脑细胞受体的位置、密度及分布，从而了解脑组织的功能状态、高级神经活动过程以及行为和感觉变化。

（六）治疗

近年来，在处理颅内高压时，更加强调维持适当的 CPP 以保证脑灌注及能量供应的重要性。有研究发现，中枢神经系统感染并发颅内高压患儿，以维持 CPP 为目标的治疗可使患儿病死率明显降低。

1. 病因治疗

（1）病毒性脑炎

抗病毒药物：①阿昔洛韦（ACV）治疗 HSE 的推荐方案是应用 ACV 30mg/(kg·d)，连用 14～21d。婴儿 HSE 使用 ACV 40～60mg/(kg·d)，用药 3 周。临床拟诊 HSE 时，就可以开始 ACV 经验性治疗，直到应用 PCR 检测到脑脊液中病毒核酸明确诊断。有作者推荐一个疗程结束后应复查脑脊液，如果 HSV PCR 仍然呈阳性可继续应用 ACV 治疗。ACV 无效者改用阿糖腺苷。②更昔洛韦（GCV）能对抗所有的疱疹病毒，对 CMV 有较强抑制作用。GCV 与膦甲酸是目前治疗 CMV 感染的常用药，有效率均＜80%。③Pleconaril 是一种新型的抗微小核糖酸病毒药，在临床实验中对肠道病毒性脑膜脑炎具有较好的疗效。

糖皮质激素的应用：HSE偶尔并发严重血管源性脑水肿，此时可使用大剂量糖皮质激素。VZV脑炎是使用糖皮质激素的明确适应证。对意识障碍进行性加重的急性病毒性脑炎，应用甲泼尼龙冲击有一定疗效。甲泼尼龙冲击疗法单独或联合血浆置换，通常被推荐应用于急性播散性脑脊髓炎的治疗。

（2）细菌性脑膜炎

1）经验性治疗：治疗方案应覆盖大多数可能的致病菌。对于2～3周的新生儿，通常将氨苄青霉素联合氨基糖苷类或头孢噻肟作为最初的经验性治疗。对新生儿后期发生的脑膜炎，治疗方案中应包括具有抗葡萄球菌作用的抗生素，如萘夫西林或万古霉素加上头孢噻肟或头孢他啶，同时可联合或不联合氨基糖苷类。在病情需要使用氨基糖苷类药物时，应权衡利弊。

在美国感染性疾病协会推荐的细菌性脑膜炎治疗推荐方案中，对于1个月以上小儿，推荐万古霉素联合第三代头孢菌素（头孢曲松或头孢噻肟）作为最初治疗方案。对于具有诱发因素者，如颅脑穿通外伤、神经外科手术或脑脊液分流术，经验性治疗方案为万古霉素联合头孢吡肟或头孢他啶或美罗培南。颅底骨折患者，万古霉素联合头孢曲松或头孢噻肟通常能提供足够的治疗。

2）病原菌特异性治疗：肺炎链球菌或脑膜炎萘瑟菌菌株对青霉素或氨苄青霉素敏感（MIC $\leqslant$0.06μg/ml），因此二者仍然是标准的治疗用药，而第三代头孢菌素可作为最合适的替换药物。对青霉素不敏感（MIC$\geqslant$0.1μg/ml），而对头孢菌素敏感（MIC$\leqslant$0.5μg/ml）的菌株，有使用第三代头孢菌素的指征。对青霉素不敏感，而第三代头孢菌素的MIC$\geqslant$1μg/ml的菌株，必须使用万古霉素加第三代头孢菌素，甚至可以考虑联用利福平。对青霉素中度耐药（MIC 0.1～1μg/ml）的肺炎链球菌感染，头孢吡肟和美罗培南作为备选药物。对青霉素或头孢菌素耐药的菌株，氟喹诺酮类如gatifloxacin或moxifloxacin是有效的替代药物，但在我国儿童使用该类药物受到限制，选用时要权衡其利弊。

3）抗生素使用疗程：用药时间长短要个体化，有并发症者要延长用药时间。萘瑟菌脑膜炎通常治疗4～7d，嗜血流感杆菌脑膜炎7～10d，肺炎链球菌脑膜炎10～14d。新生儿GBS脑膜炎建议抗感染治疗14～21d；产单核细胞李斯特菌脑膜炎治疗10～14d；革兰阴性肠杆菌脑膜炎至少治疗3周。新生儿脑膜炎合并颅内并发症者，是否需要延长治疗时间或外科干预，可通过神经影像学检查（颅脑CT或MRI）来决定。

（3）结核性脑膜炎

治疗原则可以概括为早期、联合、规则、足量、全程，其中以联合和规则用药最为重要。应当选用能够透过血脑屏障的抗结核药物，以达到有效的药物浓度，杀灭细胞内外的病原体。异烟肼（INH）和利福平（RFP）是主要药物，但对中枢神经系统感染，不可仅用此2种药物。吡嗪酰胺（PZA）具有良好的血脑屏障通透性，而且可作用于细胞内、外的结核分枝杆菌，故在治疗的强化期应选用PZA。

根据WHO推荐的结脑治疗方案，先以INH、RFP、PZA和乙胺丁醇（EMB）联合应用2个月，而后应用异烟肼和利福平维持治疗10个月，在维持治疗的前2个月，可每2～3周加用链霉素（SM）或EMB。我国目前多采用SM、INH、RFP和PZA四联治疗。其中INH为主要的药物，整个疗程自始至终应用，脑脊液正常后应用不少于半年。整个疗程9～12个月，即3SHRZ/3～6HR/3HR。

鞘内注射抗结核药物目前已基本不用，偶用于严重的晚期患儿。剂量为每次 INH 20～50mg，可与鞘内注射激素同时或隔日交替应用。2～4 周为 1 疗程。

结核性脑积水与患儿预后相关，且常为死亡原因，故及早控制非常重要。对脑积水的治疗除常规降颅压、使用激素外，可采用以下措施。

1）乙酰唑胺：为碳酸酐酶抑制剂，具有抑制脑室脉络丛中碳酸酐酶的作用，从而使脑脊液生成减少，降低颅压。

2）侧脑室引流：适用于急性脑积水用其他降颅压措施无效，或疑有脑疝形成时。持续引流时间 1～3 周，一般作 1～2 次引流即可控制，引流量每天可为 50～200ml。对慢性进行性脑积水侧脑室引流只可起到缓解症状的作用，难以根本解决问题。

3）分流手术：颅底脑膜粘连梗阻致发生梗阻性脑积水时，在抗结核药物治疗完成、炎症已控制的情况下，可考虑采用脑室脑池分流术、脑室-腹腔引流术。

4）神经内镜治疗：应用神经内镜行第 3 脑室底造瘘术（ETV）是目前公认的治疗梗阻性脑积水的首选方法。

（4）新型隐球菌性脑膜炎

2000 年美国真菌治疗协作组制定的隐球菌病诊治指南中将隐脑治疗分为 3 个阶段：①诱导：首选两性霉素 B 0.7～1mg/(kg·d) 联合 5-氟胞嘧啶 100mg/(kg·d) 诱导治疗 2 周。②巩固：改用氟康唑 400mg/d，巩固治疗 10 周以上；③维持：氟康唑 200～400mg/d，长期维持治疗。维持治疗主要是针对 AIDS 或器官移植等严重免疫低下患者，因其免疫缺陷而需长期（6～12 月）用药，甚至终生治疗。儿童隐脑的处理原则主要参照上述成人治疗方案。对于一些难治性隐脑，采用两性霉素 B 静脉滴注联合鞘内注射。隐脑多有颅内压增高，且与早期病死率密切相关，因此，有效降低颅内高压非常重要。

（5）肺炎支原体脑炎

MP 脑炎的治疗主要包括抗感染和免疫功能调节。对 MP 有效的抗生素主要包括四环素类、大环内酯类和氟喹诺酮类。对于耐大环内酯类抗生素的 MP 菌株，可应用氟喹诺酮类药物。从目前有限的病例报道和小样本的系列观察发现，糖皮质激素治疗 MP 脑炎有效。有报道称血浆交换可以有效治疗横贯性脊髓炎和多神经根炎。还有作者应用免疫吸附治疗 MP 相关的吉兰-巴雷综合征。另外，还可考虑应用 IVIG。

2. 降低颅内高压的一般措施

（1）促使脑静脉血液回流：卧床时头肩抬高 15°～30°。可促使颅内静脉血液回流，并有利于脑脊液由脑室流入脊髓腔。由于腹腔内压升高可伴随腹腔间隙综合征，阻塞脑静脉血液流出，行剖腹减压术，颅内压可立即减低。

（2）维持正常的呼吸和循环功能：低氧血症和高碳酸血症可导致颅内压急剧升高，气道管理与机械通气是控制颅内高压的一项重要措施。进行机械通气时，呼气末正压（PEEP）过高会阻碍脑静脉血回流，导致脑静脉压和颅内压升高。纠正血容量不足，应用血管活性药将血压控制在正常范围内的偏高值，以维持适当的 CPP 值。

（3）镇静和止惊：躁动和疼痛可以引起血压和颅内压显著升高，苯二氮䓬类可以降低脑组织氧代谢率（$CMRO_2$）和 CBF，而对 ICP 无影响。

（4）低温疗法：低温可降低基础代谢，减少氧消耗，增加脑对缺氧的耐受力。目前一般主张在 2h 内使肛温降至 35℃左右，维持 12～24h。此后力争保持正常体温 7～10d。体温过低易致心律紊乱、严重寒战反应、氧解离曲线左移、免疫受损等不良反应。

（5）液体疗法：急性脑水肿时，一般每日生理需要量应限制于 800～1200ml/m^2 或 30～60ml/kg。高热、呕吐或有其他体液丢失时酌情补充，以使患儿处于轻度脱水状态为宜。缺氧、酸中毒可使血管通透性增强，脑水肿加重，必要时给予碳酸氢钠。纠酸过程中及排尿增加后，需注意防止低血钾。输液速度非常重要，24h 液量应匀速滴入，可按 0.5～1.5ml/(kg·h) 给予。

3. 脱水疗法

（1）渗透性脱水剂：最适用于细胞毒性和渗透性脑水肿。由于渗透性脱水剂疗效确切，发生作用迅速，因此可用于各种类型脑水肿。

常用渗透性脱水剂有

1）20%的甘露醇：一般用量为每次 0.5～1g /kg，30min 内静注，其降颅压作用在给药后 1～5min 出现，20～60min 达高峰，作用维持 1.5～6h，通常 4～8h 重复给药 1 次。对颅高压危象或脑疝患者，可每次 1.5～2g/kg，每 2～6h 给药 1 次。给药速度不宜太慢，否则不能形成血内高渗状态。心肌炎及心衰患儿使用应慎重，否则用药后血容量突然增加，可能导致心衰。必须使用时一般可先给利尿剂，待尿量增加，血容量适当减少后再用。且给药速度应缓慢，于 30～60min 静脉滴入为宜。婴幼儿心肾代偿功能差，剂量宜偏小，注射速度应稍减慢。新生儿一般于 60～90min 内输入。

2）10%甘油盐水：脱水作用较强，很少引起电解质紊乱与反跳。部分在肝内转化为葡萄糖，其余由肾排出，可促进利尿。剂量为 0.5～1g/kg，静脉注射后 30～60min 起作用，但维持时间短，应 2～4h 给药一次。恢复期改为口服，可用 50%溶液，剂量相同。

3）30%～50%山梨醇：是甘露醇的同分异构体，进入人体后，部分转化为果糖，作为能源被消耗，失去高渗脱水作用，脱水效果较差，多用于预防反跳。用量为 2～3g/kg，4～6h 一次。

4）高渗盐水：降颅压作用较甘露醇强，对于伴有低血容量和低血压患者，高渗盐水的益处更多。但高渗盐水可引起血小板聚集作用降低和凝血时间延长，导致继发性出血，可并发低钾血症和高氯性酸中毒，还有发生脑桥脱髓鞘病变的危险。

5）白蛋白：白蛋白分子量大，不易漏出血管外，能较持久地提高血管内胶体渗透压，具有缓慢持久的脱水和降 ICP 作用。临床常用 20%白蛋白每次 0.5～1.0g/kg，缓慢静滴，每日 1～2 次。与速尿合用时疗效增加，形成正常血容量脱水。

（2）利尿剂　常用药物为速尿或利尿酸钠，剂量每次 0.5～2mg/kg，每日 3～4 次。

4. 其他减少颅腔内容物的方法

（1）过度通气

过度通气可降低 $PaCO_2$ 而收缩脑血管，降低脑血流量和 ICP。临床上常用 40%～100%的氧进行过度通气，使 PaO_2 升至 90～180mmHg，$PaCO_2$ 降至 25～35mmHg，持续使用时间不超过 1h。当 $PaCO_2$＜20mmHg 可引起脑缺血、缺氧，应尽力避免。目前不推荐将此法常规应用于降颅压。

（2）脑脊液引流

此法不但可以连续监测颅内压，还可以计算 CPP 值和抽取脑脊液。引流形成的压力梯度，可促使脑组织水肿液流向脑室，更有利于颅内高压的缓解。但放置引流管的操作有难度，且有可能导致脑挫伤和脑室膜炎。

要点提示

（1）对于颅内感染患儿，应密切监测 ICP、脑电生理、脑血流、脑代谢、生化标志物及影像学变化等，对于分析病情、指导治疗和判断预后都有积极意义。

（2）对于颅内感染并发颅内高压者，既要积极有效地抗感染治疗以便从根本上控制病情，又要尽快降低颅内高压以维持适当的 CPP 和 CBF，防止大脑半球缺血缺氧性损害及脑组织受压和机械变形对脑组织造成进一步的损害。

（3）维持内环境稳定是控制颅内高压和避免或减轻脑损害的基本措施。

（张远清　何颜霞）

参考文献

1. 樊寻梅. 实用儿科急诊医学. 2 版. 北京：北京出版社，2005：245 - 265.
2. Castillo LR，Gopinath S，Robertson CS. Management of intracranial hypertension. Neurol Clin，2008，26：521 - 541.
3. Lescot T，Abdennour L，Boch AL，et al. Treatment of intracranial hypertension. Current Opinion in Critical Care，2008，14：129 - 134.
4. Wiegand C. Measurement of intracranial pressure in children：a critical review of current methods. Developmental Medicine & Child Neurology，2007，49：935 - 941.
5. Shetty R，Singhi S，Singhi P，et al. Cerebral perfusion pressure - targeted approach in children with central nervous system infections and raised intracranial pressure：Is it feasible. Journal of Child Neurology，2008，23：192 - 198.
6. 宿英英. 神经系统急危重症监护与治疗. 北京：人民卫生出版社，2005：261 - 269.
7. 岳少杰. 小儿颅内高压综合征的治疗. 中国实用儿科杂志，2008，23（7）：490 - 492.
8. 吴保敏，王华，叶露梅，等. 小儿病毒性脑炎的诊断与治疗. 中国实用儿科杂志，2004，19（7）：385 - 402.
9. Ziar Wc，Lewin JJ. Update in the diagnosis and management of central nervous system infections. Neurol Clin，2008，26：427 - 468.
10. Shoji H，Azuma K，Nishimura Y，et al. Acute viral encephalitis：The recent progress. Internal Medicine，2002，41（6）：420 - 428.
11. 姜兴岳，耿道颖. 颅内感染性病变的 CT、MRI 诊断与进展. 国外医学・临床放射学分册，2003，26（6）：349 - 352.
12. Chavez - Bueno S，McCracken GH. Bacterial meningitis in children. Pediatr Clin N Am，2005，52：795 - 810.
13. 方思羽，张苏明. 神经内科疾病诊疗指南. 2 版. 北京：科学出版社，2005：133 - 196.
14. 胡亚美，江载芳主编. 诸福棠实用儿科学. 7 版. 北京：人民卫生出版社，2002：991 - 999.
15. 潘孝彰，庞茂银. 结核性脑膜炎的诊断特点与治疗原则. 中国现代神经疾病杂志，2004，4（4）：212 - 214.

16. 范永琛．小儿结核性脑膜炎的早期诊断和鉴别．中华医学杂志，2004，84（20）：1743－1744.
17. 万朝敏，范娟．儿童结核性脑膜炎的诊断和治疗．实用儿科临床杂志，2008，23（10）：723－726.
18. 肖侠明．新型隐球菌脑膜炎．小儿急救医学杂志，1998，5（1）：9－12.
19. 吴希如，林庆．小儿神经系统疾病基础与临床．北京：人民卫生出版社，2000：141－318.
20. Thwaites G，Chau TTH，Mai NTH，et al. Tuberculous meningitis. J Neurol Neurosurg Psychiatry，2000，68：289－299.
21. Saag MS，Graybill RJ，Larsen RA，et al. Practice guidelines for the management of cryptococcal disease. Clin Infect Dis，2000，30（4）：710－718.
22. Pukkila－Worley R，Mylonakis E. Epidemiology and management of cryptococcal meningitis：Developments and challenges. Expert Opin Pharmacother，2008，9（4）：551－560.
23. Daxboeck F. Mycoplasma pneumoniae central nervous system infections. Current Opinion in Neurology，2006，19：374－378.
24. Daxboeck F，Blacky A，Seidl R，et al. Diagnosis，treatment，and prognosis of mycoplasma pneumoniae childhood encephalitis：Systematic review of 58 cases. J Child Neurol，2004，19：865－871.
25. Hockaday JM，Potts F，Bonazzi A，et al. EEG changes in acute cerebral anoxia from cardiac or respiratory arrest. Electroenceph Clin Neurophysiol，1965，18（8）：575－586.
26. Zandbergen EG，Haan RJ，Stoutenbeek CP，et al. Systematic review of early prediction of poor outcome in anoxic－ischaemic coma. Lancet，1998，352：1808－1812.

第二节　感染相关性脑病综合征

一、肠道感染相关性脑病或脑病综合征

儿童急诊室常见腹泻患儿，骤然高热、惊厥或意识障碍、继之肝酶显著升高，这是一种新的临床现象，已有报道将该类疾病称为肠道感染相关性脑病，或肠道感染相关性脑病综合征。脑病综合征与脑病的区别在于前者发病机制更为复杂，是感染所致全身炎症反应引起中枢神经系统损害，影像学可存在皮质、髓质和基底节等多部位水肿、缺血或出血性表现，且呈现广泛性、多样性和多变性动态变化特点。

（一）发病机制

轮状病毒等病原体损害肠黏膜屏障，而脱水导致肠黏膜的血流急剧减少，以及肠内酸碱生态环境改变和不恰当应用抗生素引发肠道菌群改变和过度繁殖，肠内毒素突破肠黏膜屏障，不断通过门静脉循环经肝脏进入体循环，或进入肠淋巴系统直接进入体循环，躲过肝脏的解毒作用，最后启动全身炎症反应。该病符合脓毒血症，高热是炎症暴发的标志，由炎症介质介导，以脑功能障碍和肝功能损害为主要表现是本病的临床特点。

（二）临床表现

前驱期为水样或蛋花汤样腹泻，大便常规正常，培养可无致病菌，也可从大便标本中检测到轮状病毒。

患儿骤然高热 40℃以上，多于 24h 内骤然降至 38℃左右。

惊厥或意识障碍是最显著的临床特点，发生于高热同时或数小时后，可伴有意识障碍，多于 24h 内神志转清。首发惊厥 3d 后，可再发惊厥，不伴有意识障碍。脑脊液细胞数正常，少数有蛋白升高，可能与脑血管通透性增高有关。头颅 CT 可有脑水肿或基底节对称性低密度灶（见图 2-2-1）。

患儿早期多为抬头不稳（见图 2-2-1），可有肌张力低下，抬头不稳于半月后消失；严重者可死亡或留有神经后遗症。

肝酶显著升高：惊厥 24h 内肝酶可正常或轻微升高，第 3d 达高峰，2～3 周恢复正常。血胆红素不升高，血氨正常。肝酶异常可能与炎症介质作用导致肝细胞线粒体病变有关。

有报道 14 例患儿，仅 1 例死亡，1 例留有神经后遗症。

（三）鉴别诊断

（1）瑞氏综合征：多见于 4～12 岁，发病前有严重呕吐，高血氨，肝脂肪变性，均不同于本病。

（2）出血性休克与脑病综合征：发病迅速，死亡率高，生存者易留有严重神经后遗症。其特点是突发的抽搐、昏迷、休克、DIC、水样腹泻、代谢性酸中毒、肝肾功能障碍。

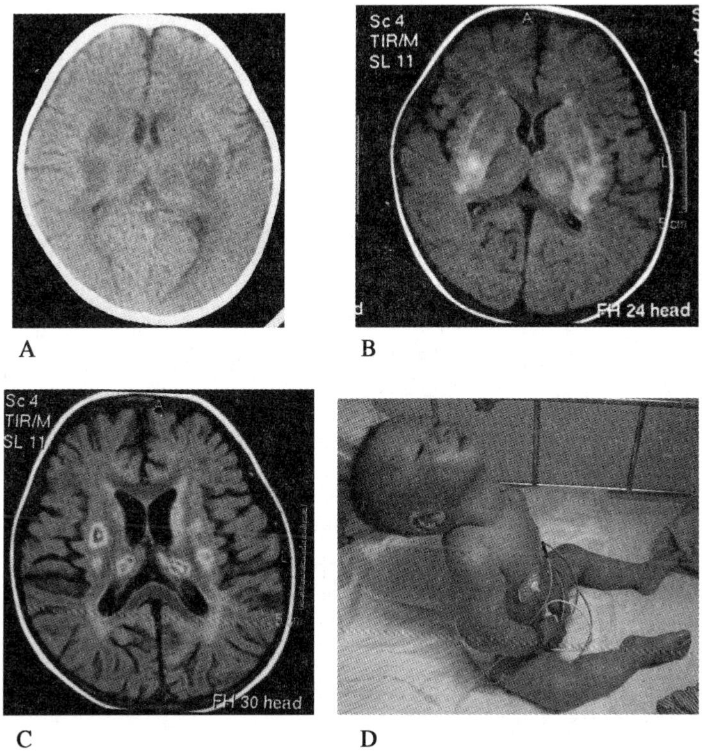

图 2-2-1　患儿 15 个月，男，腹泻 5 天，惊厥伴昏迷 4 天，2002 年 12 月 24 日住院

A. 2002 年 12 月 24 日，头颅 CT 见丘脑、豆状核低密度灶

B. 2002 年 12 月 28 日，头颅 MRI 见丘脑、豆状核异常信号

C. 2003 年 1 月 14 日，头颅 MRI 见丘脑、豆状核坏死灶形成

D. 2002 年 12 月 25 日，扶坐不能抬头

(3) 中毒性菌痢脑型：大便常规和培养均正常，无黏液脓血便，均不支持。

但上述综合征可以同时存在，因为它们在概念上是互相重叠和交叉的。

(四) 干预

应积极评估循环状况，早期认识休克，大胆进行液体复苏，改善脑和肠脏器灌注；调节酸碱平衡；可应用糖皮质激素抑制炎症反应。

二、出血性休克与脑病综合征

Levin 于 1983 年首先报道这类疾病并加以命名为出血性休克与脑病综合征（hemorrhagic shock and encephalopathy syndrome，简称 HSES）。

此类患儿以水样泻为前驱表现，突发抽搐和昏迷、休克、DIC、代谢性酸中毒、肝肾功能障碍。患儿发病迅速，死亡率高，生存者易留有严重神经后遗症。

较多报道检测到轮状病毒，也有埃可病毒和柯萨奇病毒；从痰液和咽部的分泌物中检测到鼻病毒、流感病毒。但血、脑脊液和尸检的器官组织培养均阴性。

患儿年龄多为 3～8 个月，最大为 14 岁。可有前驱期症状，包括上呼吸道感染、腹泻、呕吐、低热，持续 2～5d。轮状病毒感染前驱期均为 1～7d 的水样或蛋花汤样腹泻，日泻 10～20余次。

(一) 发病机制

(1) 高热：Sofe 和 Bacon 等均发现 HSES 患者发病前存在明显引起高热的因素，如包被过多。高热可能是触发疾病的关键因素，导致肠道血流下降，损害肠黏膜屏障，使得肠内毒素进入肝循环。

(2) α1-抗胰蛋白酶降低：这些患者可能有遗传性或获得性 α1-抗胰蛋白酶合成障碍，微小的感染和炎症，使得白细胞和组织释放蛋白酶得以进入循环中，引起凝血因子失控，激活补体和激肽；但并不是所有患者 α1-抗胰蛋白酶均降低，可能有其他机制参与。

(3) 肠源性炎症反应：Frey 等检测血 IL-6、IL-8 均升高；尿新蝶呤（neopterin）明显升高，而尿新蝶呤的水平与血内毒素血症和严重脓毒血症相关，可见，HSES 发生了全身炎症反应。肠道黏膜完整屏障功能包括肠黏膜屏障，肠道菌群生态，宿主的免疫功能，而 HSES 患儿淋巴组织内淋巴细胞数明显减少，加上严重的肝功能损害，更失去了免疫保护和肝的解毒作用，大量内毒素得以移位进入体循环，发生全身炎症反应。有研究认为大量炎症介质可破坏血脑屏障，引起脑水肿，产生脑病。

(二) 典型临床表现

(1) 发热：高热是早期的主要症状。患儿平均体温高达 41.4℃，但入院时体温多已正常，98%的患儿病程中出现过高热。

(2) 抽搐和昏迷：是最显著的临床症状。抽搐以发病时最频繁，2～4d 后停止，7～10d 内肌张力降低，之后呈肌强直。惊厥持续状态和昏迷时间大于 24h 者，预后不良。依据脑功能损害特点可分为暴发型：发病后迅速进入昏迷，频繁抽搐，肌张力显著降低，伴有多脏器功能衰竭；后遗症型：入院后病情有所缓解，但3～4d后又反复抽搐。

（3）休克：约见于81%患儿，可有低血压，外周动脉搏动减弱或消失，中心静脉压降低，需要大量液体扩容，正压通气支持。有报道17例患儿均经液体复苏，其中12例需机械通气。

（4）出血：见于消化道、肺和皮肤穿刺部位。60%有临床出血征象，52%可有血便。有弥漫性凝血功能障碍（DIC），PT和APTT延长，FIB降低，FDP升高，血小板降低。

（三）病理改变

脑水肿、软化和液化；小肠和大肠黏膜下出血，炎症细胞浸润；肝细胞可见肿胀和变性，但无脂肪变性；肺内常见血管内微血栓形成，可见广泛水肿和肺泡出血。

（四）辅助检查

（1）脑电图：病程开始可见电爆发，后来电活动的幅度降低或表现为电沉默。发病第5～7d可见弥漫性的慢波，可出现癫痫波，脑电图反映脑皮层损害情况。

（2）头颅CT：可见脑水肿、梗死、出血、软化。脑水肿见于第2、3天，一周后可能已消退，或可见脑梗死和脑萎缩；也有发病时脑CT正常，第6天复查见广泛脑梗死或广泛低密度，再复查CT，灰白交界多发出血灶形成。脑软化多见于第3、4周，也有第7天即有，随访头颅CT检查有助于判断脑结构的破坏和神经损害程度。

（3）肝功能损害：血转氨酶显著升高，ALT可高达2420 U/L，AST 7084U/L，而血胆红素和血氨仅轻微升高。血转氨酶于36h达高峰，1周末多恢复正常，血转氨酶升高水平与疾病的严重程度并不相关。有报道病理见肝小叶中央坏死。胆红素的升高是双相性，可能既有DIC导致产生破碎的红细胞，也有肝细胞水肿的发生。

（4）肾功能损害：随着休克的纠正，肾功能多于1～2d内恢复正常；而死亡者，多持续无尿，发生肾功能衰竭。无尿与持续休克肾灌注不足、炎症介质的作用、DIC有关。有报道尸检发现肾小管坏死。

（五）诊断

1989年，Levin首次提出出血性休克与脑病综合征的诊断标准，见表2-2-2。

表2-2-2 出血性休克与脑病综合征的诊断标准

临床表现
休克，昏迷和抽搐，出血（或DIC的依据），腹泻，少尿
实验检查
血红蛋白较入院时降低30g/L；血小板降低（小于150×10^9/L）；PT、APTT延长*
纤维蛋白原下降*；纤维蛋白降解产物升高*；血清尿素氮升高*；血清肌酐升高*；
血转氨酶升高*；代谢性酸中毒
应排除
已明确的感染和代谢性疾病；瑞氏综合征（肝活检，血氨水平）；葡萄球菌中毒性休克

*大于2个标准差。

（六）鉴别诊断

（1）瑞氏综合征：多见于4～12岁，发病前有严重呕吐、高血氨、肝脂肪变性，均不同于出血性休克与脑病综合征。

（2）中毒休克综合征：皮疹和黏膜炎，葡萄球菌感染，均与出血性休克与脑病综合征不相符。

（3）肠道感染相关性脑病：也见于肠炎患儿，骤然高热、惊厥或意识障碍、肝酶显著升高，但无DIC、休克，预后良好，可鉴别，与HSES可能是同一疾病的不同发展阶段。

（七）干预

HSES的主要危害是脑功能的损害，改善和保护脑功能是治疗的重点，关键是迅速恢复氧供，通气，脑灌注；即迅速稳定呼吸和循环功能。休克纠正越快，预后越好；扩容应迅速而大胆。可尽早气管插管和正压通气，纠正低氧血症。正压通气，纠酸，抗DIC，抑制炎症反应均有利于循环功能的改善，应尽早进行。严重的凝血功能障碍，可应用新鲜冰冻血浆、血小板、纤维蛋白原等替代疗法。糖皮质激素可减轻炎症反应，有利于缓解炎症反应。降颅压并不能改善神经预后。

（八）预后

经积极救治，休克、出血、肝肾功能损害均可改善，但神经功能损害却进一步恶化，≥60％患儿死亡，13％留有神经后遗症。临床随访，可见轻至严重的运动功能障碍，数月后多为运动退化和癫痫。

要点提示

（1）肠道感染相关性脑病以腹泻起病，骤然高热，惊厥（高热同时或数小时后），继之肝酶显著升高，但不发生DIC。肠源性内毒素血症导致炎症反应可能是发病机制，骤然高热是炎症暴发的标志。纠正脱水和抑制炎症反应是干预的关键。

（2）HSES发病迅速，死亡率高，生存者易留有严重神经后遗症；其特点是突发的抽搐和昏迷、休克、DIC、水样腹泻、代谢性酸中毒、肝肾功能障碍。HSES的主要危害是脑功能的损害，改善和保护脑功能是治疗的重点，关键是迅速恢复氧供，通气，脑灌注。扩容应迅速而大胆。可尽早气管插管和正压通气，纠正低氧血症。

（何时军）

参考文献

1. 何时军，单小鸥，叶景，等. 肠道感染相关性脑病. 临床儿科杂志，2004，22（12）：805－807.
2. 陈贤楠. 病毒相关性急重症的现状和展望. 小儿急救医学，2005，12（5）：7－10.
3. Papadopoulos MC，Davies DC，Moss RF，et al. Pathophysiology of septic encephalopathy：A review. Crit Care Med，2000，28（8）：3019－3024.

4. Crouser ED, Julian MW, Huff JE, et al. Abnormal permeability of inner and outer mitochondrial membranes contributes independently to mitochondrial in the liver during acute endotoxemia. Crit Care Med, 2004, 32 (2): 478-488.
5. Levin M, Hjelm M, Kay JDS, et. al. Haemorrhagic shock and encephalopathy: A new syndrome with a high mortality in young children. Lancet, 1983, 9 (1): 64-67.
6. Levy MM, Fink MP, Marshall JC, et al. 2001 SCCM/ESICM/ACCP/ATS/SIS International Sepsis Definitions Conference. Crit Care Med, 2003, 31 (4): 1250-1256.
7. Keh D, Boehnke T, Weber-Cartens S, et al. Immunologic and hemodynamic effects of " low-dose" hydrocortisone in septic shock: A double-blind, randomized, placebo-controlled, crossover study . Am J Respir Crit Care Med, 2003, 167 (4): 512 520.
8. Rotbart HA. Rotavirus-associated hemorrhagic shock and encephalopathy. Clin Infect Dis, 1996, 23 (6): 1334.
9. Makino M, Tanabe Y, Shinozaki K, et al. Haemorrhagic shock and encephalopathy associated with rotavirus infection. Acta Paediatr, 1996, 85 (5): 632-634.
10. 何时军，应立英，张凤飞，等. 肠道感染相关性出血性休克与脑病综合征临床探讨. 临床儿科杂志，2006, 24 (7): 579-582.
11. Jardine DS, Bratton SL. Using characteristic changes in laboratory values to assist in the diagnosis of hemorrhagic shock and encephalopathy syndrome. Pediatrics, 1995, 96 (6): 1126-1131.
12. Takahashi M, Yamada T, Nakashita Y, et al. Influenza virus-induced encephalopathy: Clinicopathologic study of an autopsied case. Pediatr Int, 2000, 42 (2): 204-214.
13. Sofer S, Yerushalmi B, Shahak E, et al. Possible aetiology of haemorrhagic shock and encephalopathy syndrome in the Negev area of Israel. Arch Dis Child, 1996, 75 (4): 332-334.
14. Bacon CJ, Bell SA, Gaventa JM, et al. Case control study of thermal environment preceding haemorrhagic shock and encephalopathy syndrome. Arch Dis Child, 1999, 81 (2): 155-158.
15. Fery B, Haller R, Eich G, et al. Haemorrhagic shock and encephalopathy syndrome: Report of two cases with special reference to hypoglycaemia. Schweiz Med Wochenschr, 2000, 130 (5): 151-155.
16. Shica K, Matsuo M, Sato T, et al. Extensive white matter involvement in hemorrhagic shock and encephalopathy syndrome. Acta Paediatr Jpn, 1996, 38 (3): 270-273.
17. Yao YM, Yu Y, Wang YP, et al. Elevated strum neopterin level: Its relation to endotoxaemia and sepsis in patients with major burns. Eur J Clin Invest, 1996, 26 (3): 224-230.
18. Nakashita Y, Aoki M. Mild brain hypothermia for influenza encephalitis/encephalopathy and its significance. Nippon Rinsho, 2000, 58 (11): 2333-2337.
19. Ince E, Kuloglu Z, Akinci Z. Hemorrhagic shock and encephalopathy syndrome: Neurologic features. Pediatr Emerg Care, 2000, 16 (4): 260-264.
20. Thebaud B, Husson B, Navelet Y, et al. Hemorrhagic shock and encephalopathy syndrome: Neurological course and predictors of outcome. Intensive Care Med, 1999, 25 (3): 293-299.
21. 何时军，陈贤楠. 出血性休克与脑病综合征患儿脑功能损害的临床特点. 中国实用儿科杂志，2004, 19 (2): 99-101.
22. 何时军，李昌崇. 出血性休克与脑病综合征. 国外医学. 儿科学分册，2004, 31 (7): 216-218.
23. Jardine DS, Winters WD, Shaw DW. CT scan abnormalities in a series of patients with hemorrhagic shock and encephalopathy syndrome. Pediatr Radiol, 1997, 27 (6): 540-544.
24. 何时军，严纯雪，单小鸥，等. 出血性休克与脑病综合征的干预探讨. 小儿急救医学，2003, 10 (3): 146-148.

第三节 脑死亡和器官捐赠

脑死亡概念的提出是人类对死亡本质认识的进步，而脑死亡标准的建立则是对现代临床死亡标准的完善和补充。现代急救医学已逐步建立两大原则：一是抢救生命，二是当抢救生命不成功时，抢救器官。

一、脑死亡的概念

目前脑死亡的概念主要有3种，即全脑死亡、脑干死亡和高级脑死亡。

1. 全脑死亡（whole brain death） 这是美国哈佛大学医学院的诊断标准里对脑死亡的定义，包括脑干在内的全部脑功能的不可逆的丧失。近年来也有不少学者发现脑死亡患者的脑功能并未完全丧失，部分内分泌功能保留，仅有41%的患者出现尿崩症，提示其神经垂体（垂体后叶）功能是正常的。部分符合脑死亡诊断标准的患者，脑电图显示皮层活动仍然存在。

2. 脑干死亡（brain stem death） 脑干死亡的概念是由英国学者首先提出来的，他们认为脑干是中枢神经至关重要的部位，是意识的“开关”区域，又是心跳、呼吸中枢之所在。一旦脑干损害，一切脑干反射和呼吸功能就会完全丧失，并且由于脑干上行网状结构受到破坏，必将导致患者全脑功能的丧失而死亡。但应用这一概念主要的困难是没有合理的判断点以确信一定符合全脑死亡的诊断。

3. 高级脑死亡（higher brain death） 由美国学者 Youngner 和 Bartlett 提出，他们认为人的生命活动有生物性的一面，也有社会性的一面，而人的社会性是与其他生物截然不同的，也是人之所以能够改造自然的基础。如果人丧失了其社会性，也就丧失了人的基本特征，因此，当人的知觉和认知不可逆地丧失就是死亡，称为高级脑死亡，而不论脑的某些部分是否还保留一定功能。这种观点在一定程度上混淆了脑死亡和持续性植物状态（PVS），所以并不为大多数学者所接受。

目前我国将脑死亡定义为：包括脑干在内的全脑功能丧失的不可逆转的状态。

二、脑死亡的判定

（一）判定脑死亡的先决条件

判定脑死亡是十分严肃的过程，不允许有丝毫的差错，因此必须把类似脑死亡表现的一些情况排除在外。

（1）明确昏迷的原因，这一点十分重要，因为必须了解导致昏迷的原因有没有可逆的可能性。

（2）必须排除可能引起类似脑死亡的情况，有些情况临床表现很像脑死亡，但经过治疗是可逆的，诊断脑死亡之前必须排除在外。常见的原因有：低温、中毒、内分泌危象、严重的电解质或酸碱平衡紊乱等。

（二）脑死亡的临床诊断标准

目前脑死亡诊断标准已有数十种之多，但内容的核心都是强调深昏迷、脑干反射消失和无自主呼吸3个主要临床体征。

（1）深昏迷：脑死亡时，脊髓尚未完全死亡，所以可能出现脊髓的反射活动，此时必须正确鉴别这种活动是脑的自主性活动还是脊髓的反射性活动。有脊髓反射性活动的病例不能排除脑死亡的诊断。

（2）脑干反射消失：脑干包括中脑、脑桥和延髓3部分，脑干功能丧失意味着脑干3部分的反射全部消失。

1）中脑：①瞳孔对光反射；②垂直性眼前庭反射或垂直性眼头运动反射，亦称玩偶眼运动。

2）脑桥：上脑桥：①角膜反射；②嚼肌反射。下脑桥：水平性眼前庭反射或水平性眼头运动反射。

3）延脑：眼心反射。在眼心反射检查时，应进行一次阿托品试验，阿托品试验历来被视为确诊脑死亡的必要辅助检查方法之一。阿托品静脉注射后2min即起效，8min达峰值。较大剂量（成人用量为1～2mg）能够轻度兴奋延髓和大脑，解除迷走神经对心脏的抑制作用，使心率加快。在注射前后测定心率进行比较，如延髓功能尚存，静脉注射阿托品后心率较注射前增快5次/分钟以上；如注射阿托品心率无变化，提示延髓功能已衰竭。脑干死亡时，脑干神经元从中脑、脑桥、延髓自上而下先后相继死亡。故阿托品试验阴性表示延髓死亡，亦即代表脑干完全死亡。

（3）无自主呼吸：无自主呼吸是判定脑死亡时最重要的体征，一般系因延髓呼吸中枢功能衰竭所致。判定无自主呼吸的方法是呼吸暂停试验。试验时，停用呼吸机，将氧气导管插到隆突水平，输入100%纯氧，6L/min，如出现呼吸运动，应立即停止试验。如仍无呼吸运动，则在停机后8min查动脉血气，如$PaCO_2 \geqslant 60mmHg$或超过基线水平20mmHg，说明呼吸暂停试验阳性，支持无自主呼吸。

（三）脑死亡的实验室诊断标准

实验室诊断主要包括2大类，一类是脑电生理检查，另一类是脑血流检查。

（1）EEG：脑死亡者脑电图平直，不出现大于$2\mu V$的脑波活动，即处于脑电静息状态。但脑电图平直不是脑死亡特征性波型，而且脑电图主要反应大脑皮层的电活动，对脑干的电活动并不敏感。其他病理状态，如脑炎、脑缺血、低温、药物中毒等，以及新生儿和出生3个月以内的婴儿，也可能出现脑电图平直现象。脑电图有可能受各种伪差的干扰，故必须于6～12h后复查，或应用长时程脑电图监测以防误差。

（2）诱发电位（EPs）：能直接反映脑干功能状态。体干诱发电位主要观察P14有无消失。P14是位于枕大孔缘上方对应的脑组织发放的电位，相当于延髓的位置。N18起源于延髓的楔状核，N18消失证明延髓死亡，测定N18比P14更可靠。

（3）TCD：脑死亡者TCD检测显示收缩期为短小尖波，颅底动脉无血流信号或呈回荡波，即收缩期正向血流伴舒张期反向血流。能早期提示颅内压大于血压，血流不能入颅迹象，比EEG脑电静息更早确诊脑死亡。

（4）其他脑血流的检查：常规的4条脑血管造影无脑血流灌注是脑死亡实验检查的金标准，但搬动危重患者困难，操作本身有创伤性，造影剂对移植器官可能有毒性作用，不易推广。核素扫描也有缺点，如必须搬动患者、价格昂贵、后颅凹循环不能显示等限制了使用。

三、脑死亡的鉴别诊断

（1）PVS：通常由颅脑外伤、心脏骤停等导致大脑皮层广泛破坏，而脑干功能保留。PVS 自主呼吸存在，循环稳定，而且睡眠觉醒周期也可以存在。EEG 表现为多形的 δ 或 θ 波。本病可持续数月至数年。目前还没有国家认可植物人是死亡，在伦理学上对其生命自主权也存在争议。

（2）去皮质强直：见于原发性或继发性脑损伤，但脑干功能没有完全丧失。患者出现昏迷，伴有四肢强直，肌张力增高，角弓反张，但自主呼吸存在。

（3）闭锁综合征：是脑桥腹侧皮质脑干束和皮质脊髓束损伤所致。患者严重瘫痪，全部运动功能丧失，类似昏迷状态，而意识和认知功能仍存在，睡眠觉醒周期存在，对疼痛刺激有反应，呼吸功能正常，此类患者可以通过眼球活动与外界建立一些有限的交流。

四、小儿脑死亡的诊断标准

我国儿童脑死亡诊断标准试用草案内容包括：（1）持续深昏迷，无自主运动，对外界刺激无反应；（2）经反复停机试验证实无自主呼吸；（3）瞳孔扩大、固定，对光反射、角膜反射消失；（4）心率固定，对刺激无反应，包括静脉注射阿托品；（5）排除低温、麻醉剂、肌肉松弛剂、大剂量镇静剂、严重代谢和内分泌紊乱等所致假象；（6）有条件可作以下检查：①娃娃眼试验，脑死亡时为阴性；②前庭冷水试验：耳内注入 4℃冷水 200ml 不能引起眼球震颤（鼓膜应完整）；③脑电图（EEG）持续 30min 呈等电位，即使增益 4 倍亦无脑波出现；（7）一般需观察 24～48h，以上改变均存在，再作最后确诊。上述诊断标准中（1）～（5）项为诊断的必须条件。第（7）项为最后确诊的必要条件。

五、脑死亡判定的程序和最后确认

当患者符合上述临床诊断标准并且有 2 项以上实验检查阳性，还只能作出脑死亡的初步诊断，必须经过一定时间观察后再进行复核，检查结果与先前一致，才能宣布脑死亡。

1999 年 5 月，在我国脑死亡标准（草案）专家研讨会上提出的脑死亡确认程序是：每例脑死亡的诊断，必须由 2 位获资格证书的医生在“脑死亡确认书”上签字并报呈本医院分管院长。分管院长对脑死亡无异议，在“脑死亡确认书”上签字确认脑死亡后，脑死亡即生效。分管院长对脑死亡有异议，须另指定两名具有资格证书的医生对患者进行复查。经该 2 位医生同时签署确认脑死亡意见，并呈报分管院长批准，脑死亡即生效。2 名指定复查医生仍不能同时确认脑死亡，由主管院长召集医院脑死亡鉴定委员会进行审议，脑死亡鉴定委员会 2/3 成员参加，并获会议参加者 2/3 以上人员确认，脑死亡即生效。

我国规定只有神经内科、神经外科、麻醉科及 ICU 等专业具有副高级以上职称，并且已经获得判定脑死亡资格的医师才有权参与脑死亡的诊断。脑死亡判定的复核间隔时间美国为 12h、日本为 6h、英国为 24h。我国 2003 年版《脑死亡判定标准（成人）》（征求意见稿）规定的观察时间为 12h。我国 1989 年版《儿童脑死亡诊断标准（试用草案）》规定儿童脑死亡的观察时间为 24～48h。婴儿特别是新生儿、早产儿，对缺氧性脑损伤的耐受性强于成人，故年龄愈小，预后愈难判断，观察时间也应延长，有人主张新生儿应观察 72h。

六、器官捐赠与器官供者的处理

一旦脑死亡判定成立，随着患者的直系亲属同意捐赠器官，患者的治疗和维持方案也随之改变。判定前是以保护脑功能为主，而判定成立后则以保证供者外周器官的血流灌注和功能为主。由于脑死亡后随时可能发生心跳骤停，维持心跳、血压以及机械通气非常重要。联合应用甲状腺素、糖皮质激素、垂体加压素、胰岛素和葡萄糖进行内分泌激素复苏，尚缺乏足够的证据支持。为了阻止脑干坏死引起的各种继发性的病理生理改变，国外通常建议ICU 医生和器官移植医生共同组成器官切取小组，以保证器官的质量。

保持室温在 23℃～24℃，可以使用加热设备，但应注意防止烫伤，因为脑死亡者已经无反应性。脑死亡者丧失体温调节能力，所有输入体内的液体或血液制品输入前均应加温至37℃后使用，同时应用保温装置，维持供者体温在 36.0℃～37.0℃。

应根据监测的结果和临床征象，尽可能纠正供者的内环境紊乱。Gelb 和 Robertson 提出了维持“4 个 100 原则”（适用于成人），即：（1）收缩压≥100mmHg；（2）尿量≥100ml/h；（3）PaO_2≥100mmHg；（4）血红蛋白 100g/L。

脑死亡后高级神经中枢神经反射消失，但低级神经中枢神经反射可能存在。为了消除器官摘除期间有害的外周应激反应，避免移植器官功能受到进一步损害，必须给予供者足量镇痛药，通常使用芬太尼。

要点提示

（1）目前脑死亡的概念主要有三种，即全脑死亡、脑干死亡和高级脑死亡。脑死亡诊断标准的核心是强调深昏迷、脑干反射消失和无自主呼吸三个主要临床体征。

（2）脑死亡的实验室诊断主要包括脑电生理检查和脑血流检查两大类。

（3）婴儿对缺氧性脑损伤的耐受性强于成人，年龄愈小，预后愈难判断，留观时间也应延长。

（4）对于器官供者，在判定脑死亡前是以保护脑功能为主，脑死亡诊断成立后则以保证供者外周器官的血流灌注和功能为主。

（何颜霞 张远清）

参考文献

1. A definition of irreversible coma . Report of the Ad. Hoc committee of the Harvard Medical School to examine the definition of brain death. JAMA，1968，205：337－340.
2. Wijdicks EF. The diagnosis of brain death. New Engl J Med，2001，344：1215－1221.
3. Wood KE，Coursin DB. Intensivists and organ donor management. Current Opinion in Anaesthesiology，2007，20：97－99.
4. 樊寻梅. 实用儿科急诊医学. 2 版. 北京：北京出版社，2005：561.
5. 陈忠华，张苏明，雷霆，等. 我国首例儿童脑死亡判定暨无偿器官捐献与移植. 中华医学杂志，2004，84（8）：619－621.

6. 陈忠华，袁劲. 脑死亡临床判定指南. 武汉：湖北科学技术出版社，2007：155－170.
7. 李舜伟. 脑死亡研究进展. 内科急危重症杂志，2003，9（3）：121－131.
8. 张天锡. 关于脑死亡临床诊断标准的刍议. 中华内科杂志，2004，43（4）：246－248.
9. 卫生部脑死亡判定标准起草小组. 脑死亡判定标准（成人）（征求意见稿）. 中华医学杂志，2003，83（3）：262.
10. 卫生部脑死亡判定标准起草小组. 脑死亡判定技术规范（征求意见稿）. 中华医学杂志，2003，83（3）：262－264.
11. 中华医学会中华医学杂志编辑委员会. 我国脑死亡标准（草案）专家研讨会纪要. 中华医学杂志，1999，79（10）：728－730.

第三章　小儿危重症肾功能衰竭

一、小儿危重症肾功能衰竭概述

急性肾功能衰竭（ARF）是指肾脏短时间内发生调节水、电解质和酸碱平衡功能的丧失并伴随血液含氮质代谢废物迅速堆积为特点的一类临床综合征。文献报道国外成人 ARF 发生率约占住院患者的 5%、重症监护室（ICU）患者的 25%，死亡率仍高达 50%以上。国内尚无 PICU 资料可循。上海交通大学儿童医院 PICU 中 ARF 的发生率为 5.3%，总病死率为 41.4%。

二、小儿危重症肾功能衰竭的病因

急性肾功能衰竭按肾前性、肾性及肾后性分类，肾前性约占 55%，肾性约占 40%，肾后性约占 5%。

（一）肾前性

由于全身有效循环血量急剧降低，肾灌注减少，肾小球滤过率（CFR）降低而出现的急性肾衰竭。由于肾脏本身无器质损害，如病因消除后在一定时间内低灌注量恢复，肾功能随即恢复。这种肾衰也称功能性肾衰，如超过一定时间则可发生肾实质肾衰。

（1）低血容量：如大出血，胃肠道失液（如腹泻、呕吐、胃肠减压），肾脏失液（如渗透性利尿、利尿剂、肾上腺功能不全），皮肤丢失（如烧伤、大量出汗），第 3 间隙失液（如胰腺炎、腹膜炎、大面积损伤伴挤压伤）。

（2）心输出量降低：心源性休克、充血性心力衰竭、心包填塞、巨大的肺梗死。

（3）全身性血管扩张：过敏反应、使用降压药、败血症和扩血管药物过量。

（4）全身性或肾血管收缩：麻醉、大手术、α 肾上腺素能激动剂或高剂量多巴胺、肝肾综合征。

（5）肾脏自身调节紊乱：如非类固醇抗炎药物、血管紧张素转换酶抑制剂药物的应用。

（二）肾性

肾性肾衰是由低灌注或肾毒性物质损害导致肾小管细胞损害（急性肾小管坏死）；肾小球、肾小管间质或血管炎症；血栓形成导致栓塞性肾血管阻塞，或血管运动性肾病（vaso-motornephropathy）。主要见于：

（1）急性肾小管坏死：急性肾缺血：如创伤、烧伤，大手术，大出血及严重失盐、脱水，急性血红蛋白尿，急性肌红蛋白尿，革兰阴性杆菌败血症等均可引起肾脏缺血、缺氧而导致急性肾小管坏死。引起肾小管中毒坏死的物质有：①外源性物质，如抗生素（如氨基糖苷类，头孢菌素类、四环素、两性霉素 B、万古霉素、多黏菌素等）；X 线造影剂；重金属类（如汞、铅、砷、铋等）；化疗制剂（如顺铂、氨甲蝶呤、丝裂霉素）；免疫抑制剂（如环孢素 A)；有机溶剂（如乙醇、四氯化碳）；杀虫剂；杀真菌剂；生物毒素（如蛇毒、蝎毒、蜂毒、生鱼胆、毒蕈等）。②内源性物质，如横纹肌溶解，溶血，尿酸，草酸盐，浆细胞病恶液质（如骨髓瘤）等。

（2）急性肾小球肾炎和（或）血管炎：其中包括：急性链球菌感染后肾炎、急进性肾炎、肺出血肾炎综合征、急性弥漫性狼疮性肾炎、紫癜性肾炎等。

（3）急性间质性肾炎：其中包括：感染变态反应、药物变态反应（如青霉素族、磺胺药、止痛药或非类固醇类抗炎药等）、感染本身所致（如流行性出血热等）。

（4）急性肾实质坏死：其中包括：急性肾皮质坏死，急性肾髓质坏死。

（5）肾血管疾患：其中包括：坏死性血管炎、过敏性血管炎、恶性高血压、肾动脉血栓形成或栓塞、双侧肾静脉血栓形成。败血症也可引起弥漫性血管内凝血（DIC），导致急性肾衰。

（6）其他：先天性心脏病术后诱发，移植肾的急性排斥反应等。

（三）肾后性

肾后性系指任何原因引起的尿路梗阻导致的 ARF。先天性尿路畸形双侧输尿管连接部狭窄、肾结石、肾结核、肿瘤压迫输尿管和磺胺结晶等。

（1）尿道梗阻：尿道狭窄、先天性瓣膜、包茎、骑跨伤损伤尿道。

（2）膀胱颈梗阻：神经源性膀胱、结石、癌瘤、血块。

（3）输尿管梗阻：输尿管先天狭窄、结石、血块或坏死肾组织（乳头）脱落、肿瘤压迫、腹膜后纤维化。

总之，小儿危重症肾功能衰竭的原因很多，国外文献报道以溶血尿毒综合征为主，其次是先天性心脏病术后诱发，国内报道以各种重症感染为主，其次是溶血尿毒综合征。

三、小儿危重症肾功能衰竭的临床表现

根据尿量减少与否，临床上将急性肾衰分为少尿型和非少尿型 2 种类型。其中，少尿型急性肾衰较常见，其临床过程人为地分为少尿期、利尿期和恢复期 3 个阶段；而非少尿型急性肾衰无少尿表现，临床表现较少尿型急性肾衰症状轻、并发症少、病死率低。急性肾衰的诊治过程中应重点观察患儿如下临床表现。

（1）有无水、钠潴留的临床表现：急性肾衰由于肾小球滤过率下降，尿量减少，每日尿量＜250ml/m^2，或学龄儿童每日＜400ml、学龄前儿童每日＜300ml、婴幼儿每日＜200ml；严重者甚至达无尿状况（每日尿量＜50ml/m^2）。持续少尿导致水分大量潴留于体内，临床表现为不同程度的全身水肿、高血压，严重者出现心力衰竭、肺水肿或脑水肿，以及体内水潴留引起的稀释性低钠血症。少尿持续时间越长，肾损害越严重。

（2）有无电解质紊乱：急性肾衰时，由于肾组织坏死和肾功能下降，可以出现一系列电解质紊乱。少尿期主要表现为“三高三低”，即高钾、高镁、高磷血症和低钙、低钠和低氯血症；而利尿期由于大量水、电解质从尿中丢失，可出现低钠和低钾血症。

（3）有无代谢性酸中毒：急性肾衰竭时，肾排酸减少，肾小管酸化功能障碍，使酸性代谢产物积聚于体内造成酸中毒。表现为恶心、呕吐、疲乏、嗜睡、呼吸深大、食欲不振甚至昏迷，血 pH 值降低。

（4）尿毒症：因肾排泄障碍使各种毒性物质在体内积聚所致。可出现全身各系统中毒症

状，又称为尿毒症症状。其严重程度与血中尿素氮及肌酐增高的程度相一致，出现多器官受累的表现，如消化系统、心血管系统、神经系统和血液系统受累以及感染等。首先出现食欲减退、恶心、呕吐等消化系统症状，少部分患儿可出现消化道出血。心血管系统主要为高血压和心力衰竭，还可出现心律失常和心包炎。中枢神经系统则出现意识障碍、抽搐或昏迷等尿毒症脑病症状。血液系统表现为贫血、出血倾向等。另外，70%以上的尿毒症合并有呼吸道或泌尿道等感染。

四、小儿危重症肾功能衰竭的实验室监测

（一）尿指标的监测

尿液标本易于收集，尿液分析有助于鉴别肾前性、肾实质性和肾后性急性肾衰竭，反复进行尿液检查也是判断疗效和预后的一项比较重要的指标。

（1）尿量的测定：准确地记录24h尿量，应尽量避免留置导尿管，但必要时也可短时间内放置导尿管监测每小时尿量，为“量出为入”提供依据，肾衰明确后应尽快拔出导尿管。完全无尿提示双侧完全性尿路梗阻、双侧肾动脉栓塞或肾皮质坏死等，无尿与有尿交替出现提示尿路梗阻。

（2）尿沉渣镜检：肾前性和肾后性急性肾衰竭尿沉渣镜检可正常或仅见透明管型和细颗粒管型；而急性肾小管坏死常有肾小管细胞管型、暗棕色粗颗粒管型、红细胞管型和脱落的表皮上皮细胞；急性间质性肾炎尿液中常可见较多的嗜酸性粒细胞，尿中大量结晶则应注意排除代谢性疾病。

（3）尿比重和尿渗透浓度：尿比重只反映尿液中溶质的质量和密度；而尿渗透浓度是反映尿液中溶质浓度的精确指标，不易受尿液中蛋白质、葡萄糖等大分子物质的影响，能够比较客观地反映肾脏的浓缩和稀释功能。测定尿比重和尿渗透浓度有助于判断急性少尿型肾衰是肾前性还是急性肾小管坏死。肾前性急性肾衰竭尿比重＞1.020，尿渗透浓度＞500mmol/L；急性肾小管坏死尿比重多＜1.010，尿渗透浓度＜350mmol/L。若同时监测24h尿渗透浓度和血浆渗透浓度之比，更有助于判断急性肾衰竭的原因，若比值大于1.7为功能性异常，小于1.15为肾脏器质性改变，比值在1.15～1.70之间应进一步检查。血浆渗透浓度可用下列公式推算：血浆渗透浓度（mmol/L）＝血钠（mmol/L）×1.86＋血糖（mmol/L）×0.056＋血浆尿素氮（mmol/L）×0.357。

（4）尿钠测定：尿钠排泄量的多少取决于细胞外液量和肾小管重吸收的变化，肾前性急性肾衰竭尿钠显著减少，常＜20mmol/L；急性肾小管坏死时，肾小管重吸收钠障碍，尿钠排出增多，尿钠常＞40mmol/L。

（5）尿肌酐和尿素氮测定：急性肾衰时排泄量减少，尿肌酐多＜1g/d，尿素氮＜10g/d（正常值＞15g/d）。

（二）血指标的监测

（1）电解质和血气分析：急性肾衰少尿期血清电解质可表现为“三高三低”，其中，高钾血症是急性肾衰竭病程1周内死亡的主要原因。定期监测血气分析有助于决定补充碱性液体量、指导输液治疗和进行透析的时机。

(2) 肌酐、尿素氮：血肌酐、尿素氮升高的程度和上升的速度，可作为监测急性肾衰竭病情变化的重要指标。血清肌酐≥176μmol/L，血尿素氮≥15mmol/L；或每日血肌酐增加≥44～88μmol/L，或血尿素氮增加≥3.57～7.50mmol/L，提示存在急性肾衰竭。

(3) 监测中心静脉压：有助于鉴别急性肾衰少尿或无尿的原因是血容量不足引起的肾前性肾衰还是肾实质性肾衰。中心静脉压正常值为0.588～1.180kPa（6～12cmH_2O）。

（三）其他重要指标的测定

(1) 肾小球滤过率（GFR）的测定：肾小球滤过是肾小球的主要功能，但目前尚不能在体内直接测定GRF，多根据内生肌酐清除率（CCr，mg/ml）来间接测定GRF。具体方法为：准确收集24h尿，测定尿肌酐浓度（UCr，mg/ml）、尿量（V，ml/min）和血浆肌酐（PCr，mg/ml），先可根据24h尿肌酐排泄量一般为14～20mg/kg初步判断24h尿液收集的准确性，然后根据下面公式：CCr＝UCr×V÷PCr算，再根据患儿的体表面积（m^2）计算出矫正后的CCr：矫正后的CCr＝CCr×1.73÷患儿体表面积。小儿正常值为80～125ml/(min·1.73m^2)，急性肾衰患儿低于正常值下限，一般≤30ml/(min·1.73m^2)。

(2) 肾衰指数：用于鉴别肾前性急性肾衰竭和急性肾小管坏死，其公式为：肾衰指数＝尿钠（mmol/L）×血浆肌酐（mg/dl）/尿肌酐（mg/dl），一般肾前性急性肾衰竭肾衰指数＜1，而急性肾小管坏死肾衰指数＜1。

(3) 滤过钠排泄分数：是测定经肾小球滤过而未被肾小管重吸收的钠的百分率，其计算公式为：滤过钠排泄分数＝尿钠（mmol/L）×血浆肌酐（μmol/L）/血清钠（mmol/L）×尿肌酐（μmol/L）×100%，滤过钠排泄分数＜1%见于肾前性急性肾衰竭，而滤过钠排泄分数＞1%见于急性肾小管坏死或肾后性急性肾衰竭。

(4) 尿/血渗透浓度比：24h尿渗透浓度/血渗透浓度比值＜1.15提示肾实质性病变导致肾浓缩功能下降，1.15～1.70应进一步检查或追踪观察以排除肾疾患，＞1.70为功能性改变。不能测定血渗透浓度时，可用前面所述公式推算。

(5) 肾影像学检查：包括腹部平片、超声波检查、逆行性和下行性肾盂造影、放射性核素检查、肾血管造影和CT、磁共振等检查，有助于了解肾的大小、形态，血管及输尿管、膀胱有无梗阻，也可了解肾血流量、肾小球和肾小管的功能。

(6) 肾活检：是急性肾衰竭最可靠的诊断手段，可帮助诊断和评估预后。

(7) 有感染征象使用抗生素时，应根据肾功能或肌酐清除率来调整抗生素的剂量和用药间期，必要时监测血药浓度。

(8) 高凝状态时，应监测血小板计数、凝血酶原时间和纤维蛋白原浓度。

五、小儿危重症肾功能衰竭的诊断

中华儿科学会肾脏学组制定的ARF诊断标准：①尿量显著减少，少尿（每日尿量＜250ml/m^2）或无尿（每日尿量＜50ml/m^2）。②氮质血症：血清肌酐（Scr）≥176μmol/L或血尿素氮（BUN）≥15mmol/L；或每日血肌酐增加≥44～88μmol/L，或血尿素氮增加≥3.57～5.50mmol/L。③伴有电解质紊乱或代谢性酸中毒。

六、小儿危重症肾功能衰竭的鉴别诊断

诊断ARF主要根据临床少尿特点，结合氮质血症、水钠潴留、高钾血症、代谢性酸中毒等即可诊断。新生儿期尿量＜1ml/(kg·h)、婴幼儿＜200ml/d、学龄前期＜300ml /d、学龄期＜400ml /d即为少尿；如每日尿量＜50ml/d则为无尿。也有非少尿型急性肾功能衰竭，无少尿表现，每日平均尿量＞1000ml，多继发于氨基糖苷类抗生素及造影剂造成肾损害，临床表现较少尿型轻，并发症少，病死率也低。鉴别诊断中应注意：

（1）排除肾后性应注意仔细询问病史及体检：急性尿道梗阻常伴有腹痛，下尿道梗阻时膀胱多胀满，影像学检查B超可发现肾脏体积增大，可有肿瘤、结石、畸形等改变，并可见梗阻水平以上的肾盂、输尿管或膀胱扩张。

（2）肾前性与肾性肾功能衰竭鉴别要点：病史中肾前性肾衰竭患者有引起脱水、血容量不足的病史：如呕吐、腹泻、尿量减少等，体检时常有脱水征及血压偏低，尿常规检查多无明显异常。鉴别困难时需进行：①补液试验：2∶1等张液15～20ml/kg半小时内输入，尿量明显增加为肾前性少尿，如尿量＜15ml/h则可能为肾实质性肾衰竭。②利尿试验：如补液后无反应，可使用20％甘露醇1～2g/kg，在20～30min内静脉推注或快速静脉点滴，观察尿量2～3h，如尿量＞40ml/h为肾前性肾衰竭，需继续补液改善循环；如尿量虽增加，但＜40ml/h，在无明显循环充血情况下，可重复注射1次，或用速尿1～2mg/kg，若仍无改善，考虑为肾性肾衰竭。以肾小球病变为主的急性肾衰竭，肾小管受损较轻，可排出高渗、低钠尿；肾小管、间质病变明显的肾实质疾病，肾小管功能受损，故排出低渗尿、高钠尿及尿中低分子蛋白、刷状缘酶等升高。

七、小儿危重症肾功能衰竭的治疗原则

总的治疗原则是去除病因，维持水、电解质及酸碱平衡，减轻症状，改善肾功能，防止并发症发生。

1. 严格限制入液量

用1/4～1 /2张液体补充，使患儿体重不增或使原有水过多患儿体重每日减轻1%～2%，血压稳定，血钠不低于130mmol /L。呋塞米持续静脉滴注利尿效果优于大剂量一次静脉注射，早期（24h内）使用小剂量多巴胺［1～3μg/(kg·min)］和呋塞米2～5mg/kg持续静滴，可使部分急性肾小管坏死（ATN）由少尿性ARF转变为非少尿性ARF。

2. 有效的肠道和（或）肠外营养支持可降低ARF的病死率，改善预后。

3. 连续静脉血液滤过（CVVH）

CVVH具有血流动力学稳定，清除体内的有害物质，清除炎症介质和改善组织氧代谢、保持水、电解质和酸碱平衡作用。因此CVVH在PICU中的应用日渐重要和广泛。连续性血液净化（CBP）是一种简便、有效的肾脏替代疗法，近年来随着CBP技术、设备的不断完善，其应用范围已远远超出了肾脏病的范畴，在成人已被广泛应用于重症监护病房的危重患者救治。同样，在儿科CBP使得一些过去无法进行的，尤其是婴幼儿的血液净化治疗得以开展。

CBP适用于循环衰竭合并少尿无尿的危重患儿救治，危重患儿大多合并循环衰竭和少尿无尿，表现为心肌收缩无力、心力衰竭、血管扩张、血压下降甚至休克，不能耐受血液透

析，而用 CBP 可得到较好的效果，因为 CBP 最大限度地模拟肾脏的清除功能，能持续缓慢、等渗地清除溶质和体液，血浆渗透压不降低，血管外液被“拉”入血管内，保持了有效循环血量，同时水分清除也减轻了心脏的前负荷，有利于心肌收缩功能的恢复。加之，CBP 治疗中能清除中小分子的炎症介质和内毒素，阻止了休克的发生发展，使得循环血量相对较少的婴幼儿和血压不稳定的患儿也能接受 CBP 治疗。

CBP 适用于严重水平衡紊乱危重患儿的抢救：MODS 患儿大多需要静脉输入治疗用药，包括：抗生素、营养支持、血液制品和原发病治疗用药等。而无尿少尿患者则须控制入液量，这给治疗带来了困难。CBP 能解决这一问题，CBP 通过持续缓慢地滤出血浆水而排出溶质（模拟肾小球滤过），同时又根据机体情况补充置换液（模拟肾小管重吸收），每天置换液量相当大，因此可以允许治疗液体的输入，使得医生能根据患者情况来调节脱水量的多少。

严重感染发生 MODS 或 ARF，经 24h 常规治疗仍不能控制病情发展时，或出现难以控制的水肿、肺水肿、严重电解质紊乱，可考虑进行 CVVH 或连续性血液滤过透析（CV-VHD）肾替代治疗，以期降低病死率。

目前多主张及早透析、预防性透析，认为 ARF 患者行血液净化的目的不是传统意义上的“肾脏代替”，而是一种“肾脏支持”，因此 ARF 何时行血液净化治疗不能拘泥于血肌酐的值，而应更注重临床病情及其他器官的损害情况，如发生明显少尿或无尿、高血钾，重度酸中毒，特别有水负荷或肺水肿等情况即应透析，这样能尽早清除体内过多的水分和代谢产物，改善内环境，预防和治疗电解质紊乱和酸碱紊乱，预防并发症，为原发病的治疗和支持疗法创造条件。

要点提示

（1）小儿危重症肾功能衰竭的原因很多，国外文献报道以溶血尿毒综合征为主，其次是先天性心脏病术后诱发，国内报道以各种重症感染为主，其次是溶血尿毒综合征。

（2）急性肾衰的诊治过程中应重点观察患儿如下临床表现：有无水、钠潴留，有无电解质紊乱，有无代谢性酸中毒，尿毒症。

（3）少尿期主要表现为“三高三低”，即高钾、高镁、高磷血症和低钙、低钠和低氯血症。其中，高钾血症是急性肾衰竭病程 1 周内死亡的主要原因。

（4）ARF 患者行血液净化的目的不是传统意义上的“肾脏代替”，而是一种“肾脏支持”，因此，ARF 何时行血液净化治疗不能拘泥于血肌酐的值，而应更注重临床病情及其他器官的损害情况。

（许 煊）

参考文献

1. 中华儿科学会肾脏学组. 小儿急性肾功能衰竭的诊断标准. 中华儿科杂志，1994，32：103－104.

2. Brady HR，Brener BM，Lieberthal W，et al. Acute renal failure//Brenner BM. The kidney. 6th ed.

Vol 2. Philadelphia：WB Saunders Co，2000：1200－1262.
3. 常平，封志纯，等. 连续性肾脏替代治疗在儿科的应用. 临床儿科杂志，2003，21（10）：665－667.
4. 易著文，何庆南. 急性肾功能衰竭的监测. 中国实用儿科杂志，2001，16：396－398.
5. 徐虹. 小儿肾功能衰竭. 现代实用医学，2006，8：535－536.

第四章 小儿先天性心脏病围手术期

第一节 先天性心脏病与心肺功能互相作用

心脏和肺脏作为串联系统，其在解剖和病理生理方面的相互作用对于血流动力学和呼吸功能都具有深远影响。这种影响对于先天性心脏病患者，特别是婴幼儿就更加显著。掌握心肺间的复杂关系对于处理这些患儿是非常重要的。

左向右分流的先天性心脏病患儿，肺循环血量长期增多及其引起的肺动脉高压都会产生呼吸系统症状，表现出肺部疾患的特点。同时因为增加了呼吸功和氧耗，反过来会加重心脏的负荷。因此这类患者处理起来更加棘手，往往要心肺疾病同时治疗。

先天性心脏病患儿，增大的左房和肺动脉高压常会压迫大的支气管，使自主呼吸的患儿出现呼吸困难和顽固性肺不张。其中左主支气管、左上肺叶支气管和右中叶支气管都是容易受压的部位。除了气道压迫症状之外，肺血流增多和肺静脉压的升高都是造成间质和肺泡水肿的原因。随之引起通气/血流比例的失调、双肺顺应性减低，这时患儿容易出现小气道狭窄的表现。

对于左向右分流的先心患者，上述呼吸系统症状往往在患儿出生 2 个月～1 岁左右表现最为显著。生后，随着肺循环阻力的逐渐下降，左向右分流逐渐增多。小儿代谢率高，单位体重的 O_2耗与 CO_2的生成量比成人高 2～3 倍，肺泡成分又相对比较少，因此呼吸储备明显低于成人，对肺损伤的耐受性差。胸壁顺应性高，肺间质成分相对较多，功能残气量小，容易发生肺不张。婴儿气管内径小，轻度的水肿就可以大大减少气管内径和横截面积，从而严重减少恒压下气体流量。另外，有近 50%的气道总阻力来源于小气道，所以轻度的肺间质水肿或心脏血管结构的压迫均可以很大程度地增加气道阻力和呼吸功。如果患儿能耐受其先心病直接所致的血循环病理生理异常，随着生长发育、呼吸系统的代偿能力逐渐增强，上述种种对呼吸系统的不利因素逐渐缓解，临床症状也有所缓解。

先心病肺循环血流量的长期增多引起肺血管的改变，从轻度的肺小动脉中层平滑肌肥厚，到最后的多数肺血管树的消失和梗阻，胸片上显示“残根样”改变。这个过程的长短与先心病的病种和心内缺损的严重程度有密切关系。ASD（房间隔缺损）几乎是肺动脉高压发展最为缓慢的病种，而 TGA/VSD（大动脉转位合并室间隔缺损）则是肺动脉高压进展最为显著的病种，波士顿儿童医院报道这类患儿在生后 3～6 个月时已经开始出现不可逆性肺血管病理改变。随着肺血管病变的逐渐严重，肺血管阻力增高。当右心压力超过左心压力时，心内分流变成双向甚至右向左分流，患儿出现发绀等表现称为艾森曼格综合征。这种情况下患儿右心后负荷长期增加，患儿逐步表现出右心衰竭的症状。

肺血少的发绀型先心患者，以 TOF（法洛四联症）为主要代表。这类患儿由于先天的肺血管发育不良，主要表现为低氧血症，生后 3 个月左右开始出现发绀。随着时间的延长慢性发绀会代偿出丰富的支气管侧支血管。当侧支建立比较充分的时候，患儿的发绀会有所减轻。如果侧支血管过于粗大和丰富，会引起咯血症状。这也和发绀患者代偿性红细胞增多以及血小板功能不良有关。

另外一些复杂的发绀型先心病可能是动脉导管依赖型的，如 TGA（大动脉转位）、PAA（肺动脉闭锁）、HLHS（左心发育不良综合征）等。对这些患儿来说，体循环和肺循环两者之间往往只依赖动脉导管作为交通。术前体、肺循环阻力之间的平衡关系是非常微妙的，临床处理时既要控制肺阻力，又不能过度干预，如果医源性地打破了这 2 个循环的血流平衡关系，结果常是致命的。

手术是先天性心脏病患儿的最根本治疗。不纠正心内畸形，单纯的、尤其是过度积极的肺部治疗往往会打破这类患儿已经形成的心肺之间的平衡关系。但是如果已经出现明显的急性呼吸道感染和肺部功能障碍，手术应该推迟。否则术后的恢复过程将明显受到影响，带呼吸机时间和住 ICU 时间都会延长。对于术前合并下呼吸道 RSV（呼吸道合胞病毒）感染者，术后出现并发症的风险增加，死亡率高于未感染者。但推迟手术也并不总是可行，如大的心内缺损合并肺炎、心衰长期不能治愈，带气管插管应用呼吸机，经过简单的临床调整，直接手术也不失为一种明智的选择。

简单畸形，手术后 4～8h 之内可以拔出气管插管。但如果术前肺动脉压力升高，合并肺血管病理改变的患儿，气道平滑肌增多，术后会伴有明显的气道阻力升高，这些患儿常突然发作支气管痉挛。另外发绀型先心病术后肺血流较术前明显增多，严重者可以表现为灌注肺，肺血管床需要一个适应过程。这些患儿术后都需要继续呼吸机治疗。了解呼吸机对先天性心脏患者尤其是婴幼儿，心肺功能的影响十分重要。

先心病术后常伴有低心输出量，主要原因是短暂的心肌功能障碍和心肌负荷情况的突然改变，包括术后体肺循环阻力的变化、外科手术引起的短暂的心肌钝抑、体外循环引起的心肌损伤等。这种情况下患儿可以表现为代谢性酸中毒和肺水肿，将面临更大的呼吸做功，虽然这种呼吸功增加对于心肺功能正常的患儿是微不足道的，但危重患儿呼吸肌的氧耗可高达50%。此时适当的机械通气辅助可以有效地减少呼吸功和氧耗，改善心脏功能和呼吸动力学。

体外循环术后，无论是术前左向右分流的绝对性肺动脉高压，还是术后同时存在灌注肺和右心功能不良的相对性肺高压，适当的呼吸支持是绝对必要的。通气不足引起的 CO_2 潴留，很容易诱发肺高压危象。越是严重的肺高压，越需要把 $PaCO_2$ 控制在较低的水平。

呼吸机正压通气对心血管系统的各种负面影响，特别是对静脉回流的影响，我们应该充分给予考虑。但是在上述情况，呼吸机的支持作用绝对是利大于弊的。不过对于 GLEEN、FONTAN、全腔-肺动脉连接术等右心旁路手术，尽快撤离呼吸机还是重要的治疗原则。

要点提示

（1）小儿术前的肺功能状态取决于其心脏病灶，但肺功能障碍的情况，反过来会加重心功能的不全。减少过度干预，平衡处理两者之间的关系，给患儿创造手术机会是术前医生的任务。

（2）手术后多种原因都可以导致心肺功能不全，了解心肺间关系的相互影响对于术后的正确处理意义重大。

（贺 彦）

参考文献

1. Castaneda AR，Jonas RA，Mayer JE，et al. Cardiac surgery of the neonate and infant. Philadelphia：WB Saunders co，1994.
2. Lake CL，Booker PD. Pediatric Cardiac Anesthesia. 4th ed. Lippincott Williams & Wilkins. Arnold，2009.

第二节 先天性心脏病术后循环和呼吸支持

先天性心脏病手术后循环和呼吸的支持策略应根据患儿围手术期解剖及病理生理的变化、体外循环的影响以及心肺之间相互作用的特点，并结合术后早期各项监测指标，进行综合评判后加以制定。

一、基本监测及综合评估

心脏术后早期的评估应建立在对手术中情况全面掌握的基础上。包括：心脏畸形及手术方法，体外循环及心肌阻断时间，术中心肌保护，停机时心内测压情况，有无心律失常、出血或其他意外，食管超声检查有无阳性发现，停机后血管活性药物的用量等。

手术后早期的监测着重于对心脏畸形的矫治是否满意，以及早期心输出量的监测。包括血流动力学监测、动脉血气与呼气末二氧化碳的监测、代谢及组织灌注参数监测等。

（一）血流动力学监测

先天性心脏病患儿依术前诊断及手术方式的不同，术后给予不同的血流动力学监测。在通常情况下，所有患儿均会保留外周动脉及两条以上的深静脉导管，复杂先心病矫治术后的新生儿、婴幼儿（如大动脉转位或共同动脉干等）还需要同时安置左房（LA）或肺动脉（PA）导管。

（1）心率（律）：心脏手术后患儿常出现心动过速或过缓。引起心动过速的原因有：药物反应（儿茶酚胺、潘可罗宁等）、发热、疼痛、心室功能降低等。顽固性心动过速，无论是窦房结起源还是交界区起源的均会造成心室充盈不足引起 CO 的明显降低。心率＞180 次/分的心动过速，需要降温或药物控制。

心动过缓可继发于低温、缺氧、窦房结功能不良（心房切口或补片）、心室功能严重受损或某些药物（地高辛、抗心律失常药等）因素。与年长儿相比，新生儿及小婴儿的心输出量（CO）非常依赖心率，心率下降会引起 CO 的明显降低。手术后早期 HR 以 140～160 次/分为宜，＜100 次/分或合并房室传导阻滞（AVB）应使用药物［异丙基肾上腺素0.02～0.1μg/(kg·min)］或心外膜临时起搏器（心房、心室、房室顺序起搏）维持相对满意的心率。

（2）动脉血压（MAP）：心脏手术后早期，动脉血压不能单独作为评判循环的重要指标。在深度镇静及肌松弛的状态下，血管处于扩张状态，患儿会呈现轻-中度的低血压反应。如果外周灌注是好的，一般不需要额外加大容量或正性肌力药物剂量以提高血压。新生儿手术后早期平均动脉压（MAP）以 40～50mmHg、婴幼儿以 50～60mmHg 为宜。

（3）左房压（LAP）：与手术前相比，心脏手术后 LAP 会有所增加，但通常不会超过 12～14mmHg。术后 LAP 增高常见于：①术前左室压力负荷（流出道梗阻）或容量负荷（主动脉反流）增加导致的左室肥厚或左室收缩功能不良。②术后残留二尖瓣狭窄或关闭不全。③术后液体入量过多导致容量负荷过重。④心包填塞导致心脏舒张功能不良。⑤左房发育不良（如完全性肺静脉畸形引流）术后 LA 顺应性降低。⑥某些心律失常，如室上性或室性心动过速导致心房排空障碍。

LAP 的下降提示循环血容量不足或左室前负荷下降。LAP 低在临床上常见于：①胸液量过多致血容量不足、低血压，此时会出现 LAP 及 RAP 同时降低。可按 5～10ml/kg 尝试补液。②Fontan 类术后患儿，LAP 降低，但 RAP 可高达 20mmHg 以上，提示肺血管阻力增高，体循环容量不足。应着重降低肺血管阻力，无效时可考虑外管道开窗。

（4）右房压（RAP）：由于右房的顺应性相对要好，所以手术后 RAP 的增高往往不如 LAP 明显。一旦出现 RAP 的明显增高，特别是新生儿＞15mmHg 时常提示有明显的问题，如：右室顺应性降低、三尖瓣病变、液体入量过多或心包填塞等。在这种情况下，患儿常会出现腹水、胸腔积液及软组织水肿。另外，合并严重肺动脉高压者，吸痰刺激后如出现 RAP 持续不降，或合并脉搏血氧饱和度的下降，应警惕有肺动脉高压危象或张力性气胸。

（5）肺动脉压（PAP）：心脏手术后平均 PAP 一般不应超过 25mmHg，重度肺动脉高压是造成术后右室功能不良的主要原因之一。术后合并肺动脉高压的情况包括：①大量左-右分流，术前明确有肺动脉高压，且手术后测压肺动脉收缩压与主动脉收缩压之比大于 0.6。②两周以内新生儿肺血管阻力未下降。③合并肺静脉高压的心脏畸形（如梗阻性肺静脉畸形引流等）。④反应性（哮喘）或限制性肺部病变（脊柱侧凸）。对上述情况及 Fanton 类手术后患儿，早期识别 PAP 的变化并积极干预是非常重要的。在评价术后肺动脉高压的程度时，应与当时的动脉血压相比较评估。

（二）动脉血气与呼气末二氧化碳的监测

术后早期要经常进行血气检查，以了解组织氧合及二氧化碳清除的情况。正常的动脉血气为：pH 7.35～7.45，PCO_2 35～45mmHg，PO_2 80～100mmHg。严重的低氧血症常见于：①残留心内分流，如术后单心室患儿，由于存在右向左分流，即使肺野清晰，动脉血气 pH 及 PCO_2 正常，PO_2 仍可能很低（＜55mmHg），而且对提高 FiO_2 无效。②严重的肺泡及间质渗出。③严重的肺泡通气不足。

心脏手术后酸碱调节的总体原则是尽量维持相对正常的酸碱状态。但在某些特定的情况下，维持一定程度的酸血症或碱血症反而有利。①合并重度肺动脉高压的心内膜垫缺损矫治术后，通常维持偏碱（pH 7.35～7.45）以降低肺血管阻力，改善右心室的收缩功能。同样，Fontan 类术后患儿的血流动力学状况与肺血管阻力也是密切相关的，偏碱血症也能使肺血管阻力下降，增加心输出量，提高动脉血氧饱和度。②左心发育不良综合征行 Norwood 术式后，为防止肺血的增加，应降低吸入氧浓度，减少通气量，调整为偏酸（pH 7.30～7.33），使肺血管阻力增加。另外，分流量过大的体-肺分流手术后，也可通过上述调整控制肺血流的增加。

呼气末 CO_2 的动态监测不仅便于早期发现可能出现的气管插管的打折、移位、阻塞等，还是急性肺血流变化的非常敏感的指标。动脉 CO_2 与呼气末 CO_2 的正常压差为 5～10mmHg，如果出现肺血流的突然减少，常见于 B-T 分流术后分流血管的打折或血栓形成，一旦出现，呼气末 CO_2 会出现即刻的急性降低。

（三）代谢及组织灌注参数的监测

（1）离子钙（Ca^{2+}）：正常的离子钙浓度水平（1.14～1.3mmol/L）是维持心脏术后早期心肌收缩力的重要因素，这对合并有严重低心排或大量输血的患儿尤其重要。低钙血症常见原因：①大量输注含枸橼酸库血，枸橼酸与血钙结合使 Ca^{2+} 降低。②大量应用袢利尿剂使肾脏排 Ca^{2+} 增加。③呼吸性碱中毒引起 Ca^{2+} 与蛋白结合增加，Ca^{2+} 降低。④一些特殊的心脏畸形，如共同动脉干、TOF、B 型主动脉弓中断合并 DiGeorg 综合征（甲状腺功能低下继发低钙血症）。

离子钙水平与患儿的血流动力学状况密切相关。如果血流动力学不平稳或需要用大量正性肌力药物维持循环，同时血 Ca^{2+} 降低时，应积极加用钙剂治疗（10%葡萄糖酸钙按 50mg/kg 或 10%氯化钙 25mg/kg 缓慢静推），顽固性低钙者多采用持续泵入。补钙时应选择中心静脉，以免因钙液外渗引起组织坏死。

（2）血乳酸（Lac）：Lac 是反映组织氧运送及氧供、氧耗是否平衡的重要指标，正常应<1.5mmol/L。体外循环，特别是深低温停循环术后早期，常伴有血 Lac 水平的增高，可高达 4～6mmol/L，但随着机体组织灌注的改善多呈进行性下降的趋势。Lac 水平持续不降或增高，是循环衰竭的指标。另外，严重低氧血症及重症感染也会造成 Lac 的增高。

（3）血糖（BG）：术后血糖是反映应激及组织灌注的重要指标，正常值：5～8mmol/L。术后早期应每 2h 检测一次血糖，待循环稳定后可改为每 6h 一次。手术后早期的血糖常呈增高趋势，大多与应激及容量相对不足有关，一般不给予特殊处理。大多数患儿的血糖会在 8～12h 后降至正常。术后患儿突发的血糖波动要警惕感染的发生，严重脑损害患儿的血糖会出现极端变化。

二、术后循环支持的特点及对策

术后早期循环支持的核心环节是维持适宜的心输出量（CO）。对术后患儿 CO 的定量及定性评估可依据血流动力学参数、组织灌注参数等进行。必要时，应进行床旁超声检查除外可能的残余分流、瓣膜狭窄或关闭不全、外管道梗阻及心包积液等。如有条件安置漂浮导管或 Picco 导管，应进行 CO 的动态监测。

（一）术后早期 CO 降低的常见原因

（1）残留心脏畸形：如 TECD 或 TOF 术后残留瓣叶反流或 VSD 残余漏等。残留畸形的存在可表现为心脏杂音、心内压力或波形的改变、末梢氧饱和度的变化等。对造成心功能不良或心输出量下降的残留畸形要引起高度注意，绝大多数的残留畸形可借助床旁超声心动图明确诊断。

（2）手术的影响：如 TOF 根治术，右室切口或肌束切除所致的术后右心功能不全；术后急性心包填塞是早期低心排首先要除外的合并症，临床上多表现进行性血压下降、脉压减小、心动过速、外周灌注不良、代谢性酸中毒等，高度怀疑时应紧急床旁开胸。新生儿或小婴儿复杂心脏手术后继发纵隔及心肌水肿，闭合胸骨时会造成血流动力的不平稳，或术中难以压迫的出血均为术后延迟关胸的指征。

（3）体外循环所致心肌保护不良或缺血再灌注损伤：长时间体外循环可激发全身炎症反应，引发多种血管活性因子的激活。临床上可诱发出现间质水肿、毛细血管渗漏及潜在的多器官功能障碍。如总肺水的增加可引起肺顺应性的降低和动脉-肺泡氧差的增加；心肌水肿会导致心肌收缩及舒张功能的损害等。近年来，越来越多的研究集中在长时间体外循环，特别是深低温停循环对血管内皮功能的损伤方面。一些研究显示：转机前给予皮质激素和抑肽酶有利于抑制炎性因子的激活，复温过程中抗氧化剂如甘露醇的应用，可通过改变预冲液的成分，增强超滤作用以减少炎性反应。

（4）特殊心脏畸形手术：即使心内畸形矫治满意，部分患儿仍可在术后早期呈现低心排状态，如新生儿大动脉转位，Switch 术后 9～12h 内左心功能会明显减低，需要加用正性肌力药及血管扩张剂进行支持与调整。

（二）容量评估与调整

体外循环术后的患儿常继发体液平衡的紊乱，对术后早期容量的评估应结合体格检查、各种监测指标（HR、BP、LAP、RAP）、出量（尿量、胸液、腹水）及实验室数据（电解质、BUN、Cr、HCT、胶体渗透压）等，必要时还应每日测定患儿的体重变化。

体外循环术后早期，由于存在血液稀释及组织间液的重吸收，患儿全身的体液量处于一种超负荷状态，所以原则上应适当限制液体入量并加强利尿治疗。绝大多数患儿在术后早期 24～72h 内，全天的液体入量一般为维持量的 1/2～2/3，维持量可按 100ml/(kg·d)（体重＜10kg）＋50ml/kg（体重在 10～20kg）＋20ml/kg（体重＞20kg）计。

在限制液体量的同时，必须强调严格控制输液的速度。患儿在术后早期由于有效循环血量不足而影响组织灌注时，可以选择在短时间内较快速地补充液体，但负荷补液量一般控制在 2～5ml/kg。一旦循环趋于稳定，每天的补液总量应在 24h 内匀速输注，这一点对于新生儿和小婴儿尤为重要。补液时要兼顾晶体液和胶体液的比例，使血浆胶体渗透压保持在15～20mmHg。

体外循环所释放的大量炎性介质会导致严重的内皮功能损伤，使内皮间隙增大，造成包括蛋白在内的体液向第三间隙的转移，即为“毛细血管渗漏”。这一反应在新生儿及小婴儿复杂畸形矫治术后尤其常见，主要表现为：①严重的全身性水肿，体重增加＞10%；②大量腹水、胸水；③体循环灌注压低，以舒张压低显著，少尿，循环波动；④正性肌力药物需求增加，胶体需求增加；⑤CVP 正常或轻度增高，胶体渗透压低，顽固性低钙；⑥此过程可从体外循环开始持续至术后 2～3d，重者可持续 3～5d。

渗漏期的治疗主要是量出为入的平衡出入量。每日出量部分除考虑胸液、尿量外，组织及第 3 间隙的漏出部分一定要考虑在内。重症患儿术后应常规安置腹膜透析管，便于准确地了解每日腹腔漏出量及防止腹胀。存于组织中的液体量可按 10～15ml/(kg·d) 补充。待循环稳定后，可行间断透析促进水分排出。

（三）低心排出量的治疗

体外循环术后患儿，常伴有心肌收缩力的减低，多出现在手术后 6～18h，与体外循环后心肌水肿及心肌顿抑有关。及时应用正性肌力药物及血管扩张剂有助于患儿心功能的恢复。在考虑药物治疗前，首先要搞清患儿血管内的容量状态、血清 Ca^{2+} 水平、心脏节律及镇静的程度。如果患儿存在血容量不足，如：Fontan 术后早期，就需要维持一定的容量负荷，以克服增高的肺血管阻力，才能维持满意的 CO。所以首要的治疗，应该是补足血容量，并积极纠正低钙血症，否则正性肌力药物的作用就不能很好地发挥。对非窦性的心律失常，应通过心脏起搏、药物治疗或电转复等手段及时纠正心律紊乱。另外，在深度镇静及肌肉松弛的状态下，血管处于扩张状态，患儿会呈现轻-中度的低血压反应，如果外周灌注是好的，一般不需要额外加大正性肌力药物的剂量。如是中等以下的低血压（较正常降低 20%～30%），则需要应用 5～10μg/(kg·min) 的多巴胺和或多巴酚丁胺。当多巴胺剂量增加至 15μg/(kg·min) 以上，循环仍难于维持时，应及时加用更有效的正性肌力药物如肾上腺素 0.01～0.1μg/(kg·min)。应注意，高剂量肾上腺素［<0.5μg/(kg·min)］会引起肾脏、外周血管收缩及心动过速。同时应用中等剂量的多巴胺及低剂量的肾上腺素［<0.1μg/(kg·min)］，配合血管扩张剂（米力农、硝酸甘油等），可更有效地改善心肌收缩功能，而且不会导致外周血管阻力的增高。

对于药物治疗难以控制的心室功能不良，可尽早考虑 ECMO 辅助，以最大限度地提供循环支持，减少心脏做功，避免高剂量正性肌力药物的应用。

三、肺动脉高压的评估与治疗

肺动脉高压是肺血增多型先心病手术后最常见的并发症，部分患儿同时合并有肺静脉梗阻，会进一步加快肺动脉高压的进程，早期外科手术是改善这类患儿预后的唯一手段。

合并重度肺动脉高压的部分患儿，容易在术后早期诱发肺动脉高压危象。临床上表现为：肺动脉压力急剧增高，达到或超过主动脉压力水平，伴有右房压力增高。处理不及时可继发右心室功能不良，右心排血受阻，导致严重的低血压及低氧血症，继发代谢性酸中毒，甚至危及生命。

术后早期可能发生肺血管阻力增高并导致危象的情况包括：①生后两周以内的新生儿，如完全性大动脉转位行动脉调转手术；②术前合并肺静脉高压的婴幼儿，如梗阻性肺静脉异位引流；③合并大 VSD 的大动脉转位或共同动脉干患儿，生后 2 月后才行矫治手术；④术前合并肺实质病变。

对上述高危患儿，从手术室返回 ICU 一开始就要制定出防止肺动脉高压危象的措施。包括：

（1）避免诱发肺动脉压力增高的一切因素：如低氧、低温、低血糖、疼痛及不适当的气管内吸痰等刺激。

（2）减轻可能引起的应激反应：持续泵入芬太尼 5～10μg/(kg·h) ＋咪唑安定 0.1～0.2mg/(kg·h)；对气管内吸痰或 $PaCO_2$ 变化敏感的患儿，加用小剂量肌肉松弛剂如潘可罗宁 20～50μg/(kg·h) 可更好地控制因刺激引起肺血管阻力的突然变化。

（3）呼吸机调整策略：①维持碱血症以降低肺血管阻力，保持 $PaCO_2$ 在 25～30mmHg

或 pH≥7.5；②降低平均气道压和呼气末正压，PEEP<4cmH_2O；③保证氧合。

（4）处理可能存在的合并症：如气胸及胸腔积液等，以防胸内压和肺血管阻力的增高。

（5）循环调整策略：①适当增加右房压至 10～12mmHg；②应用降低肺动脉压力，改善右心功能的药物：如米力农、硝酸甘油、硝普钠、前列腺素 E1 及前列环素。

（6）对上述治疗效果不好者，可选择一氧化氮（NO）吸入　术后应用 NO 的指征为：停机后测定 MPAP≥30mmHg 或 Pp/Ps≥0.6。从 5ppm 开始，可逐渐加至 10～20ppm。NO 治疗有效的指征：PAP 下降，血氧饱和度上升。对 NO 依赖者，拔管后可继续经鼻管吸入。在停止 NO 前，口服西地那非每日 1～1.5mg/kg，可有效预防肺动脉高压的反跳。

（7）对重度肺动脉高压，以致脱离体外循环机困难者，选择 ECMO 辅助。

四、术后呼吸支持的特点及对策

（一）气道管理

气管插管和呼吸支持是新生儿及婴幼儿心脏手术后重症监护的重要组成部分。根据不同年龄、不同心脏畸形的肺部特点，正确地评估气道，选择适宜的呼吸模式及参数，并配合熟练的操作，可保证气管插管和机械通气的顺利进行。呼吸支持的手段不充分或不及时，会造成或加重心脏手术后低心排、代谢紊乱及心律失常等严重的血流动力学障碍，甚至危及患儿的生命。

气管插管时要密切监测生命体征，以避免出现严重的生理变化如心输出量下降、心律失常及死亡的危险。新生儿和小婴儿由于交感神经的不稳定性，可因疼痛刺激导致突然的血流动力学改变，故需要在镇静、镇痛、肌松、抑制分泌物的状态下进行气管插管。麻醉的同时可使用面罩加压给氧 5min 左右，以积累一定的氧贮备，可避免插管时 SaO_2 的急剧下降。若插管不顺利，可重复进行此项给氧措施。

（二）呼吸机的应用

呼吸机的应用策略需要兼顾呼吸干预对循环及呼吸的双重影响，在不同的病理生理状态下，由于心肺间相互作用的复杂性，一种单一的、一成不变的呼吸模式和参数并不适用于所有的术后患儿，根据患儿目前的心肺状况，寻找适合其病理生理特点的呼吸策略是术后呼吸机调整的重点。

对肺部无明显病变或病变较轻者，主张采用容量转换型呼吸模式如 SIMV，可提供稳定的潮气量；对肺部病变重，特别是肺泡间病变差异明显者如 ARDS 患儿，应用压力转换型方式，可明显降低治疗期间气压伤的发生，吸气压力的设定随肺部顺应性的变化而不同。常规应用 2～5cmH_2O 的呼气末正压可有效增加体外循环术后的肺功能残气量，改善通气-血流比及预防肺不张。高水平的呼气末正压（5～10cmH_2O）仅用于肺顺应性明显降低如 ARDS 或体-肺分流过大的患儿。

1. 低氧血症的原因及处理

长时间的体外循环造成血小板聚集及多种炎性介质的释放，损伤肺毛细血管膜，造成通透性增加，肺外水增加和肺间质水肿，是造成术后早期低氧血症的最常见原因。适量应用 PEEP 可有效增加呼气末肺容量，促进肺泡复张及肺水重新分布而改善氧合。临床上通常从

2～3cmH_2O 开始，逐渐增加至氧分压开始上升。值得注意的是，超过 6cmH_2O 以上的 PEEP 可能会引起心输出量的下降，尤其在合并有低血容量或心功能不全的情况下。在增加 PEEP 的同时，应密切观察潮气量及胸廓运动的情况，通常应相应增加一些潮气量以保证适宜的通气。

对于顽固性低氧血症，应首先借助各项检查除外残留的或漏诊的心内分流、肺血流分布异常或严重的左心功能不全。在除外上述原因所致低氧血症的情况下，可逐渐增加 PEEP 至 8～10cmH_2O，并适当延长吸气时间，或改用高频通气等。

需要特别强调的一点是，对于符合"单心室生理"的患儿，动脉血氧饱和度要根据肺循环与体循环血流量之比（Q_p/Q_s）调整，这类患儿的血氧分压应维持在 40mmHg，血氧饱和度以 75%～85%为宜。以避免进入肺内的血量过多，体循环灌注不足。另外非常重要的一点是，心脏手术后的低氧血症并不仅提示有气体交换障碍，在很多情况下实际上是心输出量不足的反映。这种情况在姑息性手术比根治性手术更常见。

2. 高碳酸血症的原因及处理

与术后早期低氧血症相比，CO_2 分压的增高更多见于撤离呼吸机前后。严重的高 CO_2 血症会对机体的多种器官功能产生不良影响，包括增加肺血管阻力、抑制心肌功能及促进内源性儿茶酚胺释放等。

发生在大气道、小气道及肺泡本身的梗阻性病变均可造成血 CO_2 分压的增高。小儿由于肺毛细血管平滑肌在生后 5 个月以前薄而少，3 岁以后才明显发育，故小婴儿的呼吸道梗阻除因支气管痉挛外，主要是黏膜肿胀和分泌物堵塞。另外，由于小婴儿气管及支气管管径细小，呼吸道阻力明显增高，在呼吸道梗阻时尤为突出。当气道阻力增加时，常需要更高的跨肺压使肺泡膨胀，当一定量的气体进入肺内后，气体首先分布于阻力较低的肺泡，导致这些肺泡的过度膨胀，进而导致死腔通气的增加及气压伤的发生，有效潮气量及肺泡通气量的下降。

大气道阻塞多因气道分泌物过多或黏膜充血水肿所致，表现为呼吸音减低或双侧不对称，胸片显示有弥漫性或阶段性肺不张。加强气道湿化、胸部体疗及气管内吸痰可获得明显效果。而小气道病变多源于支气管痉挛，造成肺泡内气体排出障碍，内源性 PEEP 增高，死腔通气增加。临床听诊表现为呼气相延长或吸气相喘鸣，胸片示双肺通气过度。治疗上应以缓解气道痉挛，促进肺泡内气体排出为主。在呼吸机调整上应适当降低呼吸次数，延长呼气时间，并适当加大潮气量。对严重气道痉挛者加用支气管扩张药如氨茶碱 0.5～1mg/(kg·h) 持续泵入可获得良好的治疗效果。

3. 特殊患儿的呼吸机管理

（1）肺动脉高压：在充分镇静、肌松的基础上，通过呼吸机参数的调节，适当降低 $PaCO_2$，维持在 28～35mmHg；PaO_2 维持在 90～120mmHg，必要时可补充一定的碱性液体，保持内环境偏碱，使 pH 在 7.5 以上，可防止肺血管痉挛，预防肺动脉高压危象的发生。

（2）体-肺分流术后：如分流过大（SaO_2<90%），要尽量降低吸入氧浓度，增加 PEEP 至 5～8cmH_2O 和（或）适当减少通气量，保持 $PaCO_2$ 在 45～50 mmHg，以增加肺阻力，减少体动脉至肺动脉的分流量，以减少肺部渗出；如分流量太小（SaO_2≤70%），则要提高吸入氧浓度，适当增加通气量保持过度通气，应用小 PEEP1～2cmH_2O，必要时吸入 NO 以降低肺阻力，提高氧合。

(3) Fontan类手术后：由于此类手术后右心室的泵功能消失或明显减弱，肺循环的动力很大程度上依赖腔静脉与肺动脉之间的压力阶差，所以要尽量降低肺血管阻力，包括少用PEEP或用小PEEP，同时降低PIP，降低平均气道压，采用小潮气量，较高呼吸频率的通气方式。

(4) 急性呼吸窘迫综合征（ARDS）：ARDS是急性肺损伤的严重阶段，常发生于体外循环术后灌注肺或后期严重感染患者。早期出现顽固性低氧血症，即使吸入高浓度氧亦难以改善，气道阻力增加；后期出现肺通气功能降低，$PaCO_2$ 升高。呼吸机治疗是最为重要的手段，可逐渐增加PEEP至8～12 cmH_2O 以增加功能残气量，使萎陷的肺泡复张，减少肺内渗出。为防止出现气压伤，宜采用肺保护性通气策略和允许性高碳酸血症。即给予小潮气量（6～8ml/kg）、较快频率的通气方式，使 $PaCO_2$ 保持在50～60mmHg，以降低呼吸机条件（PIP＜35cmH_2O），但此措施的实施要以不影响循环为宜。对常频呼吸机治疗效果不好者应尽早考虑应用高频通气或ECMO辅助。

4. 机械通气的撤离

随着早拔管技术的临床应用，绝大多数心脏手术后的患儿选择在手术后4～6h内脱离呼吸机。3个月以下患儿、复杂心脏畸形、体外循环时间＞3h或重度肺动脉高压的患儿，心、肺功能的适应时间及体液平衡的调整时间相对要长一些，一般选择手术24h以后脱离呼吸机。

对进入“拔管期”的患儿，密切观察降低呼吸条件过程中患儿的临床表现非常重要。如果在此过程中患儿出现心率增快、鼻扇、呼吸浅快、进行性氧分压下降或 CO_2 分压增高则需要即刻恢复原有呼吸条件，重新评判患儿的临床状况。造成术后脱机困难的常见原因有：①心源性：残余分流或心功能不全。②肺源性：严重气道畸形、大量胸腔积液、气胸、严重肺不张、肺炎、膈肌麻痹及气道高反应等。③神经源性：镇静及肌松药物的残留作用。

术中膈神经损伤导致膈肌麻痹是造成新生儿及小婴儿术后脱机困难的常见原因之一，其发生可能与手术损伤或低温刺激有关。与年长儿相比，小婴儿因存在肋间肌发育不全，更依赖于膈肌的功能来保证通气。在心肺功能稳定的基础上仍出现反复脱机困难者应高度怀疑膈肌麻痹的可能。虽然部分患儿在X线胸片上会出现单侧膈肌的抬高，但正压通气常会掩盖这一变化，超声下观察自主呼吸时膈肌运动情况有更大的诊断价值。大多数的膈神经损伤是可以恢复的，但在加强心肺功能维护及营养支持的情况下术后两周仍脱机困难者，需外科行膈肌折叠术。

（王 旭）

参考文献

1. Jonas RA. Comprehensive surgical management of congenital heart disease. Oxford Univ Pr，2004：65－115.
2. Anthony CC，et al. Pediatric Cardiac Intensive Care. Williams & Wilkins. 1998：163－187.
3. Wernovsky G，Wypij D，Jonas RA，et al. Postoperative course and hemodynamic profile after the arterial switch operation in neonates and infants：A comparison of low－flow cardiopulmonary bypass and circulatory arrest. Circulation，1995，92：2226－2235.

4. Lang P, Dhipman C, Siden H, et al. Early assessment of hemodynamic status after repair of tetralogy of Fallot: A comparison of 24 hour and 1 year postoperative data in 98 patients. Am J Cardiol, 1982, 50: 795-799.
5. Tabbutt S, Duncan BW, Mclaughlin D, et al. Delayed sternal closure after cardiac operations in a pediatric population. J Thorac Cardiovasc Surg, 1997, 113: 886-893.
6. McElhinney DB, Reddy VM, Parry AL, et al. Management and outcomes of delayed sternal closure after cardiac surgery in neonates and infants. Crit Care Med, 2000, 28: 1180-1184.
7. Huffman TM, Wernovsky G, Atz AM. et al. Efficacy and safely of milrinone in preventing low output syndrome in infants and children after corrective surgery for congenital heart diseases. Circulation, 2003. 107: 996-1002.
8. Hopkins RA, Bull C, Haworth SG. et al. Pulmonary hypertensive crises following surgery for congenital heart defects in young children. Eur J Cardiothorac Surg, 1991, 5: 628-634.
9. Miller OI, Tang SF, Keech A, et al. Inhaled nitric oxide and prevention of pulmonary hypertension after congenital heart surgery: A randomized double-blind study. Lancet, 2000, 356: 1464-1469.
10. Lindberg L, Olsson AK, Jogi P. et al. How common is severe pulmonary hypertension after pediatric cardiac surgery? J Thorac Cardiovasc surg, 2002, 123: 1155-1163.
11. Namachivayam P, Theilen U, Butt WW. et al. Sildenafil prevents rebound pulmonary hypertension after withdrawal of nitric oxide in children. Am J Respir Crit Care Med, 2006, 174: 1042-1047.
12. Davis S, Worley S, Mee RB. et al. Factors associated with early extubation after cardiac surgery in young children. Pediatr Crit Care Med, 2004, 5: 63-68.
13. de Leeuw M, Williams JM, Freedom RM. et al. Impact of diaphragmatic paralysis after cardiothoracic surgery in children. J Thorac Cardiovasc Surg, 1999, 118: 510-517.

第三节 常见先天性心脏病术后处理要点

一、动脉导管未闭

(一) 解剖及病理生理特点

动脉导管是胎儿期肺动脉与主动脉间的生理性血流通道，大多数婴儿于生后2～4周自然闭合并退化成动脉导管韧带。如未能闭合则形成动脉导管未闭，是最常见的先天性心脏病之一。

典型的动脉导管位于降主动脉与左肺动脉之间。分为管型、漏斗型、窗型、哑铃型、动脉瘤型等，其中管型最常见，喉返神经于导管下缘走行，手术时易受到损伤。

动脉导管未闭的病理生理特点包括主-肺动脉间的连续性分流、左心室扩大、肺动脉高压及右心室肥厚等。由于肺血增多、心脏负担加重，术前易发生肺炎、心衰，必要时需要抗感染及控制心衰治疗。

(二) 诊断及手术要点

动脉导管未闭患儿易患肺炎、心衰、生长发育不良。典型的杂音在胸骨 T_2 肋间，为连续性机械性杂音，胸片有肺血增多、肺动脉高压征象，超声可以确诊。

手术多采用左后外侧切口，以丝线结扎或切断缝闭动脉导管，一些特殊病例需在体外循环下行动脉导管闭合术，条件合适也可行导管封堵术。

（三）术后处理策略

(1) 术后处理的重点是控制血压，血压过高可能造成导管再通或切缝口出血，注意适度镇静，通过静脉泵入硝普钠、酚妥拉明及口服卡托普利等扩血管药降血压。

(2) 多数患儿术后早期即可拔除气管插管，拔管前适度翻身、体疗，尽量清除气道分泌物。

(3) 患儿若有声音嘶哑、饮水呛咳等症状时，要注意除外喉返神经损伤，应加用维生素 B_{12}、谷维素、弥可保等营养神经药物，注意防止误吸。

(4) 动脉导管手术易损伤胸导管造成乳糜胸，乳糜试验可以确诊。如发生乳糜胸，应禁脂肪饮食。四环素、红霉素、高糖等药物胸腔内注射可能有助于封闭胸导管，但使用时应慎重。

二、房间隔缺损

（一）解剖及病理生理特点

由于房间隔发育异常在两心房间残留未闭房间孔，造成心房之间左向右分流的先心病，称为房间隔缺损（atrial septal defect，ASD）。据发生机制不同，房缺可分为原发孔和继发孔缺损两类，前者位于房间隔下部，紧邻房室瓣，常呈新月形，属于心内膜垫缺损的范畴；后者是由于继发隔发育不良或原发隔吸收过多致使第 2 房间孔无法闭合所致。

根据缺损部位不同，继发孔房缺可分为：①中央型，即卵圆孔型，缺损位于房间隔中央相当于卵圆孔处，最常见。②上腔型，即静脉窦型，位于上腔静脉入口处，常没有上缘，易合并肺静脉异位引流。③下腔型，缺损常与下腔静脉开口相延续。混合型，兼有上述两种形态特点。

心房水平的左向右分流是房间隔缺损的基本病理生理改变，分流量的大小取决于缺损的大小、肺血管阻力及两心房间的压差。房缺会引起右心负荷增加及肺血管床病理改变，但进程相对缓慢，仅有小部分患者会发展成肺血管器质性阻塞病变，出现紫绀、低氧血症、右心衰竭等艾森曼格综合征的表现。

（二）诊断及手术要点

房缺患儿的症状常不明显，一般在查体中被发现，典型的心脏杂音位于胸骨左缘 2～3 肋间，呈柔和的喷射性收缩期杂音，伴有第二心音的分裂。胸片显示肺血增多、心脏不同程度的增大，心电图有电轴右偏、右束支传导阻滞等表现，超声可以确诊。

常规手术在体外循环下经正中切口，根据缺损的大小直接缝合或以补片修补。对上腔型房缺应注意是否有上肺静脉异位引流，下腔型修补时应避免造成下腔静脉狭窄。近年来，侧开胸手术、房间隔缺损封堵术也被用来治疗条件合适的病例。

（三）术后处理策略

(1) 房缺术后一般血流动力学较稳定，术后应尽早拔管。部分病例可出现房早或室早等心律失常，诱因常为血容量不足、电解质及酸碱紊乱等，需对因处理。对房室传导阻滞，常规予利尿、激素及心肌营养治疗，心室率过慢时予 654－2、异丙肾上腺素治疗，严重者应除外手术损伤房室传导系统。

（2）房间隔封堵术后予阿司匹林每次 2～3mg/（kg·d）口服，一日一次，一般需服用 3～6 个月。

三、室间隔缺损

（一）解剖及病理生理特点

室间隔缺损（ventricular septal defect，VSD）是室间隔先天性发育不全导致两心室之间形成异常交通的先心病。据解剖特点分为膜部、膜周部、肌部、动脉干下、嵴下等类型。根据缺损与主动脉瓣口大小的比较又可分为大型室缺（缺损与主动脉瓣口大小相当）、中型室缺（缺损是主动脉瓣口大小的 1/3～2/3）、小型室缺（缺损小于主动脉瓣口的 1/3）。

室间隔缺损最主要的血流动力学特点是心室水平的血液分流，决定分流量大小的主要因素为缺损的大小和体/肺循环阻力比，病程早中期为左向右分流，肺循环血流量明显增多，可造成动力性肺动脉高压，晚期肺血管形成梗阻性改变后，肺动脉压力进一步增高，当肺循环阻力超过体循环阻力时，则形成右向左分流，形成艾森曼格综合征，两者之间存在相对长时间的双向分流期。由于肺血增多及肺动脉压力增高，左心常因前负荷的增加而扩张，右心因后负荷增加而肥厚。

（二）诊断及手术要点

不同大小的室缺，临床表现各有不同，小室缺患儿可以没有明显症状，仅在查体中发现，大室缺患儿则易发生肺炎、心衰，甚至影响生长发育。典型的杂音为胸骨第 3～4 肋间收缩期杂音，P_2亢进提示肺动脉压力较高，当 P_2分裂消失时提示肺血管阻力增高。胸片显示肺血增多、心脏增大、肺动脉段凸出。心电图表现为左心室肥厚或双心室肥厚。超声可以明确诊断，并可显示室缺的大小、位置及评估肺动脉压力。

常规手术在体外循环下经正中切口，根据缺损的位置可采用右房、右室或主肺动脉切口显露室缺，根据缺损的大小直接缝合或以补片修补。手术中应注意避免损伤传导束及主动脉瓣。近年来，侧开胸手术、室间隔缺损封堵术也被用来治疗条件合适的病例。

（三）术后处理策略

（1）室缺患儿术后循环稳定后应尽早拔管，术前肺炎或心衰控制不满意者可适当延长机械通气时间。

（2）术前心脏明显增大或心功能不良的患儿术后应积极强心、利尿治疗，可选用多巴胺、多巴酚丁胺、地高辛等。

（3）术后出现房室传导阻滞，常规予利尿、激素及心肌营养治疗，心室率过慢时可使用临时心脏起搏器或予 654－2、异丙肾上腺素治疗，严重者应除外手术损伤房室传导系统。

（4）术后如发现明显的收缩期杂音或存在难以纠治的肺部感染时应除外残余漏的可能。较小的残余漏，在心功能正常情况下一般可自行缩小或闭合，较大者则应积极考虑再次手术修补。

（5）术后应注意是否有肺动脉高压的发生，处理原则包括减少刺激、适当镇静、口服卡托普利、西地那非等降压药物。

四、右室双腔心

（一）解剖及病理生理特点

右室双腔心（double chambers of right ventricular，DCRV）是由于一条或几条异常、肥厚的肌束横跨右室腔，将右室分隔为两个相通的心腔并造成血流梗阻的先心病。流入部靠近三尖瓣的右室内血流受到限制，形成高压腔，流出部靠近肺动脉瓣的为低压腔。根据肌束在右室内形成狭窄的位置还可分为高位型、中位型、低位型。低位型属于典型的右室双腔，而前两型的病理生理改变接近漏斗部狭窄。本病常合并室间隔缺损。

DCRV 的病理生理改变取决于异常肌束的梗阻程度、室缺大小等。室缺较大时，如右室内梗阻较重，心室水平呈右向左分流，临床出现发绀，病理改变类似法洛四联症；如梗阻不重，心室水平为左向右分流，类似于单纯的室缺。合并限制型室缺或室间隔完整的 DCRV，病理改变类似于肺动脉瓣狭窄。

（二）诊断及手术要点

患儿一般症状较轻，常在查体中被发现。如果有心室水平的右向左分流，临床可出现紫绀，大室缺合并轻梗阻则易患呼吸道感染和心力衰竭。典型杂音为胸骨左缘第 2～4 肋间全收缩期杂音，粗糙、有震颤。超声是最重要的检查方法，可以明确肌束的位置、右室内两个心腔的压差及室缺的情况。

手术内容包括切除异常肌束、修补 VSD 等。

（三）术后处理策略

本病如畸形矫正满意，术后恢复平稳。术中切除较多肌束时，应注意对右心功能的维护，如限制入量、适当使用血管活性药、尽早脱离呼吸机等。可能的并发症有残余梗阻、室缺残余漏、三尖瓣关闭不全，一般发生率低。

五、肺动脉狭窄

（一）解剖及病理生理特点

肺动脉狭窄是常见的右室流出道梗阻性病变，狭窄部位在三尖瓣至肺动脉的任何水平，狭窄发生率依次为肺动脉瓣、右室流出道、肺动脉。静息状态下，右室与肺动脉的收缩压差应小于 5mmHg，超过 10～15mmHg 时即可诊断为肺动脉狭窄。

轻度肺动脉狭窄，右室压增高不明显的患儿临床症状较轻，严重肺动脉狭窄合并右室发育不良的患儿常伴有大型房间隔缺损，大量右向左分流会造成紫绀及左心增大。

（二）诊断及手术要点

轻度的肺动脉狭窄常在体检中诊断出，严重者可有紫绀、杵状指的出现。胸片呈肺血偏少表现。心电图显示右室肥厚。超声可以明确狭窄的部位及程度。

轻度狭窄可不需手术治疗，中重度狭窄可行右室流出道疏通、肺动脉瓣切开术等，经皮穿刺球囊导管肺动脉瓣扩张术适用于单纯肺动脉瓣狭窄的患儿。

（三）术后处理策略

术后应注意监测中心静脉压，观察有无体循环淤血、右室功能不全的表现。超声测量右室-肺动脉压差是评判手术效果的重要指标。若中心静脉压持续偏高，应通过控制容量、利尿、过度通气、吸入 NO 等方法减轻右室的前后负荷。

六、法洛四联症

（一）解剖及病理生理特点

法洛四联症（tetralogy of Fallot，TOF）包括四种主要病变：右室流出道梗阻、室间隔缺损、主动脉骑跨、右心室肥厚，其中前两者为主要病理改变。

法洛四联症的病理生理改变主要取决于右室流出道和肺动脉系统的狭窄程度、体循环阻力和室间隔缺损的大小。其主要特点有：①典型的法洛四联症是由于肺动脉狭窄造成肺循环阻力增高、右室压增高，未经氧合的静脉血由右室直接流入骑跨的主动脉，心室水平出现右向左分流，因此会出现体循环血氧饱和度下降、紫绀，右心室代偿肥厚和增大。紫绀的程度主要由体肺循环阻力差决定，也与血红蛋白代偿增高的程度、侧支循环建立的多少等因素有关。体肺循环阻力差则与肺血管狭窄程度、室缺大小及主动脉粗细及骑跨程度有关。缺氧又会继发其他的病理生理改变，并引起晕厥、蹲踞、杵状指、发育落后等典型的临床表现。②慢性低氧血症代偿性产生体肺侧支以补充肺血流及提高血氧饱和度，随着侧支的增多、增粗，容易引发肺部感染，甚至发生体肺过度分流导致的肺动脉高压。③缺氧刺激骨髓造血、红细胞增多、血液黏滞度增加会促进血栓形成，导致肺微血管栓塞和脑血管意外。④长期持续低肺血流灌注及肺动脉压力下降，可导致肺小动脉中膜肌层变薄、弹力纤维断裂。而长期的大体肺循环侧支（MAPCAs）代偿灌注又会造成局部的肺动脉高压，最终造成肺血分布的更加不均衡，肺循环阻力进一步加大。⑤由于左心发育较差，右室负荷重，早期可发生右心衰竭。随病程的延长，心肌纤维化及体肺分流引发的肺循环血流过度，将导致充血性心力衰竭。

（二）诊断及术前危重症处理

法洛四联症典型的临床表现包括发绀、蹲踞、缺氧发作、生长受限等，有杵状指趾、口唇发绀等体征。典型的杂音为胸骨左缘第 3～4 肋间收缩期喷射性杂音。胸片特点为肺血减少、靴形心。超声可明确诊断，临床怀疑肺血管发育差、存在外周弥漫性狭窄或有大体肺侧支的患儿应行血管造影检查。

在心导管检查刺激、剧烈哭闹、脱水、酸中毒、贫血等情况下，法洛四联症患儿常出现急性缺氧发作，表现为青紫加重、呼吸困难、血压和动脉血氧饱和度下降，甚至呼吸暂停、心跳减慢。缺氧发作的处理原则包括：吸入纯氧。保持胸膝曲屈位，减少静脉回流、增加体循环阻力。皮下注射吗啡镇静以减少肺循环阻力。积极纠正酸中毒、贫血、补足血容量。严重病例可进行气管插管，使用前列腺素 E_1（PGE_1）、α 受体激动剂（如新福林）、β 受体阻滞剂（如心得安）等药物。应特别注意，缺氧发作时切忌使用洋地黄，因其可增加心肌收缩力，使右室流出道梗阻加重，病情更趋恶化。

另外，法洛四联症患儿术前应常规每日吸氧 2 次，每次 30min。尽量保持患儿安静，避免情绪激动。同时注意液体摄入量，积极防治脱水并纠正贫血。

（三）手术要点

法洛四联征根治手术的步骤包括体外循环下右室流出道疏通及重建、室间隔缺损修补、大体肺侧支的结扎及其他合并畸形的矫治等。

对于年龄小、心室及肺血管发育差或合并其他严重畸形而无法一期根治的患儿可先行姑息手术，包括：改良 B-T 分流术（锁骨下动脉与肺动脉架桥）、上腔静脉与右肺动脉吻合（Glenn 术）、中心分流术（改良 Brock 术）、右室流出道球囊扩张等，其中前两者较常用。

（四）术后处理策略

（1）法洛四联征术后的正性肌力药辅助时间及机械通气时间要适当延长，对易发生渗漏综合征的患儿（如肥胖、术前紫绀程度与肺血管发育不平行等），要严格掌握拔管指征。

（2）由于术前低蛋白血症、血胶渗压降低、毛细血管通透性高及体外循环引起炎症损伤等因素使法洛四联症患儿术后易发生肺水肿及灌注肺，造成呼吸窘迫综合征。临床表现为严重低氧血症、胸片肺透过度下降、肺内大量湿啰音、血痰及不同程度的低心排表现。处理时应严格控制入量、保持出入量负平衡，予白蛋白等胶体液维持正常胶体渗透压，同时延长机械通气时间，加大 PEEP，减少吸痰刺激。

（3）畸形矫正不满意、心肌损伤过大、残存右室流出道梗阻、血容量不足、左心负荷过重、严重心律失常、心包填塞等的因素均可导致术后低心排综合征的发生。循环波动的患儿应积极行超声心动图检查以明确病因。治疗原则为尽量避免诱因、使用正性肌力药增强心肌收缩、控制入量及适当使用扩血管药以降低前后负荷。

（4）术后出血、渗血过多或引流不畅可导致心包填塞，术后早期应特别注意胸腔引流量的变化。心包填塞的临床表现为无法用药物改善的低心排、心率增快、CVP 增高、脉压差减小，伴有少尿、末梢灌注差、高乳酸血症及代谢性酸中毒等。怀疑有心包填塞时要积极行胸片及床旁超声检查，必要时开胸止血、清除心包积血。

七、肺动脉闭锁伴室间隔缺损

（一）概念及解剖特点

1. 概念

肺动脉闭锁伴室间隔缺损（pulmonary atresia with ventricular septal defect，PA/VSD）是指肺动脉完全闭锁，右心室和肺循环之间无直接连接，肺动脉血全部来自心外血流，且存在室间隔缺损的先心病。

2. 主要解剖特点

（1）根据肺动脉的畸形，本病分为 6 型

Ⅰ型：右室流出道和肺动脉瓣闭锁，肺动脉其余部位发育良好。

Ⅱ型：肺动脉主干闭锁，中央共汇存在，左右肺动脉发育良好。

Ⅲ型：肺动脉主干闭锁，中央共汇存在，但左右肺动脉及其远端发育不良，肺血管直径较细。

Ⅳ型：无中央共汇，左右肺动脉发育良好。

Ⅴ型：无中央共汇，且左右肺动脉及其远端直径均较细，肺实质内肺血管分布不均匀，或仅某肺叶、肺段内有肺动脉分布。

Ⅵ型：肺动脉总干及一侧肺动脉发育良好，而另一侧肺动脉缺如（常见左侧）。

（2）心内结构 大型室间隔缺损：因右室血流无出路，胎内室间孔无法关闭导致。室缺多位于膜周部或漏斗部，50%的患者合并房缺。主动脉：主动脉增粗右旋、骑跨在室间隔之上，常见右位主动脉弓。心腔：右室肥厚、增大，漏斗部常为盲端。右房增大、左房正常。

（3）体肺动脉侧支循环 由于右心室与肺动脉的连接中断，肺动脉必须由体动脉发出的侧支供血患儿方可生存。侧支血管常发自动脉导管或降主动脉，也可来自冠状动脉（左冠状动脉多见）、腹主动脉、锁骨下动脉等。PA/VSD侧支循环的解剖特点是：①侧支的数量、粗细、来源及分布个体差异性大。②侧支在肺内的分布极其复杂，形成单源或多源分区供血，可出现单一分支供应单一肺段，单一分支供应数个肺段，数根分支供应同一肺段，数根分支供应数个肺段等多种情况，且不同分支可在肺门或肺叶间形成共汇。如侧支源自动脉导管且与总汇相通，肺内动脉的分布也可趋于正常。③多源侧支在肺内错综分布，两侧肺血灌注不均匀，呈现灌血太多-高压区和灌血太少-低压区的不同区域，分别导致肺血管梗阻性病变和血栓形成。

（二）病理生理特点及诊断

1. PA/VSD病理生理改变

（1）缺氧 患儿右心静脉血全部进入主动脉会引起缺氧，但因同时存在体肺侧支，故最终缺氧的严重程度取决于侧支血流量及其在肺内的分布。大多数患儿生后早期因有动脉导管存在而缺氧程度较轻，导管闭合后缺氧日趋严重。粗大的侧支循环可使缺氧得以缓解，但发展到肺血管梗阻性病变时缺氧又会加重。少数患儿有起自升主动脉的粗大侧支，且与肺动脉连接处无狭窄，缺氧程度轻或无缺氧。

（2）肺实质发育不良或缺如 如侧支血管过于狭窄或因内膜增生而关闭，肺血流过少会限制肺血管和肺实质的发育，对小婴儿生长不利。

（3）肺动脉梗阻性病变 由于体动脉与肺动脉在组织学上有明显区别，因此侧支循环后期会造成肺血管梗阻性改变，类似继发性肺动脉高压，但多数患儿体动脉与肺动脉连接处有局限性狭窄，对肺动脉起到一定的保护作用。少数患儿由于侧支过粗，早期即可发生肺动脉梗阻性病变。

（4）充血性心力衰竭 如分流血管粗大且不伴有局限性狭窄，易造成充血性心力衰竭，特别是在患儿出生后的早期，因同时存在动脉导管，心衰的发生率更高。

2. 诊断

PA/VSD根据典型的临床表现及超声心动图检查可作出初步诊断。肺动脉发育程度、体动脉侧支的起源、数量、走行及心内畸形等具体情况需进行心血管造影检查才可明确。

（三）危重症处理

侧支细少的患儿，随着生后动脉导管的逐渐闭合会出现严重的低氧血症，甚至发生呼吸、循环衰竭。对发绀严重的新生儿，应尽早输注前列腺素 E_1（PGE_1）以维持动脉导管开放，从而保证肺血供应、改善缺氧，同时积极纠正代谢性酸中毒，使用机械通气或正性肌力药物以维持生命，为手术争取时间。使用 PGE_1 后动脉血氧饱和度（SaO_2）应保持在 75%～85%，SaO_2 过高提示可能存在分流过度，容易造成心衰。

（四）手术方法

术前明确肺血管及体肺侧支情况是选择手术方式的重要基础。无法行根治手术者需先行姑息术，手术疗效取决于肺动脉的发育情况。

1. 姑息手术

根据本病不同类型、不同患儿肺动脉发育及体肺侧支的分布情况，采取增加肺血或限制肺血的姑息手术，目的是改善肺动脉血流、促使肺动脉发育、防止肺血管梗阻性病变或逐步建立肺血管自肺叶至中央共汇的单源化，为最终的根治术作准备。

（1）体肺分流术：常见改良 B－T 分流术。体肺分流术可有效地增加肺动脉血流、促使肺动脉发育，但注意应在术前关闭粗大的体肺侧支血管，以免肺动脉梗阻性病变的发生。

（2）右室-肺动脉连接术：以同种带瓣（或无瓣）血管片或心包片重建右室与肺动脉中央共汇区的连续，室间隔缺损保持开放或部分开放。

（3）UF 手术：为解除一侧或双侧的多源性分流，分期以人工血管或自体心包管道将各侧支血管主干吻合汇集，直至将所有入肺的血管集中汇总，再吻合于主肺动脉，使多源性分流成为单一的主源分流（单源化，unifocalization）、肺内血流趋于平衡分布，为最终的右室与肺动脉连接做准备。

（4）局部肺血管环束或结扎：对于过粗的侧支，为减少局部肺血流、避免肺血管梗阻性改变，应行局部肺血管环束或结扎术。

2. 根治术

左右肺动脉足够粗且均出自中央共汇，两侧肺血管发育基本对称，侧支易于处理者行一期根治术。手术步骤包括建立右室与肺动脉之间的连接、终止心外来源的肺动脉血流、终止姑息手术建立的体肺动脉分流、修补室间隔缺损等。

（五）术后处理策略

1. 姑息术术后处理

（1）B－T 分流术

B－T 分流术后应密切观察呼吸、循环参数，正确评判肺血供应是否合适。

1）抗凝：术中半量中和肝素，术后不再给予鱼精蛋白。术后 4h 胸液量不多，予肝素抗凝，用法为 2～4mg/(kg·d)，24h 匀速静脉泵入。患儿拔管且正常进食后，改用口服阿司匹林 2mg/(kg·d)，一日一次，疗程为 3～6 个月。

2）分流量合适时患儿循环稳定，血气 PaO_2 40～50mmHg、SaO_2 80%～85%。

（2）UF 手术　UF 手术将侧支逐步融合后，术后常发生肺血分布不均匀、通气/血流比失调及严重的肺内渗出。渗出的治疗原则为：提高胶体渗透压、加强利尿、加大正压通气及PEEP，但应注意过大的气道正压会使其他原本狭窄的侧支血供更加受限，加重通气/血流比失调。另外，由于侧支增粗，特别当合并凝血机能障碍时，患儿易发生下气道出血，处理时需慎重。因此，UF手术前应详尽了解肺血管发育及侧支分布情况，制定完善的手术计划，术后可再行血管造影检查，为下一步手术提供依据。

2. 根治术术后处理

（1）循环系统

1）维护右心功能：因PA/VAD患儿术前右室顺应性差，根治术创伤大，术后治疗的重点在于右心功能的维护，原则是尽量减少右心负荷、增强心肌收缩力，策略有加强正性肌力药物的使用、镇静及延长机械通气时间、避免过快过多的补液等。

2）术后应密切监测RAP、LAP，如果RAP明显增高伴有严重的右心衰竭，应行房间隔或室间隔开窗，牺牲部分血氧饱和度以避免因难逆右心衰致死。

（2）呼吸系统

1）PA/VSD术后常因残存部分细小体肺侧支而发生肺内渗出，治疗以加大正压通气及PEEP、提高胶体渗透压、减少血管壁通透性、加强利尿等为主。

2）因术前肺血流分布及肺实质发育不均，术后易出现通气/血流比失调，注意合理的体疗及正规抗感染治疗。

八、三尖瓣下移畸形

（一）解剖及病理生理特点

三尖瓣下移畸形是指部分或全部三尖瓣环下移至右室腔，同时伴有三尖瓣及右室结构改变的畸形。由于三尖瓣隔瓣和后瓣移位，心房侧的部分右室成为右房的延续，称“房化右室”，这部分室壁较薄，收缩功能差，与右房形成反常活动。

根据三尖瓣下移的程度、房化右室的大小以及三尖瓣发育情况可将本病进行多个分型，临床上根据三尖瓣及右室的结构和功能制定手术方案及评估预后。

本病主要的病理生理特点是房化右室和三尖瓣关闭不全。房化右室在形态上使右房变大，并对其功能造成影响：右房收缩时，房化右室不收缩反舒张，成为储血腔，从而造成右室的充盈不足；心房舒张时，房化右室随真正的右室收缩，又会阻碍腔静脉血回流入右房。大部分患者存在房缺或卵圆孔未闭而发生右向左分流，产生发绀。三尖瓣关闭不全和房化右室反常活动造成的右房扩大、右室前负荷增加最终会导致右心衰竭，如心房水平不存在右向左分流或分流量较小，右心衰竭更加严重。由于心脏增大、心功能不全，约一半的患儿术前即发生心律失常，如房室传导阻滞、预激综合征等。

（二）诊断及手术要点

本病典型的临床表现有紫绀、心悸、呼吸急促、肝脏肿大、心力衰竭等，杂音为胸骨左缘第4～5肋间的收缩期杂音，心电图呈右室肥厚表现，胸片显示肺血减少，肺动脉段凹陷。超声检查可明确诊断，并显示三尖瓣、右室等发育情况。部分病例需通过右室造影观察右房、右室的发育及功能，了解三尖瓣反流、房化右室的反常活动等。

临床一般根据三尖瓣、右室发育情况选择合理的手术方式，如果瓣膜及右室发育程度及功能状况允许，应尽量行根治术即双心室矫治，手术步骤包括瓣叶的成形或置换、瓣环的环缩、房化右室的折叠、房间隔修补等。如果患者右室小且功能较差，或在三尖瓣成形（或置换）术后发生难以纠治的右心衰竭，可在三尖瓣成形的基础上加做 Glenn 术，即 1 个半心室矫治。如果右室及瓣叶严重发育不全，可应行单心室矫治，一般在 6 个月左右行 Glenn 手术，2～3 岁时行全腔静脉肺动脉连接术。如双心室功能均极差，无法行单心室矫治，则要考虑心脏移植。

（三）根治术术后处理策略

三尖瓣下移畸形的手术效果与术式的选择、术前瓣膜发育情况、房化右室的大小、右室的功能等诸多因素有关，术后治疗应围绕右心功能的维护，常见并发症有：

1. 低心排综合征　术前右室充盈受限、右房增大等右心结构和功能的改变最终会影响到左心几何构型及左室收缩功能，术后残存三尖瓣反流造成右心扩大会影响左心充盈而导致心输出量减少，因此术后常见低心排的发生。在维持血压平稳及组织有效灌注的前提下尽量减少入量，控制右房压，机械通气时减小 PEEP、保持过度通气，另外注意强心、利尿、积极处理心律失常。

2. 心律失常　三尖瓣下移畸形患儿术后亦较易发生心律失常，如房室传导阻滞、阵发性室上性心动过速、房颤、室早等。术前存在异常传导通路合并预激综合征的患儿，可在手术前或手术同时经电生理治疗。房室传导阻滞重点在于预防，术中避免损伤，术后有效控制右心前后负荷、减少心肌水肿、维持酸碱电解质平衡。影响心功能的室上速或室早应考虑使用抗心律失常药。

九、右室双出口

（一）解剖及病理生理特点

右心室双出口（double outlet right ventricle，DORV）是心室-动脉连接异常的一类先天性心脏畸形，胚胎学上属于圆锥动脉干发育畸形，解剖上包括介于法洛四联症和完全性大动脉转位（D－TGA）之间的一系列病变。

经典的 DORV 定义是：主动脉和肺动脉均起自于形态右心室，两大动脉瓣下均有发育不良肌性圆锥，半月瓣和房室瓣间均无纤维连续，室缺为左心的唯一出口。目前对右室双出口较普遍的定义是遵循“50％原则”，即将一个大动脉全部和另一大动脉开口（通常是主动脉）50％以上起源于形态右心室者称为右室双出口。

DORV 分型的方法很多，如依据肺动脉压力的高低进行分型、依据两大动脉与心室的关系进行分型，依据室间隔与两大动脉的关系进行分型等。临床上较实用的分型方法是：①艾森曼格型：室缺在主动脉瓣下，无肺动脉狭窄，较常见；②法洛四联症型：室缺在主动脉瓣下，有肺动脉狭窄；③Taussig－Bing 型：室缺在肺动脉瓣下，主动脉完全起自右心室，肺动脉骑跨于室间隔之上，一般无肺动脉狭窄。

由于解剖特点不同，DORV 的病理生理常有以下 3 种表现：

（1）心力衰竭、肺动脉高压：DORV 伴主动脉下室缺且不伴有肺动脉狭窄的病理生理与巨大室缺合并肺动脉高压相似。血流动力学变化主要为左向右分流，肺循环血流量增加，可出现充血性心力衰竭，病程早期即可发生肺动脉高压及肺血管病变。

（2）发绀、低氧血症：DORV 伴主动脉下室缺合并肺动脉狭窄，病理生理特点与法洛四联症相似，轻度的狭窄可表现为心室水平的左向右或双向分流，无明显发绀。如果梗阻严重，发生持续的右向左分流，则有严重的紫绀。

（3）Taussig - Bing 畸形的生理特点类似大动脉转位，为两平行循环，体循环血氧饱和度决定于两循环间血液的混合程度，大部分患儿因较早地发生肺血管梗阻性改变而出现紫绀。

（二）诊断及手术要点

主要根据病史、体征和超声心动图检查做出诊断，此外，右心导管和右心造影常是术前检查项目，目的是测定心室的压力及肺血管阻力，明确心内畸形及肺血管发育情况、鉴别不可逆的肺血管病变。紫绀严重者在术前要适当限制活动，心力衰竭者，应镇静、吸氧、强心、利尿治疗，为手术准备条件。

严重发绀且肺动脉狭窄的病例，可先行体肺分流术（如改良 BTS）来改善缺氧、促进肺血管的发育，严重肺动脉高压者可考虑先行肺动脉环缩术（PAB）来限制肺血流。

DORV 根治术的原则是通过建立心室内隧道使左室血流经室缺引流入体循环，通过补片等方法扩大右室流出道，使功能右室血流顺畅进入肺循环，从而使体循环、肺循环恢复为正常的生理状态。

（三）DORV 根治术后常见的并发症及处理要点

（1）低心排出量综合征：心肌保护不好、流出道梗阻、房室瓣或肺动脉瓣关闭不全等原因都可能造成低心排，临床表现为循环波动、心房压增高、末梢循环不良、少尿等。术后要常规通过超声评价心功能及畸形矫治情况，延长正性肌力药用药及机械通气辅助的时间，注意控制心脏的前后负荷。

（2）右室流出道梗阻：由于左心室流出道重建的影响、右心室流出道补片加宽不够或心室-肺动脉外管道不畅等原因均可导致右室流出道狭窄，表现为循环波动、静脉压增高、肝肿大、少尿等，应采取综合措施来降低右室的前后负荷，如适当地控制入量、保持过度通气、吸入 NO 等。

（3）左室流出道梗阻：由于术中室缺扩大不足或补片过小，可造成左心流出道狭窄，表现为低心排、左房压高。术后应将血压控制在合适的范围，减低左室前后负荷，延长正性肌力药使用时间。

（4）房室传导阻滞：由于术中希氏束损伤，术后可发生房室传导阻滞。术后应予激素、心肌营养治疗，必要时使用临时心脏起搏器或异丙肾上腺素等治疗。

（5）室间隔残余漏：由于各种原因造成的室缺残余漏，可因心室水平的左向右分流引起肺水肿、低心排，甚至溶血，临床怀疑有残余漏时要及时行超声检查，注意强心和利尿，5mm 以上残余漏一般应手术修补。

（6）肺动脉高压：贯序治疗方法包括镇静、延长机械通气时间、保持过度通气、吸入 NO、口服西地那非等。

相对来讲，室间隔缺损位于主动脉下和靠近两大动脉开口者手术效果最好，而室间隔缺损远离两大动脉者手术效果不佳。

十、心内膜垫缺损

（一）解剖及病理生理特点

心内膜垫缺损是包括原发孔房间隔缺损、室间隔缺损以及房室瓣不同程度发育不全的一组畸形。根据心内膜垫缺损的特点，分为完全型心内膜垫缺损（complete type endocardial cushion defects，TECD）和部分型心内膜垫缺损（partial endocardial cushion defects，PECD）。TECD的解剖特点包括原发孔房缺、室间隔缺损、共同房室瓣环、房室瓣及瓣下结构的发育异常等。PECD包括原发孔房缺、房室瓣发育不良及反流，但一般不合并室缺，且含有两组房室瓣。

PECD的病理生理变化与单纯房间隔缺损相似。TECD的病理生理变化取决于心内分流及房室瓣反流的程度：因为存在房室间交通，大量的左向右分流及房室瓣反流，会造成心脏增大及明显的肺血增多，严重者较早即出现充血性心力衰竭及肺动脉高压。半数以上的TECD患儿为21-三体综合征。

（二）诊断及手术要点

多数TECD患儿存在不同程度的发育迟缓，营养不良、呼吸、心率增快等表现，且较易患呼吸道感染。典型杂音为胸骨左缘2～3肋间收缩期杂音，心尖部二尖瓣反流的收缩期杂音，合并肺动脉高压者肺动脉瓣听诊区第二心音亢进或分裂。TECD患儿一般在生后常规查体或因呼吸道感染在就诊时被发现，除杂音外，心电图表现为一侧或双侧的房室增大，胸片显示心脏增大、肺血增多，超声检查可以明确诊断，并显示房缺、室缺的大小，瓣环、瓣膜及瓣下结构的畸形程度。PECD的临床表现较轻，超声是最主要的常规检查方法。

为防止反复心衰及继发性肺血管病变，目前主张在确诊后尽早进行一期矫治术，3个月内的婴儿由于房室瓣成形困难，可先行肺动脉环缩术，以控制肺动脉高压的发展、缓解心衰和肺部感染的发生，3～6个月后再行矫治术。

TECD的手术包括关闭房、室间的交通，成形房室瓣等，由于解剖的特点，TECD手术容易损伤心脏传导束，造成术后房室传导阻滞等心律失常。

（三）术后处理要点

（1）患儿术前由于大量的左向右分流及房室反流，常存在心功能不全，术后要特别注意心功能的监测和维护。应适当延长正性肌力药对心脏的辅助，同时注意控制左室的前后负荷，因为过大的前负荷可能造成瓣环的扩大，过高的血压可能加重成形后房室瓣的反流。另外，要通过控制入量及保持过度通气，减轻右室的前后负荷。

（2）术后有房室传导阻滞者应通过激素、心肌营养、利尿等方法促进正常房室传导的恢复，也可使用临时心脏起搏器。

（3）术前无肺内感染且瓣膜成形满意、心功能稳定的患儿，术后24h内即可脱离呼吸机。如果术前肺基础差，心功能不良或肺动脉压力较高者需适当延长呼吸机辅助时间，同时注意采用镇静、过度通气、吸入 NO 等综合措施降低肺血管阻力。

(4) PECD 术后情况一般较稳定，应注意是否仍有房室瓣反流及房室传导阻滞。

十一、肺静脉异位引流

(一) 解剖及病理生理特点

肺静脉未能与左房正常连接而与右房或是体静脉相连的先天性心脏畸形，称为肺静脉异位引流。如果 4 支肺静脉均未引流入左房则称为完全型肺静脉异位引流（total anomalous pulmonary venous drainage，TAPVC），如果仅有 1～3 支肺静脉与右房或体静脉相连，其余的肺静脉仍回流入左房，则称为部分型肺静脉异位引流（partial anomalous pulmonary venous drainage，PAPVC）。

根据肺静脉与右房或体静脉连接部位的不同，TAPVC 分为 4 种解剖类型：心上型：4 支肺静脉汇入肺静脉共干，经垂直静脉引流入无名静脉、奇静脉或上腔静脉；心内型：4 支肺静脉汇入冠状静脉窦或右心房；心下型：4 支肺静脉汇入肺静脉共干，经垂直静脉入门静脉、静脉导管，汇入下腔静脉，与心上型不同，心下型的肺静脉呈树枝状，共干较长且粗大，常发生不同程度的梗阻；混合型：同时具有以上 2 种以上肺静脉异常连接的混合病变，较常见的是左上肺静脉经垂直静脉回流入上腔静脉，而其余 3 支肺静脉直接回流至冠状静脉窦。

TAPVC 的患儿必定合并有房缺或卵圆孔未闭，回到右房的肺静脉氧合血与体静脉回流的非氧合血混合，通过房间交通到达左房，表现为心外左向右分流，心内右向左分流，影响临床表现的因素包括房缺的大小、肺静脉是否存在梗阻以及分流量的大小：如果肺静脉回流无明显梗阻且房缺足够大，患儿紫绀较明显；但如果肺静脉回流受阻或是房缺过小，患儿较早即出现肺水肿、肺动脉高压及充血性心力衰竭。

同样，PAPVC 也可分为心内型、心上型和心下型，其中前两者更常见。

(二) 诊断及手术要点

限制性房缺或回流受阻的 TAPVC 患儿，新生儿期即可出现哭闹后发绀、呼吸急促、肺水肿、充血性心力衰竭，无明显肺静脉回流梗阻且合并大房缺者则表现为易患呼吸道感染、活动后心悸、不同程度的紫绀。

典型的 TAPVC 杂音为胸骨左缘收缩期杂音伴肺动脉瓣第二心音亢进、分裂，心电图呈右心增大特点，胸片表现为心脏增大、肺血增多、肺水肿、肺动脉高压，部分心上型患儿呈“雪人征”表现。超声可明确诊断并确定 4 支肺静脉引流的部位和途径。

新生儿期反复缺氧发作的患儿，一旦确诊，即应考虑手术；肺静脉回流无梗阻且房缺较大的患儿，如症状不明显，可于 1 岁左右手术。年龄较大的患者应考虑行右心导管检查，除外艾森曼格等手术禁忌证。

各型 TAPVC 手术的目的均为重建肺静脉与左房的连接或将肺静脉血引流入左房，同时关闭房间交通，心内型的手术相对简单，心下型难度较大。

（三）术后处理策略

不同 TAPVC 患儿由于术前肺静脉回流梗阻程度、心房水平分流大小的不同，术后处理各有重点。

（1）术前房间交通较小、左心发育差、肺水肿严重的患儿术后要重点维护左心功能。一般要维持相对较快的心率，同时应用血管活性药、限制入量、控制血压，使左心有一个逐渐适应的过程。稳定胶体渗透压、加大利尿等方法有利于减少肺水，从而尽早脱离呼吸机、控制心衰和肺部感染。

（2）对于病程较长或合并有肺动脉高压的患儿，在维护左心功能的同时还要重点治疗肺高压，可采用吸入 NO、保持过度通气、口服西地那非等综合措施。

十二、主动脉缩窄

（一）解剖及病理生理特点

主动脉缩窄（coarctation of the aorta，CoA）是指因先天发育不良导致的在动脉导管和动脉韧带附近出现的主动脉狭窄，范围一般较为局限，最常见的缩窄部位为峡部，当主动脉的横截面积减少一半时会出现明显的压差。临床常根据缩窄发生的部位和范围分为两型：①导管前型（婴儿型）：缩窄位于 PDA 之前，范围广泛，常累及主动脉弓及左锁骨下动脉，侧支血管较少，PDA 开放供应下肢，常合并心内畸形，如不及时手术婴儿期死亡率高。②导管后型（成人型）：占 CoA 的 90%以上，缩窄位于动脉导管韧带以远、PDA 关闭、常有丰富侧支，缩窄范围小，很少合并心内畸形，个别病例长期血压增高造成左室肥厚。

根据分型的不同，CoA 的病理生理特点在各年龄段有其特点。导管前型的患儿，左心供应缩窄之前的上肢和头部血管，肺动脉血经由 PDA 逆行至主动脉供应下半身，临床出现差异性紫绀，下半身的血供依赖肺循环阻力和 PDA 通畅，随着生后肺循环阻力的降低及 PDA 的逐渐关闭，如果没有足够的侧支循环的建立，此类患儿会出现下半身血流障碍及腹腔脏器缺血，严重者可出现酸中毒、坏死性小肠结肠炎、无尿和循环衰竭。导管关闭缓慢、侧支逐渐形成的患儿虽得以生存，远期又面临肺动脉高压和左心长期后负荷过高导致的左心衰竭的危险。导管后型的儿童，因长期高血压会出现左心肥厚、主动脉根部瘤、脑血管病变。

（二）诊断及手术要点

根据缩窄的程度、PDA、侧支的形成及心内畸形的情况，患儿的表现各有不同。缩窄严重、PDA 有闭合趋势的危重新生儿，差异性发绀明显，出现进行性呼吸困难、心衰，进而发生顽固性代谢性酸中毒，发生肾衰、坏死性小肠结肠炎等继发性脏器损害，此时需要持续静脉泵入 PGE_1 保持 PDA 的开放或考虑急诊手术。PDA 关闭相对缓慢的新生儿，如有侧支循环逐渐形成，患儿可得以生存，由于心内常合并左向右分流，此时差异性发绀并不严重，但常出现充血性心衰和肺动脉高压。大龄儿童症状不明显，主要表现为高血压头疼、头晕和活动后下肢酸痛无力等。

CoA 常呈现差异性紫绀和上下肢压差，胸骨左缘可闻及收缩期杂音合并震颤，心电图多呈心室肥厚表现，胸片表现为心脏增大、肺血增多，大龄儿扩张的肋间动脉可压迫肋骨。超声心动是最主要的诊断方法，可以明确狭窄的位置和范围、了解心功能及心脏的大小。

有症状的 CoA 即需手术，缩窄的纠正方法包括缩窄段切除、端端或端侧吻合，补片加宽、左锁骨下动脉血管翻转等，目前常规一期处理心内畸形。

（三）术后处理策略

（1）术后要同时监测上、下肢血压，上下肢压差过大提示可能残存缩窄。过高的上肢血压和过低的下肢血压会继续加重脑血管和腹腔脏器的损伤，因此术后应常规监测上下肢压差、观察足背动脉搏动和下肢活动，并经超声评价缩窄解除的效果。

（2）部分患儿术后会出现反应性高血压，应积极予硝普钠、酚妥拉明等降压药治疗，以减少心、脑负荷，避免术后吻合口出血及脑血管意外。

（3）对于肺高压应采取综合措施处理，如适当延长机械通气时间、保持过度通气、吸入 NO、使用米力农等磷酸二酯酶抑制剂等。

（4）由于手术游离血管操作损伤胸导管，术后可发生乳糜胸，需无脂饮食或禁食，内科治疗无效者应考虑手术处理。

十三、三房心

（一）解剖及病理生理特点

本病左房被一纤维肌性隔膜分隔成上下两个腔，上方称为副心房（即附加心房），汇集 4 个肺静脉开口；下方称为真心房（即固有心房），包括左房耳和二尖瓣，与左心室相连。2 个心腔之间的隔膜存在不同大小的交通孔（也可没有交通）。广义的三房心分为左型三房心和右型三房心（右房被纤维隔膜分隔），但后者发病率极低，故本节仅讨论左型三房心，简称三房心。

三房心的病理生理特点主要由隔膜是否有交通孔及其大小、房缺的有无、大小及其位置、副心房是否接受全部肺静脉血等因素决定。典型的三房心肺静脉血由副房进入真房受阻，临床表现类似二尖瓣狭窄，可产生肺静脉淤血、肺水肿，远期甚至导致肺动脉高压、右心衰竭。交通口越小、副房与真房间压差越大，肺静脉梗阻症状出现越早、表现越明显。如副房与真房不通，而与右房相通，临床表现类似肺静脉异位引流。如 ASD 位于真房与右房之间或为双孔型 ASD，心房水平为右向左或双向分流，临床出现紫绀。

（二）诊断及手术要点

青紫、呛咳、呼吸困难、心力衰竭、发育迟缓等临床表现，体征（紫绀、湿啰音、P_2 亢进等）、心电图、胸片、超声等可明确诊断。

如果三房心的交通孔较小或无交通，新生儿期即可出现紫绀、反复呼吸道感染、呼吸困难、心力衰竭等，随之可发生严重的肺炎、肺动脉高压等。因三房心的症状一旦出现，病情进展较快，故一经确诊即应考虑手术治疗，只有手术才能解除肺静脉梗阻、缓解肺动脉高压及右心衰竭等症状。术前应加强营养支持、强心利尿、控制肺部感染及心衰。手术基本步骤包括切除纤维肌性隔膜、纠正其他合并畸形等。三房心的手术操作并不复杂，但应彻底切除隔膜，否则会残存肺静脉梗阻。

（三）术后处理策略

三房心手术切除了肌性隔膜、解决了肺静脉梗阻、阻断了心房水平的分流，术后患者心功能会明显改善、临床症状缓解，但对于术前心衰、肺高压等患儿，术后仍需严密监护。

（1）心功能的维护：三房心患儿常存在左心发育不良及右心扩大，术后易发生低心排综合征，处理原则为严格限制入量、加大利尿、延长正性肌力药物使用时间，同时适当使用扩血管药控制后负荷。三房心合并原发孔 ASD 时，术后易发生心律失常，应引起注意。

（2）肺动脉高压治疗：三房心患儿可同时存在梗阻性和动力性肺动脉高压，因此术后应采取综合措施防治肺动脉高压。应适当延长镇静及机械通气过度通气的时间，同时使用 NO、米力农、ACEI 等降低肺循环阻力，减轻右室后负荷。

十四、完全型大动脉转位

（一）解剖及病理生理特点

完全性大动脉转位（complete transposition of the great arteries，D－TGA）是较常见的紫绀型先心病，主要的解剖特点为：主动脉起自于解剖右室，位于肺动脉前方偏右。肺动脉起自解剖左室，位于主动脉后方偏左，两大动脉或呈前后排列，房、室及大动脉连接顺序是右房-右室-主动脉，左房-左室-肺动脉，同时合并 PDA、ASD 或 VSD。

患儿体循环与肺循环为 2 个独立体系，肺动脉的血氧饱和度高于主动脉，如能生存，两循环之间必定存有交通。如不合并 VSD，PDA 和 ASD 又较小，动静脉血液混合过少，患儿将死于严重的低氧及酸中毒，存活的患儿由于不存在心室水平分流、随着生后肺循环阻力的下降，负担肺循环的左室将逐渐出现退化。如两循环间交通口径够大，血液混合充分，患儿发绀症状虽不重，但一般 6 个月以上即可发展为肺动脉高压和肺血管病变。当合并左室流出道或肺动脉瓣狭窄，或肺血管病变存在时，患儿又会出现严重的缺氧和紫绀。

（二）诊断及手术要点

D－TGA 的临床表现主要为低氧血症和心衰，严重程度取决于是否合并 ASD、PDA 或左室流出道狭窄等。室间隔完整的 TGA 患儿，生后即出现严重发绀，需要泵入 PGE_1 保持 PDA 的开放或扩开房间隔增加血液的混合。合并较大 VSD 的 TGA 患儿，发绀较轻，但较早即出现肺高压及心力衰竭，表现为呼吸急促、心率增快等。合并左室流出道狭窄的患儿发绀也较明显。

D－TGA 患儿常因发绀就诊，心前区听诊可有收缩期轻柔杂音，心电图常呈右室肥大、心肌缺血表现，胸片显示右心增大，心影呈鸡蛋形，伴有肺动脉狭窄者肺血减少。超声可明确诊断，显示心内结构特点，并可估测心室压及肺动脉压。心血管造影可以进一步明确大动脉位置关系、肺动脉发育情况，准确比较两心室压力差。

室间隔完整的 TGA，为防止左室退化无法适应体循环负荷，应在生后 4 周内行大动脉调转术（Switch 术），如就诊时年龄已超过 1 个月，超声提示有左室退化的表现，则应分期手术，即一期行肺动脉环缩术，同时加做体肺分流术（改良 BTS），以训练左室，待 7～10

天后完成二期动脉调转手术。合并大 VSD 或 PDA 的 TGA，患儿左室功能得到训练，但肺动脉高压进展快，生后 6 个月内行动脉 Switch 术效果较好。TGA 合并 VSD 及左室流出道梗阻患儿的手术方法取决于肺动脉狭窄严重程度以及 VSD 的大小及位置。依就诊年龄的不同，选择 Rastelli、REV 或 Nikaidoh 手术。阜外医院在 Nikaidoh 手术的基础上，采用了双根部调转（double roots translocation，DRT）的手术方法，用以解决术后冠状动脉供血不足及重建后右室流出道非生长性的难题，取得了很好的近期疗效，但由于对手术操作技术的要求较高，目前尚未广泛开展。

（三）动脉调转术后处理策略

1. 室间隔完整的 TGA

（1）新生儿行动脉调转术后，左心室转为对体循环做功，早期处理的重点是辅助左心室逐渐适应。通过持续的左房和血压监测，保证左心前后负荷逐渐增加，避免因心脏过度充盈导致冠状动脉牵拉、扭曲和血压过高造成的心脏损伤。在左心尚未完全适应、每搏输出量较低时，应通过保持较快的心率来维持心输出量，同时加大并延长正性肌力药物对心脏的辅助。对严重左心功能不全，药物治疗无效时可考虑 ECMO 辅助直至其恢复。

（2）新生儿对体外循环的耐受性较差，术后要注意维持合适的胶体渗透压、维持体液平衡及内环境稳定。

2. 大龄合并大 VSD 的 TGA

（1）由于 VSD 的存在，此类患儿左室可较好地适应体循环的需要，但患儿冠状动脉畸形的发生率较高，对于难以药物纠正的心律失常，要注意除外是否有冠状动脉的问题。

（2）此类患儿，如手术时年龄较大，常合并肺动脉高压，应用镇静、过度通气、吸入 NO、口服西地那非等综合性措施防治早期肺动脉高压危象。

（张燕博）

参考文献

1. 吴清玉. 心脏外科学. 山东：山东科技出版社，2003.
2. 薛辛东. 儿科学. 北京：人民卫生出版社，2005.
3. 杨思源. 小儿心脏病学. 北京：人民卫生出版社，1994.
4. 谢灿茂. 呼吸系统疾病. 北京：科学技术文献出版社，2005：484－501.
5. 苏鸿熙. 重症加强监护学. 北京：人民卫生出版社，1996：366－381.
6. 徐志伟. 小儿心脏手术学. 北京：人民军医出版社，2006.
7. 赵祥文. 儿科急诊医学. 北京：人民卫生出版社，1996.
8. 赵景春，平芬. 呼吸危重病诊疗. 石家庄：河北科学技术出版社，2006：300－311.
9. 李文汉等. 儿科临床药理学. 北京：人民卫生出版社，1999.
10. Anthony CC，Frank LH，Gil W，et al. Pediatric cardiac intensive care. Williams & Wilkins，1998.
11. Williams JP. Postoperative management of the cardiac surgical patient. Churchill Livingstone，1996.
12. Abel RM，Fischer JE，Buckley MJ，et al. Malnutrition in cardiac surgical patients. Arch Surg，1976，111：45.

13. Rich MW, Keller AJ, Schectman KB, et al. Increased complications and prolonged hospital stay in elderly cardiac surgical patients with low serum albumin. Am J Cardiol, 1989, 63: 714
14. Richard AJ. Comprehensive surgical management of congenital heart disease. Arnold, 2004.
15. Anthony CC, et al. Pediatric Cardiac Intensive Care. Canada: Williams & Wilkins, 1998.

第五章　小儿胃肠功能衰竭

近年来，随着危重病研究的不断发展和深入，胃肠功能受损在疾病的发展、尤其在重症医学中的作用，越来越受到关注和重视。由于肠道是人体内最大的储菌库和内毒素库，一旦肠黏膜完整性和屏障功能遭到破坏，肠道内细菌或内毒素向肠外组织移位，可引起肠道局部或全身性不可控制的炎症反应或促进炎症介质的过度释放，故认为胃肠道是全身炎症反应综合征（systemic inflammatory response syndrome，SIRS）的触发器和始动器，是脓毒症和多器官功能障碍综合征（multiple organ dysfunction syndrome，MODS）的中心器官。胃肠功能受损主要表现为应激性溃疡合并出血和（或）中毒性肠麻痹等，部分学者将这种胃肠道的损害定义为胃肠功能衰竭。而国外肠功能衰竭是指各种原因所致肠道消化吸收功能的障碍，是肠道疾病的终末点，需肠道外营养维持生长发育和生命活动。小肠移植是其唯一的治疗方法。本章主要讨论继发于 MODS 的胃肠功能衰竭。

一、胃肠功能障碍/衰竭定义及认识

肠衰竭（intestinal failure，gut failure）一词最早于 1956 年由 Irving 提出，将肠衰竭定义为“因功能性肠管减少而使食物的消化和吸收不足”。其后又有几种描述，Fleming 与 Remington 认为，肠道功能下降至难以维持消化、吸收营养的最低需要量。在 Deitch 的诊断标准中，“肠功能障碍”定为腹胀、不耐受食物 5 天以上；而“肠衰竭”则为应激性溃疡出血与急性胆囊炎。Nightingale 将肠衰竭定义为“由于肠吸收减少，需要补充营养、水及电解质以维持健康与（或）生长”，这些研究均将肠功能局限于消化和吸收营养方面。

近年来，由于对肠管生理功能和病理条件下改变的深入了解，对肠衰竭这一临床问题有了新的认识，胃肠道不仅是消化食物、传输和吸收营养的场所，而且是应激状态下积极参与反应的器官，肠黏膜屏障功能和免疫功能已被认为是肠道的另一重要功能，有着实际的临床意义。黎介寿提出“肠功能障碍应是肠实质与（或）功能的损害，导致消化、吸收营养与（或）黏膜屏障功能产生障碍”。王宝恩认为肠道功能衰竭是由多种病因引起的肠道消化吸收障碍、肠道运动功能减退、肠屏障功能受损，从而发生肠道细菌过度繁殖和（或）菌群失调，细菌及内毒素易位，终致诱发、加剧 MODS/多脏器功能衰竭（multiple organ failure，MOF）。

一般而言，任何器官严重地丧失功能就是衰竭，但对胃肠衰竭而言，至今没有像呼吸衰竭或肾功能衰竭那样具备明确的、可用于诊断的客观检查手段，也没有广泛接受的诊断标准。因为肠道既有吸收又有肠动力问题，既有黏膜糜烂出血又有肠黏膜屏障问题，难以综合归纳，主要只能靠临床表现。

二、胃肠道的解剖生理和屏障功能

（一）胃肠道解剖特点

众所周知的小儿消化道解剖特点，在此不赘述，仅介绍涉及胃肠功能障碍的部分。正常情况下，胃肠黏膜供血系统存在2个特点：①胃肠黏膜血管袢呈“发夹状”，血流易从小动脉通过短路进入小静脉，黏膜表层血供较差。②供应胃肠道黏膜的血管从主干呈直角分出，血管内血细胞在行进速度较快时有“跳跃”现象，使供应胃肠黏膜血液氧容量下降，在生理情况下已存在解剖上的缺陷。肠黏膜及绒毛的血流分别占胃肠道的80%和60%。如全身血容量下降10%，可导致全胃肠道的血流下降40%，使其更容易成为MODS重要的靶器官。

（二）胃肠屏障功能

除消化、吸收功能外，胃肠道尚具有屏障功能，防止肠道内细菌、细菌产物逸出至肠道外进入机体。包含微生物屏障、机械屏障、免疫屏障和肠-肝轴等多层含义（见表2-5-1）。

（1）微生物屏障：胃肠道固有菌群，通过壁酸与肠上皮细胞的特异性受体紧密连接，形成组合相当固定的正常菌膜结构，可抵御外来有害细菌对机体的侵袭，这种防止外袭菌定植于肠道的能力称为定植抗力（colonization resistance），也称为微生物屏障。

（2）机械屏障：包括：胃肠上皮细胞及细胞间紧密连接；肠上皮细胞不断增殖更新所产生的细胞碎片，对致病菌的物理吸附和机械阻挡作用；胃肠黏膜上皮细胞分泌的黏液、消化液（胃酸、胆汁）和肠道寄生菌产生的抑菌物质；正常的肠道蠕动以及肠道液体动力作用，共同构成机械屏障。

（3）免疫屏障：指肠道相关淋巴样组织（gut-associated lymphoid tissue，GALT），调节对肠内可溶性和颗粒性抗原的局部免疫反应。抗原诱导的B淋巴细胞产生分泌型IgA（S-IgA），通过与细菌结合并阻止其与上皮细胞连接而防止细菌侵入黏膜。

（4）肠-肝轴：肝脏网状内皮细胞能有效地清除血中内毒素，只有在肝脏网状内皮系统功能严重损伤时才出现全身性内毒素血症。门脉中少量肠源性内毒素对维持网状内皮系统吞噬活性有重要作用，以增强宿主对各种损伤的抵抗力；门脉中大量内毒素则增加肝脏对某些损伤的敏感性，肝功能障碍时清除内毒素的能力受损，对内毒素的全身抵抗力降低，故肝脏网状内皮系统的正常功能是肠屏障的必要成分。此外，排泄到肠内的抗内毒素的物质胆汁酸盐（胆盐）能与肠腔内的内毒素结合，形成难以吸收的去垢剂样复合物，阻止内毒素从肠道吸收。

表2-5-1　胃肠屏障的组成部分

微生物屏障
接触抑制
定植抗力
机械屏障
黏液层
肠蠕动
上皮屏障
紧密连接
上皮更新、脱落
免疫屏障
肠道相关淋巴样组织
分泌型免疫球蛋白
肠-肝轴
网状内皮系统功能
胆盐

三、胃肠功能衰竭发病机制

（一）胃肠屏障功能受损

可归纳为3个方面：

（1）肠道微生态失衡：病理因素及治疗干扰，如长期大量使用抗生素、细胞毒性药物、免疫抑制剂，可直接或间接破坏体内正常共生菌的生长与繁殖，造成微生态失衡，肠道生物屏障作用降低，黏膜防御能力下降。

（2）肠道免疫防御系统遭破坏：在创伤、感染、休克等应激状态下，GALT呈选择性抑制状态，sIgA分泌减少，增加细菌黏附机会进而发生移位；此外有研究显示，严重感染、创伤和休克时，肠系膜淋巴结巨噬细胞和肝脏枯否细胞均处于抑制状态，一方面肠道内细菌和内毒素容易侵入循环系统引起肠源性感染；另一方面枯否细胞被进入肝的内毒素激活，可释放一系列炎症介质，如肿瘤坏死因子-α（TNF-α）、白细胞介素-1、白细胞介素-6、前列腺素细胞 E_2、血栓素 A_2 等。枯否细胞的双重性作用在危重患者具有重要的病理生理意义。

（3）肠道机械屏障损伤：缺血缺氧、缺血再灌注、肥大细胞、高NO水平、炎症介质、内毒素、肠腔内无营养底物均可以引起肠黏膜细胞功能障碍，肠道黏膜萎缩，细胞间紧密连接分离、增宽，肠道蠕动功能降低，机械防御能力下降，引发细菌移位。各种应激因子作用于中枢神经系统和胃肠道，通过神经内分泌和消化系统的相互作用，壁细胞分泌 H^+ 增加，使胃内pH降低，胃内胃酸、胃蛋白酶的侵蚀能力加强，同时胃黏膜分泌黏液、碳酸氢盐减少，导致胃黏膜屏障破坏。

（二）肠细菌移位（bacterial translocation，BT）

在一定条件下肠道驻菌穿过黏膜上皮进入肠系膜淋巴结（MLN）以及其他远处器官（肝、脾、肺、肾等）和血液，导致肠源性感染，称为肠细菌移位。细菌及内毒素移位共有3种途径：淋巴途径：肠道细菌-黏膜下淋巴管-肠系膜淋巴结-淋巴循环-胸导管-体循环（主要途径）；门脉系统：肠道细菌-黏膜下毛细血管-门静脉系统-肝脏-体循环；腹膜：肠道细菌-肠黏膜-腹膜。早期移位至肠系膜淋巴结的肠道细菌和内毒素，并不通过门静脉血流播散，而是和肠道产生的炎症介质一起通过肠淋巴系统回流到胸导管，首先损伤肺，然后再影响其他器官。

目前认为，以下3项基本病理因素必须具备1项，肠细菌移位才能发生：

（1）正常肠道微生态被破坏，导致肠道 G^- 细菌过度繁殖。

（2）肠道黏膜上皮屏障被破坏。

（3）肠道免疫防御系统受损。以下临床情况可促使肠细菌移位的发生（表2-5-2）。循环、呼吸支持实施延误和不当，使休克及低氧血症延续，导致侵袭进一步扩大，增加脏器受损伤机会。大剂量抗生素、肾上腺皮质激素的应用，镇静剂、呼吸兴奋剂过量，热量和营养不足，均是胃肠功能衰竭难以逆转和感染难以控制及发生机会性感染的主要原因。

另一重要概念是，肠细菌移位并非“全和无”的现象。肠道防御机制中单一因素受损，可促使细菌移位至MLN，很少至肝、脾。通常细菌并不在MLN内繁殖或向全身扩散，而在局部受限制，并被机体清除。一些更贴近临床的动物实验研究证实，若动物同时或序贯接受数种打击，细菌移位不仅可至MLN，而且可向远隔器官扩散。在一些复合损伤的动物模型中，尽管可在肝、脾中暂时培养出细菌，但动物能存活下来。而在另一些复合损伤模型中，如烧伤或蛋白营养不良大鼠接受非致死剂量内毒素，动物可因细菌移位致死。

表2-5-2　改变肠道屏障功能的临床情况

抗生素
干扰肠道微生态
定植抗力下降
细菌过度繁殖
应激性溃疡的预防
干扰肠道微生态
低蛋白血症/毛细血管渗漏
肠道水肿
肠蠕动减弱
细菌过度繁殖
肠壁渗透性改变
高渗透压喂养
干扰肠道微生态
肠蠕动减弱
血管活性药
肠道机械上皮屏障遭破坏
肝功能衰竭或阻塞性黄疸
肠道免疫功能受损

（三）细胞因子和炎性介质

主要包括内毒素、TNF-α、干扰素-γ、一氧化氮、白细胞介素（IL）、血小板激活因子（PAF）等，均具有细胞毒作用，可直接引起组织水肿和破坏。内毒素可使肠黏膜上皮细胞超微结构发生病理改变，通过损伤细胞内支架系统而破坏细胞间紧密连接，也可使TNF、PAF增高以及促进中性多核粒细胞（PMN）黏附而发挥作用。炎症期间，由于可诱导的一氧化氮合酶活化，导致NO生成增多，可破坏细胞内支架、抑制ATP生成，使细胞间紧密连接变得松弛而致肠黏膜处于高通透状态。其他炎症介质同样是通过破坏细胞间紧密连接引起肠黏膜损伤。在细胞因子复杂的连锁反应中，TNF起核心作用。在严重创伤、感染、休克时，上述活性物质大量产生并相互作用而呈不断循环逐渐加大趋势，表现为“瀑布样”反应，使肠黏膜损伤逐渐加重甚至衰竭。

（四）肠道血流灌注异常

当机体处于危重症应激状态时，机体为保证脑、心、肾等重要脏器的血供，而重新分配血流量，胃肠血管收缩，血流量下降50%～80%，呈胃肠低灌注状态。造成胃肠黏膜缺血、缺氧损害、细胞水肿、炎性改变，通透性增加，肠壁细胞代谢障碍，最终导致组织损伤。同时，缺血后的小肠成为循环中中性粒细胞（PMN）的聚集池，肠道 PMN 和血管内皮细胞相互作用，可以启动 PMN，并引起二次打击后的远处器官损伤和炎症反应增加。当肠黏膜处于低灌注和低血氧状态下，黏膜细胞缺氧并存在有组织酸中毒，次黄嘌呤大量堆积，再灌注后具有极强细胞毒性的氧自由基大量产生，由其介导的“再灌注损伤”又加重黏膜的损伤，而形成不可逆的病理改变。

（五）细胞凋亡

既往认为细胞结构破坏是胃肠上皮细胞坏死所致，但最新的一系列研究提示，细胞凋亡在胃肠黏膜屏障受损中起重要作用。缺血再灌注研究提示小肠绒毛上皮的分离是肠黏膜损伤的早期形态学改变，组织学观察分离的上皮细胞 80％具有凋亡细胞的形态学特征，提示细胞凋亡是小肠缺血-再灌注损伤时肠黏膜上皮细胞死亡但有别于坏死的另一主要形式；在放射性损伤致胃肠功能障碍中，微血管内皮凋亡是导致肠道干细胞损害的基础；内毒素血症和禁食导致小鼠肠 Caspase－3 和 Caspase－6 活性增加，由此导致肠细胞凋亡及肠壁通透性增加，引起肠功能障碍，并引起远隔器官肺的炎症，经肠道喂养减轻了上述损害；还有人用腹腔内注射阿霉素的方法研究大鼠的肠屏障功能，认为肠上皮细胞凋亡增加是导致肠屏障双相通透性增加的原因；除此之外，化疗药物导致的小肠黏膜炎是由小肠腺细胞凋亡增加所致；大面积烧伤的大鼠小肠细胞凋亡显著增加，这可能是烧伤患者胃肠功能障碍的原因之一。

（六）胃肠道与 SIRS、MODS 的联系及肠-淋巴假说

目前，肠源性脓毒症（gut－derived sepsis）及肠源性 MODS（gut－induced MODS）概念已被逐渐接受，这基于如下概念，胃肠道作为一个重要的生物屏障，阻止肠腔内细菌和毒素的吸收。当机体遭受创伤、烧伤、休克及其他重症疾病打击时，肠道血流灌注减少，肠道通透性增高，肠道细菌/内毒素移位至血流及远隔器官，触发脓毒症，促进 MODS 的发生、发展（图 2－5－1）。但近年动物实验及临床研究对上述假说提出挑战。如 Schlag 等在狒狒失血性或创伤性休克模型中，发现细菌移位量以肠系膜淋巴结最高，而非肝、脾。又如 Moore 等在严重烧伤患者的门脉血流中，并未发现细菌或内毒素。一种合理的解释是肠-淋巴假说（图 2－5－2）：即非细菌的肠源性致炎因素，主要通过肠系膜淋巴而非门脉途径，到达全身血流，引发 SIRS 和远隔器官的损伤，这可以解释为何在严重烧伤患者的门脉血流中，未发现细菌和内毒素，即使在发生 MODS 的患者中也是如此。这一假说的两个概念“肠系膜淋巴途径”和“肠道的促炎特性（炎症反应扩增器）”刚好弥补了之前假说的缺陷。一系列临床和动物实验也证实了这一观点。Deitch 在肠源性感染模型的门静脉和胃肠淋巴引流液中测得大量细胞因子。Grotz 等发现肠缺血动物模型早发的肠源性内毒素可以激发肠道细胞因子的产生。Sakashita 等在腹膜炎模型大鼠肠集合淋巴结中，于 2h、4h 测出 TNF 和 IL－1、IL－6 的峰值，于 10h 测出 IL－10 高峰。血液中 TNF 和 IL－1 也明显增高，与内毒素剂量成正比。同样，这一假说解释了，临床肠道缺血再灌注患者，MODS 首先受累的器官是肺，而非肝脏，因为肠系膜淋巴主要经胸导管进入血液循环，进而经锁骨下静脉进入肺循环。

四、胃肠功能衰竭类型和病因

目前认为肠功能障碍可分为 3 型。Ⅰ型：即功能性小肠长度绝对减少型。由于肠道

功能面积大量减少，不能完成生理需要的消化吸收任务，如因外伤、肠系膜血管栓塞、肠绞窄和肠扭转等肠切除术后，以腹胀、腹泻、营养不良等症状为主。以短肠综合征为代表。Ⅱ型：即小肠实质广泛损伤型：可分为炎症性疾患（如坏死性小肠结肠炎、溃疡性结肠炎、克隆病等）和非炎症性疾患，如婴儿慢性迁延性腹泻、硬皮病等。多伴有腹泻等多方面的肠管功能紊乱。Ⅲ型：以肠黏膜屏障功能损害为主，可同时伴有肠消化吸收功能障碍，见于严重感染、创伤、大出血、休克等所致的MODS时，以应激性消化道出血和麻痹性肠梗阻为主要表现。

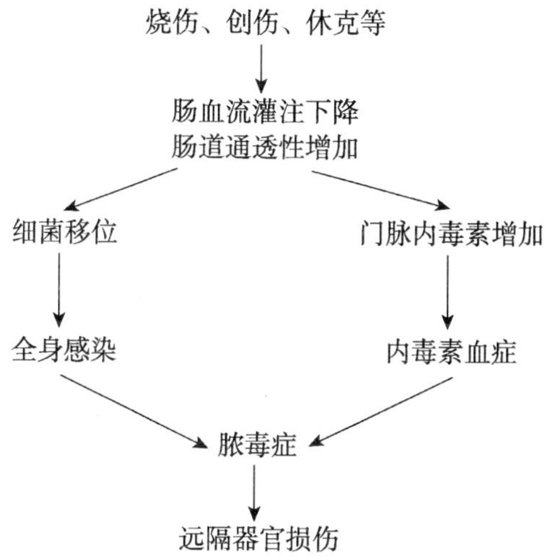

图 2-5-3　脓毒症、MODS肠源性假说

基于胃肠屏障功能丧失，肠道细菌和内毒素移位至全身血流

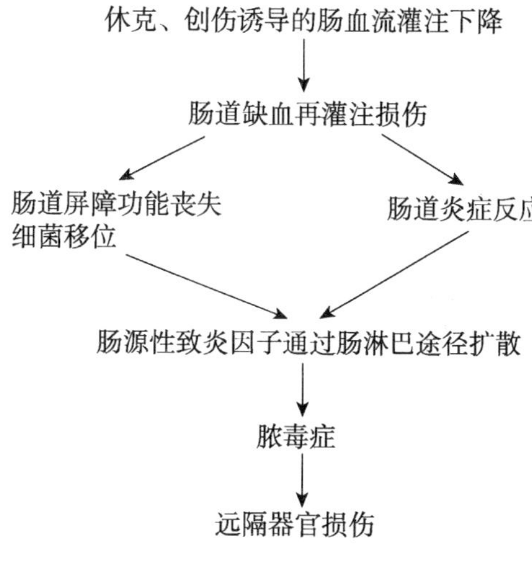

图 2-5-4　肠源性脓毒症、MODS的肠-淋巴假说

基于胃肠屏障功能丧失和缺血肠道产生致炎因子，通过肠淋巴途径到达全身血流

五、临床表现

1. 腹胀

由于肠腔胀气、肠道自主神经功能紊乱使消化功能失调、胃肠道缺血以致扩张无力而出现腹部膨隆。亦可见于腹膜炎、腹部损伤时产生的肠麻痹、气体吸收障碍。多伴有急性病容和严重中毒症状，可伴有腹痛、呕吐、不排气不排便，肠鸣音减弱或消失。当危重病患儿一旦出现腹胀、肠鸣音消失时，则预示病情恶化和不可逆转，预后不良。

2. 腹泻

由于肠黏膜损伤、吸收面积减少以及继发性乳糖酶缺乏、乳糖不耐受等因素，可造成部分患儿腹泻。

3. 应激性溃疡（急性胃黏膜病变）

表现为呕吐咖啡样物或呕血、黑便等。早期临床症状轻微，仅少数患儿出现腹痛、腹胀、恶心、呕吐等症状。晚期可出现大量呕血或便血，甚或胃肠道黏膜穿孔。

六、诊断

由于缺乏实验室检测依据，目前胃肠功能障碍的诊断仍以临床表现即腹胀、肠鸣音减弱或消失、口吐咖啡样液体三大主要症状体征作为诊断依据。全国危重病会议（1995 年）在 MODS 病情分期与严重程度评分标准中，将腹部胀气、肠鸣音减弱记 1 分，高度腹部胀气、肠鸣音近于消失记 2 分，麻痹性肠梗阻或应激性溃疡出血记 3 分。小儿危重病例评分（1996 年）将胃肠功能障碍作为 10 项评分指标之一，出现应激性溃疡记 6 分，应激性溃疡伴肠麻痹时记 4 分，把应激性溃疡出血需输血者及出现中毒性肠麻痹有高度腹胀者列为小儿胃肠功能衰竭的标准。但因各自对临床症状的判断标准及理解的程度有差异，其诊断结果并非完全一致。近年来正在探索实验室检测方法，试图作为诊断的参考。

（一）胃肠黏膜内 pH 值（pHi）

由于胃肠道血管网的解剖特点使其成为对全身缺血、缺氧反应最敏感的器官。当人体发生缺血、缺氧时（如各种休克）胃肠道血管首先收缩和动静脉短路开放，以保证重要脏器的血供，结果导致胃肠道黏膜缺血、缺氧，无氧代谢增加，其生成的乳酸与 HCO_3^- 中和形成大量 CO_2，同时由于胃肠道血流减少，生成的 CO_2 不能快速通过血流带走，使其黏膜内 CO_2 浓度增加并向胃肠道内扩散，使其腔内 CO_2 增加。基于这一原理 Fiddian－Green 建立了胃张力计法监测胃黏膜内 pH 值。可间接反映胃肠黏膜血供及氧代谢情况，是发现内脏系统“隐匿性缺氧”的敏感指标。对患者进行 pHi 监测可及时了解病情的危重程度，指导复苏治疗及判断预后。

（二）肠黏膜通透性检测

肠黏膜通透性增高是肠道屏障功能受损的早期表现，是间接诊断细菌/毒素移位的重要手段。对危重患者进行肠黏膜通透性监测，对预示病情转归，减少肠源性感染的发生及早期采取防治对策、降低病死率有十分重要的意义。

1. 血浆二胺氧化酶

二胺氧化酶（DAO）是人类和所有哺乳动物肠黏膜上层绒毛细胞中具有高度活性的细胞内酶，其活性与肠黏膜核酸和蛋白质合成密切相关。DAO 主要分布于肠黏膜成熟绒毛上皮，在隐窝上皮酶的活性很低，以空、回肠活性最高，在其他组织中含量少、活性低。肠黏膜细胞受损坏死后，该酶释放入血或随脱落的肠黏膜细胞进入肠腔内，导致血浆和肠腔该酶活性增高，而肠黏膜内 DAO 活性降低，在外周血中该酶活性稳定。所以外周血 DAO 活性能可靠反映肠上皮细胞成熟度和完整性，其变化反映肠黏膜屏障的功能状态。肠缺血、缺氧或营养障碍时血浆 DAO 活性下降，但如果肠黏膜细胞大量破坏，可造成血 DAO 一过性增高。目前，血浆 DAO 已应用于烧伤、化疗、内科脓毒症患者肠道黏膜屏障损伤的检测。研究发现，烧伤患者血浆 DAO 活性明显增加，化疗患者血浆 DAO 活性降低，内科脓毒症轻症患者血浆 DAO 活性下降，重症患者血浆 DAO 活性增加，提示血浆 DAO 活性变化与肠黏膜损伤时期、范围有一定相关性。应指出，在出生后 7d 内，新生儿血清的 DAO 活性因为受胎盘的影响变化较大，不适合作为小肠功能的检测指标。

2. 循环 D-乳酸

D-乳酸是细菌发酵的代谢产物，肠道多种细菌均可产生，当肠道发生急性缺血等损伤致肠黏膜绒毛顶端上皮脱落，细胞旁途径增加致肠黏膜通透性增加时，肠道中细菌产生的大量 D-乳酸通过受损黏膜入血，哺乳动物不具备将其分解代谢的酶系统。临床观察发现，短肠综合征可产生严重 D-乳酸活性代谢性酸中毒，在肠急性缺血的动物实验和临床观察中，均发现 D-乳酸水平升高，认为 D-乳酸是肠系膜缺血患者有价值的新的血浆标志物，是可用于急性肠黏膜损害的早期诊断依据之一。监测血中 D-乳酸水平可及时反映肠黏膜损害程度和通透性变化。

3. 尿乳果糖/甘露醇比值

可准确反映肠通透性改变。甘露醇的分子量小，主要通过小肠上皮细胞膜上水溶性微孔吸收，而乳果糖分子量大，不能穿过细胞膜和细胞紧密连接，当肠黏膜受损时，大分子乳果糖则可通过细胞膜旁径路被大量吸收，尿中乳果糖/甘露醇比值增大。

七、胃肠衰竭的治疗

全身炎症反应综合征可造成胃肠道功能障碍甚至衰竭，已被广大学者和临床医师所认同，由于肠道功能的损伤促发肠道细菌、内毒素以及代谢产物移位，反过来又加重炎症反应，因此，如何防治肠道屏障功能的损伤，减少细菌、内毒素移位是胃肠衰竭治疗的中心环节。目前缺乏单一有效的治疗方法，强调综合治疗措施，针对炎症介质、细菌内外毒素、微循环障碍、免疫功能失调、营养代谢紊乱、基础疾病、脏器功能等 7 方面进行兼顾和并治。

（一）控制原发病

如系感染性疾病，则应清除病灶、排脓清创，合理使用抗生素。胃肠衰竭患者应尽量选用不干扰或少干扰机体定植抗力的抗生素。根据对定植抗力的影响，抗生素可分为 2 类：①干扰定植抗力：青霉素、氨苄青霉素、羟氨苄青霉素、氧哌嗪青霉素、头孢氨苄、头孢哌酮、头孢曲松、头孢他啶、头孢克肟、头孢吡肟、林可霉素、氯林可霉素、甲硝唑、替硝唑、氟哌酸、氟嗪酸、司帕沙星；②不干扰定植抗力：红霉素、罗红霉素、多黏菌素、强力霉素、复方新诺明、妥布霉素、新霉素、丁胺卡那霉素、萘啶酸、头孢克洛、泰能、氨曲南。确实需使用干扰定植抗力的抗生素时，尽量选用有针对性的窄谱抗生素，疗程、剂量应恰当，并通过胃肠道外途径给药。如系非感染性疾病如烧伤、创伤、窒息等，则应采取相应治疗措施。

（二）维持胃肠道灌注及供氧

肠黏膜具有高代谢与绒毛微血管结构的特性，以致对灌注特别敏感。低血容量纠正后，胃肠道血流量减少与内脏血管收缩仍将持续一段时间。提高肠道的血流灌注及供氧，是维持肠道黏膜屏障功能完整，阻止细菌移位的根本措施。一方面积极补充液体，维持有效血容量，另一方面使用合适的血管活性药，改善内脏灌注和供养。肾上腺素或其他血管活性药物对肠灌注的作用不明确，内脏血液的反应在个体间亦有显著不同。在脓毒症与SIRS患者，心排出量与内脏血流量并不相关。整体血流有改善时，也可能仍有局部灌注不足的现象。血管活性药物可使内脏组织的灌注得到重新分布。一般而言，在血管调节机制无损伤的患者，增加心排出量，也能增加内脏的血流量。小剂量多巴胺常用以改善内脏血流。改善肠黏膜的灌注量还可改善代谢，进一步减轻肠黏膜的损伤，是保护肠屏障功能的基础措施。

（三）营养支持

胃肠衰竭患者较长时间不能经口进食，且原发病多较严重，患者消耗甚大。为使患者能得到适当的营养支持，患者复苏后，心、肺、循环功能及内环境得到稳定时，即应考虑开始营养支持。应不断观察病情变化，辩证分析不同阶段营养支持的目的，适时调整营养支持方式、营养素给予途径、营养底物需要量和特殊营养底物的供给。在伴有休克、多脏器功能障碍时，营养支持宜以维持营养状态为主，过高供给营养底物并不能快速改善患者的营养状态，反而会引起代谢紊乱、肝功能损害和心肺功能障碍。可按代谢支持的原则供给营养底物，即非蛋白氮热量为105～150kJ/(kg·d)，蛋白质1.0～1.5g/(kg·d)。各营养物质占总热量比例为蛋白质15%～20%，糖40%～50%，脂肪20%～40%，实施后根据监测结果调整各底物的用量；在恢复期，应设法改善患者的营养状态。必须指出，如果在病情的早期不重视营养支持，在恢复期将需要更长的时间才能改善营养状态。

1. 营养支持途径的选择

无疑在病情初期，肠道功能尚未恢复时，需给予肠外营养。如何改善肠道功能，维持肠黏膜屏障功能，在开始给予肠外营养的同时，即应及早考虑。可在给予肠外营养的同时，加用谷氨酰胺，以消除肠水肿，促进肠黏膜的生长修复。既往对胃肠功能衰竭的患儿，多提倡较长时间肠外营养，以减轻肠道负担，使肠道充分休息，减轻消化液对肠黏膜的损害。但近年诸多研究证实，肠内营养物质对肠黏膜的生长与屏障功能有重要作用。肠道黏膜的主要营养方式是腔内营养，即肠道黏膜需从肠腔内摄取营养底物供自身利用，这种营养方式占总营养底物摄取的70%，其余30%来自动脉血液供给。在禁食时，肠腔内无营养底物，来自动脉血液的代偿也很有限。此时肠道的腔内屏障、黏膜屏障、免疫屏障和生物屏障均会受到破坏。研究表明，只要提供不低于总热量20%的肠内营养即可避免肠道屏障功能的破坏与肠道菌群易位。因此对胃肠衰竭患者，肠内营养的药理学作用大于其营养支持的作用。认识这一点十分重要，即对胃肠衰竭的重危患者，应努力尽早恢复肠内营养，贯彻“如果肠道有功能，就应使用肠道的原则”，努力反复尝试恢复肠内营养，一旦成功，受益无穷。恢复肠内营养的益处不仅是改善肠道屏障功能，还在于可明显改善全肠外营养无法克服的腔静脉导管感染和肝功能损害等并发症。

那么肠内营养“早期”的标准如何确定？一般而言，危重患者的肠内营养多在接受医疗处理24～48h后，呼吸、循环紊乱得到纠正，内环境已稳定，肠道功能恢复，肠梗阻解除后即可开始肠内营养。肠梗阻解除的表现为胃吸引物中黄绿色的消失，胃肠减压量减少和大便排出，肠鸣音恢复。以下原则可提高肠内营养成功的机会：

（1）胃肠衰竭患者对液量增加的耐受性要好于对渗透压的耐受性。因此，可从经口或鼻胃管给予少量的糖水和稀释配方奶，渐向完全配方奶过渡，以避免腹痛、腹泻和吸收不良。

（2）对连续滴注的耐受性优于快速注入，可显著减少胃食管反流、呕吐和吸入的风险。

（3）必须确保肠内营养液在准备和悬挂在床边时不被污染，注意有效期，获得新鲜营养液时应保证处于最近的时效。

（4）对短肠综合征患者，给予果胶、硫酸阿托品、樟脑酊和易蒙停可增加肠内营养成功的机会。消胆胺可结合胆汁酸，对切除大部分回肠患儿有帮助。

具体实施方案如下：

（1）喂养途径：不能口服时，可采用鼻胃管、鼻十二指肠管、胃造口管或空肠造口管喂食。根据吸入风险决定管道置入胃还是小肠。因胃管饲不影响正常消化功能和激素反应，置管方便，且能耐受更大的渗透压，发生腹胀、腹痛、腹泻和倾倒综合征的机率低，优先选择此种方式。但对具有高度吸入风险的患者，如胃排空和胃食管反射延迟患者和咽反射减弱的昏迷患者，管道宜穿过幽门放置。对预计需长期肠内营养的患儿（＞8周），可采用胃造口或空肠造口管。具体选用何种途径为宜，亦根据吸入风险决定。

（2）喂养方式：初起多选用持续喂养，逐渐过渡到白天分次夜间持续方式，再过渡到全天分次喂养，再向正常经口饮食过渡。持续喂养速度可从0.5～1ml/(kg·h)开始，视胃肠耐受情况，每1～2d调整速度，逐渐加量至4～5ml/(kg·h)。耐受情况的评估可每4h回抽观察胃内残留量，若残留量＜2h喂养量，速度适中考虑加量，若＞2h喂养量则考虑减量。分次营养时可将3～6 h的量于30～120 min注入，每次营养结束后，观察胃内残留量，若＜每次喂养量50%，可增加营养量20%～30%。

（3）最初可用要素膳（氨基酸或短肽制剂）添加肠道谷氨酰胺，待患者适应后改用整蛋白制剂，其后可恢复至经口饮食。目前纯氨基酸制剂正逐渐被短肽或短肽/氨基酸混合制剂所取代，原因在于肠道对短肽的吸收优于氨基酸，特别在炎症状态下，短肽制剂纠正负氮平衡优于氨基酸制剂，且氨基酸制剂渗透压高，耐受性差。营养物内还可添加精氨酸、谷氨酰胺、鱼油及核苷酸等特殊营养底物，以促进黏膜生长与调控免疫功能。

2. 特殊营养底物的供给

大量动物实验与临床研究已证明，多种特殊营养底物的作用，如谷氨酰胺、精氨酸、ω-3脂肪酸、中链甘油三酯、核苷酸和膳食纤维等。由于这些物质大多通过调节免疫功能来发挥作用，故将使用这些特殊营养底物的营养支持方式称为免疫营养。近年又有在此基础上加用机体正常菌群以改善患者肠道微环境的方法，称为微生态免疫营养。这一概念的提出对危重症和感染的治疗有非常重要的指导意义。此类疗法中首推谷氨酰胺与膳食纤维。

谷氨酰胺是小肠黏膜细胞的主要能源物质，也是所有快速增殖细胞特别是免疫细胞的能源物质。危重症高分解代谢会导致谷氨酰胺的严重缺乏，导致肠道屏障功能的破坏和免疫机能受损。由于谷氨酰胺不耐高温高压，水溶性低，传统氨基酸中均不含谷氨酰胺。近年可采用稳定和高水溶性、合成的双肽即谷氨酰谷氨酰胺或甘氨酰谷氨酰胺来补充谷氨酰胺。补充谷氨酰胺双肽可维持细胞内、外谷氨酰胺的水平，可促进机体生长和氮贮存，改善免疫系统和肠道屏障功能。补充谷氨酰胺可通过静脉和口服两种途径，当肠道不能应用时，从肠外给予，当肠道有功能时，则从肠道给予，一般需 5d 以上才能发挥有益作用。谷氨酰胺的生理需要量是 0.3g/(kg·d)，疾病状态下需要量增加，危重病时口服给予 0.5～0.6g/(kg·d)，未见不良反应。静脉输注谷氨酰胺（商品名力太），成人最高剂量 0.57g/(kg·d)。有报道小儿的最高静脉用量是 0.6g/(kg·d)，连续使用 17d 未见副作用发生。一般用量为 0.4g/(kg·d)，在氨基酸中的含量以 20%为宜。肠内应用推荐剂量的谷氨酰胺，未见不良反应，但静脉使用有一过性肝损害的报道。在严重肝、肾及神经系统疾病时使用应慎重，注意观察和监测。

膳食纤维是不能被人体肠道消化酶消化的多糖和木质素的总和，分可溶性和不可溶性两类，近年研究发现，可溶性膳食纤维在肠道细菌作用下，可发酵产生短链脂肪酸（SCFA），刺激肠黏膜上皮细胞生长，维护肠黏膜结构完整，降低通透性，增加小肠长度及绒毛高度，并促进肠道蠕动、刺激黏液分泌，防止细菌附着和移位。此外尚有减轻危重患者腹泻的作用。其中报道最多的是出芽大麦食物（germinated barley foodstuff，GBF），是一种从谷类加工提取的富含谷氨酰胺和半纤维素的食物，可被双歧杆菌等细菌转化为乳酸、醋酸和丁酸，从而改善肠道的炎症，促进上皮增殖。

3. 生态疗法

在危重患者，肠功能障碍的另一特征是肠内细菌繁殖失控，采用选择性肠道清洁措施（selective decontamination of digestive tract，SDD）和补充微生态制剂，可降低肠细菌易位的发生率。

（1）SDD：通过口服不被吸收或较少吸收的抗生素，选择性抑制肠道的潜在致病菌（主要为 G^- 需氧菌、葡萄球菌、真菌），保留肠道专性厌氧菌，维持机体的定植抗力，以减少或消除机体内源性细菌库和内毒素池释放的一种生态疗法措施，也称为抗生素的生态疗法。目前 SDD 普遍采用的是局部（PTA，即粘菌素、妥布霉素及两性霉素 B）联合全身用药方案（头孢氨噻肟 4d）。短疗程全身应用 2 代头孢主要为了预清空呼吸道伴随菌群（链球菌、流感嗜血杆菌）。其他如新霉素、庆大霉素及清洁灌肠措施亦有利于清除肠道菌群。目前一系列研究证实，SDD 能减少细菌易位，使重症感染率下降，降低患者病死率，减少住院天数和住院费用。但亦有少量研究得出阴性甚至相反的结果。尽管存在争议，但这类方法仍被推荐应用于临床，尤其应用于胃肠衰竭患者。

（2）微生态制剂：包括益生菌、益生元和合生元，直接补充机体正常菌群，或选择性刺激正常菌群的生长繁殖，竞争性抑制潜在致病菌的过度生长和定植，提高肠道定植抗力，防治细菌和（或）内毒素移位，同时提高肠道细菌酵解，改善肠道内环境，激活免疫系统，最终达到维护肠道生态系统及功能。常用益生菌有乳酸杆菌、双歧杆菌、链球菌等。和肠黏膜屏障相关的益生元包括乳果糖、低聚果糖、膳食纤维、麦麸和麦芽食品。益生菌和益生元的补充应该是多菌株复合的。Bengmark 认为，至少要混合 4～5 种菌株才能达到治疗目的。此外，益生菌的补充量也是关键因素，以往常用的 10^7 单株益生菌往往效果不明显，在急诊条件下给予量应达到 10^9 或更多。

4. 麻痹性肠梗阻

禁食、鼻胃管和鼻空肠管减压、肛管排气是缓解腹胀的有效方法。同时积极治疗原发病，纠正水电解质失衡，控制感染，加强营养支持，多数麻痹性肠梗阻能缓解。肯定无机械性肠梗阻时，可应用新斯的明（0.045～0.06mg/kg），促进肠蠕动。对腹部胀气明显者，可使用西甲硅油（艾普米森），通过降低泡沫表面张力，促使泡沫破裂，使气体释放出来，一部分随肠道蠕动排泄，一部分被消化道吸收，从而达到治疗消化道胀气的目的。该药为专业排气剂，纯物理作用，不被人体吸收，迄今未发现任何副作用和与其他药物之间的相互作用。剂量如下：婴儿：1ml/d；1～6 岁：1 毫升/次，3～5 次/天；6～14 岁：1～2 毫升/次，3～5 次/天。大黄治疗腹胀亦有显著效果。

5. 上消化道出血治疗

控制原发病是治疗的关键；尽快补充血容量防治休克，必要时输血，维持血红蛋白高于90g/L；针对不同的病因选用不同的药物，如小静脉或毛细血管渗血可用止血敏、立止血、云南白药等，门静脉高压食管静脉破裂出血可用垂体后叶素、生长抑素，应激性溃疡、消化性溃疡出血则用黏膜保护剂和制酸剂。

（1）制酸和抗酸剂：血小板及凝血因子只有当 pH＞6 时才能发挥作用，新形成的凝血块在胃液 pH＜5 时会被消化，控制胃产酸总量可达止血作用。常用 H_2-受体拮抗剂和质子泵抑制剂：西咪替丁 20～40mg/(kg·d)，分 2～4 次静脉滴注，病情稳定后改分 4 次餐前服用。雷尼替丁 4～6mg/(kg·d)，每 12h 一次，口服或静脉滴注。法莫替丁 0.8～1.0mg/(kg·d)，每日 1 次，睡前口服或静脉滴注。奥美拉唑 0.6～0.8mg/(kg·d)，分为1～2 次静滴或清晨顿服，疗效明显优于 H_2受体阻断剂，无快速耐受性。抗酸剂：铝碳酸镁（达喜），＜6 岁每次 0.25g，＞6 岁每次 0.5g，3 次/天。

（2）生长抑素及其衍生物：可使内脏血管收缩，减少门静脉主干血流量的 25%～30%，降低门静脉压 12.5%～50%，还可抑制胃肠道和胰腺的内分泌，保护胃黏膜。奥曲肽（善宁）是一种人工合成生长抑素，半衰期为 90～120min。≥1m 儿童，可按 1μg/(kg·h) 持续静点（最大量 50μg/h），病初可用较大剂量，出血停止后在随后 24h 内逐渐减量停用。不良反应轻微，如发生心悸、头晕，减慢推注速度或停止推注。

（3）垂体后叶素：具有收缩内脏血管，减少门脉血流量，降低门脉压力作用，常用于门脉高压所致食管胃底静脉曲张的治疗。剂量：负荷量 20U/1.73m²，维持量 0.002～0.01U/(kg·min)。

（4）黏膜保护剂：硫糖铝是一种常用的黏膜保护剂，40～80mg/(kg·d)，分 3 次于餐前和睡前服用。麦滋林-S颗粒剂，＜3 岁，0.67g 分 2 次口服；＞3 岁，0.67 克/次，2 次/天。

（5）胃灌洗止血：常用方法：①去甲肾上腺素 8mg 加 100ml 冷生理盐水经胃管注入胃内，保留 30min 后抽出，可重复多次或将 16mg 去甲肾上腺素加于 5%葡萄糖注射液 500ml 于 5h 内由胃管滴入；②凝血酶 200U 加生理盐水 10 ml 注入胃内保留，每 6～8h 可重复 1 次，此溶液温度不宜超过 37℃，同时给予制酸剂，效果会更好。③先用冷盐水或 1.4%碳酸氢钠洗胃，后以甲氰咪胍每次 10～20mg/kg 胃内注入保留。此外云南白药（0.5～1.0 克/次）、三七粉（0.5～1.0 克/次）等均可用于灌注而收到止血的效果。

（6）全身应用止血药：包括安络血、止血敏、维生素 K 和立止血等。立止血是从巴西腹蛇毒液中提炼出的凝血素，在血管破损处局部发挥作用而不发生血管内凝血。用法：对出血病例可静注或肌注 0.5～1.0U，重症病例 6 h 后可重复 0.5～1.0U，随后按 0.5～1.0U/d，疗程 2～3 d。

6. 中成药治疗

大黄有消除腹胀、保护胃黏膜、活血化瘀、改善血液灌注、增强肠蠕动、抑制肠道细菌、降低炎症介质、抗凝止血等作用。用法：生大黄粉每次 1.0～1.5g 溶解后胃管注入，6h 后可重复。其他中药如五味消毒饮加减、热毒清、血必净等均有抗内毒素及清除炎症介质作用，可试用。

7. 生长激素和生长因子

生长激素和生长因子可促进细胞的生长，对肠黏膜细胞也应不例外地有作用。生长激素与胰高糖素样肽 2（GLP2）是当前用来促进黏膜生长的生长因子。生长激素较为常用。GLP2 尚在试用阶段。重组生长激素有促进肠黏膜细胞生长和维护肠道屏障功能的作用，在动物实验和成人临床应用中得到证实。目前已有其在儿童短肠综合征中应用的报道，但资料有限且存在争议。但从成人应用情况和理论上推测，危重病儿若无禁忌（如严重感染、难以控制的高血糖），并在严密监测下（注意高血糖和水、钠潴留）短期应用生长激素，当有利于维护肠道屏障。

八、预后

目前小儿胃肠功能衰竭的早期诊断尚无明确而统一的标准，因此常易漏诊或误诊而延误病情，待出现临床症状时已是疾病晚期，失去最佳抢救时机。Hatherill 等通过测定胃黏膜 pH 值（pHi）来判断预后，危重症患儿胃肠道缺血越重，pHi 越低，死亡病例显著低于存活者，pHi<7.32 持续超过 6h 提示预后不良。另外，即使出现大便潜血强阳性或明显上消化道出血，其肠鸣音如属正常，若给予合理的干预治疗，病情可望逆转，此时推测可能为胃肠功能障碍，一旦胃肠功能衰竭，预后不良，病死率高达 60%以上。文献提示，胃肠功能衰竭伴有器官衰竭的数目越多，实验室检查提示血糖高、肾功能差、心肌酶谱增高、酸中毒严重等，则预后愈差。Kraman 等报道，1500 多例呼吸衰竭患者中，单纯呼吸衰竭病死率仅为 14%，伴消化道出血时病死率为 62.5%，而 ARDS 合并消化道出血时病死率达 85%。

（周　涛）

参考文献

1. Fishben TM, Gabriel E, et al. Intestinal transplantation for gut failure. Gastroenterology, 2003, 124: 1615-1628.
2. Irving M. Ethical problems associated with the treatment of intestinal failure. Aust N Z J Surg, 1986, 56 (5): 425-427.
3. Fleming CR, Remington M. Intestinal failure //Hill GL. Nutrition and the surgical patient. New York: Churchill Livingstone, 1981: 219-235.
4. Deitch EA. Multiple organ failure (pathophysiology and potential future therapy). Ann Surg, 1992, 216 (2): 117-134.

5. Nightingale J. Definition. //Nightingale J. Intestinal failure. London：Greanwich Medial Limited，2001：1.
6. 黎介寿. 肠衰竭——概念，营养支持与肠黏膜屏障维护. 肠外与肠内营养，2004，11（2）：65－67.
7. 王宝恩. 多系统器官功能衰竭的概念与诊断. 中国危重病急救医学，1995，7（6）：331－332.
8. Pastores SM，Katz DP，kvetun VS. Planchic ischemia and gut mucosal injury in sepsis and multiple organ dysfunction syndrome. Am J Gastroenter，1996，91（9）：1697－1710.
9. Magnotti LJ，Deitch EA. Burns，bacterial translocation，gut barrier function，and failure. J Burn Care Rehabil，2005，26：383－391.
10. Alverdy J，Abs E. The effect of glucocorticoid administration on bacterial translocation. Ann Surg，1991，214：217－225.
11. Marshall JC. The gut as a potential trigger of exercise－induced inflammatory responses. Can J Physiol Pharmacol，1998，76（5）：479－484.
12. Chakravortty D，Kumar KS. Modulation of barrier function of small intestinal epithelial cells by lamina propria fibroblasts in response to lipopolysaccharide：Possible role in TNF alpha in inducing barrier dysfunction . Microbiol Immunl，1999，43（6）：527－533.
13. Salzman AL. Nitric oxide in the gut . New Horiz，1995，3：352－364.
14. Colgan SP，Resnick MB，Parkos CA，et al. IL－4 directly modulates function of a model human intestinal epithelium . J Immunol，1994，153：2122－2129.
15. Wang W，Smaid N，Wang P，et al. Increased gut permeability after hemorrhage is associated with up regulation of local and systemic IL－6 . J Surg Res，1998，79（1）：39－46.
16. Moore FA，Moore EE，Poggetti R，et al. Gut bacterial translocation via the portal vein：a clinical perspective with major torso trauma. J trauma，1991，31：629－638.
17. Deitch EA. Cytokines yes，cytokines no，cytokines maybe? Crit Care Med，1993，21：817820.
18. GrotzM，Regel G，Schratt WE. Intestinal cytokine liberation after intestinal ischemia in the rat－studies in the using chamber system. Z Gastroenterol，1996，34（12）：783－790.
19. Sakashita Y，Hiyama E，Imamura Y，et al. Generation of pro－inflammatory and anti－inflammatory cytokines in the gut in zymosan－induced peritonintis. Hiroshima J Med Sci，2000，49（1）：43－48.
20. 任建安，黎介寿. 肠衰竭的进展和认识 . 中国实用外科杂志，2003，23（1）：37－38.
21. Casado FJ，Mora E，Pere CF，et al. Prognostic value of gastric intramucosal pH in critically ill children. Crit Care Med，1998，26（6）：1123－1127.
22. Theodoropoulos G，Lloyd LR，Cousins G，et al. Intraoperative and early postoperative gastric intramucosal pH predicts morbidity and mortality after major abdominal surgery. Amm Surg，2001，67：303－308.
23. Travis S，Menzies I. Intestinal permeability：Functional assessment and significance. Clinical Science，1992，82：71－76.
24. Swank GM，Deith EA. Role of the gut in multiple organ failure：Bacterial translocation and permeability changes. World J Surg，1996，20：411－417.
25. Manchester HR. Metabolism of sepsis and multiple organ failure. World J Surg，1996，20：460－464.
26. Nitenberg G. Nutritional support in sepsis：Still skeptical? Curr Opin Crit Care，2001，6（4）：253.
27. Hawker FH. How to feed patients with sepsis. Curr Opin Crit Care，2001，6（4）：247.
28. Berger MM，Chiolero RL，Pannatier A，et al. A 10－year survey of nutritional support in a surgical ICU：1986－1995. Nutrition，1997，13（10）：870.
29. Bengmark S. Immunonutrition：Role of biosurfactants，fiber，and probiotic bacteria. Nutrition，1998，14（7－8）：585－594.
30. Van Leeuwen PAM. A minimum of 5 days of feeding. Nutrition，2002，18（9）：715.

31. Ziegler TR, Leader LM, Jonas CR, et al. Adjunctive therapies in nutritional support. Nutrition, 1997, 13 (suppl 9): 64s.
32. Poulet-Young V, Claeyssens S. Enteral glutamine reduces whole body protein turnover in very low birth weight infants. Clin Nutr, 2000, 46 (Suppl): 19-49.
33. 张小平，王瑞刚，邱方，等. 复合膳食纤维对弥漫性轴索损伤大鼠肠屏障功能影响的研究. 山东医药，2004，44 (32): 1481.
34. Spapen H, Diltoer M, van Malderen C. Soluble fiber reduces the incidence of diarrhea in septic patients receiving total enteral nutrition: A prospective, double-blind, randomized and controlled trial. Clin Nutr, 2001, 20 (4): 301.
35. de Smet AM, Binten MJ. Selective decontamination of the digestive tract. Current Opinion in Infectious Diseases, 2008, 21: 179-183.
36. Luyer MD, Buurman WA, Hadfoune M, et al. Strain-specific effects of probiotics on gut barrier integrity following hemorrhagic shock. Infect Immun, 2005, 73 (6): 3686.
37. Bengmark S. Synbiotics to strengthen gut barrier function and reduce morbidity in critically ill patients. Clin Nutr, 2004, 23 (4): 4412-4451.
38. Ding LA, Li JS, Li YS, et al. prophylactic treatment with growth hormone improves intestinal barrier function and alleviates bacterial translocation in stressed rats. Chin Med J (Engl), 2004, 117 (2): 264-269.
39. 黄鹏，熊炯火斤，王春友，等. 生长激素和生长抑素联合应用对重症急性胰腺炎患者肠黏膜屏障保护作用的研究. 临床外科杂志，2007，15 (3): 178-180.
40. Socha J, Ksiazyk J, Fogel WA, et al. Is growth hormone a feasible adjuvant in the treatment of children after small bowel resection. Clin Nutr, 1996, 15: 185-188.
41. Dabbas-Tyan M, Colomb V, Rosilio M, et al. Evaluation of the effect of recombinant human growth hormone (rhGH) treatment of children with short bowel syndrome. J Pediatr Gastroenterol Nutr, 2000, 31: 5165-5166.
42. Wilmore DW. Indications for specific therapy in the rehabilitation of patients with the short-bowel syndrome. Best Pract Res Clin Gastroenterol, 2003, 17: 895-906.

第三篇

儿科重症的监护和内镜技术

第一章 心脏和循环功能监测

第一节 超声心动图学基本知识

一、超声心动图学基本知识

超声心动图（echocardiography）应用超声波原理和相关技术探测心脏及其相连大血管的解剖结构、血流动力学以及心脏功能改变，对心血管疾病的诊断和治疗提供必要的依据。为了能够更好地理解和应用该项技术，有必要了解超声波的一些基本概念和原理。

（一）超声波

频率大于20 000Hz的声波称为超声波。目前临床诊断用超声设备的探头频率一般在2.0～30MHz。频率越高，分辨率越高，但穿透能力减低。因此，临床应用时会根据检查器官位置的深浅不同选择不同频率的探头以获取最佳成像效果。成人心脏检查一般选用2.0～5.0MHz的频率，而婴幼儿和儿童检查则选用频率较高的探头，一般为4.0～10.0MHz。

（二）超声波成像原理

超声波具有独特的物理特性，其频率高、波长短、方向性好等特点使其可以形成超声波束在介质中传播。超声波在人体组织传播过程中经过声阻抗不同的界面时产生反射、折射、透射、散射、衍射以及吸收衰减等现象是其成像的物理学基础。超声波的发射和接收是通过超声探头来实现的。探头中的压电材料可以将电能转化为机械能（逆压电效应）发射超声波到人体组织，同时可以将从人体组织接收到的回波信号（机械能）转化为电信号（压电效应）传送到超声仪进行处理而得到超声图像，即脉冲-回波原理。

（三）超声心动图的种类及其临床应用价值

1. M-型超声心动图（M-mode echocardiography）

向心脏发射一组超声脉冲波，采用纵轴（y轴）显示不同深度的回波信号、横轴（x轴）按照时间依次显示这些回波信号随时间改变而发生的变化轨迹，就可构成显示心脏实时运动的图像，称为M型超声（motion mode）。

M型超声心动图检查始于1954年，在超声心动图学的发展过程中具有重要作用。在20世纪50年代开始的近20年里，M型超声一直是临床上最主要的心脏超声检查方法，而其他心脏超声检查技术大多是在M型超声的基础上发展形成的。尽管目前二维超声心动图已经成为观察心脏解剖结构的主要方法，但由于M型超声具备极好的时间分辨率，能够清晰显示局部组织结构细微快速的运动、准确测定局部组织活动的幅度和速度，在定量评价室壁运动和瓣膜活动等方面仍然具有独特的应用价值。将M型超声和其他超声技术有机结合起来应用将会为临床诊疗提供更确切和更完整的资料。M 型超声示例图见图 3-1-1。

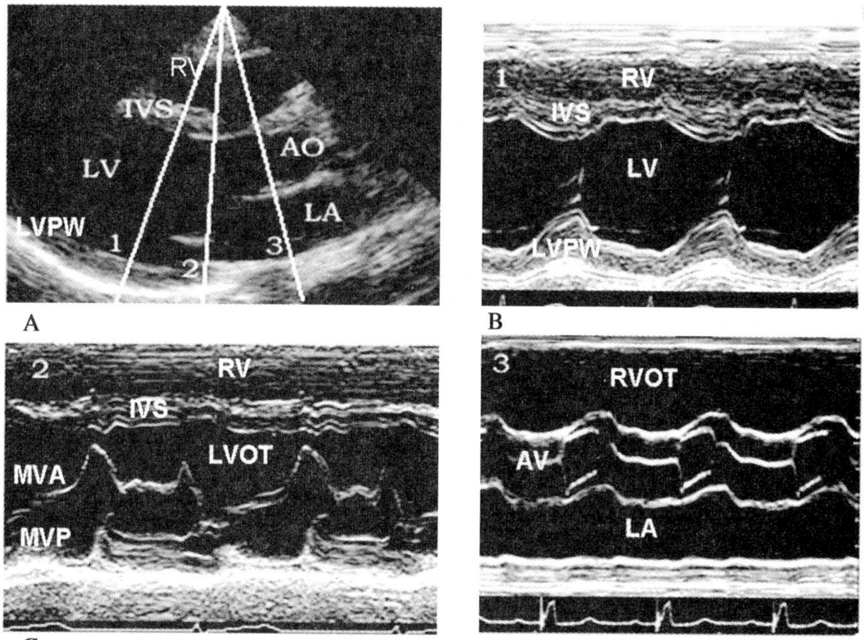

图 3-1-1 胸骨旁 M 型图像

A. 胸骨旁左室长轴切面图，引导 M 型取样线的放置

B. 左心室波群：显示右室前壁、右室腔、室间隔、左室腔和左室后壁

C. 二尖瓣波群：显示右室前壁、右室腔、室间隔、左室流出道、二尖瓣前叶、后叶和左室后壁

D. 主动脉瓣波群：显示右室流出道前壁、右室流出道、主动脉前壁、主动脉瓣、主动脉后壁和左房

RV：右室腔；LV：左室腔；LVOT：左室流出道；RVOT：右室流出道；IVS：室间隔；LVPW：左室后壁；LA：左房；AV：主动脉瓣；AO：主动脉；MVA：二尖瓣前叶；MVP：二尖瓣后叶

2. 二维超声心动图（two - dimensional echocardiography，2D）

是在 M 型超声心动图基础上发展起来的超声成像技术，将 M 型超声束进行扇形扫查即可获得心脏和大血管解剖断面的图像，即二维超声心动图，又称切面或断面超声心动图（cross - sectional echocardiography）。与 M 型超声显示一条线上的解剖结构比较，二维超声显示的是一个平面上的结构，因此能够更直观地显示心脏和大血管的解剖结构和毗邻关系，通过多个切面观察能够更容易地判断心脏和大血管结构的空间方位，从而更有利于做出正确诊断。2D 示例见图 3-1-2。

3. 三维超声心动图（three - dimensional echocardiography，3D）

是在二维超声心动图基础上发展起来的新技术，其基本原理是将多幅超声二维图像通过计算机重建形成三维超声图像。早期的三维成像技术由于受到仪器设备的限制图像质量较差，临床使用价值有限。近年来应用于临床的实时三维超声心动图技术（real - time 3 - dimensional echocardiography，RT3DE）不仅可以提供心血管系统实时的立体结构图像，而且可以实时显示血流的立体改变，为更直观地显示心血管的立体结构和血流动力学、准确把握心脏结构和功能改变奠定了基础。其主要优势包括：①直观地显示心脏和大血管的立体结构和空间毗邻关系；②精确定位解剖结构异常；③更准确地评估瓣膜反流量、分流量；④准确计算心腔容积变化、正确评价心室和心房功能。3D 示例见图 3-1-3。

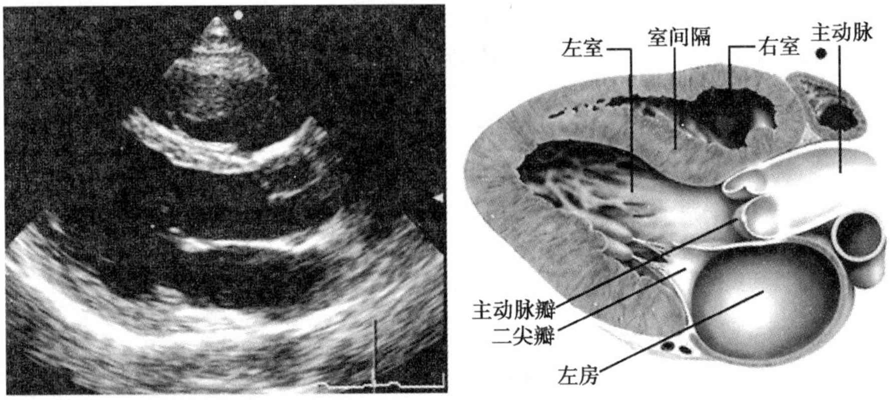

图 3-1-2 胸骨旁左室长轴切面

左图：二维超声图像，右图：心脏解剖示意图

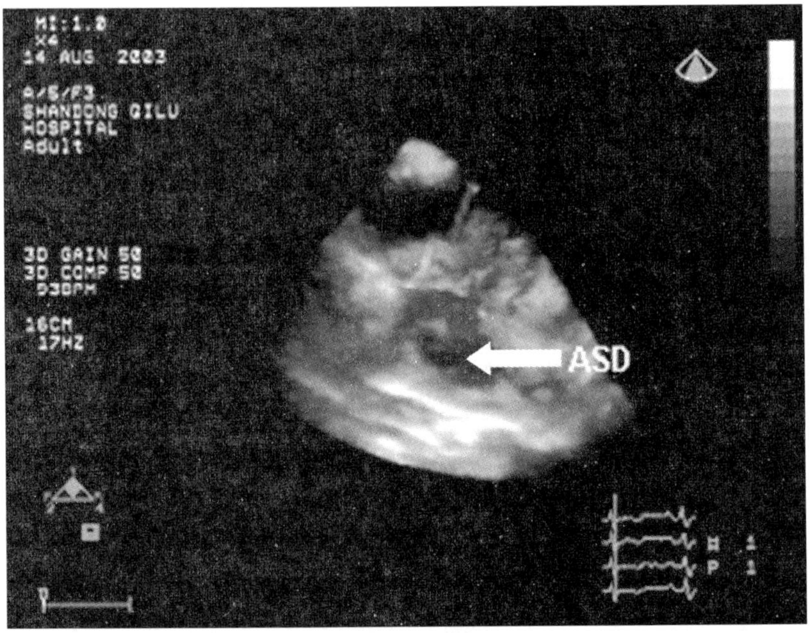

图 3-1-3 三维超声心动图显示房间隔缺损（ASD）的部位、形状和大小

4. 多普勒超声心动图（Doppler echocardiography）

是利用超声的多普勒效应原理探测心血管系统内血流信息变化的检测技术，能够提供血流的方向、速度、性质、血流分布和途径以及血流持续时间等定性和定量资料，是临床诊断心血管疾病和研究心血管血流动力学不可缺少的最重要手段之一。多普勒超声检查主要分为

彩色多普勒血流成像（color Doppler flow imaging，CDFI）和频谱多普勒技术两类，后者包括脉冲（Pulse - wave Doppler，PW）和连续（continuous - wave Doppler，CW）多普勒两种。

（1）彩色多普勒血流成像（CDFI）：是采用自相关技术和彩色编码技术用色彩显示血流方向、速度、性质、时相和途径等二维血流信息的成像技术。彩色多普勒显示方式直观，能够一目了然地迅速了解血流的空间分布和血流途径，在诊断各种分流、瓣膜反流或狭窄性心血管疾病中具有独到价值。主要缺点是：①探测高速血流时会出现彩色反转而影响血流方向的正确判断；②不能对血流动力学指标进行定量测定。CDFI 示例见图 3 - 1 - 4。

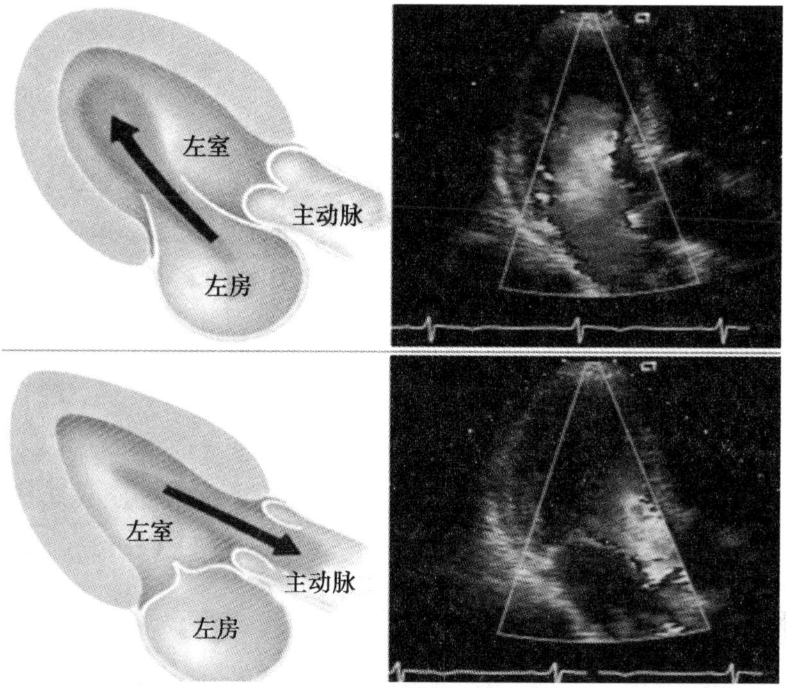

图 3 - 1 - 4　彩色多普勒血流成像（CDFI）

左上：舒张期左室流入道血流示意图
左下：收缩期左室流出道血流示意图
右上：左室流入道血流方向因朝向探头而显示为红色血流
右下：左室流出道血流方向因背离探头而显示为蓝色血流

（2）脉冲多普勒（PW）检查：采用间断发射和接收超声脉冲的方法获取某一部位的血流信息并以频谱方式显示的检测技术。主要优点是能够进行定位探测，如测定各瓣口血流速度；主要缺点是所测流速因受到脉冲取样频率限制而难以测定高速血流。PW 示例见图 3 - 1 - 5。

（3）连续多普勒（CW）检查：采用连续发射和接收超声脉冲的方法获取一定范围内的血流信息并以频谱方式显示的检测技术。主要应用于测量高速血流、进行血流动力学定量分析，包括测算各心腔和大血管的压力、心排血量、狭窄瓣口面积等。CW 示例见图 3 - 1 - 6。

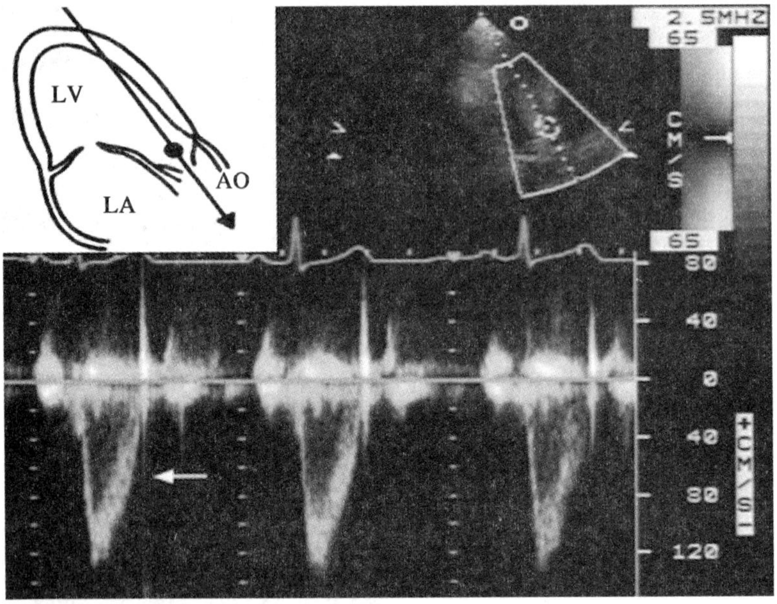

图 3-1-5 主动脉瓣口脉冲多普勒血流频谱

横坐标显示时间，纵坐标显示速度；零位线下方频谱表示血流方向背离探头；频谱灰度表示以该速度运动的红细胞数量所占比例；频谱在纵坐标上的宽度代表取样容积内红细胞运动速度的范围。正常主动脉瓣口血流在心尖位探测时呈收缩期、负向、单峰、窄带频谱。

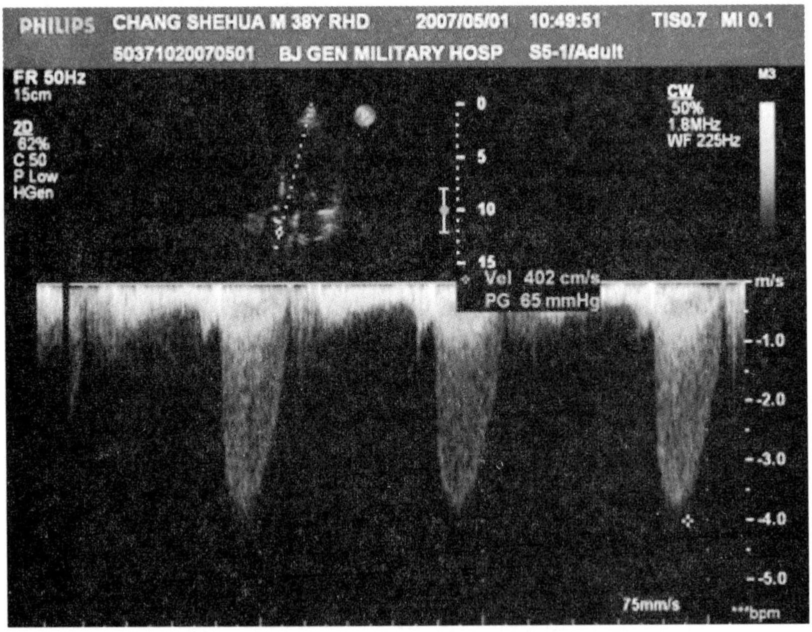

图 3-1-6 主动脉瓣口连续多普勒血流频谱

横坐标显示时间，纵坐标显示速度，零位线下方频谱表示血流方向背离探头风湿性主动脉瓣狭窄时心尖位探测瓣口血流呈收缩期、负向、单峰、充填频谱

(4) 组织多普勒成像（tissue Doppler imaging，TDI）：由 McDicker 等于 1992 年提出并逐步应用于临床的超声新技术，不同于彩色多普勒血流成像，主要用于检测血流的动力学，TDI 则是应用多普勒效应原理检测运动的心脏组织结构、分析组织结构的动力学，定量分析室壁运动的速度、加速度等参数，为心脏整体和局部功能评价提供了一个全新的手段。TDI 示例图 3-1-7。

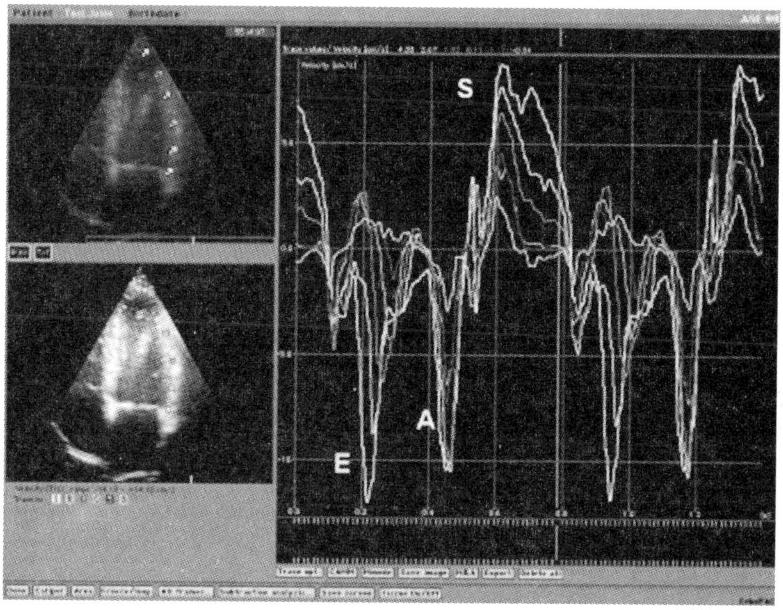

图 3-1-7　组织多普勒成像（TDI）

通过多点取样可以对比分析不同室壁节段的运动速度，定量评价局部室壁功能。本图显示左室侧壁 6 个取样位点的心肌运动速度曲线；S：心室收缩期峰值速度；E：心室舒张早期峰值速度；A：心房收缩期峰值速度

(5) 血流动力学指标测定：应用频谱多普勒技术可以获取血管腔、心脏各瓣口以及异常分流部位的血流频谱，从而直接获取血流峰值速度、平均速度、加速度、减速度、时间等参数。依据上述所测参数和相关数学和物理学公式可换算出流速积分（Vi）、跨瓣压差（PG）等血流动力学指标，为计算血流量、定量评价狭窄性病变和估算心腔压力奠定了基础。

1）血流量测定：应用二维或三维超声测量血管或心脏某瓣口的横截面积 A，同时获取该部位的血流频谱并计算其流速积分 Vi，则流经该部位的血流量 $Q = A \times Vi$。此方法可用于计算主动脉、主肺动脉以及心脏各瓣膜口血流量、收缩期主动脉瓣口血流量即心搏出量（SV），由此还可计算出心排血量 CO=SV×心率。

2）瓣膜狭窄病变的定量测定：连续多普勒技术可以比较准确地测定瓣膜狭窄导致的高速血流。依据简化 Bernouli 方程［$\Delta P\ (mmHg) \approx 4V^2\ (m/s)$］可以计算出峰值跨瓣压差和平均压差，而依据连续性方程（$S_1 \times v_1 = S_2 \times v_2$，S、v 分别代表横截面积和流速）可以得知，舒张期二尖瓣口的血流量应当等于收缩期流经主动脉口的血流量，即二尖瓣口面积

（MVA）×舒张期流速积分（DVI）＝主动脉瓣口面积（AOA）×收缩期流速积分（SVI），由此可计算 MVA＝（AOA×SVI）/DVI。狭窄瓣口面积和跨瓣压差等参数对于评估狭窄程度、指导选择治疗方案和评估治疗效果与预后等均有十分重要的临床意义。

3）心腔压力测定：依据简化的 Bernouli 方程 ΔP（mmHg）≈ $4V^2$（m/s），连续多普勒技术不仅可以通过测量狭窄瓣膜的射流速度计算跨瓣压差，也可以通过测定反流速度或分流速度而计算出反流或分流压差 ΔP。如此以来，无论已知高压腔压力 P_2 或低压腔压力 P_1，均可从 $\Delta P=P_2-P_1$ 计算出另一心血管腔的压力。临床常用的压力估测包括：①右室收缩压：存在三尖瓣关闭不全时，应用收缩期三尖瓣最大反流速度计算出最大反流压差 ΔP，根据右房大小和三尖瓣反流程度估测右房压 P_1（5～15mmHg），二者之和即为右室收缩压。在室间隔缺损患者，应用多普勒超声测量收缩期缺损部位的最大分流速度并换算成跨缺损压差 ΔP，以肱动脉收缩压作为 P_2，$P_2-\Delta P$ 即为右室收缩压。②肺动脉压：在动脉导管未闭患者，以肱动脉收缩压或舒张压作为 P_2，测量导管内收缩期最大分流速度或舒张末期分流速度并分别换算出收缩期或舒张末期分流压差 ΔP，$P_2-\Delta P$ 即可分别估测肺动脉收缩压或舒张压。当不存在肺动脉瓣狭窄时（肺动脉口收缩期峰值流速＜150cm/s），右室收缩压≈肺动脉收缩压，上述提到的应用三尖瓣反流压差或心室水平分流压差均可进行肺动脉收缩压的无创估测，具有重要的临床实用价值。③左心室舒张末压：主动脉瓣关闭不全时，测定肱动脉舒张压作为 P_2，连续多普勒测量舒张末期主动脉瓣反流速度并依据简化 Bernouli 方程换算成舒张末期反流压差 ΔP，$P_2-\Delta P$ 即为左心室舒张末压的估测值。

4）经食管超声心动图（transesophageal echocardiography，TEE）：TEE 是将超声探头插入食管以观察心脏和大血管结构和血流的超声检查技术。由于 TEE 拓展了超声检查的视窗，能够获取瓣膜、心房等结构更清晰的图像，为临床提供独到的诊断信息，因此有重要的临床应用价值。同时由于 TEE 具有类似胃镜检查的痛苦和一定的创伤，因此 TEE 检查不能作为常规检查手段，目前 TEE 主要应用于常规经胸检查存在困难或不可能的患者，如人工瓣膜评价、瓣膜赘生物、心耳血栓、主动脉疾患、心血管疾病介入治疗或心外科手术的术中监测等。

二、超声心动图在儿童心脏重症监护和治疗中的价值

超声心动图各种技术的综合应用不仅能够提供心血管系统的解剖结构信息，而且能够提供全面的血流动力学状态分析和心脏功能定量评价，在心血管疾病的诊断、治疗方案选择以及疗效评价、预后估测等方面发挥着举足轻重的作用。与其他影像学检查方法如 CT、MRI、心导管造影比较，超声检查具有无创伤、无辐射损伤、便捷、经济、可反复检查等优势。尤其是对于不便移动的重症监护患者，超声检查很容易在床旁实施，更使得超声心动图检查成为 ICU 心血管重症患者的首选影像学检查手段。目前，超声心动图检查在重症监护领域的应用主要包括：

（一）病因学诊断

超声心动图检查可以对心脏和大血管的形态结构和血流动力学异常进行全面评估，结合临床能够对绝大多数心血管疾病作出明确的病因诊断，对于临床诊断和治疗提供可靠依据。

（二）血流动力学定量评估

超声能够估算血流量、跨瓣压差和心腔内压力，比较准确地定量评价瓣膜狭窄程度、分流量和肺动脉压，半定量评价瓣膜反流程度，为临床全面了解血流动力学异常提供资料。

（三）心功能评价

心脏功能评价在临床诊疗中的作用不言而喻。目前超声检查是临床评价心功能的首选方法。随着超声技术的不断发展，许多新的技术不断应用于临床，使得超声评价心脏功能更准确和全面。除了评价左心室收缩功能的传统参数如射血分数（EF）、每搏量（SV）、心输出量（CO）等指数外，左室舒张功能、右室收缩功能、心室局部节段心肌运动速度、应变和应变率等测定已经应用于临床，为临床准确把握心脏整体和局部功能奠定了基础。

（四）指导确定治疗方案、疗效评价和预后估测

近些年来，介入性心导管治疗技术的广泛开展给心血管疾病的治疗开辟了一个全新的领域。对于常见的先天性心脏病，如房间隔和室间隔缺损、动脉导管未闭等，面临是接受外科手术还是接受介入性心导管治疗的选择，而超声心动图检查是介入性心导管治疗的术前适应证选择、术中引导和监测以及术后效果评估和随访的最主要手段。对于复杂先天性心脏病患者，术前超声检查对于手术方式选择、手术风险评估有重要意义，术后随访超声检查对于手术效果和预后评估有重要价值。

三、心脏功能的超声心动图评价

心功能评价包括心房功能和心室功能评价，心室功能又分为收缩功能和舒张功能。左心室作为维持心脏射血功能的最主要部分，依据其功能受损部位和范围不同又可分为左室整体功能和左室壁局部节段功能的评价。一般临床意义上的心功能多指心室功能，尤其是左心室功能而言。本节着重介绍超声心动图测定左心室收缩和舒张功能的常用方法及其临床应用范围。

（一）左室收缩功能测定

左室射血分数（LVEF）是临床最常用和最重要的左室收缩功能指标，一般从左室舒张末容积（LVEDV）和收缩末容积（LVESV）测算，即：左室射血分数（LVEF）＝（LVEDV－LVESV）/LVEDV×100%。左室每搏量（SV）＝LVEDV－LVESV，正常范围60～120ml。心输出量（CO）＝SV×心率，正常范围3.5～8.0L/min。应用M型和二维超声测定左室收缩功能时，通常将左室假设为一定的几何体模型，测量相关径线后计算出左室容积，因此左室收缩功能测定的关键是左室容积的测量。LVEF的正常值为59%±6%。如果LVEF小于50%，通常可认为存在左室整体收缩功能减低。

1. M型超声

在胸骨旁左室腱索水平测量左室舒张末期和收缩末期内径（LVED、LVES），依据Teichholz校正公式计算出左室舒张末容积和收缩末容积即可获得LVEF。左室短轴缩短率（FS）＝（LVED－LVES）/LVED×100%。FS正常范围为25%～45%（95%可信度）。此

方法适用于左心室形态结构变化较小、同时不存在节段性左室壁运动异常者。

2. 二维超声

常用的方法包括面积长度法和 Simpson 法。

(1) 面积长度法：采用心尖四腔心、二腔心或左心尖左室长轴切面，描记心内膜回声轨迹，测定其面积和长轴内径，依据下述公式计算左室容积：V＝0.85×(左室面积/左室长轴内径)，然后再计算 LVEF 等。

(2) Simpson 法：根据 Simpson 法则，将左室分割为若干个形状相似的圆柱几何体，分别测定各个圆柱体的容积，其总和即为左室容积。由于 Simpson 法不受固定几何模型的限制，适合于任何心室形态，尤其适合存在室壁瘤或节段性室壁运动异常者。Simpson 法测量示例见图 3-1-8。

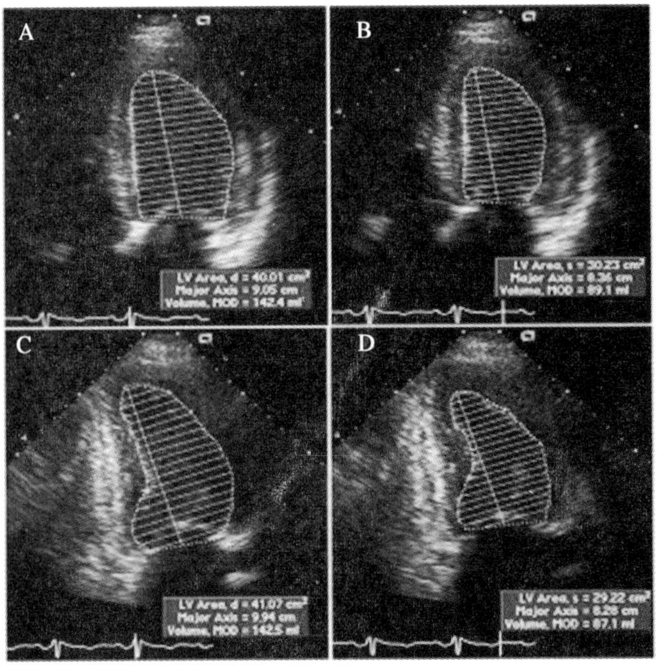

图 3-1-8 心尖四腔心和二腔心双平面 Simpson 法测量 LVEF

A、B：心尖四腔心切面左室舒张末期和收缩末期容积测量 C、D：心尖二腔心切面左室舒张末期和收缩末期容积测量

3. 三维超声

实时三维超声心动图技术的应用为临床准确评价心室容积和心脏射血功能提供了一种崭新的手段，由于三维超声克服了 M 型和二维超声不能全面显示心腔、存在计算误差等缺点，相信随着该技术的逐步完善有望在临床实践中发挥重要作用。

4. 多普勒测定法

最常用的方法是用二维超声测定主动脉瓣环内径并计算出瓣环面积，应用 PW 测取瓣环处血流频谱并获得收缩期流速积分，则每搏量等于瓣环面积×收缩期流速积分。

（二）左室舒张功能测定

自从 1984 年 Doughtery 等首次将心衰和心肌损伤归因于舒张功能异常以来，大量临床研究和流行病学调查均证实了左室舒张功能异常在心力衰竭的诊断和治疗方面具有重要意义。临床上约 2/3 的充血性心功能不全由左室收缩功能和舒张功能异常所致，而另 1/3 充血性心功能不全患者仅存在左室舒张功能异常而左室收缩功能维持正常。因此，左室舒张功能评价对于全面把握心功能状态、正确选择治疗方案和评估患者预后有重要的临床意义。

超声评价左室舒张功能一般通过分析二尖瓣口舒张期脉冲多普勒血流频谱、肺静脉血流频谱和二尖瓣环组织多普勒频谱来进行综合评价。通常依据二尖瓣口血流频谱和肺静脉血流频谱将左室舒张期充盈模式分为正常、弛缓异常、伪正常和限制型充盈 4 种类型。绝大多数的心脏疾患最初的舒张异常为左室弛缓异常。随着病情的进展，左室顺应性减退和左房压的升高，二尖瓣血流频谱表现为伪正常左室充盈或限制型。左室舒张功能障碍是导致心功能不全的主要原因之一，左室弛缓异常患者静息时可无症状，中、重度体力活动可出现气促等症状；伪正常左室充盈患者静息时可无症状，轻、中度体力活动可有症状；限制型充盈患者静息时通常有临床心功能不全的症状，除非经治疗后限制型充盈被逆转，否则限制型充盈往往提示临床预后不良。左室充盈类型见图 3-1-9。

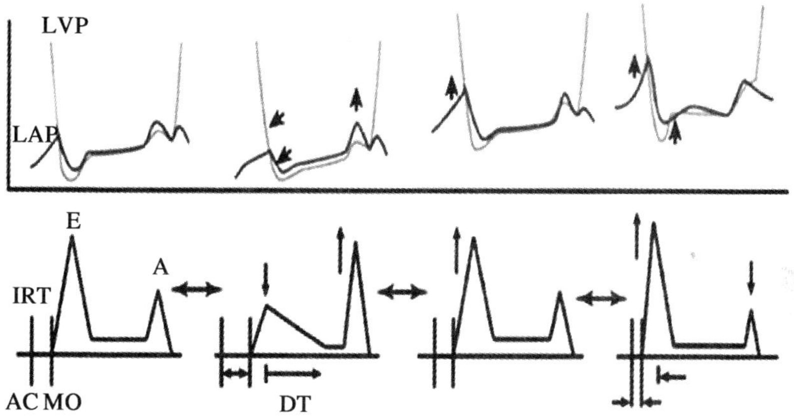

图 3-1-9 左室充盈类型

上图：舒张期左室压力（LVP）和左房压力（LAP）变化曲线；下图：左室充盈频谱变化示意图，各箭头所示为压力和血流频谱的相应变化；AC：主动脉瓣关闭；MO：二尖瓣开放；IRT：等容舒张期；DT：减速时间

根据左室充盈血流频谱类型，左室舒张功能异常严重程度分为Ⅰ～Ⅳ级：弛缓异常（Ⅰ级）、伪正常左室充盈频谱（Ⅱ级）、可逆转限制型左室充盈频谱（Ⅲ级）和不可逆转限制型左室充盈频谱（Ⅳ级）。左室舒张功能异常可出现于各种心脏疾病，但是左室舒张功能异常的诊断并不容易。目前较为公认的诊断左室舒张功能异常的“金标准”为：①存在确切的心功能不全证据（自觉症状、体检发现、胸部 X 线等）；②心功能不全急性期（发病 72h 内）

左室射血分数≥50%；③心导管检查左室舒张功能异常的证据（左室舒张末压增加、左室弛缓异常）；满足以上3个条件的可肯定诊断，满足①和③标准的为高度可能诊断，而只满足①和②的为可能诊断。由于临床上绝大部分怀疑左室舒张功能异常的患者无法进行心导管检查，超声心动图检查对判断左室舒张功能异常具有重要价值。左室舒张充盈频谱的测定有助于估测和了解左室充盈压、左室弛缓和顺应性的改变，提供心脏疾患的预后预测以及指导舒张性心力衰竭患者的临床治疗。

要点提示

（1）超声心动图检查具有无创伤、无辐射损伤、便捷、经济、可反复检查以及可在床旁检查等优势，是心血管疾病诊断的首选影像学检查手段。

（2）M型、二维、三维、彩色多普勒血流成像、脉冲和连续频谱多普勒等多项超声技术的综合应用不仅能够提供心血管系统的解剖结构信息，而且能够提供全面的血流动力学状态分析和心脏功能定量评价，在心血管疾病的诊断、治疗方案选择以及疗效评价、预后估测等方面发挥着举足轻重的作用。

（王建华）

参考文献

1. 刘延玲，熊鉴然. 临床超声心动图学. 2版. 北京：科学出版社，2007.
2. Braunwald E. 心脏病学. 陈灏珠，主译. 5版. 北京：人民卫生出版社，1999.

第二节 多普勒超声心动图在小儿心功能评估上的应用

一、超声心动图评估心功能的原理与方法

超声心动图测定心功能有很多重要的特点：①它是一种无创安全的诊断方法，方法简便、可多次重复、可在床旁进行；②超声检查是目前所有成像检查中唯一实现了实时成像的一项检查，操作灵活，有利于发现细节变化，综合评估；③超声成像不受心腔大小及心脏畸形的限制，便于随访；④超声评价心功能不仅通过对室壁运动及心腔大小来判断，而且可通过多普勒技术观察心腔内血流异常，并通过测定心腔内压力来判断，大大提高了对心功能判断的准确性。

随着超声心动图技术的不断发展，超声心动图对心功能的评价内容已由过去单纯评价左室功能拓展到右室、心房等其他腔室的功能，由收缩功能拓展到舒张功能，由整体功能拓展到局部功能，由静息状态的功能评价发展到对负荷状态下的心肌灌注、心功能储备、冠脉储备、心肌存活性等功能进行评价。各种新技术的应用不仅可以测量心腔整体的容积变化，还可以对心肌在各个方向上的运动、位移、变形以及运动的时相和顺序进行定量分析，从而更

充分地了解心肌的运动特点及其生物力学特性。

（一）左室容积和收缩功能的测定

1. 左室容积的测定

包括M型、二维、三维重建、实时三维超声心动图等多种方法。

M型超声心动图测量左室的短轴径，此法采用单平面面积长度公式来判断左室的容积。该方法测量简单，但将左室假设为圆柱体，且不考虑局部室壁有运动障碍，测量误差相对较大，容易高估左室容积。

二维超声心动图较M型超声更加准确，采用Simpson公式、单平面和双平面面积长度法，在无室壁节段运动异常者中二维超声心动图测量的左室容积较M型更为准确，此方法目前在临床及科研中普遍应用。

实时三维超声通过三维重建左室容积，测量结果较二维超声更接近实际左室容积。但目前三维超声心动图尚未广泛应用于临床，三维测量使用率不高。

2. 心室收缩功能测定

（1）二维超声心动图测定左室收缩功能的指标为

每搏量（SV）＝收缩末期容积EDV－舒张末期容积ESV（ml）

在无反流的患者，有效心输出量（CO）＝每搏量SV×心率HR（L/min）

心指数（CI）＝CO/体表面积BSA［L/(min·m^2)］

射血分数（EF）＝每搏量SV/舒张末期容积EDV×100%

在胸骨旁左室长轴切面测量腱索水平收缩期左室短轴（Ds）和舒张期左室短轴（Dd），可以计算左室短轴缩短率（FS）：

FS＝（Dd－Ds）/Dd×100%

FS与EF呈线性相关，其正常值为28%～35%。

其他测量指标还包括左室周径纤维平均缩短速度（mVcf），以及舒张早期二尖瓣-室间隔间距（EPSS）等。EPSS增大目前认为对左心功能减低患者的预后不良有明显的相关性。

（2）多普勒超声心动图定量测量左室心搏量

主动脉瓣环血流测量法：SV＝AOA·SVI，式中AOA为主动脉瓣环面积，SVI为主动脉收缩期流速积分。此方法目前应用较为普遍。

二尖瓣瓣环血流测量法：SV＝MAA·DVI，式中MAA为二尖瓣瓣环面积，DVI为二尖瓣舒张期流速积分。由于二尖瓣血流在左心功能不全时容易出现反流，且准确测量较为困难，目前应用此方法较少。

（3）根据二尖瓣反流估测左室压力上升速率（dP/dt）评价左室收缩功能

应用连续波多普勒测量二尖瓣反流频谱加速段反流压差最大上升速率与心导管测量的左室压力最大上升速率高度一致，是多普勒技术定量左室收缩功能的有效方法。测量方法简便，在反流频谱的加速期测量时间间期（Δt，ms），根据简化的柏努利方程，两点之间的反流压差为ΔP，两点之间dP/dt＝ΔP/Δt（mmHg/s）。当左室收缩功能减退时，反流压差最大上升速率明显降低。

3. 左室壁运动分析

（1）目测法：尽管此方法受检查者本人主观因素的影响，但仍然是目前评价室壁运动最常用也是最实用的方法。也是目前纽约心脏病协会公认的用以评价左室功能的有效方法。通常用室壁运动记分法（wall motion score，WMS）来评价患者的病变程度和预后：室壁运动正常记 1 分；运动减弱记 2 分；运动消失记 3 分；矛盾运动记 4 分，室壁瘤记 5 分，把各节段的记分加起来，再除以节段总数即为室壁运动记分指数（WMSI），正常等于 1，大于 1 表示不正常。此指数反映了左室异常心肌占整个左心室肌的比例，因此在临床上具有重要价值。目测法的局限性在于对观察者的经验有一定的要求，初学者需要较长的学习过程和专业训练。当存在束支传导阻滞或起搏导管时，心肌激动顺序发生改变，心肌运动不同步，会干扰对室壁运动的分析，观察时需要注意区分是室壁本身运动减低，还是因为心室壁运动不同步。

（2）计算机分析法：人工圈划左室收缩末期和舒张末期心内膜的轮廓，通过计算机将左室分为若干个区域，然后分析左室各区域在心动周期中的内外膜相对于中央参考点的移动幅度或面积，最后用二维或三维图表的方式显示室壁运动的程度。此法称为轮廓法，临床应用十分有限。

（3）节段运动的定量分析方法：利用组织多普勒技术及其衍生的组织追踪成像、应变率成像、组织同步性成像等技术可以定量计算心肌不同部位的速度、位移、变形、运动时相等，可以评价局部心肌运动功能及心肌运动同步性。在二维斑点追踪成像基础上发展而来的二维应变、VVI 等技术克服了组织多普勒技术对声束角度的依赖性，可以定量评价心肌在各个方向上（包括纵向、径向、切线方向等）的运动和变形。

（二）左心舒张功能的测定

超声心动图是目前临床上评价左室舒张功能的主要手段，其主要方法有：

1. 等容舒张时间（isovolumic relaxation time，IVRT） IVRT 是指左室射血完成，主动脉瓣关闭至二尖瓣开放与左室充盈开始之间的时间间隔，多普勒频谱上从左室流出道射血结束至二尖瓣 E 峰起点之间的时间间期。IVRT 随左室病变的进展而不断延长，但它同时受到左房压的影响，当左房压升高时，IVRT 缩短，因此最后的表现是上述两种机制综合影响的结果，单靠正常的 IVRT 并不能完全除外舒张功能损害。

2. 二尖瓣血流图

正常的二尖瓣血流图由代表早期充盈的 E 峰和晚期充盈的 A 峰组成。舒张功能正常时，E 峰大于 A 峰，E/A＞1。随严重程度不断递增，舒张功能异常在二尖瓣血流图上可表现为 3 个阶段：

病变早期，左室弛张功能减退，舒张早期左房左室间压力阶差减小，左室弛张减缓，舒张晚期心房收缩射血代偿性地增多。表现为：E 峰减小、A 峰增大，E/A＜1，减速时间（DT）延长。

病变进一步发展，左室顺应性也下降，左室的充盈压开始增高，二尖瓣血流图表现为假性正常化。左室顺应性明显下降、呈限制性舒张受限时，左房压力也明显增高，此时反而出现舒张早期显著充盈，其二尖瓣血流图表现为：E 峰上升支较陡，减速也迅速，舒张晚期充盈减少，即大 E 峰、小 A 峰，E/A＞2。

DT 时间在估测左室充盈压，评价左室腔的僵硬度方面较 E/A 比值更为敏感和特异，即使 E/A 比值正常，DT 明显缩短也提示 LVEDP 升高。此外 DT 还具有重要的预后价值，且不依赖于收缩功能受损的程度。

3. 肺静脉血流图

肺静脉血流图记录的是左房充盈情况，取决于左室舒张、右室收缩、左房压力及左房舒缩力等众多因素。正常的肺静脉血流图包括收缩期 S 波、舒张期 D 波和心房收缩期的逆向 AR 波。单独的弛张损害可导致 S/D 增高；限制性生理时，明显增高的左房压导致 S/D 比值降低。

4. 目前根据二尖瓣和肺静脉血流频谱预测左室舒张功能受损程度，从轻到重可分为 4 级：

Ⅰ级　左室大小重量正常；平均左房压正常或轻度升高，左室弛张功能下降，二尖瓣血流图 E/A 比值倒置、E 波的 DT 时间延长。患者在静息状态下无或仅有轻微的心衰症状，当患者从事中等强度或重度体力活动以及丧失有效的心房收缩时（如心房颤动）时可以出现气急、呼吸困难等心力衰竭症状，NYHA Ⅰ～Ⅱ级。

Ⅱ级　左室大小、重量仍正常，平均左房压中度升高，左室的弛张功能减低，左室僵硬度也增加，左室充盈出现假性正常化。肺静脉血流图 AR 波加深，流速增加，超过 35cm/s。患者从事轻至中等强度体力活动即可出现症状，NYHA Ⅱ～Ⅲ级。

Ⅲ级　左室的重量、大小均增加；平均左房压显著升高，弛张功能下降，左室僵硬度增加，左室弛张常数明显升高；二尖瓣血流图呈现限制性生理改变，E 波明显升高，远大于 A 峰、DT 时间缩短。患者从事轻微体力活动即可出现症状，NYHA Ⅲ～Ⅳ级；经有效治疗后，超声指标及临床表现有望改善。

Ⅳ级　左室顺应性严重减退，常见于各种心脏疾病的终末期，其二尖瓣血流图呈不可逆的限制性生理改变，NYHA Ⅳ级，静息状态下临床症状明显而顽固，即使积极治疗也不能改善，预后不良。

此分级适用于成人左室舒张功能减低的评估，目前还没有专用于小儿左室舒张功能分级的方法。一般小儿心功能减低多为收缩功能减低，单纯的舒张功能减低少见。其评估方法应类似于成人，但如果小儿出现了任何指标变化，其意义更为严重。

（三）右室功能的评价

由于右室形状不规则，且室壁收缩功能较左室低，受容量改变的影响大，故长期以来没有有效的方法来评估右室功能。但近些年来随着对肺血管疾病的认识的不断深入，右室功能已经越来越受到心脏科医生的重视。2007 年美国国家心肺研究机构发布的工作报告上首次将右心衰竭列为国家健康研究所基金优先考虑的课题项目。其中首要解决的问题就是右室功能的测定和评价方法。

二维彩色多普勒超声可从 3 个方面对右室功能进行评价：①结构变化上，如右室的大小、形态、运动幅度、室间隔的偏移等；②血流动力学上，如肺动脉压力、三尖瓣反流、肺动脉瓣反流等；③右心功能减低所导致的相关病变，如心包积液、胸腔积液等。右心功能不全从无症状期到晚期顽固性右心衰竭期都可以在多普勒超声上有不同表现，也就是说超声可以连续观察右心功能不全的各个阶段，是评估右心功能的最有效的评估手段之一。

具体评估右室功能的方法包括：右室面积变化分数、Tei 指数、右室容积变化分数。右室面积变化分数同左室面积变化分数的测量方法一样，运用 Simpson 法在心尖四腔心切面或双心室短轴切面，描记右室舒张期和收缩期面积，二者之差与舒张期面积之比即是面积变化分数。右室容积变化分数是运用三维超声测量右室舒张及收缩期容积，二者之差与舒张容积之比为容积变化分数。由于右室的形态不规则，无论面积变化分数还是容积变化分数均存在较大的测量误差，难以真实反映右室的功能。目测右室壁的运动幅度相对更容易发现右室的功能减低，得出的结论也更接近临床实际情况。条件是操作者必须经过严格的训练，熟悉正常及减低的右室壁运动状态。

二、重症小儿心功能评估的特点与注意事项

小儿心脏处于连续生长状态，因此要针对不同年龄评估心腔的大小及功能。婴幼儿心脏做功的特点是高动力型状态，表现为心率快、心室收缩功能强、心排量大（相对于左室舒张末容积）的特点。因此评价小儿的左室功能指数均较成人不同。随着年龄的增大，心室做功越来越趋向于成人心脏，评价标准也要相应调整。另外在小儿重症监护病房（PICU）的患者，多数都在静脉应用各种正性肌力药物，在药物的作用下，轻度的左室收缩功能减低就意味着较为严重的左室功能不全，超声在评价心功能的时候，必须考虑到这一点。

尽管小儿心脏处于高动力状态维持有效循环，却有着很强的代偿功能。在正性肌力药及缩血管药物的维持下，即使左室明显功能减低的情况下仍可能保持正常的血压。因此单纯观察血压来判断心功能会被误导。此时运用床旁超声心动图连续观察心功能的变化显得尤为重要。尤其是在连续调整正性肌力药物和缩血管药物的过程，必须连续观察心室功能。如果左室收缩功能呈现为持续改善的趋势，意味着好的临床结果，可以逐渐停止对药物的依赖。如果没有改善的趋势甚至有恶化倾向，要警惕不可逆性或顽固性心力衰竭，需要寻找原因，排除存在影响心功能的其他因素，同时考虑更为有效的治疗手段。密切观察每小时尿量，最好可以连续监测左房压、中心静脉压，用以判断循环血容量、左室前负荷、左室泵功能等。

重症小儿病情变化快，较成人更为凶险，随时密切观察临床症状和体征极为重要。超声心动图检查可以床旁操作，成为 PICU 最有效的心脏功能检查手段。针对不同种类的心脏疾病，超声评估的方法也要有针对性。心肌疾病，如急性暴发性心肌炎、巨细胞病毒性心肌炎等，其左心功能可在短时间内迅速恶化，甚至死亡。运用超声心动图检查尽可能早地发现并诊断此类疾病，争取抢救治疗时间是提高本类患儿成活率的最主要保证。密切观察左室壁运动幅度，暴发性或其他类型的心肌炎患儿往往在心脏扩大之前已经出现了心室壁运动幅度异常，且常伴有心率失常，但心室壁心肌回声正常，可与原发型心肌病相鉴别。动态观察会发现左室逐渐扩大，室壁收缩幅度迅速减低，二尖瓣可能出现反流，结合血液化验检查及发热等病史，可以明确诊断。在治疗过程中，继续监测心功能，此时不可急于对病情下结论，心肌炎的恢复差异性较大，部分患者需要 3 个月的时间才能明显好转。另外先天性心脏病的围术期治疗也是 PICU 的一大类患者。对于术后患儿，超声检查首要的是探查其心脏畸形矫治是否满意。对于结构畸形的先天性心脏病，心肌本身没有问题，心功能主要取决于心内畸形是否得到了满意的矫治。同时要注意是否存在心包积液、血栓等外在影响心功能的因素，在畸形满意矫治后，绝大部分患儿均能够顺利恢复，心功能恢复正常。

总之，超声心动图是最有效的心功能评估手段之一。小儿心脏功能的评估有其特殊性。不同种类心脏疾病心功能的评估也有区别。因此，超声心动图检查需结合小儿心脏功能的特点，以及不同种类心脏疾病的特殊性来综合评价心功能，从而指导临床判断及治疗。同时，

超声检查需参考患儿的临床症状、动态心电图、动态血压、放射线胸片、血气分析等所有监测结果，准确判断患儿的心功能状态及影响心功能的因素，合理解释各项临床指标的意义，得出最准确的判断，从而选择最佳治疗策略。

（逄坤静）

第三节 肺动脉导管和心输出量测定

1929年Forssman医生首次将一根导管置入自己的心脏，提出右心导管检查适合临床，能够帮助医生更好地了解心脏病理生理的概念。但当时只能把导管置入右心房。随后，Cournand医生和Richaeds医生进行改良，将导管成功地置入肺动脉，以此来研究先天性及获得性心脏病的病理生理学。1941年，三位医生因此而获得了诺贝尔医学奖。以后，人们对肺动脉导管又进行了一系列改良，直到1970年Swan医生和Ganz医生发明了肺动脉球囊漂浮导管（后称Swan－Ganz导管），才使得肺动脉导管广泛应用于临床。通过Swan－Ganz漂浮导管，不但可以直接测量右房压、右室压、肺动脉压、肺动脉混合血氧饱和度（SvO_2）以及能够反映左心压力的肺毛细血管楔压（PCWP），还可以间接测定心输出量（CO），并以此计算出氧供（DO_2）、氧耗（VO_2）等组织氧代谢指标，从而对临床危重症患者进行全面评估并指导治疗。

一、适应证

应用肺动脉球囊漂浮导管监测血流动力学是一种有创的监测方法，对患者有一定的创伤性及危险性，因此仅限于对高危患者使用，如心源性休克，左右心室不平衡性心力衰竭患者，严重慢性心力衰竭需要正性肌力药物支持、呼吸机辅助及血管扩张剂治疗，严重感染（高排低阻、右房压及肺毛细血管楔压升高），合并潜在的可逆性心脏收缩功能不全者如暴发性心肌炎及心肌病；鉴别不同类型肺动脉高压（毛细血管前型、毛细血管后型及混合血流动力学型）以及心脏移植者。

二、肺动脉球囊漂浮导管的置入

（一）Swan－Ganz导管的结构及原理

Swan－Ganz导管为四腔气囊漂浮导管，导管的一个腔与顶部气囊相通，用以气囊的充气和排气。气囊充气量为0.8～1.5ml，当气囊充气后携带导管漂浮随血流前进。导管顶端近侧4cm处连一热敏电阻，用来测定导管顶端周围肺动脉血流温度，为计算心排血量所用。另一腔终止于导管顶端，其体外端与压力换能器相连，以测定肺动脉压力，气囊充气后测定肺毛细血管楔压，并可抽取混合静脉血标本。还有一腔终止于距导管顶端30cm处的侧孔，当导管顶端位于肺动脉时，此侧孔恰位于右心房，该腔用以注入冷指示剂（4℃生理盐水），以测定心排血量，此腔还可测量右房压及输液用（图3－1－10）。

（二）Swan－Ganz导管的置入

通常，肺动脉球囊漂浮导管经颈内静脉置入，通过上腔静脉到达右心房。在心电监测下，通过压力变化判断导管的位置。当导管进入右心房后将气囊充气，导管可随血流通过三尖瓣到达右心室，进而到达肺动脉及肺动脉分支，最终嵌入与气囊直径相等的肺动脉血管，此处测定的压力即为肺毛细血管楔压（图 3－1－11）。

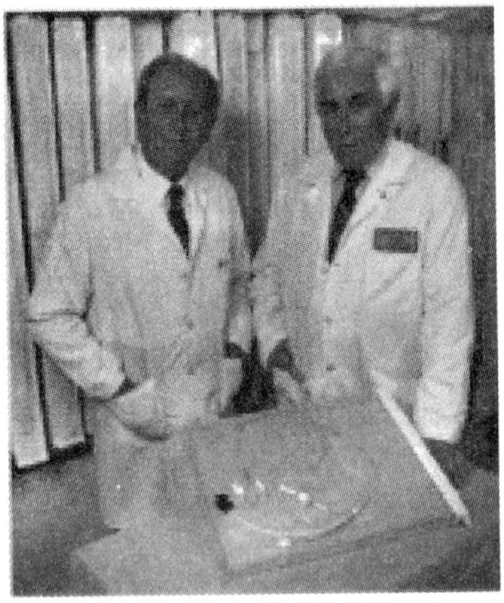

William Ganz and H.J.C.Swan

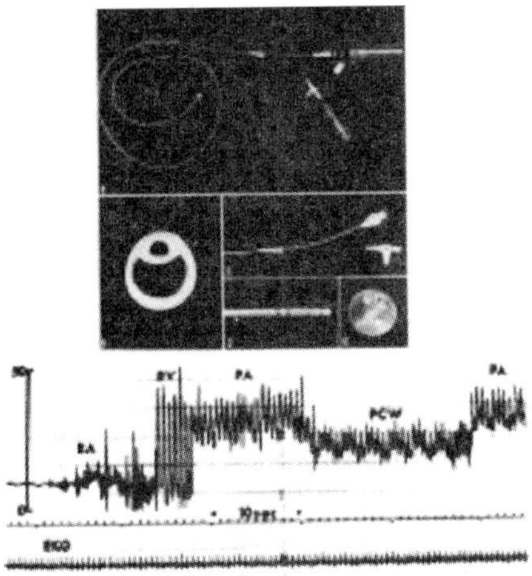

图 3－1－10　Swan 医生及 Ganz 医生与他们发明的肺动脉球囊漂浮导管

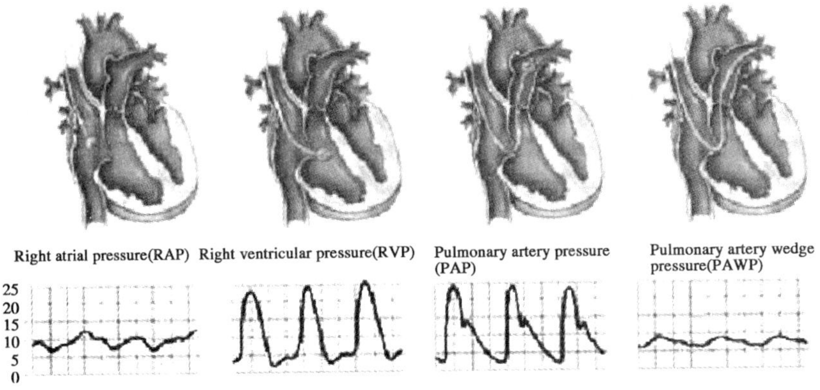

图 3－1－11　Swan－Ganz 导管在不同心腔的压力曲线。从左向右依次为右房压、右室压、肺动脉压、肺毛细血管楔压。

三、Swan－Ganz 导管的临床应用

（一）血流动力学参数的意义

1. 右房压（RAP）

右房压也代表中心静脉压。正常值为 2～6 mmHg。右房压的改变与血容量、静脉血管张力及右心室功能状态密切相关，这些因素中任何一个改变都可影响中心静脉压的测值。RAP 常在血容量增加、使用缩血管药物、右心功能不全、三尖瓣病变、限制性心包及心肌

病变和心包填塞时增高。RAP常用于评估患者的容量状态，但其不能精确地反映左室充盈压。

2. 右室压（RVP）

正常右室收缩压20～30mmHg，舒张压0～5mmHg，舒张末压2～6mmHg。右室收缩压>30mmHg、舒张末压>10mmHg为异常。舒张压增高反映右心室顺应性减低，可导致舒张功能不全，常见于右心室肥厚患者。

3. 肺动脉压（PAP）

正常肺动脉收缩压20～30mmHg，舒张压8～12mmHg，平均压为10～20mmHg。当肺动脉瓣正常时，右心室与肺动脉收缩压相等。对于严重肺动脉高压患者，持续监测肺动脉压有重要临床意义。

4. 肺毛细血管楔压（PCWP）

当气囊充气后阻断了肺动脉前向血流，故导管尖端仅测量阻塞部位远端的压力，即左房逆向形成的压力。在没有二尖瓣病变及肺血管病变的情况下，此压力与左房压力相等。舒张末期时二尖瓣保持开放，左房压与左室舒张末压（LVEDP）相等，因此，PCWP即等于左房压及左室舒张末压，其也反映左室舒张末容积（LVEDV），即前负荷。肺毛细血管楔压正常值为4～12mmHg。PCWP常用于评估左室前负荷，指导患者治疗以调整容量及心脏功能。PCWP >12mmHg为异常；PCWP>18mmHg不宜扩容；PCWP>25～30mmHg时可发生肺淤血或肺水肿。RAP与PCWP并非一定相关。

5. 心输出量（CO）

心输出量是指每分钟由心室输出的血量，正常值为4～8（L/min）；心排指数（CI）是指每平方米体表面积的心输出量，正常值为2.5～4.0（$L/min \cdot m^2$）。心输出量以热稀释法测定。其原理是将一已知容积的冷指示剂注入血循环（右心房），通过冷指示剂下游（肺动脉）部位，借助导管热敏电极记录到反映血温差的温度-时间变化曲线，以此计算出心排血量。如CO正常或偏高，血温差消失较快；反之，CO降低时，血温差消失缓慢，曲线恢复也慢。

任何影响血液与冷指示剂混合的因素都会影响测定结果，如三尖瓣反流、心室水平的分流、心律失常以及正压通气。此时需要参考其他指标如混合静脉氧饱和度（SvO_2）及动静脉氧含量差（$Ca\text{-}vO_2$）来精确评估患者的CO。

需要指出，前负荷、心肌收缩力及后负荷决定心功能，影响患者的射血分数（EF）。EF与CO是相对独立的，两者并非一定平行，因为CO决定于每搏容积（SV）与心率（HR）。例如扩张性心肌病患者，其左室高度扩大且EF很低，但由于SV超常使得CO可以保持正常。

（二）氧代谢参数的意义

Swan-Ganz导管不仅能够直观地监测各种压力及心输出量的变化，还可以通过计算得出各种氧代谢指标，用以综合判断患者的循环状态。

1. 基本指标的意义

（1）氧供（DO_2）

DO_2是指单位时间通过循环系统向全身组织细胞输送的氧量。它由心输出量（CO）及动脉血氧含量（CaO_2）决定，即 $DO_2 = CO \times CaO_2$。CaO_2是每 100ml 血液所携带的氧量，其公式为 $CaO_2 = (1.36 \times Hb \times SaO_2) + (PaO_2 \times 0.003)$。$PaO_2 \times 0.003$ 代表氧在血浆中的融解分数。对于正常人（血色素 15g，动脉血氧饱和度 99%），$CaO_2 = (1.36 \times 15 \times 0.99) + (100 \times 0.003) = 20ml/dl$。这样，$DO_2 = 5L/min$(正常心输出量)$\times 20ml/dl \times 10dl/L$，即正常 $DO_2 = 1000mlO_2/min$。当氧供不足时，氧利用受限，组织代谢转为无氧代谢，导致乳酸增加及代谢性酸中毒。持续性氧供减低将导致乳酸血症、器官功能衰竭，并最终导致死亡。

（2）氧耗（VO_2）

VO_2是组织实际消耗的氧量，它由心输出量及动静脉血氧含量差（$Ca-vO_2$）决定，既可由反向 Fick 法（间接法）计算：$VO_2 = CO \times (CaO_2 - CvO_2)$，也可通过直接测定呼吸气体容量及吸入、呼出气体浓度获得（直接法）。氧耗变化代表组织代谢需求的变化。同样，$CvO_2 = (1.36 \times Hb \times SvO_2) + (PvO_2 \times 0.003)$。$PvO_2$及 SvO_2可通过抽取漂浮导管肺动脉端血标本测定获得。PvO_2及 SvO_2在正常健康人约为 40mmHg 和 75%。这样，$CvO_2 = (1.36 \times 15 \times 0.75) + (40 \times 0.003) = 15\ ml/dl$。因此，$VO_2 = CO \times (CaO_2 - CvO_2) = 5L/min \times (20-15)\ ml/dl \times 10dl/L$，即正常 $VO_2 = 250\ mlO_2/min$。

（3）氧摄取率（ERO_2）

ERO_2为单位时间内氧的利用率，即 $ERO_2 = VO_2/DO_2$ 或 $ERO_2 = (CaO_2 - CvO_2)/CaO_2$。它受微循环灌注状况和细胞线粒体呼吸功能的影响，也是反映全身组织从外周摄取氧是否充足的指标。它决定氧供与氧耗平衡。正常值为 24%～28%。

（4）氧需求及临界氧供

氧需求是全身组织维持有氧代谢所需要的氧量。目前临床上很难测定氧需求，因为它决定于组织需氧水平。临界氧供（cDO_2）为维持组织细胞有氧代谢的最低氧需求量。

（5）动静脉二氧化碳含量差（$Ca\text{-}vCO_2$）

组织在有氧代谢及无氧代谢中均可产生 CO_2。在有氧代谢时，CO_2产生率由基础代谢率及呼吸商决定。在无氧代谢时，CO_2的产生增加是由于无氧代谢产生的氢离子被细胞外的碳酸氢盐缓冲所致。组织 CO_2清除受损将导致组织酸中毒。这样，测定静脉 PCO_2可提供一个组织氧合指数。正常情况下静脉 PCO_2依赖于动脉 PCO_2，动静脉二氧化碳含量没有很大差别。当保持正常氧合的组织血流减少时，由于血液淤滞使氧摄取增加，静脉 PCO_2升高。故仅当静脉 PCO_2的升高显著超过静脉氧饱和度的降低时才能诊断为组织缺氧。动静脉二氧化碳含量差不推荐为临床常规应用，但对于顽固性代谢性酸中毒的诊断有帮助。

（6）混合静脉氧饱和度（SvO_2）

混合静脉氧饱和度既可经漂浮导管肺动脉端抽血作血气分析获得，也可经光纤肺动脉导管持续监测。混合静脉氧饱和度监测在危重患者监测中起重要作用。根据 Fick 公式：$SvO_2 = SaO_2 - [VO_2 \div (1.34 \times CO \times Hb)]$。此公式反映出，$SvO_2$不仅表明呼吸功能、氧合状态，也反映循环变化和组织的氧耗，是组织氧利用的一个良好标志。SvO_2正常值为 68%～77%。在血流动力学正常、氧供需平衡时，SvO_2在 75%左右。$<68\%$时提示 SaO_2、CO 及 Hb 中有一个或多个因素受损下降或氧耗增加；$<60\%$提示氧的供需平衡开始发生失代偿；$<50\%$时，出现无氧代谢和酸中毒；$<40\%$意味着机体代偿能力已达到极限；$<30\%$提示患者濒临死亡。SvO_2还可以评估心储备功能：$SvO_2 > 65\%$，心功能好转；SvO_2为 50%～65%，心功能有限；SvO_2为 35%～50%，心功能不足；SvO_2为$<35\%$组织氧合障碍。SvO_2

的局限性在于它是所有经灌注血管床静脉氧饱和度平均值，即是所有器官静脉血汇总到肺动脉里的氧饱和度的综合反映，不能表明某个器官的受损情况。故其缺陷为：①只能间接估测全身氧供需情况；②存在动静脉分流时，混合静脉氧饱和度并不能真实反映全身氧供需情况。如感染性休克时，由于微循环分流，尽管局部组织缺氧，但全身静脉氧饱和度仍很高。另外，判断局部组织氧供不足的临界混合静脉氧饱和度很难确定，且维持静脉氧饱和度正常或超常的治疗并不能提高生存率。

2. 氧代谢监测的临床意义

正常静息状态下，全身氧供通常会超过组织有氧代谢的氧需求。氧耗决定于细胞需求，且不依赖于氧供，为一恒定值。当 DO_2 降低时，机体首先通过提升 ERO_2 来代偿，维持 VO_2 恒定。即 DO_2 在一定范围内的较大变动时，VO_2 均保持稳定。只有当 DO_2 降低到一定水平，即临界氧供时，这种提升 ERO_2 的代偿机制被打破，VO_2 随 DO_2 下降而降低，两者呈线性关系。也就是说，正常情况下两者存在着呈线性相关的氧供依赖区及呈平台状非线性关系的氧供非依赖区，两区相交点为 cDO_2。在 cDO_2 以上，VO_2 不依赖于 DO_2，随 DO_2 升高 ERO_2 逐渐降低。在 cDO_2 以下，DO_2 降低导致 VO_2 减少。此种生理性氧供依赖模式最早由 Cain 所描述，以后又被许多学者在不同动物模型及临床研究中证实。

病理性氧供依赖的特征为：①VO_2 与 DO_2 始终呈线性关系，DO_2 高于或等于正常水平时就出现 VO_2 对 DO_2 的依赖。②DO_2 变化时 ERO_2 固定。③DO_2 增加时有 VO_2 的增加高于正常水平的倾向。因此，病理性氧供依赖也可理解为 cDO_2 明显升高，氧供依赖区明显扩大。病理性氧供依赖的主要危险是 cDO_2 增高，全身需氧量增加，细胞缺氧和无氧酵解导致细胞膜磷脂降解，细胞内酸中毒，氧自由基合成增加及细胞内腺嘌呤核苷酸丢失引起的细胞能源衰竭，这是发生多脏器功能衰竭的重要机制。

危重患者 DO_2 依赖性增加可能与微循环的调节机制紊乱及组织细胞对氧的亲和性和摄取能力减低有关，造成 ERO_2 不能相应地改变，使 VO_2 对 DO_2 升高无反应。病理性氧供依赖被认为是氧债存在的证据，而氧债与多脏器功能衰竭、并发症发生率及患者预后密切相关。高危患者机体氧代谢的病理生理特点是组织细胞需氧量明显增加，而又有氧供不足的倾向。病理性氧供依赖现象正说明了 DO_2 不能满足机体对氧的需求，出现实际测量的 VO_2 减低，其水平低于机体代谢所必须消耗的氧量，即出现氧债。患者氧债越大并持续存在，则严重并发症、器官功能衰竭发生率及死亡率越高。氧债增加会导致多脏器功能衰竭，VO_2 维持超常水平会使氧债积累减少，并降低死亡率。1988 年，Shoemaker 对创伤及手术后患者的观察发现，所有患者在受伤后 12～24h 内都表现有 CI、DO_2 及 VO_2 的升高。他认为这是由于机体受伤后为修复损伤的组织及抗感染而提升代谢率的一种正常反应。不过他发现后来存活且不发生合并症的患者，这些指标升高的幅度远远高于死亡的患者。因此，他提出以存活组患者各项指标作为危重患者的复苏目标，即所谓超值维护。这些指标包括 CI 要达到大于正常值的 50%，即 $CI > 4.5L/(min \cdot m^2)$；$DO_2I > 600ml/(min \cdot m^2)$；$VO_2$ 大于正常值的 30%，即 $VO_2I > 170ml/(min \cdot m^2)$；$SvO_2 > 70\%$。他认为这样才能满足患者受伤后高代谢的需求，才能避免组织灌注不足及器官衰竭。他用这一原则指导治疗一组外科高危患者，使死亡率从 34%降至 4%。以后又有许多学者相继报道了应用这一治疗原则使患者器官衰竭发生率及死亡率明显降低，说明了超值维护的重要性。对于何时应用超值维护才能使患者最大地受益，各家报道不一。多数学者认为能够早期达到以存活患者为标准的超值指标时，预后可明显改善。一旦出现器官功能衰竭，即使达到适宜的 CI、DO_2及 VO_2也不能改善预后。说明危重患者超值维护对于预防组织缺氧较逆转已形成的组织缺氧更有效。

病理性氧供依赖的治疗措施主要有两个方面，即增加 DO_2和提高 ERO_2。其基本方法为：通过整体调整循环功能和提高血液携氧能力，使全身氧供增加到合理水平；通过调整组织微血管张力，改善微循环灌注，使局部氧供得到改善；通过应用细胞及特殊药物改善细胞的代谢及摄氧能力，恢复组织细胞的氧耗，最终达到偿还氧债、消除组织缺氧和逆转病理性氧供依赖模式的目标。但目前对 ERO_2下降的原因尚不十分清楚。根据现有的原因提示，微循环舒缩功能、血液黏滞度、凝血纤溶障碍所致的微血栓形成、毛细血管渗漏及低蛋白血症所致的间质水肿等对 ERO_2均可产生影响。因此，应用血管扩张剂、降低血黏度、提高胶体渗透压、应用皮质激素和利尿剂等综合治疗，有利于 ERO_2恢复，但仅对部分患者有效。对细胞内呼吸功能障碍所致的 ERO_2下降临床尚无有效的治疗方法。鉴于在提高 ERO_2方面尚无快速、有效的治疗方法，针对病理性氧供依赖最重要的治疗措施为通过循环和呼吸功能支持，迅速恢复或提高 DO_2，以适应增高的 cDO_2，满足全身氧需求增加。由于 DO_2决定于心输出量（CO）、血红蛋白（Hb）和动脉氧饱和度（SaO_2），故增加 DO_2的途径主要是：迅速补充血容量，纠正失血或血液稀释所致的 Hb 减少，恢复血液的携氧能力；支持心泵功能，增加心排血量，使 DO_2达到正常水平以上；改善肺的通气和换气条件，纠正低氧血症，提高血液的 SaO_2和氧含量。但正常状态下，Hb 几乎已完全饱和，提高 PO_2并不能显著增加 DO_2。尽管 Leach 等建议高危患者术后需使 Hct 达到 35%以上方能达到较佳的 DO_2和较稳定的血流动力，但 Hb 过高会导致血液黏度增加，使重要器官的血流灌注减少。大多数学者认为，通过输血使 Hb 达到 120g/L、Hct 为 0.35 时，既能保持血液较高的携氧能力，又不致因血黏滞度过高而影响微循环功能。这样，提高 DO_2使之达到正常或超常值的理想方法是增加 CO。临床上常用于增加 CO 的方法为纠正血容量，降低外周血管阻力，增加心肌收缩力，控制心率和心律失常。但由于危重患者常存在微循环功能障碍和组织氧利用受限，许多情况下单纯提高全身 DO_2不一定能使组织氧代谢得到满意的改善。为了促进组织氧代谢的恢复还需要进行多方面的综合调整，包括：联合应用血管活性药物，改善微血管功能，恢复微循环灌注；改善细胞周围的微环境，维持正常电解质和酸碱平衡，清除细胞内及细胞间质中过多水分及炎性或毒性介质；应用细胞代谢激动药物，改善细胞代谢；促使氧离曲线右移，改善组织氧合（如纠正酸中毒、降低升高的体温、纠正低磷酸盐状态等）。

（张　辉）

参考文献

1. Chatterjee K. The Swan - Ganz cathers: past, present, and future. A viewpoint. Circulation, 2009, 119: 147 - 152.
2. Mcgee W, Mailloux P, Jodka P, et al. The pulmonary artery cathter in critical care. Seminars in dialysis, 2006, 19: 480 - 491.
3. 徐宏耀，吴信. 心脏外科监护. 1 版. 北京：人民军医出版社，2001：222 - 226.
4. Silverman H, Tuma P. Gastric tonometry I patients with sepsis. Effects of dobutamin infusion and packed

red blood cell transfusions. Chest，1992，102：184－188.
5. Wilson J，Wood I，Faucett J. Reducing the risk of major elective surgery：randomized controlled trial of preoprative optimization of oxygen delivery. BMJ，1999，318：1099－1105.
6. Shoemaker WC，Charles CJ，Thangathurai D. Hemodynamic pattern of survivors and nonsurvivors during high risk elective surgical operations. World J Surg，1999，23：1264－1271.
7. Wo CJ，Shoemaker WC，Appel PL. Unreliability of blood pressure and heart rate to evaluate cardiac output in emergency resuscitation and critical illness. Crit Care Med，1993，21：218－223.
8. Bishop MH，Wo CJ，Apple PL. Relationship between supranormal circulatory values，time delays，and outcome in severely traumatized patients. Crit Care Med，1993，26：56－63.
9. Shoemaker WC，Apple PL，Kram HB. Role of oxygen debt in the development of organ failure，sepsis，and death in high risk surgical patients. Chest，1992，102：208－213.
10. Shoemaker WC，Bishop MH，Kram HB. Relation of capillary leak to hypovolaemia，low flow，tissure hypoxia，oxygen debt，organ failure，and death. Int J Intensive Care，1996，3：98－105.
11. 刘秀文. 组织氧合及氧供氧耗关系. 国外医学. 麻醉学与复苏分册，1992，13：257－262.
12. Shibutani K，Komatsu T，Kubal K. Critical level of oxygen delivery in anesthetized man. Crit Care Med，1983，11：640－643.
13. Leach RM，Treacher DF. The relationship between oxygen delivery and oxygen consumption. Dis Mon，1994，40：301－368.
14. Shoemaker WC，Apple PL，Kram HB. Tissue oxygen debt as a determination of lethal and nonlethal postoperative organ failure. Crti Care Med，1988，16：1117－1120.
15. Shoemaker WC，Kram HB，Apple PL. Efficacy of central venous and pulmonary artery catheters and therapy based upon them in reducing mortality and morbidity. Arch Surg，1990，125：1332－1336.
16. Gattinoni L，Brazzi L，Pelosi P. A trail of goal－oriented hemodynamic therapy in critically ill patients. N Engl J Med，1995，333：1025－1032.
17. Bishop MH，Shoemaker WC，Appel PL. Prospective，randomized traial of survivor value of cardiac index，oxygen delivery and oxygen consumption as resuscitation end points in severe trauma. J Trauma，1995，38：780－787.
18. Polonen P，Ruokonen E，Hippelainent M. A prospective，randomized study of goal－oriented hemodynamic therapy in cardiac surgical patients. Anesth Analg，2000，90：1052－1059.
19. Porter JM，Ivatury RR. In search of the optimal endpoints of resuscitation in trauma patients：A review. J Trauma，1998，44：908－914.

第四节 脉波指示剂连续心排血量和血管外肺水的监测

脉波指示剂连续心排血量（PiCCO）监测是近年倡导的应用于危重患者血流动力学监测的一种新技术。与传统的肺动脉导管（Swan－Ganz 导管）相比，它具有以下优点：损伤更小，只需利用一条中心静脉导管和一条动脉通路，无须使用右心导管，更适合儿科患者；各类参数结果可直观地应用于临床；监测每次心搏出量，治疗更及时；导管放置过程更简单，无需做胸部 X 线定位；无需仅凭 X 线胸片争论是否存在肺水肿；使用更简便，结果与操作者无关；留置时间更长，可达 10 天。

一、工作原理

PiCCO系统所采用的方法结合了经肺温度稀释技术和动脉脉搏波形曲线下面积分析技术。其工作原理是将一已知容积的热指示剂（冰盐水）注入到中心静脉，指示剂迅速在心肺容量中进行容积和热量扩散。这种扩散分布的容量称为胸内血容量（ITBV）。当热指示剂到达动脉温度感受器时，后者可监测到温度变化并记录扩散曲线。应用 Stewart－Hamilton 公式即可计算出心输出量。这种经肺温度稀释法不仅可以通过分析动脉压力波形曲线下面积来获得连续的心输出量（PCCO），同时可计算胸内血容量（ITBV）和血管外肺水（EVLW）。

二、使用方法

经肺温度稀释法和连续心输出量测定需要一根特殊的动脉导管。该导管通常置于股动脉或腋动脉。小儿只能置于股动脉。通过该导管，可连续监测动脉压力，同时通过分析动脉压力波形曲线下面积来获得连续的心输出量（PCCO）。动脉导管带有特殊的温度探头，用于测定注射大动脉的温度变化。监测仪利用热稀释法测量单次的心输出量。测量单次的心输出量可用于校正 PCCO。通常需要测定 3 次心输出量，求其平均值来校正 PCCO。

除动脉导管外，尚需一条常规的深静脉导管用于注射冰盐水。通常深静脉导管置于上腔静脉或右心房。如果仅为校正 PCCO，经外周静脉注射冰盐水也可，只要动脉导管可得到可靠的温度反映曲线，但这时容量测定是不准确的。当冰盐水从股静脉注入时，测定的 ITBV 和全心舒张末期容积（GEDV）将比实际值高 75ml，这是因为从注射点到测定点的容量要较从上腔静脉注入高，而 EVLW 是准确的。冰盐水的注射容量取决于患者的体重以及 EVLW 的多少。如果 EVLW 增多，注射容量必须增加。

三、测定参数及正常值

PiCCO 可连续监测下列参数：每次心脏搏动的心输出量（PCCO）及指数（PCCI）；动脉压（AP）；心率（HR）；每搏量（SV）及指数（SVI）；每搏量变化（SVV）；外周血管阻力（SVR）及指数（SVRI）。PiCCO 可利用热稀释法测定以下参数：心输出量（CO）及指数（CI）；胸腔内血容量（ITBV）及指数（ITBI）；全心舒张末期容量（GEDV）及指数（GEDI）；血管外肺水（EVLW）及指数（ELWI）；心功能指数（CFI）；全心射血分数（GEF）；肺血管通透性指数（PVPI）。PiCCO 主要测定参数正常值见表 3－1－1。

表 3－1－1 PiCCO 主要测定参数正常值

参数	正常范围	单位
CI	2.5～4.0	L/min
CFI	4.5～6.5	L/min
ITBVI	850～1000	ml/m^2
GEDVI	680～800	ml/m^2
GEF	25～35	%

续表

参数	正常范围	单位
ELWI	3.0～7.0	ml/kg
PVPI	1.0～3.0	—
SVV	10	%
SVI	40～60	ml/m^2
PPV	10	%
dPmx	1200～2000	mmHg/s

1. 心输出量（PCCO）

心输出量的测定方法与肺动脉导管法相似，利用 Stewart－Hamilton 方程式对经肺温度稀释曲线计算而得。与肺动脉导管温度稀释曲线相比，经肺温度稀释曲线更长、更平坦。因此，经肺温度稀释曲线对温度基线的漂移更敏感。但经肺温度稀释曲线不受注射剂在任何呼吸周期注射的影响。PiCCO 利用经肺温度稀释法测得的 CO 与同时利用肺动脉导管测得的 CO 相关良好。

2. 心功能指数（CFI）

心功能指数是评价心功能状态的重要指标。其决定于心排指数（CI）及全心舒张末期容积（GEDV），即 CFI＝CI/GEDV，它反映心脏收缩力，对鉴别容量与心肌收缩力之间的变化具有高度敏感性，不受胸腔内压力、心肌顺应性及血管张力的影响。

3. 胸内血容量（ITBV）

ITBV 由全心舒张末期容积（GEDV，大约占 ITBV 的 4/5）和肺内血容积（PBV）组成。PiCCO 测得的胸内血容量是利用 GEDV 估算而来。GEDV 与 ITBV 在动物试验及临床研究中均证实有良好相关性。由于受胸腔内压力变化及心肌顺应性影响小，ITBV 已被证明是一项比肺毛细血管楔压（PCWP）、右心室舒张末期压（RVEDV）、中心静脉压（CVP）更能准确反映前负荷的指标。应用指示剂稀释法测定的 ITBV 可以量化胸腔内外血容量的变化并指导液体治疗，尤其对于应用呼吸机的患者。Lichtwarck－Aschoff 等人证明了进行机械通气的重症监护患者，ITBV 反映了循环血容积的情况。而在此类患者，临床常规使用的前负荷指标（中心静脉压和肺毛细血管楔压）与血管容积相关性不佳。准确地评估心脏前负荷是处理危重症患者的基础，前负荷不足将导致组织灌注不良及多脏器功能衰竭，而容量过多会产生肺水肿并损害呼吸功能，这些都会增加并发症的发生率及死亡率。

4. 血管外肺水（EVLW）

血管外肺水（EVLW）是分布于肺血管外的液体。血管外肺水量＝总的肺水量－肺血含水量。它是反映肺渗透性损伤的定量指标，正常 EVLW＜500ml。血管外肺水用于评价肺水肿，预示疾病的严重程度；可以帮助了解肺循环的生理及病理生理改变及气体弥散功能；指导肺水肿的液体治疗，判断利尿疗效；评价降低毛细血管通透性、消炎及机械通气对其的影响。任何原因引起的肺毛细血管滤出过多或液体排出受阻都会导致 EVLW 增加。大于 2 倍的 EVLW 将影响气体弥散和肺的功能。

肺内所含的水分可因左心衰竭、肺炎、脓毒症、中毒、烧伤等原因而增加。EVLW 的增加是因为液体向组织间隙渗出增加，后者可由血管内滤过压的升高（左心衰竭、容量过多）或肺血管血浆蛋白通透性增加引起，这些蛋白产生的胶体渗透压会将水分拉向组织间隙（如内毒素休克、肺炎、脓血症、醉酒及烧伤）。EVLW 是目前床旁定量监测肺部状态和肺通透性损伤情况的唯一参数，特别是当肺水肿由肺血管通透性增加引起时。有研究表明，对肺水正常或略有升高的急性呼吸衰竭患者而言，压力支持通气比容量控制通气的效果更好。说明此项指标可为临床医生选择通气模式提供参考，而传统的评估项目，如氧合指标、顺应性或其他参数则难以达到。

Schuster 等的临床研究显示，根据 EVLW 的值进行容量治疗，可减少重症监护患者的住院时间。另一项包含了 100 多位患者的前瞻性对照随机研究表明，通过监测和调整 EVLW，患者机械通气的时间和住在 ICU 的时间均被缩短。

5. 每搏输出量变异（SVV）

每搏输出量变异代表每搏输出量的变化情况，用百分比表示，其计算方法是过去 30 秒内每搏输出量的最大值与最小值的差除以每搏输出量的平均值。SVV 是判断血管容积的一个有效指标。当测量得到的 SVV 较大时，建议使用热稀释法定量测量 ITBV 来反映容积的情况。

6. 脉压变异（PPV）

脉压变异代表脉压（PP）的变化情况，用百分比表示，其计算方法是过去 30 秒内脉压的最大值与最小值的差除以脉压的平均值。一般而言，PPV 对于机械通气患者的临床意义与 SVV 相似。

7. 左心室收缩力指数（dP/dtmax）

在基础生理学中，左心室的收缩力通过左心室（LV）压力曲线的最大变化速度来评估。大部分的最大压力上升速度都位于 LV 的射血期内，即动脉压力曲线的上升支。因此，动脉压曲线的最大变化速度可以用来反映左心的最大收缩力。心输出量由 4 个因素决定，包括：前负荷、左心室收缩力、后负荷、心率。而这些参数又依赖其他一些变量。

由于后负荷和心率对心脏输出量的影响较小，因此增加心输出量主要依靠其余 2 个参数。首先，可以依据 Frank－Starling 关系在一定限度内增加前负荷。但是，当收缩力降低时，可能不能进行容量治疗（即增加前负荷）。在这种情况下，只能给予正性肌力药来提高这一直接反映心肌收缩能力的参数。

8. 全心舒张末期容积（GEDV）

全心舒张末期容积指数（GEDVI）和每搏输出量指数（SVI）之间存在 Frank－Starling 关系。临床工作中，心脏前负荷通常应用中心静脉压（CVP）和肺毛细血管楔压（PCWP）来判断。然而，CVP 和 PCWP 都会受到血管充盈情况、胸腔内压力、血管顺应性和心脏收缩力的影响。与压力不同，GEDV 直接反映心脏前负荷容积。许多情况下，与 CVP 和 PCWP相比，GEDV 是心脏前负荷的更有效指标。

9. 肺血管通透性指数（PVPI）

在静水压型肺水肿中，可以发现 EVLW 增加但 PVPI 正常；而在通透性肺水肿中，EVLW 和 PVPI 都增加。治疗静水压型肺水肿可以采用 PEEP、利尿等方法，必要时可以给予正性肌力药物。

要点提示

（1）Swan－Ganz 球囊漂浮导管在过去 40 年被广泛应用于临床。应用肺动脉导管可以使医生获得更广泛的血流动力学信息，从而针对性地指导危重症患者的治疗。

（2）应用 Swan－Ganz 球囊漂浮导管还可获得许多氧代谢指标，用以综合判断患者的循环状态，指导危重症患者的治疗。病理性氧供依赖仅存在于高危患者，它可增加严重并发症发生率及死亡率。病理性氧供依赖的治疗措施主要有两个方面，即增加 DO_2 和提高 ERO_2。其中最重要的治疗措施为通过循环和呼吸功能支持，迅速恢复或提高 DO_2，以适应增高的 cDO_2，满足全身氧需求增加。超值维护对于预防组织缺氧较逆转已形成的组织缺氧更有效。

（3）PiCCO 是近年倡导的应用于危重患者血流动力学监测的一种新技术。其所采用的方法结合了经肺温度稀释技术和动脉脉搏波形曲线下面积分析技术。采用热稀释方法测量单次的心输出量（CO），并通过分析动脉压力波形曲线下面积来获得连续的心输出量（PC-CO）。同时可计算胸内血容量（ITBV）和血管外肺水（EVLW）。ITBV 已被证明是一项可重复、敏感、且比肺毛细血管楔压（PCWP）、右室舒张末压（RVEDP）、中心静脉压（CVP）更能反映心脏前负荷的指标。由于比传统的肺动脉导管（Swan－Ganz 导管）具有更多优点，因而更适于临床应用。

（张　辉）

参考文献

1. Cottis R，Magee N，Higgins JD. Haemodynamic monitoring with pulse－induced contour cardiac output (PiCCO) in critical care. Intensive and Critical Care Nursing，2003，19：301－307.
2. Della Rocca G，Costa MG. Volumetric monitoring：principles of application. Minerva Anestesiol，2005，71：303－306.
3. Thomas WF，Daniel AR，Holger KE，et al. Comparision of pulmonary artery thermodilution and arterial pulse contour analysis：Evaluation of a new algorithm. J Clin Anesth，2002，14：296－301.
4. Jesus LH，Amaya B，Luis S，et al. Cardiac output and blood volumc parameters using femoral arterial thermodilution. Pediatrics International，2009，51：59－65.
5. Sakka SG，Ruhl CC，Pfeiffer UJ，et al. Assessment of cardiac preload and extravascular lung water by singer transpulmonary thermodilution. Intensive Care Medicine，1999，26：180－187.
6. Sakka SG，Klein M，Reinhart K，et al. Prognostic value of extravascular lung water in critically ill patients. Chest，2002，122，2080－2086.

第二章　支气管镜术和呼吸系统监测

第一节　支气管镜术在儿科临床的应用

20 世纪 60 年代中期利用导光玻璃纤维束作为光通路的纤维支气管镜问世，日本学者池田（Ikeda）等将其应用于临床，命名为可曲性纤维支气管镜，简称“纤支镜”。其管径细、可弯曲转换方向、能插入深部支气管，照明采光好、视野范围大、视野清晰，能直接检查到局部的微小病变以及气管支气管动力学状况。这些特点是传统的肺部 X 线平片，支气管造影和 CT 等不可比拟的。又可在直视下通过活检通道进行活检、刷检或灌洗，应用支气管镜既可诊断疾病又可进行治疗。其操作简便、安全、患者痛苦少。由于玻璃光导纤维技术的不断完善、其他科学技术的进展以及临床的需要，生产的支气管镜分辨度越来越高，视野更加开阔，管径越来越细，从 6mm、4.9mm、3.6mm、2.7mm、2.2mm 到 1.3mm。辅助设备如各种钳子、毛刷，冷光源，激光、光敏、冷冻、透热治疗装置，示教镜、照相机、电视监视记录仪器，计算机图像资料分析等越来越多。80 年代末又发展了电子支气管镜。支气管镜已成为诊断和治疗气管及肺部疾病的有力工具。从检查、记录到手术和非手术治疗，支气管镜术的功能与用途随着科学的进步不断地扩展。

支气管镜检查在我国成人科已普遍应用。但在儿科，由于患者气道狭窄，患儿在检查中不能很好地配合等，使支气管镜在儿科临床应用中增加了难度，受到很大限制。很多在成人科应用的先进技术如氩等离子体凝固术（氩气刀），超声支气管镜，掺钕钇铝石榴石激光器，高频电切割及电凝（高频电刀），微波热凝，冷冻治疗，球囊扩张气道成形术，气管、支气管支架置入术和防污染采样毛刷等在儿科未能很好地应用。在科学技术高速发展的今天。儿科支气管镜和相关仪器的进展以及操作技术不断完善为儿科支气管镜术的开展带来无限契机。

一、小儿气道特点

小儿的鼻咽部的特点是淋巴组织（也称腺样体）丰富，在儿童期增生明显。易患反复上感的病儿可明显增大，腺样体过度肿大，可引起阻塞性呼吸困难、睡眠障碍等。儿童在经鼻插管或用支气管镜时易碰到该腺体引起出血或阻塞。腺样体一般在青春期以后即可萎缩变小。

喉口的下方称作喉腔（laryngeal cavity）。喉腔是呼吸道最狭窄的部位，在小儿尤为明显。喉腔借前庭裂和声门裂分为上部的喉前庭、下部的喉下腔及中间部的喉中间腔。喉中间腔向两侧突出的间隙称为喉室。喉室内有声带，是发音器官。声带之间的裂隙称作声门，声门裂发育过程中，声带部和软骨间部二者的发育是不平衡的，出生时声门裂长约 6.5mm，其膜间部和软骨间部分别为 3.0mm 和 3.5 mm；当 1 岁时，声带发育至 8mm，膜间部仍为 3mm。以后膜间部增长较快而声带发育相对慢。声门裂在 3 岁时长约 10mm，成人达 24mm

左右。

喉腔声门入口处形似三角。小儿的喉腔呈漏斗形，幼儿声门高度约为底部横径的 2 倍。声门以下至环状软骨以上是小儿呼吸道最狭窄处。喉腔的位置随年龄的增长而下移：新生儿喉口的位置较高，声门相当于颈椎 3～4 水平。婴儿喉的位置相当于第 1、2 胸椎交界处至第 4 颈椎下缘平面之间。6 岁时，声门降至第 5 颈椎水平，仍较成人为高。喉腔的最狭窄部位在咽与食管相移行部的咽腔，咽腔约位于颈前正中、会厌软骨至环状软骨下缘之间。

小儿气管、支气管的特点是：管腔窄；气管软骨柔弱；气管黏膜血管多；管腔弹性组织发育差和纤毛功能相对弱。因此，小儿容易发生呼吸道感染是由解剖和生理特点所决定的。小儿气管的直径随年龄不同则相差很大。新生儿总气管直径仅 5～6mm，而成人则为 20～25mm。气管横径在 2 岁以前为 0.5～0.9cm，2～10 岁为 0.7～1.5cm。从新生儿到成人，气管的长度增加 3 倍，直径增加 4 倍。（见图 3－2－1）

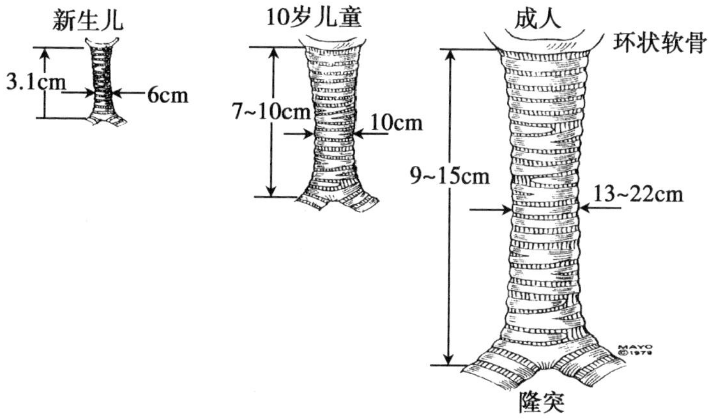

图 3－2－1　新生儿到成人的气管长度

二、支气管镜的种类与选择

本文中儿科支气管镜检查术所应用的支气管镜主要指软式支气管镜。主要有 3 种类型

（1）纤维支气管镜（纤支镜）：20 世纪 60 年代问世。主要工作原理为光源通过光导纤维传导到气管内，照亮观察物体。物镜通过光导纤维将气管内影像传导到目镜。目前根据镜身插入部分的直径可有 5.0mm、3.6mm、2.8mm 和 1.3mm 等几种。5.0mm 的有 2.0mm 活检孔道，3.6mm、2.8mm 的有 1.2mm 活检孔道，1.3mm 的没有活检孔道。

（2）电子支气管镜：20 世纪 80 年代问世。主要工作原理为光源通过光导纤维传导到气管内，照亮观察物体。镜前端的数码摄像头（CCD）对观察物摄像后通过电线将信号传入计算机图像处理系统，通过监视器成像。其图像清晰度大大优于纤维支气管镜。由于 CCD 尺寸的限制，目前镜身插入部分的直径最细的为 5.3mm。有 2.0mm 的活检孔道。不能用于婴幼儿。

（3）结合型支气管镜：2004 年问世。主要工作原理为光源通过光导纤维传导到气管内，照亮观察物体。物镜通过光导纤维将气管内影像传导到镜手柄中的数码摄像头（CCD），对观察物摄像后通过电线将信号传入计算机图像处理系统，通过监视器成像。其图像清晰度优于纤维支气管镜，但比电子支气管镜差。由于不受CCD尺寸的限制，镜身插入部分可制作得更细。目前有4.0mm和2.8mm两种。

在儿科支气管镜术中除要求检查者要技术熟练外，还要根据不同年龄小儿的特点，选择合适尺寸的支气管镜。年龄越小应选择越细的支气管镜。支气管镜过粗时，可造成术中呼吸困难，有窒息的危险；另外由于声门、气管内膜创伤，术后可发生水肿及喉痉挛等。一般3.6mm直径支气管镜可用于新生儿到1岁的小儿。4.8mm直径的支气管镜多用于1岁以上小儿。早期的支气管镜较粗，插入气管的部分外径为6mm，适合于成人，对于10岁以下的儿童不能使用。直到20世纪70年代末，外径为3.5mm、具有1.2mm活检孔道的儿童型支气管镜问世，给儿科呼吸系统内镜工作带来了革命性的进展。适于儿童的电子支气管镜近年来有了很大的发展。其插入部分的外径为有4.0mm和2.8mm两种，活检孔道分别为2.0mm和1.2mm，适于儿科应用。儿科的纤维支气管镜外径由最初的3.5mm，发展到现在的2.8mm，尤其是现在的2.2mm“超细”支气管镜，尽管没有吸引孔道，但在儿科也发挥着重要的作用，特别适合于气道在2.5mm左右的新生儿。当然，2.8mm的支气管镜适合于儿科90%以上的病例。

三、支气管镜术中的麻醉和操作

儿科支气管镜术中的麻醉多年来是个有争议的问题。为了避免患儿在支气管镜检查中不能很好配合、哭闹，国内外很多医院应用全身麻醉。自1978～1984年Wood为了开展儿科支气管镜工作，采用了术前静脉应用杜冷丁、非那根、冬眠灵等镇静，气管内应用利多卡因表面麻醉的方法成功地进行了1095例次支气管镜检查。1997年Godfrey报道了静脉应用杜冷丁、咪唑安定镇静，气管内应用利多卡因表面麻醉的方法成功地进行了200例次支气管镜检查。我院自1990年开展支气管镜工作，曾采用芬太尼和氟哌啶等静脉全身麻醉。但此方法有抑制呼吸且不能很好地抑制咳嗽反射的缺点，术中、术后的麻醉及呼吸管理复杂。

（一）局部黏膜表面麻醉的方法

我们采取经鼻插入“边麻边进”的利多卡因气管内局部黏膜表面麻醉的方法，开展支气管镜工作。具体步骤如下：

（1）术前准备：术前须有血气、肝功、澳抗等结果，要求活检的患儿必须做凝血功能检查。手术前一天需看患儿情况，确定患儿能否承受支气管镜术。检查术前患者应空腹（禁食、禁水4～6h）。检查术前15～30min肌肉注射阿托品（0.03mg/kg），术前静注咪唑安定（0.1～0.3mg/kg）。

（2）开始手术前用2%利多卡因10～15ml，注入喉头喷雾器小瓶内，对准左或右拟进镜的鼻腔、咽喉，每隔3～5min喷洒2～3喷，共3次。鼻咽部充分麻醉后，将患者仰面平卧于检查床上，可用床单约束患儿四肢、躯干，松紧适度。

（3）经鼻插气管镜，气管镜先端在会厌前方停留，对准声门，经气管镜吸引孔注入1%～2%利多卡因1～2 ml，镜先端在咽喉部停留15～30s，待声门开大后，镜先端通过声门。

（4）插镜成功进入总气管后即注入1%～2%利多卡因1～2ml，以后依检查顺序，在镜先端进入要诊察的部位前即注入1%～2%利多卡因1～2ml，进行局部麻醉即“边麻边进法”。一般先检查健侧后检查患侧。观察气管位置、形态，黏膜色泽、软骨环的清晰度、隆突的位置等。发现病变可留取分泌物、细胞涂片或活检。技术应熟练、准确、快捷，尽量缩短操作时间。患儿出现局部刺激症状可重复给利多卡因。用药总量应控制在5 mg/kg。6个月以下小儿用1%利多卡因。

(5) 术中应用鼻管或面罩给氧（流量1～2L/min），或经活检孔道间歇给氧（流量0.5～1L/min），以保障患者对氧的需求。病儿不咳嗽，可耐受，不挣扎，无呼吸困难为麻醉成功。

以医师法和医学伦理学为指导原则，向家长交代手术过程及注意事项，以取得家长的合作，并须家长在手术同意书上签字。

(6) 术后禁食、禁水2h，观察有无气胸、咯血等并发症状。必要时给予吸氧、雾化吸入和生命体征监测。

此种麻醉方法在术前肌注安定、阿托品，应用利多卡因气管内表面麻醉。没有Wood和Godfrey等报道的术中患儿心动过缓以及术后患儿沉睡需要密切监护的问题。其适于支气管镜术的要求，不抑制呼吸，简化了全身麻醉术中、术后的呼吸管理，解决了小儿气道狭窄、不能配合等难题。打破了支气管镜宜用在6岁以上儿童，以及儿童支气管镜术要用全身麻醉等年龄和麻醉方法等的限制。支气管镜术在少量镇静药物和局部表面麻醉下，结合熟练、快捷的操作即可从容不迫地进行。特别是解决了新生儿、婴幼儿呼吸疾病的支气管镜检查问题。为取异物、灌洗注药等操作时间长和短时间内又需多次进行的治疗以及在ICU床边诊断治疗工作奠定了基础。为3000余例患儿安全地做了8000余次支气管镜手术，没有发生呼吸心跳骤停、大咯血、喉痉挛、麻醉药物过敏等意外事故。支气管镜术可以安全可靠地承担起儿科呼吸疾病的诊断与治疗工作。

（二）静脉复合麻醉方法

儿科支气管镜术在应用全身麻醉时，多采用静脉复合麻醉。随着近年来科学的发展静脉复合麻醉应用的日渐增多。它的应用使儿科支气管镜操作更容易，提高了舒适性及安全性。是儿科支气管镜术很好的麻醉方法。国内外应用静脉复合麻醉的药物配方和操作的方法因麻醉师的经验不同而多种多样。多以异丙酚或氯胺酮为主，复合以芬太尼、咪唑安定等。可用笑气和7-氟醚吸入麻醉诱导。也可在麻醉时应用气管插管或喉罩等以确保气道通畅。我院采用芬太尼和异丙酚等进行静脉麻醉。具体方法为：

1. 诱导

咪唑安定0.05～0.075mg/kg，芬太尼1～2μg/kg，异丙酚1～1.5mg/kg，麻醉入睡后常规利多卡因鼻腔、咽喉表面麻醉。

2. 维持

持续泵注异丙酚6～8mg/(kg·h)，气管内表面麻醉不可省略。一般在气管镜术后5～10min患儿即可恢复清醒。但此方法有抑制呼吸且不能很好地抑制咳嗽反射的缺点，术中、术后的麻醉及呼吸管理复杂。治疗费用亦明显增高。但对于家长有要求，患儿极力不合作，以及有智力、语言障碍的，鼻咽部畸形及病情需要的患儿应安排在全身麻醉下行支气管镜术。

四、支气管镜的诊断作用

1. 形态学检查

电子支气管镜柔软而又可弯曲，在气管中可以随意调整它的前进方向。能进入硬支气管镜不能到达的左右上叶。近年来，由于外径为1.3mm的超细支气管镜的问世，可以通过普通支气管镜的活检孔道插入到更深，到段、亚段支气管以下的小支气管（5～11）级，直接检查小气道区域的情况。取得了对慢性炎症、哮喘、粉尘肺小气道病变以及气管软化等疾病的宝贵资料（如图3-2-2、图3-2-3、图3-2-4）。导光纤维还使通过支气管镜看到的影像更加清晰。通过它清楚地检查黏膜是否正常，管腔是否变形、狭窄，管壁的运动状态，有无赘生物、肿瘤（图3-2-5）、异物、出血点、窦道以及分泌物的情况等。通过摄影和录像可将观察到的情况展示和记录供临床医生上网会诊、教学和科研应用。（图3-2-6）

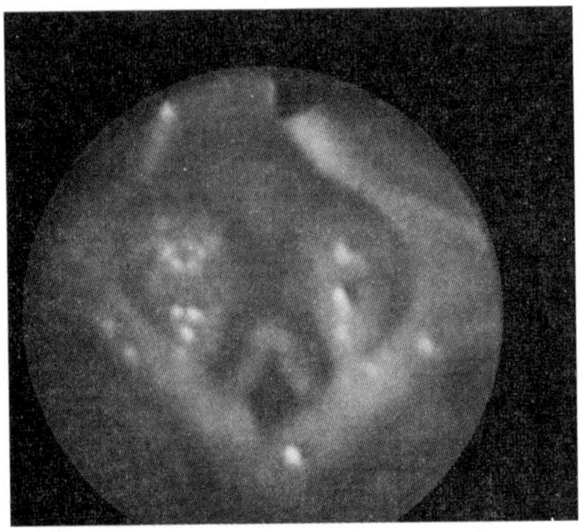

图3-2-2 喉软骨软化-呼气相

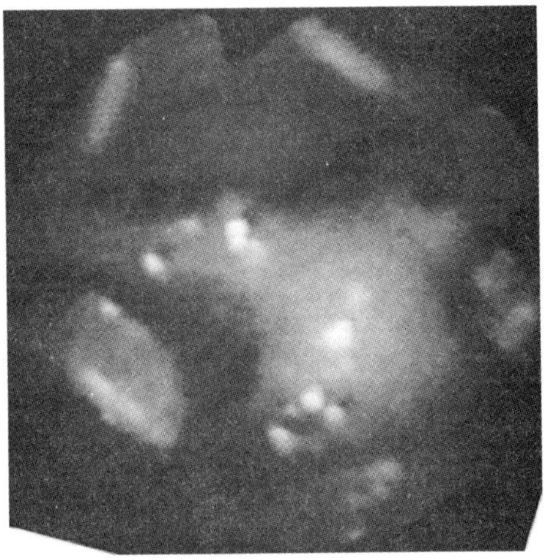

图3-2-3 喉软骨软化-吸气相

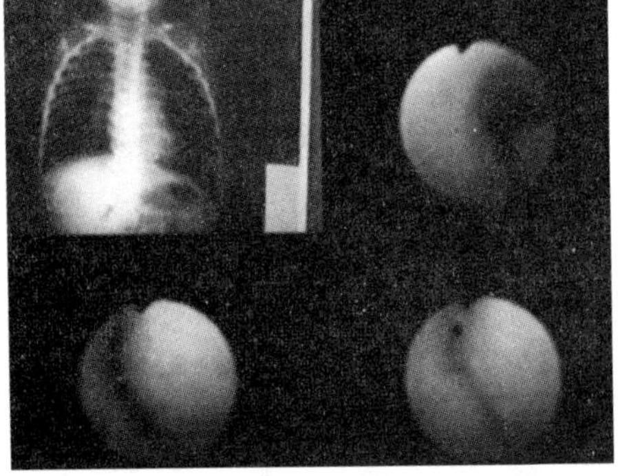

图3-2-4 支气管软化

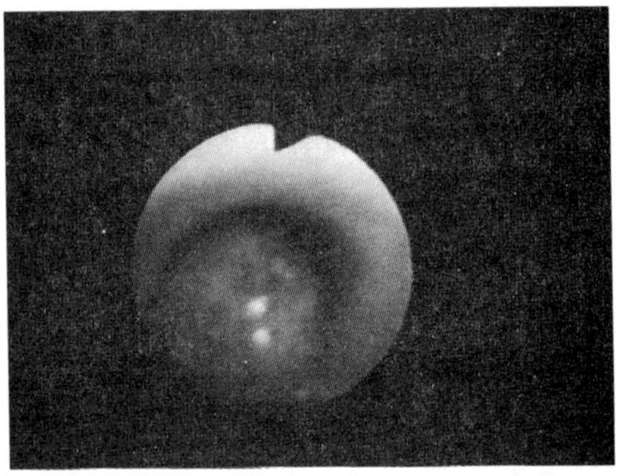

图3-2-5 右总支气管肿瘤

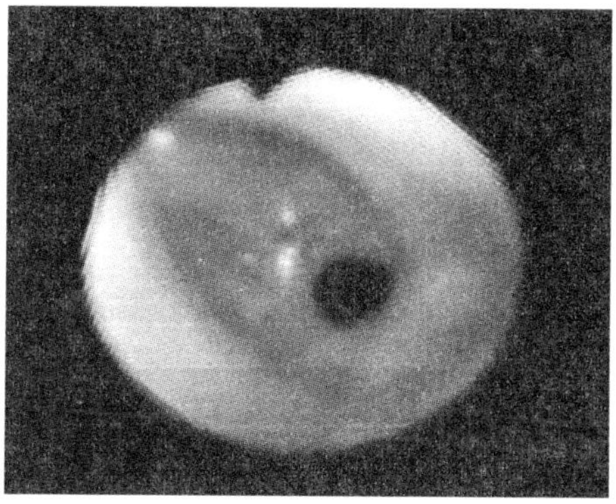

图 3-2-6　声门下气道狭窄

2. 防污染病原学检测技术

传统的咽拭子或痰培养的方法对下呼吸道感染病原菌诊断并不可靠。一些资料表明下呼吸道的致病菌与咽部存在的细菌并不见得一致。由下呼吸道咳出的分泌物可被口咽寄生菌污染。因此要取得下呼吸道真正病原学资料，就必须解决污染问题。应用支气管镜直接插到肺段、亚肺段直接吸取分泌物进行培养。当分泌物较少时可进行肺段的支气管肺灌洗。吸取灌洗液进行细菌学检查。这种方法尽管能够取到下呼吸道的标本，但由于支气管镜是经鼻、咽、喉而后进入下呼吸道的，可污染支气管镜的插入部分，如在咽、喉通过活检孔道做清理分泌物的操作则污染更重。

Finferley 等 1979 年首先应用防污染毛刷（PSB）取样。这种毛刷是由一根毛刷套在双重顶端带有聚乙二醇隔膜的套管组成，通过活检孔插入到局部刷取标本进行培养，防污效果好。

20 世纪 90 年代以来，采用顶端带气囊的防污染导管（PBT）进行支气管肺泡灌洗（BAL），可有效地避免灌洗液（BALF）的污染，又能取得大量的标本。其操作方法为：将 PBT 插入活检孔道，再进入段支气管将气囊充气 1.5～2ml，嵌塞段开口。向 PBT 管注入 2ml 盐水将前端聚乙二醇隔膜推开。用适量无菌盐水分次作 PBAL。所取标本足以供多种细胞和细菌学检查。标本污染率可下降到 2%。在儿科，由于儿科所用支气管镜仅有一个 1.2mm 的活检孔道，上述防污方法皆无法应用，对婴幼儿仍采用直接从活检孔道吸引或灌洗取病原学标本的方法。在操作过程中，应避免在取标本前通过活检孔道吸引上呼吸道的分泌物。

3. 活检技术

（1）组织活检技术：支气管镜取病理标本有几种方式：毛刷活检、活检钳活检和针吸活检。其中毛刷活检和针吸活检多用于细胞学检查，活检钳活检用于组织学检查。目前儿科临床活检钳活检应用较多。在病变或黏膜表面钳取标本时，应注意先将张开的牙片在其表面加压然后再钳取，否则很容易滑脱。若病变位于肺周缘，难以在支气管镜直视下进行活检，可在 X 线透视或电视下将活检钳插入相应部位钳取。Mullins 1995 年报道应用超细支气管镜（外径 2.2mm）引导一根塑料吸引管插入活检部位。拔出支气管镜后，于局部进行活检。此方法对 6 名 3 个月～3 岁的小儿进行活检取得很好的效果。有资料证明，肺活检对肿瘤诊断阳性率达 80%，对弥漫性肺疾病诊断阳性率可达 79%。

经支气管肺活检术（TBLB）在成人是一项重要的检查技术，在诊断不明原因肺部疾病、恶性疾病、机会感染等方面发挥着重要的作用。在儿科，由于技术的限制，在早期主要用于大的儿童，现在也可以用于 2 岁的幼儿。儿科应用 TBLB 的适应证主要有：肺间质病、肺囊虫肺炎、结节病、肺蛋白沉着症等。

（2）支气管肺泡灌洗活检：自 1974 年 Reynolds 等创立了支气管肺泡灌洗术（BAL）以来，为研究肺疾病开辟了一个新的研究手段和检查方法。目前已用于多种疾病的临床诊断、预后评估和临床治疗，如结节病、肺感染、急性呼吸窘迫综合征、过敏性肺炎、哮喘、肺癌、肺气肿、肺泡蛋白沉着症、特发性肺间质纤维化、淋巴细胞浸润性疾病、组织细胞增多症 X、免疫受损者的机会性感染等，有“液体肺活检”之美称。

1）BAL 的操作方法：目前，有关 BAL 的操作方法及 BALF 的处理方法上尚存在着很大的差别。一般而言方法如下：将支气管镜的前端插入一个叶的某一段，嵌顿在段气管的口上。因右中叶和左舌叶易于插入成功，所以在弥散性病变患者均多选用此部位。所用液体应为 37℃生理盐水，此温度很少引起咳嗽、支气管痉挛和肺功能下降，且液体回收得好，BALF 所获的细胞多。经气管镜活检孔道根据小儿年龄每次将 5～20ml 生理盐水（成人 60ml）注入此肺段，并用吸引器以 25～100mmHg 的负压立即将液体回抽。为了防止单核细胞丢失、巨噬细胞黏附于容器壁上，应将液体回抽到塑料或硅化的回收容器中，回收液应予冷藏存放，周围应被冰水包围，在半小时内送到实验室，通常在 2～3 小时内处理标本。如此，共灌洗 4 次。

2）BALF 的细胞成分：BALF 的正常值：淋巴细胞＜15％，中性粒细胞＜3％，嗜酸性粒细胞＜0.5％，肺泡巨噬细胞（AM）80％～95％。在嗜酸性粒细胞肺炎、哮喘、过敏性支气管炎等疾病中，肺泡嗜酸性粒细胞明显增多，可达 20％～95％，这些结果对 X 线不典型、又缺乏外周血嗜酸性粒细胞增多的患者极为有益，可避免行肺活检而做出诊断。在特发性肺纤维化和结缔组织病患者，中性粒细胞增加而 AM 减低。在弥漫性肺出血和含铁血黄素沉着症患者，AM 增多。可观察到游离红细胞，AM 中充满含铁血黄素或有吞噬的红细胞。在肺泡蛋白沉着症患者，AM 增多，形态胀大呈泡沫状。

3）BAL 的临床应用

Ⅰ.肺部感染性疾病：应用 BAL 对儿童肺部感染性疾病的病原学检查具有直接、可靠、敏感的优点，其中包括培养、涂片以及灌洗液成分分析。

Ⅱ.支气管哮喘：由于肺泡灌洗术不会改变患儿的气道高反应性，可以检测哮喘静止期、发作期的肺泡灌洗液细胞成分的变化，有助于对其发病机制的研究，还可以观察药物治疗的效果。

Ⅲ.其他肺部疾病：如弥漫性肺间质性疾病，也可以通过对肺泡灌洗液的细胞学、免疫学及生化检查，为临床诊断提供依据。

五、支气管镜的治疗作用

1. 取气管、支气管异物（图 3－2－7、图 3－2－8）

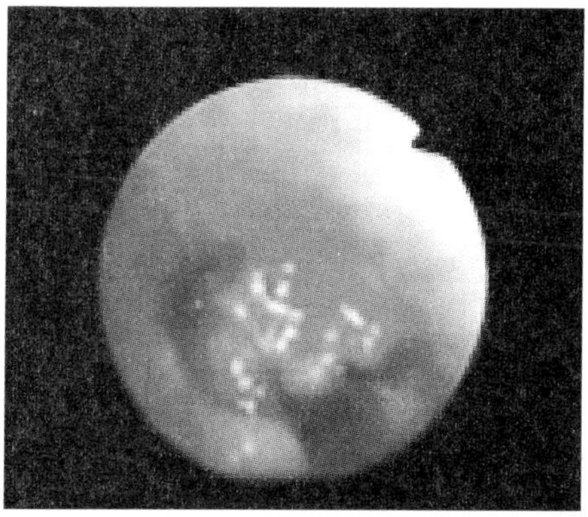

图 3-2-7 右下支气管异物（蓝色笔帽）肉芽增生

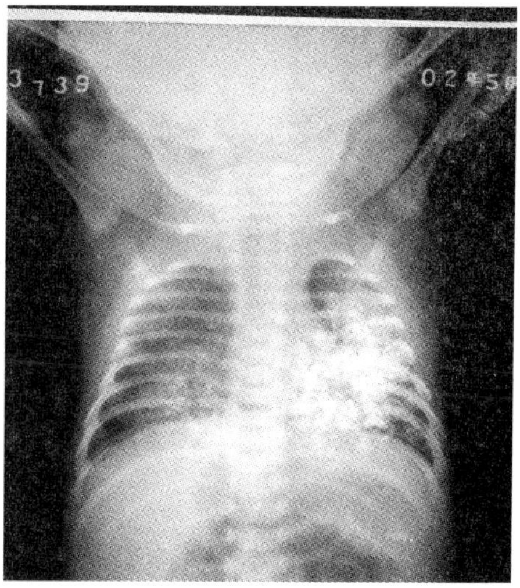

图 3-2-8 40 天婴儿上消化道造影时吸入钡剂

支气管异物在儿童是很多见的。硬支气管镜（硬支镜）一直是取气管异物的主要工具。但取异物的主要范围在左右总支气管而且比较痛苦。支气管镜取异物有其独到之处。由于其柔软可弯曲，取异物痛苦小，可以查到硬支气管镜不能达到的上叶或深部支气管（3～5 级）中的异物。对于治疗深部植物性残渣，可通过冲洗、清除肉芽、取异物等手段取得良好效果。小儿气管异物常易被忽视造成漏诊或误诊。临床医师应高度警惕，早期发现并应用支气管镜诊断可大大减少小儿致残和死亡。

2. 支气管肺局部治疗术

在儿科行支气管镜术患儿中，支气管肺慢性炎症及化脓性感染占到 50%以上。通过支气管镜对局部进行治疗可以取得很好的疗效。（图 3-2-9）

3. 咯血的治疗

对于小量咯血不止，又需要查明出血部位的患儿，在术前皆要开放静脉通路，做好滴注垂体后叶素抢救的准备。术中发现活动出血灶可应用 1∶10000 肾上腺素或立止血注射到出血灶上，止血效果肯定。

4. 治疗气管-食管瘘（见图 3-2-10）

支气管-胸膜瘘经支气管镜活检孔道插入一塑料管到瘘管内，自导管内注入适量 10%硝酸银或纤维蛋白胶等黏合剂。国内学者应用此法治疗支气管胸膜瘘取得良好效果。对于气管-食管瘘可用气管支架的阻塞瘘道的方法促进其短期内闭合。但目前国内儿科多用手术方法治疗。

5. 通过支气管镜引导气管插管

颈部及胸部疾病，因头颈部不能后仰造成手术前气管插管困难的患儿。将气管插管套在支气管镜上，经鼻腔进入声门后把气管插管推入气管内，然后将支气管镜拔出，为手术前麻醉做准备。

6. 通过支气管镜放置支架 对严重的气管支气管软化、狭窄或气管-食管瘘的患儿，可以通过支气管镜放置支架进行治疗。

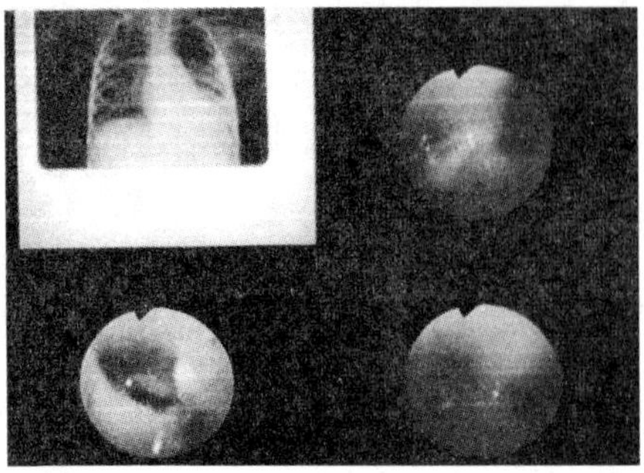

图 3-2-9 左下支气管脓栓阻塞肺不张

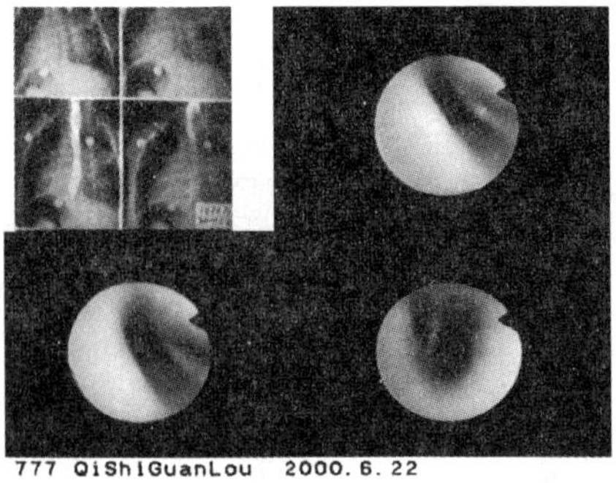

图 3-2-10 气管-食管瘘（隆突上 2cm）

六、支气管镜检查的适应证、禁忌证和并发症

1. 适应证

（1）气管、支气管肺发育不良和畸形：气管、支气管软化症，气管环状软骨，气管-食管瘘，气管、支气管肺的先天畸形。

（2）肺不张：X线发现肺叶或肺段持续不张及肺炎，应行支气管镜检查和治疗，甚至需多次灌洗治疗。

（3）咯血或痰中带血：咯血原因很多，如肺结核、支气管结核、肺部炎性病变（支气管炎、支气管扩张症、肺脓肿及肉芽肿等）以及肿瘤。可通过支气管镜做病原学及病理学检查。

（4）慢性咳嗽及反复呼吸道感染：可由哮喘、异物、胃-食管反流和气管发育异常等多种因素引起，需要鉴别诊断的。

（5）局限性喘鸣：此症提示大气管局部狭窄，可能是支气管内的炎症、结核、肿瘤、异物，亦可能是支气管旁肿大淋巴结、胸骨后甲状腺肿大、纵隔肿物压迫气管造成。需予以鉴别。

（6）肺部团块状病变：包括肿物、脓肿、结核和寄生虫等，需进行定位、活检鉴别诊断的。

（7）肺部弥漫性疾病：包括间质性肺疾患、特发性肺纤维化、结节病、嗜酸细胞性肺炎，肺泡蛋白沉着症等慢性肺疾病需鉴别诊断的。

（8）肺部感染性疾病：通过支气管镜做病原学检查，并可进行灌洗治疗。

（9）支气管-肺结核：通过支气管镜直接从病灶处取材查找结核杆菌或做病理学检查。

（10）取出气道异物：支气管镜取较大的异物不如硬支气管镜方便。对深部支气管异物的取出效果确切。

（11）气管支气管裂伤或断裂：胸部外伤、怀疑有气管支气管裂伤或断裂，支气管镜检查常可明确诊断。

（12）气管插管：对于有颈部疾患后仰困难，不能应用直接喉镜插管的患儿，可应用支气管镜引导行气管插管。

（13）胸部外科手术前、手术中和手术后的诊断及辅助诊断。

（14）在儿科重症监护室（PICU）的应用：入住 PICU 的危重症患儿，如果出现气管插管困难、经呼吸机治疗后不能脱机或拔管失败，怀疑存在气道畸形或阻塞者，可以通过支气管镜检查明确诊断。严重的肺部感染可以经支气管镜获得标本进行病原学检测，并进行冲洗治疗。

（15）在新生儿的应用：直径为 2.8mm 的支气管镜可以应用于新生儿，甚至适应于对早产儿的检查，适应证同上述。

（16）其他：近年来支气管镜的治疗作用发展很快。随着很多在成人科应用的先进技术如氩等离子体凝固术（氩气刀）、超声支气管镜、掺钕钇铝石榴石激光器、冷冻治疗、球囊扩张气道成形术、气管、支气管支架置入术和防污染采样毛刷等在儿科的探索和应用，支气管镜的适应证会更加扩大。

2. 禁忌证

支气管镜检查的适应证和禁忌证范围的选择，在很大程度上取决于检查者的技术和必要的设备。以下几点为支气管镜的禁忌证：

（1）肺功能严重减退者或呼吸衰竭者。

（2）心脏功能严重减退，有心力衰竭者。

（3）高热患者。

（4）正在大咯血者。

（5）严重营养不良，一般情况太衰弱者。

3. 并发症

（1）麻醉药物过敏：一般用 1%地卡因或 2%利多卡因，毒性很小，也有个别报道死亡者。过敏者往往初次喷雾后即有胸闷，脉速而弱，面色苍白，血压降低甚至呼吸困难。

（2）出血：为最常见并发症，可表现为鼻出血或痰中带血，一般量少，都能自动止血。出血量大于 50 ml 的出血须高度重视，要积极采取措施。

（3）发热：感染性肺疾患患者及 BAL 后的患者发生率高。除了与组织损伤等因素有关外，尚可能有感染因素参与。治疗除适当使用解热镇痛药外，应酌情应用抗生素。

（4）喉头水肿：经过声门强行进入，支气管镜过粗，或技术不熟练反复粗暴抽插支气管镜均可造成喉头水肿、喉痉挛。应立即吸氧，给予抗组胺药，或静脉给予糖皮质激素。严重者出现喉痉挛应立即用复苏器经口鼻加压给氧，进行急救。

（5）支气管痉挛：可由麻醉药物、BAL、操作不当和患儿过敏体质等多种因素引发。术前应用阿托品可有效预防。

（6）发绀或缺氧：支气管镜检查能降低动脉血氧分压 10～20 mmHg，对静息动脉血氧分压小于 60～70 mmHg 者进行支气管镜检查，可能有一定危险，术后应继续给予吸氧并进行监护。

（7）窒息：Ⅱ型肺结核肿大淋巴结破溃，大量干酪物质注入气管内引起窒息。在做一侧全肺不张检查时另一侧合并狭窄，检查后出血或气管痉挛皆可引起窒息。

（8）气胸、纵隔气肿：多发生于支气管、肺活检后或肺内病变严重的患者。对于高压性或交通性气胸应及时行胸腔闭式引流术。

七、儿科支气管镜术提高儿科疾病的诊断水平

在 Wood 的 1000 例小儿支气管镜术中有 76%通过支气管镜术发现病变而确诊。Raine 的 50 例小儿中确诊率为 86%。在我们 1991～1997 年支气管镜术患者中，支气管镜术前临床诊断与术后诊断一致的占总数的 60.6%。术前诊断为待确诊或待查而术后明确诊断的占总数的 23.1%，通过支气管镜检查校正临床误诊或漏诊的占总数的 16.3%。优良的设备和高超的技术的引入大大提高了儿科疾病的诊断水平。

随着儿科支气管镜术的进步，其适应证在不断地扩大。支气管镜的作用已为儿科医师、耳鼻喉科医师以及外科医师认识。开展氩等离子体凝固术（氩气刀）、冷冻术、球囊扩张气道成形术，气管、支气管支架置入术以及防污染采样毛刷等技术在儿科的应用研究，使其在儿科潜在的诊断和治疗作用进一步发展。支气管镜术是相当安全、有效的疾病诊疗手段，应在我国儿科积极推广普及。

（刘玺诚）

参考文献

1. Wood RE. Spelunking in the pediatric airways: Explorations with the flexible fiberoptic bronchoscope. Pediatric Clinics of North America，1984，31，(4)：785 - 799.
2. Perez CR. Update on pediatric flexible bronchoscopy. Pediatric Clinics of North America，1994. 41，(2)：385 -399.
3. 刘玺诚，江沁波，高红. 局部表面麻醉法在儿科纤维支气管镜诊疗中的应用. 中华儿科杂志，1994，32 (1)：38.
4. 高红，刘玺诚，江沁波. 支气管肺泡灌洗在小儿肺部疾病治疗中的作用. 中华儿科杂志，1995，33 (3)：136.
5. 刘玺诚，江沁波，江载芳. 纤维支气管镜在小儿支气管异物诊治中的应用及分析. 中国实用儿科杂志，1997，12 (5)：273.
6. Mullins D，Livne M. A new technique for transbronchial biopsy in infants and small children. Pediatr Pulmonol，1995，20 (4)：253 - 257.
7. 孙克武，齐家仪. 临床理论与实践——儿科分册. 上海：科学普及出版社，1993：469.
8. 刘长庭，张进明. 现代纤维支气管镜诊断治疗学. 北京：人民军医出版社，1997：315.
9. Godfrey S，Avital A. Yield from flexible bronchoscopy in children. Pediatric Pulmonology，1997，23：261.
10. Slonim FP. Amnestic agents in pediatric bronchoscopy. Chest，1999，116 (6)：1802 - 1808.
11. Visner GA，Faro A，Zander DS. Role of transbronchial biopsies in pediatric lung diseases. Chest，2004，126 (1)：273 - 280.
12. 刘玺诚，江沁波，姜英，等. 应用纤维支气管镜诊治儿科支气管异物。中国内镜杂志，1998，4 (2)：36 - 37
13. 刘玺诚，江沁波，姜英，等. 纤维支气管镜在儿科呼吸疾病诊治中的应用. 中国实用儿科杂志，1999，14 (9)：548.
14. 李强. 呼吸内镜学. 上海科技出版社，2003. 114 - 122.

15. 刘恩梅，黄英，罗征秀，等. 无痛纤维支气管镜检术在小儿肺部疾病诊断与治疗中的应用. 重庆医科大学学报，2006，31 (2)：280－281.
16. 何少茹，孙云霞，梁穗新，等. 纤维支气管镜在小儿呼吸系统疾病中的应用. 中国妇幼保健，2006，21 (5)：651－652.
17. 陈志敏，刘金玲，王财富. 小儿纤维支气管镜检查与治疗的安全性探讨. 临床儿科杂志，2006，24 (1)：31－33.

第二节　肺部超声的临床应用

迄今为止，胸片仍然是绝大多数儿童胸部疾病的主要评估方法。然而，胸片对于胸部阴影的定位和定性有时会存在疑问，由于小婴儿的胸腺形状多变，与肺、胸膜以及纵隔损害鉴别尤为困难。此时，CT 和核磁共振成像被认为是首选的诊断工具，但放射损害的担心和昂贵的检查费用使得人们不断寻找更好的诊断方法。很多年以来，由于富含空气以及骨性胸腔的阻挡，肺被认为是超声检查的禁区。然而近年来随着超声设备技术的进步以及对于肺部超声影像的研究进展，胸部超声检查已经成为无损、便携、快速的疾病诊断辅助检查方法。由于其动态、实时及可重复的特点，使其不仅可以用于疾病诊断，还可以对疾病进行动态监测，为治疗调整提供及时、准确的指导。

一、胸部超声的设备和技术要求

ICU 应用的超声设备应该具备轻便、紧凑、易于搬动和耐用的特点，便于反复进行床边检查。为方便显示、记录、传输影像信息以及动态观察，此类设备还应具备高性能的显示屏和存储设备。胸部超声检查探头的类型和最佳频率随被检查者的年龄、病变的位置以及检查的进路变化而变化。5～15 MHz 的高分辨率的线阵探头适用于胸壁、胸膜或肺组织表层检查；扇形曲阵探头则较为适合经肋间途径进行较深结构的检查，适用的最佳频率也随患者年龄和目标病变部位深度变化。探头的尖端应该比较小，这样比较容易与肋间皮肤紧密接触，同时扇形的检查范围有助于减少盲区。新生儿和婴儿的最佳选择为 5～10 MHz 的高分辨率线阵探头，儿童则可能需要 2～4 或 4～7MHz 的扇形或线阵探头。经胸骨、胸骨旁和肋骨间隙途径分别适合于前纵隔、胸膜腔和肺部的检查；胸骨上和锁骨上途径则有助于上纵隔和肺尖部的检查。胸部超声检查可以在仰卧位、侧卧和坐位进行，可以使探头沿身体长轴或平行胸廓进行检查，同时可以上下倾斜，以获得更多的诊断信息。彩色多普勒超声（colour－Doppler sonography，CDS）可以用于脓肿、占位性损伤、血管异常和肺隔离症的评价，通过显示损伤区域的血管情况和血流形态辅助诊断。M 型超声则可以用于评价和记录膈肌运动。

除了上述设备技术要求之外，儿童和新生儿的胸部疾病和相关疾病的鉴别诊断知识是超声应用的基础。目前，超声仍然被认为是胸片的补充，然而，在很多情况下联合应用超声和胸片将可以快速明确诊断并且更加及时、准确地评价治疗反应，更好地指导治疗。

ICU 应用的超声设备还应具备另一个特点：探头和设备都应该可以耐受反复消毒，

以减少患者间交叉感染的风险。对于那些用于常规患者检查，接触完整皮肤的超声设备，仅需氯化物消毒剂或70%～90%的酒精消毒即可。而危重患者不同，他们的皮肤和消化道被认为是院内获得性感染的储存库。如果不能有效地消毒，探头就可能成为患者间ICU耐药菌株传递的媒介，进而造成耐药菌感染的播散。因此，在常规应用超声检查之前，首先应该建立一套快速的消毒程序并且严格执行。目前市场上已经出现了少数小型化并且具备防水键盘的超声设备。图3-2-11为便携式超声样机图。

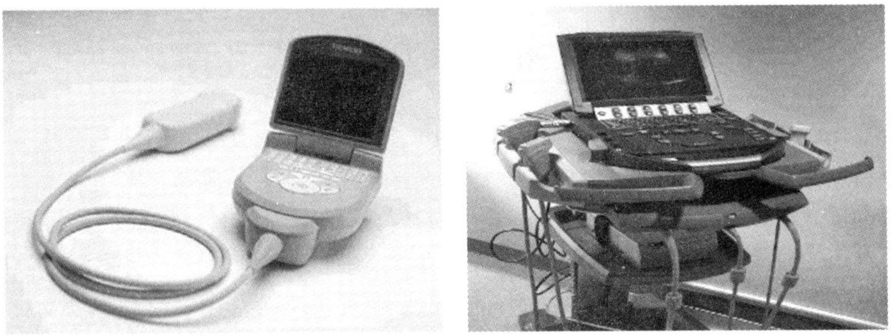

图3-2-11 便携式超声样机图

二、肺部超声检查步骤

就像听诊一样，如果要进行详尽的检查，超声检查也需要完全覆盖双肺。肺组织在胸壁的投影面积约占体表面积的17%，进行完全的双肺评估需要建立一个系统的检查流程。首先，检查者应该确定膈肌和肺的位置，一旦膈肌位置确定，常见于肺部重力依赖区或背侧的肺实变或胸腔积液就很容易与肝脏或脾脏相鉴别。膈肌常表现为吸气期收缩的1～2mm厚的线状回声，通过低位肋骨间隙、肝脏或脾脏通常都可以较好地显示。仰卧位可以完成前胸和侧肺区域的检查，侧卧或坐位时则可以更好地检查背侧胸肺情况；而上叶背段位于肩胛骨之后，是超声检查的盲区。为了更好地保证检查的系统性、全面性以及便于结合临床，人们可以利用体表标志将胸壁检查区域进行分区。由于超声检查的目的性不同，分区和检查方法也有所差异。Rouby等人较为关注感染疗效评价和超声指导下ARDS机械通气调整，他们利用腋前线和腋后线作为解剖性体表标志，将单侧胸壁分成6个区域：前上/前下、侧上/侧下、后上/后下，并使用小型凸阵探头进行检查。Lichtenstein更强调系统性，检查流程也更具可操作性，因此，在这里我们重点介绍他的检查方案（图3-2-12）。Lichtenstein依据腋前线和腋后线将胸壁分成前区、侧区和后区3部分，推荐应用5 MHz的微凸阵探头完成检查。第一阶段主要完成前胸部的检查，患者主要取仰卧或半卧位。第二阶段完成侧肺区范围的检查，之后将探头尽可能向中线延伸，并指向天空，同时将患者身体微微转向对侧即可完成第三阶段检查。最后，患者在坐位或侧卧位条件下完成背侧以及锁骨上区域检查。为了便于观察对比，患者的体位、探头的位置和指向都应该被仔细记录。随着工作的深入，目前肺部超声检查还可以与心脏超声、外周深静脉血管超声检查相互结合，用于肺栓塞的诊断或指导循环支持治疗。

三、超声表现的病理生理基础

正常肺表面积很大（约 1 500cm^2），是人体内最大的含气空腔器官。由于空气对声波的衰减作用，超声波束不能穿透含气的解剖结构。因此，一般认为超声设备难以对胸膜下含气的肺实质进行检查。然而，由于肺脏气-血交换的功能需求，肺内气管和血管伴随支气管树走行逐级分布，并在终末端——脏层胸膜下的肺表面形成了终末肺泡和间质（血液）均匀交叉排列的独特解剖结构。此时，肺组织内大量的空气和血液混合得极其充分。肺泡内空气与间质组织相互交叉，形成微小但广泛的气-液界面。通常 B 型超声的纵向分辨率为 1mm，侧向分辨率为 2mm，而正常肺泡小叶间隔厚度约为 300μm，超声无法分辨，故仅有胸膜与肺内气体间的界面形成声反射，表现为随呼吸滑动的、水平的胸膜线。在胸膜线以下常可以观察到一系列等间距、与胸膜线平行的水平线状回声，随着与胸膜间距离的增加，其回声强度逐渐减弱。这些明亮但不成形的回声线被认为是胸膜到探头之间反复的声反射伪影，即“A”线。垂直的“彗尾征”伪影也发源于胸膜肺界面，目前认为主要是由于胸膜下小叶间隔液体充盈。胸膜下肺组织内空气和水不同比例的混合导致声波相互作用是产生不同伪影的基础。因此，肺部超声伪影均起源于胸膜线，而且肺部超声检测很大程度上是基于对伪影的分析。

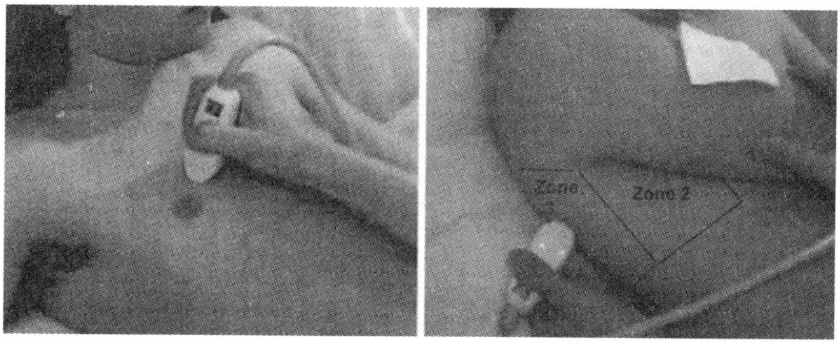

图 3 - 2 - 12　超声检查部位示意图

有文献报告超过 97％的急性肺部病变紧邻肺表面，提示超声用于肺部检查存在广泛的应用基础。此外，由于空气和水具有相反的重力分布特点（空气上升，水下降），这也有助于指导临床上对于相关疾病的判断。如：胸腔积液、肺泡实变的气/液比值为零或接近零，提示此类病变大量含水，也容易出现在胸腔或肺组织的低垂部位。而间质综合征的气/液比约为 0.95，在全肺都可出现。正常肺、哮喘和 COPD 的气/液比值约为 0.98。气胸则为 1，故常先进行前胸部或肺尖部检查。另外，肺超声影像多需实时动态评价，静态影像回顾分析难以满足临床诊断需求。

四、肺部超声的正常表现

（一）胸壁解剖和特征性超声表现——蝙蝠征（Bat sign）

应用超声探头垂直胸壁扫描，首先可以看到由肌肉和筋膜组成的多层软组织回声。当沿肋骨长轴扫描时，可以显示其前方皮质的连续强线状回声。将探头扫描方向横断肋骨，进行纵行的肋间扫描时，肋骨表现为平滑的曲线状回声且在其后方伴有明显的声影。而在肋骨下方约 0.5cm 深处即可以发现高回声的、随呼吸往复运动的胸膜线。如果应用 7.5～10MHz 的线阵探头扫描，可以清楚分辨随呼吸相对移动的壁层和脏层胸膜。相邻的上下肋骨和胸膜线共同构成了一个特征性的超声表现：蝙蝠征（图 3-2-13）。蝙蝠征只有在纵行扫描时才可以看到，是定位肺表面的基本标志。

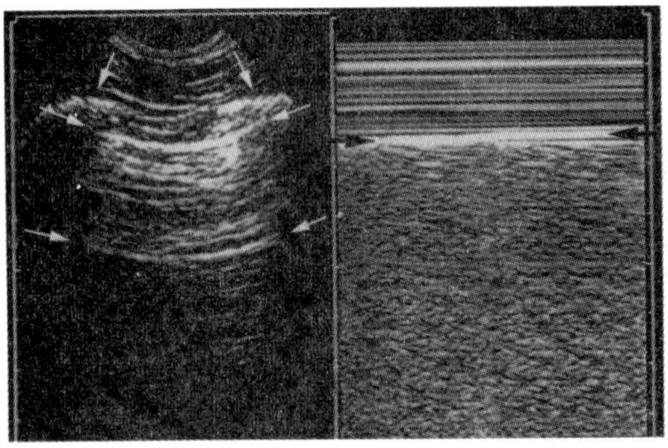

图 3-2-13 正常肺表现
左图 肋间的纵向扫描 可见典型的蝙蝠征。近端水平线为胸膜线，远端的水平线为“A”线
右图 M 模式下的海岸征（seashore sign）胸膜线（箭头处）两侧的超声表现差异非常明显。固定不动的胸壁形成多层的水平线，与平静的波浪相类似，而滑动的肺组织表现则与沙滩相似（沙滩征）。

（二）肺滑动征（海岸征）和水平 A 线

肺滑动征：壁层和脏层胸膜的相对运动形成了肺滑动征，是一种在胸膜线处可见的，与呼吸同步的闪烁移动声影。这种运动与呼吸过程中肺组织沿头尾向的运动相一致。肺基底部肺滑动征表现最为突出，“窗帘征”就是其最突出的例子。窗帘征描述了含气组织动态阻挡其后方结构的超声现象。在正常受试者中通过肋膈角可以看到窗帘征——呼气期可以很容易看到上腹部器官，但在吸气期由于正常肺充气后向下方移动，阻挡在探头前方，导致临时看不到后方器官。应用 M 超模式可以使肺滑动征表现更加具体化：在 M 超模式下，正常肺表现为在胸膜线以上的胸壁组织没有任何运动，而在其下方则是均匀的颗粒样表现，与沙滩相类似，故称之为“沙滩征”。在实时超声模式下发现肺“滑动征”是一个很强的除外气胸的证据。

Lichtenstein 等认为 2.5-MHz 的心脏超声探头分辨率较低，可能难以准确识别肺滑动征。而晚近出现的超声设备多配备了动态噪声滤器和余辉滤器，然而这些设计用来改善影像显示的滤器可能会导致难以发现肺滑动征。因此，在临床使用中应注意关闭相关功能。

A 线征：胸膜-肺界面存在明显的声阻抗导致在胸膜线以下形成一系列等间距、平行的水平人工伪影。这些明亮但不成形的线被认为是胸膜到探头之间的声反射伪影，随着与胸膜间距离的增加，这些线状伪影的强度逐渐减弱。这些明亮但不成形的线即“A”线。在临床工作中，发现 A 线并伴随肺滑动征即可确定相应区域的肺组织正常。

五、异常超声征象及临床应用

（一）胸腔积液

超声用于胸腔积液检查始于 1967 年，是一种非常敏感的检测方法，其诊断精确性与 CT 检查相似，明显优于胸片检查。典型的超声胸腔积液表现为壁层和脏层胸膜间的无回声区域，其形状可能随着呼吸动作发生改变。仰卧位条件下，在胸壁后外侧，探头指向前上方较容易发现胸腔积液；而在直立或坐位患者，通过隔上胸壁外侧或后侧扫描都很容易发现胸腔积液。

1. 超声影像特征

胸腔积液的超声表现依赖于它自身的特性、产生原因和速度。依据积液的回声特点，可以分为 4 类：无回声积液、非均质但非分隔回声积液、非均质分隔积液和均一性回声积液。漏出液通常无回声、非分隔并且可以自由流动；相反非均一的、分隔的或回声性积液通常是渗出液。渗出性积液常可见丝条样回声和分隔，这些结构常随呼吸和心脏跳动而浮动。“暴风雪样”弥漫性回声通常提示包含大量蛋白成分或组织碎片的脓胸。在炎性渗出病例中，胸膜粘连可以导致肺与胸壁的相对运动消失。由于外周型肺脓肿和脓胸都可能存在中央低回声区，因此有时较难鉴别。在部分血胸患者，可能发现位于低位的低回声或等回声区域。液气胸也可以通过超声诊断。恶性胸腔积液初期通常无回声，但随着反复胸腔穿刺，可能逐渐出现分隔表现。少数恶性胸腔积液（如转移性占位或间皮瘤）患者中可以见到明显的结节性胸膜增厚。由于都可能出现低回声表现，鉴别小量胸腔积液或胸膜增厚可能会很困难。此外，脓胸也可能出现明显的实质性回声，常与实体性胸膜损害混淆。如果胸片发现半侧膈肌异常抬高，超声可以帮助鉴别是胸腔积液还是膈下积液或膈肌麻痹。

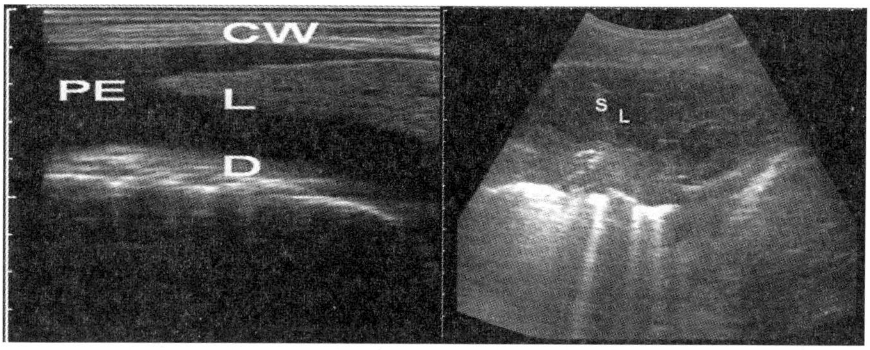

图 3-2-14　大量胸腔积液的超声影像

在大量胸腔积液时，常可见到类似舌状的膨胀不全的肺叶漂浮其中。对于少量胸腔积液，除了在隔肌上方发现液性暗区之外，还有 2 个征象可以使胸腔积液诊断更为准确。其一为静态征象，表现为少量积液被规则边界包围，形成比较锐利的四边形低回声形状，其边界由胸膜线、上、下肋骨的声影和脏层胸膜-肺界面所形成的肺线所组成。应当注意，如果在深部边界可以见到清晰的空气伪影，则证明该区域没有肺实变。另一个是动态征象，指呼吸过程中脏层与壁层胸膜间距在吸气期下降，呼气期增加的循环变化现象，即窦状隙征（sinusoid sign）。其实质是肺组织在吸气过程中朝向胸壁的离心运动，由于肺在“核心-表面轴”上往复运动，在M模式超声上表现为正弦曲线图形。以胸穿引流为金标准，以上2种征象诊断胸腔积液的特异性为97%。而如果应用彩色超声检查，液体流动征是最敏感、最特异的小量胸腔积液的存在证据。其敏感性和特异性分别是89.2%和100%。

2. 临床应用

对于少量积液，已经有多个临床研究证实超声优于普通胸片，因此，它可以用于早期诊断和追踪观察病情变化。Mattison等在1997年调查发现内科ICU患者胸腔积液的发生率为62%，其中41%的患者在进入ICU时已经存在胸腔积液。他们还发现ICU患者胸腔积液的主要危险因素为：心力衰竭（35%）、肺不张（23%）、肺炎（11%）和脓胸（1%）。因此，是否能够完成快速的床边胸腔积液诊断对于危重疾病诊治具有明显的影响。有研究证实，床边胸片很少能发现小量胸腔积液，其漏检积液容量最高可达525ml。Lichtenstein等报道在他们的观察人群当中，超声确诊胸腔积液且很容易穿刺引流的机械通气患者中约有1/3被平卧位胸片漏诊。与胸片相比，超声具有全面的优越性。超声可以早期发现胸腔积液，评估液量，提供积液的性质特征，帮助临床医生快速、准确地实施干预，提高诊疗成功率。

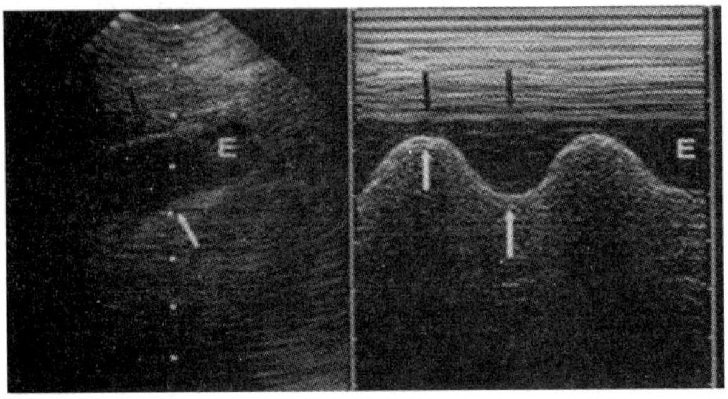

图3-2-15 窦状隙征（the sinusoid sign）。右图（M超模式）显示明显的正弦曲线表现。提示胸腔积液流动性好。

超声可以提供有价值的信息来帮助医生决定采用正确的治疗干预。超声检查很容易鉴别分隔或非分隔积液，有时甚至比CT更敏感。这些特点与临床信息结合可能会影响相应的疾病治疗，如：对于小量的反应性胸腔积液的追踪观察；对非分隔胸腔积液实施简单引流，而对分隔性胸腔积液或脓胸则选择置管引流。

超声可以比胸片更准确、安全地指导胸腔穿刺。由于担心出血及其他医源性损伤，医生们通常不会轻易对机械通气或存在出血倾向患者实施诊断性或治疗性胸穿。事实上，如果经过严格训练，在超声引导下可以常规开展上述工作。首先，必须进行胸腔穿刺前的胸部超声检查，确保预定穿刺肋间的吸气期胸膜腔间距大于15mm。其次，确认在穿刺路径上没有心、肺、肝、脾等生命器官阻挡。窦状隙征提示胸腔积液流动性好，也就意味着黏滞度低，即可以选择细针穿刺引流以减少穿刺损伤的风险。由于可以在直视下进行操作，可以提高手术成功率，同时降低并发症率。

（二）B线征

1. B线征的产生机理

B线征是一种垂直于胸膜线，伴随一系列特征性表现的人工伪影。关于B线征产生的机理，目前还存在争议。Gino Soldati等认为由于肺泡内空气与周围的液体或组织之间存在非常高的声阻抗差异，因此超声波可以到达肺泡表面，但不能进入肺泡。由于肺泡空气气泡的半径较小，声波在离开气泡表面后向所有方向反射。当存在一层相互紧密连接的气泡时，超声波被气泡层阻隔，且在它们表面相互反射，最终形成与探头之间的镜面反射效应。与空气相反，肺间质具备良好的声波传导特性。在病理状态下，出现间质水肿或部分肺泡水肿时，肺泡间气泡间距增大。在特定的肺泡数量和间距条件下，这些气泡可以相互捕获大量的超声能量，同时伴随在气泡之间的能量渗漏以及返回探头产生B线伪影。当间质间隙容量性扩张或胸膜下的充气组织因空气丢失而收缩时，在肺超声显示为超声肺彗尾征。而Lichtenstein等通过CT检查证实B线和小叶间隔的增厚相对应，认为B线源于胸膜下小叶间隔增厚。

2. B线的超声表现特征

B线的特征包括：起源于胸膜线，界限清晰的类激光样波束，消除A线（与A线不同时出现），延伸至屏幕远端且无衰减，与肺滑动同步移动。当胸膜无运动时，B线也处于静止状态。在一个视野观察到数根B线也被称为“火箭征”或B线征。前胸及侧胸壁发现弥漫的B线征被定义为弥漫性间质综合征。无B线表现、孤立的B线或B线局限在膈肌上最后一个肋间被认为是正常表现，后者可以在27%的健康受试者检测到。B线间距在7mm左右提示肺小叶间隔增厚(B7线)，而B线间距为3±1mm可能与肺组织毛玻璃样改变相关。

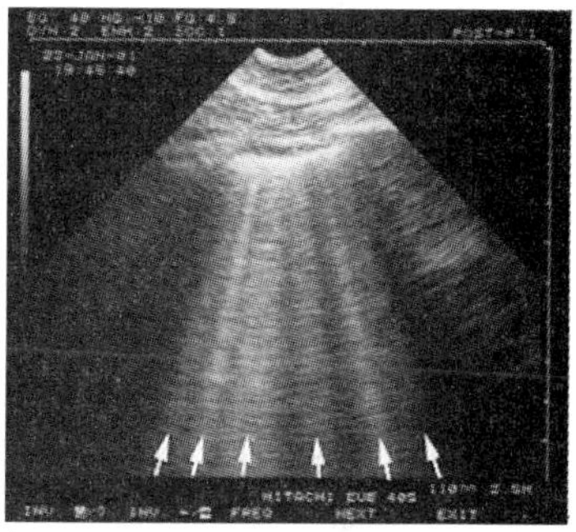

图3-2-16　B线征

B线应与另外2种伪影相鉴别：E线和Z线。E线代表皮下气肿，较B线长，且不发源于胸膜线，无滑动征表现。而Z线与B线一样起源于胸膜线，但与B线存在明显差异：回声强度低于胸膜线，界限不清晰，迅速衰减并消失（通常为2～4cm），与肺滑动征无关且与A线并存。临床上80%的患者可以检测到Z线，然而Z线可能仅是一些寄生性伪影，不具有临床意义。图3-2-17说明了E线和Z线的表现。

人们还可能见到另外一种超声表现：在胸膜线以下不存在任何水平或垂直回声现象。此时轻微移动探头常可以发现A线。此形式的超声表现被认为具有与A线相同的意义。

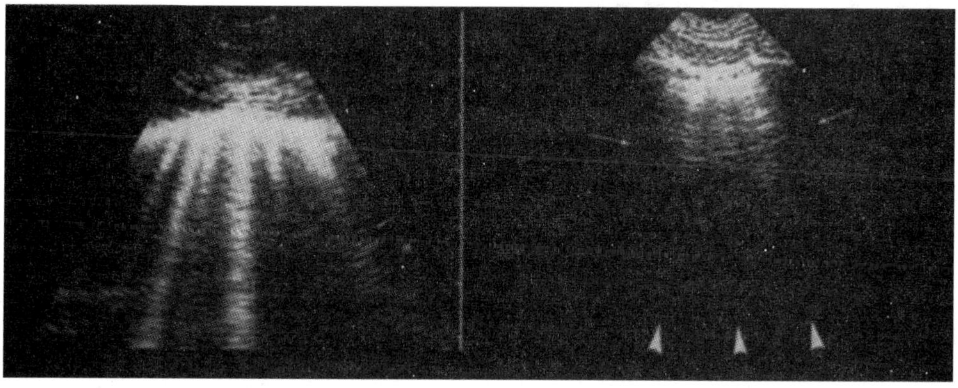

图3-2-17　左图：E线。右图：Z线（纵向箭头）此处可以看到三条Z线。

3. 临床应用

紧急情况下识别弥漫性间质综合征就等同于诊断急性肺水肿（心源性或渗出性）。发现B线即可除外气胸。当面对一个呼吸困难的患者，超声发现弥漫性B线可以快速鉴别是由于心源性肺水肿还是COPD急性加重。超声发现肺水肿的敏感性和特异性分别是100%和92%。其他应用还包括鉴别ARDS或心源性肺水肿，通过超声形态学分析指导ARDS机械通气，还有临床专家正在进行超声B线与肺动脉阻断压的相关性研究。

（三）肺实质损害：肺实变和肺不张

正常肺富含大量空气，超声波束难以穿透并显示肺组织的内部结构。一旦肺内的空气被液体替代或出现肺实变、肺不张，且这些损伤区域达到胸壁或膈肌，就可以被超声检测。当肺实变或不张时，肺组织内几乎不含空气，超声波束可以穿透肺组织，并且可以显示肺组织的内部结构。以CT作为金标准，超声诊断肺实变的敏感性为90%，特异性为98%。

1. 超声影像特征

肺实变的主要超声表现包括：影像局限于胸腔内、膈肌以上，胸膜线或胸腔积液以远，超声影像表现与肝脏或脾脏相近似。肺实变的浅表边界通常为胸膜线或胸腔积液的深部边界。由于与有通气的肺组织相连，实变的深部边界表现为不规则的强回声线，与肺线有明显区别（图3-2-18）。只有在全肺叶被累及时，深部边界才会呈规则的回声线表现。压迫或气道阻塞都可以导致肺不张，其超声表现主要包括：肺实质类组织样表现，边界常较清晰且无明显含气征象。

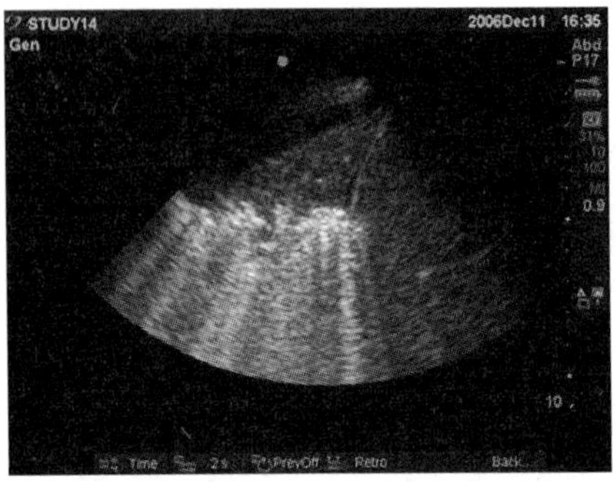

图3-2-18 MHz 探头纵行扫描显示肺泡实变和少量的胸腔积液。实变区后的碎片征提示深在的通气肺组织。

在实变的超声区域内常可以发现多个明亮的点状或支气管样的线状结构，表明在实变或不张肺组织支气管或肺泡内存在残留空气。与标准胸片可见的空气支气管征相类似，此类超声表现被称之为超声空气支气管征（图3-2-19）。这些空气支气管征可以是静止的，称之为静态空气支气管征；也可以具有吸气相离心运动，称之为动态空气支气管征。在实变时，肺容积被液体或组织所填充，支气管则保持正常形态，而在肺不张时，整体肺容积下降，并致使相应区域内分支支气管被聚拢到一个狭小的空间内平行排列，此时超声空气支气管征还可以显示未堵塞支气管的长度。然而，有时肺实变也可以看到散点状或支气管形的超声空气支气管征的聚拢和平行排列；肺不张后期则可以发生伴随静态空气支气管征的肺泡实变，伴随临近的器官移位，肋骨间隙变窄以及肺滑动征消失。

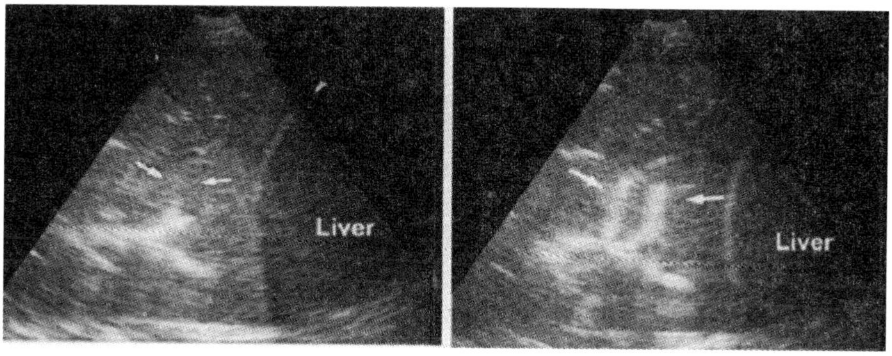

图 3-2-19 动态空气支气管征（实时）左图：呼气期的空气支气管征，白色箭头指示实变的肺组织，黑色箭头提示点状空气支气管影。右图：显示吸气期空气支气管征离心性增大。

有时支气管树会被液体充盈如黏液阻塞时，超声可能显示在实变的肺组织中出现无回声或低回声的管状结构，这种结构被称之为“液体或黏液支气管征”。此时应用彩色多普勒血流检查可以显示沿支气管走行的肺血管，这是另一个肺实质实变的征象。另外，在少数病例中可以观察到不张的肺内残留的空气随呼吸波动。

2. 临床应用

多种疾病如肺炎、肺水肿、肺不张以及肿瘤等都可以发现胸部 X 线阴影，实际临床工作中常需要进行诊断。超声可以通过显示更多结构性或功能性信息（如：液性或实体性病变、肺组织解剖结构是否改变以及伴或不伴随灌注改变等）更好地鉴别放射影像所难以确定的疾病信息，进而避免进行更多的放射检查。

肺炎常表现为肺实质的类组织样改变，且常伴随空气充盈的中央支气管声影（空气支气管征）。在一项包含 68 例患者的观察性研究中，超声证实肺泡实变伴有动态空气支气管征的患者当中诊断肺炎的特异性为 94%，阳性预计值为 97%。另两项研究也证实动态空气支气管征可以鉴别肺炎或肺不张。炎症过程中的并发症常导致肺解剖结构的破坏和区域性的灌注障碍。利用这些改变，通过超声可以显示脓肿形成。一旦脓肿被局限，就可以进行安全的超声引导穿刺或引流。在部分肺炎患者当中，炎性实变区域在胸片上也表现为圆形的模糊影，难以与肿瘤区别。应用胸部超声直接检测实变区域的超声学特征可以明显提高诊断准确率和速度。一旦超声影像与临床判断相符时，超声结合胸片即可完成诊断，从而避免进行 CT 检查，大大减少放射线的照射量。

当肺实质及胸膜异常同时存在时，胸片有时难以区别，而超声则可以鉴别肺实质损伤或是胸膜异常。在肿瘤团块中，正常的肺血管可能发生扭曲和移位；实变肺组织内无回声的肺血管也可能难以与液体支气管征相鉴别。彩色血流影像可以有效地区别血管或液体充盈的支气管影。外周肺梗死在儿童很少出现，一旦出现，彩色多普勒超声常可以辅助诊断。

（四）气胸

确定是否存在气胸依赖于对空气伪影的正确解释。通过对仰卧位患者前侧胸壁以及 4 个主要征象的检查，可以完成绝大部分气胸的诊断。这 4 个主要征象包括：肺滑动征消失、B 线征消失、A 线征和肺点。

肺滑动征消失。肺滑动征代表呼吸过程中肺与胸壁的相对运动，是一种在胸膜线处可见的、与呼吸同步的闪烁移动声影。由于空气会阻止声波对后方肺运动的检测，因此，只要两层胸膜之间存在空气，就可以导致肺滑动征消失，这意味着发现肺滑动征即可除外气胸。肺滑动征检查可以快速地完成。Lichtenstein 等对 43 例患者进行观察，发现存在肺滑动征的患者气胸诊断的阴性预计值为 100%。尽管存在肺滑动征可以除外气胸，但肺滑动征消失诊断气胸的特异性较差。有文献报告，肺顺应性下降或丧失可能导致约 21%的危重症患者肺滑动征受损。在这些患者肺部多可发现 B 线征。对于普通人群而言，肺滑动征阴性诊断气胸的特异性也只有 91.1%，在危重患者群，尤其是 ARDS 人群中则下降到 60%～78%。在急性呼吸衰竭的患者中，肺滑动征消失诊断气胸的阳性预计值仅有 27%。肺不张、单肺通气、ARDS、肺炎、胸膜粘连、肺纤维化、心跳骤停、高频通气、不适宜的超声滤波器设置以及不适宜的超声探头都可能造成肺滑动征消失。因此，肺滑动征消失并不意味着气胸诊断。

B 线征，亦称之为彗尾征，是一类边界清晰，与肺滑动同步移动的垂直伪影。B 线存在即消除胸膜线下出现的平行的水平 A 线。B 线源于脏层胸膜下的间质增厚，并且只要在壁层和脏层胸膜间存在空气，即可导致 B 线消失。因此，只要出现 B 线即可除外气胸，当肺滑动征消失时，这是一种很有价值的超声征象。

A 线征，A 线常见于胸膜线以下，与胸膜线平行。它们源于胸膜表面与探头之间的声波反射，因此，A 线之间的间距与胸膜线到皮肤表面的距离相等。如果肺滑动征存在，A 线代表正常肺通气状态。由于 A 线征也可以来源于生理状态的肺表面，因此其特异性为 60%。联合肺滑动征消失和 A 线征对上述 41 例患者进行分析，对气胸的诊断敏感性为 100%，特异性为 96%。

M 超模式可以用于诊断气胸。海岸征等同于 B 超模式下的肺滑动征，而平流层征则等同于肺滑动征消失和存在气胸时的 B 超伪影。M 超模式下出现在颗粒层上方的直线样的无运动层代表静止的胸壁，即所谓的波浪，而颗粒层则代表海岸，两者结合形成海岸征（图 3-2-20）。此征象提示存在肺的呼吸运动。由于胸膜腔内存在的空气阻止了声波对后方肺运动的检测，气胸时海岸征消失。

肺点，肺点是一种周期性的全或无征象。其生理基础在于检查区域下方塌陷的肺组织在吸气期容积轻度增加，并可延伸至胸壁，形成肺组织与胸壁的周期性接触。在吸气期表现为肺滑动或 B 线征，而呼气期则表现为肺滑动征消失加 A 线征。实际工作中首先应在前胸壁发现肺滑动征消失加 A 线征，之后将探头向侧后方移动，注意观察显示器，常可发现此征象。有人对 47 例胸片漏诊的气胸患者进行检查，肺点征的特异性为 100%。对于完全性肺压缩的患者，其总体敏感性为 66%，而对于胸片漏诊的气胸，敏感性则升高至 79%。

对于重症患者，尤其是机械通气的危重患者来说，快速识别气胸极为重要。床边胸片可以导致高达 30%的气胸漏诊；而超声检查可以在床边进行，快速诊断或除外气胸。在有医源性气胸风险的侵入性操作如胸穿、锁骨下或颈内静脉置管以及经支气管活检前后进行胸部超声检查可以快速证实或除外存在手术相关的气胸。

早期发现气胸对于创伤患者来说也是非常关键的。初期体检和胸片检查有时可能会遗漏小量气胸，但可能会造成张力性气胸或血流动力学不稳定的后果。Blaivas 等人以 CT 扫描为金标准，在 176 例创伤患者中进行了仰卧位床边胸片和超声 2 种方法对于气胸诊断的比较研究，发现超声的敏感性为 98.1%，而胸片仅为 75.5%。由于皮下气肿、较大的肺挫伤或肺大疱都可能导致肺滑动征消失，在创伤患者诊断过程中应注意鉴别。

肺点（图 3-2-21）的位置可以提示胸腔的气体量。肺点在前侧提示存在易被胸片漏诊的小量气胸，其中只有 8%的病例需要引流。侧胸壁肺点提示存在明显的气胸，需要引流的病例约占 90%。后胸壁肺点或肺点缺失提示大量气胸或张力性气胸，需要紧急处理。肺点征检测的阳性率与操作者的经验和技能相关。发现肺点还可以证明肺滑动征消失并非由于技术问题引起。

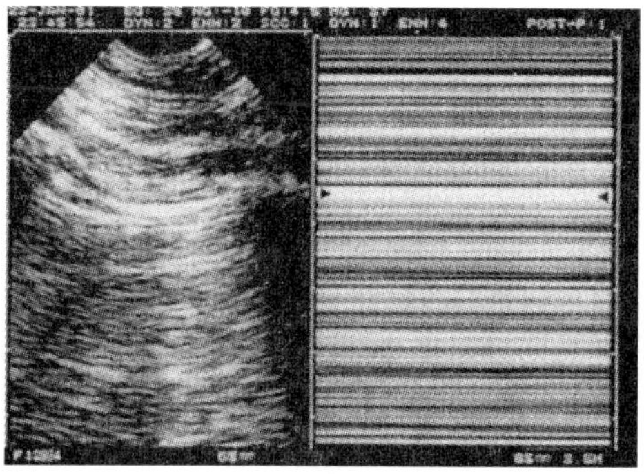

图 3-2-20 气胸与平流层征象

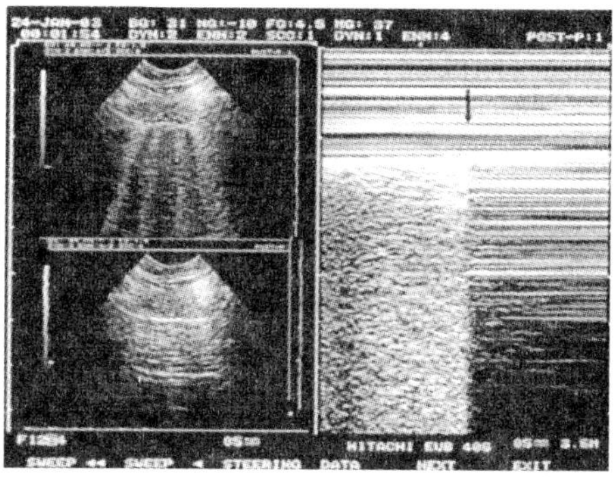

图 3-2-21 肺点

左图：B 超模式。水平 A 线征转变为 B 线征

右图：M 超模式。沙滩征替代平流层征的瞬间（箭头）

（五）肺部超声形态学变化和机械通气

肺部通气状态的超声表现可能变化在 4 种状态之间（图 3-2-21）：正常（肺滑动征和水平 A 线）、间质综合征（7mm 间距 B 线）、肺泡-间质综合征（3mm 以下间距 B 线）和肺泡实变。已经有文献报告应用 CT 扫描测定经 PEEP 调整、大量胸腔积液引流以及呼吸机相关性肺炎抗生素治疗等各种治疗干预后肺部通气状态变化与肺部超声评分改变之间具有良好的相关性。弥漫性肺通气丧失的患者超声表现常见 3mm 间距的彗尾征和（或）肺实变，可以分布在前、侧、后胸壁的任意区域。局灶性肺通气丧失的病例在上部的前、侧肺区域表现为正常肺滑动征和水平 A 线，而较低位的侧、后肺区域则表现为超声肺实变征象或多发的 B 线。因此，建立以前、侧、后胸壁上下区域肺部通气状态评价为基础的床边的超声影像学评分可以用于评价全肺的通气改变。利用肺部超声在床边进行肺部形态学检查，甚至可以部分替代肺部 CT 扫描，而避免转运的风险和大剂量的放射线暴露。

肺部超声可能成为一种非常有前景的 ARDS 机械通气的动态评价和反馈指导工具。70%的 ALI/ARDS 患者会发生局灶性肺通气丧失，只有 25%发生弥漫性通气丧失。局灶性患者常见重力依赖区的通气丧失，而弥漫性 ALI/ARDS 则在所有的肺区域通气功能均有损害。对前者而言，上叶的大部分区域仍然保持正常通气，在胸腔内压增加时（应用 PEEP、潮气通气或手法复张）很容易发生过度膨胀。而给弥漫性肺通气丧失的病例增加胸腔内压可以明显诱导复张并且不发生显著的肺组织过度膨胀。目前临床常用患者的静态压力容积曲线指导机械通气调整及 PEEP 应用。但对于局灶性肺损伤患者，静态压力容积曲线并不能反映肺组织的实际通气特性，此时肺过度膨胀和复张之间的最佳平衡才是 PEEP 的设定目标。因此，通过肺部超声的形态学检查鉴别弥漫性肺损伤或局灶性肺损伤可以更准确地指导机械通气。此外，在肺部超声指导下进行手法复张、最佳 PEEP 选择以及对复张时机选择都可能是很有前景的领域。然而必须要说明的是：超声不能用于检测胸腔内压增加所导致的肺组织过度膨胀。

（六）膈肌状况评价

膈肌在超声下常表现为紧邻肝或脾膈面的低回声层，当存在胸腔积液时膈肌更容易显示。超声实时监测可以准确监测膈肌的运动情况，且可以对双侧膈肌运动进行比较，因此常被用于评价膈肌功能。通过应用 M 超声模式可以获得膈肌运动情况的半定量评价，既可以用于双侧对比，也可以用于追踪观察。

当膈肌破裂，腹腔内容物通过破口疝入胸腔或存在胸腔积液时，膈疝也可以通过超声诊断。有时膈肌损伤的裂口较小，且没有主要结构疝的形成，也可能会漏诊。由于肺和肠内不含空气，超声是理想的胎儿先天性膈疝的诊断方法。当胃内充满液体时，超声检查可以充分显示食管裂孔疝的情况或胸胃的结构。就方法而言，超声可能发现并显示膈疝甚至发现很少见的胸腔内肾，但超声结果阴性并不能完全除外小到中度的膈疝形成。

（七）肺部超声在儿科的应用

由于放射线照射问题和转运风险，CT 目前很少用于危重新生儿的肺部疾病检查。而床边胸片已经被大量文献证明存在多种缺陷。肺部超声已经显示在多种疾病诊断和监测方面与 CT 检查结果相近，部分疾病情况甚至优于 CT。Lichtenstein 等人总结了 3 年的新生儿 ICU 应用经验，认为肺部超声与在成人中应用一样有效，是一种极有价值的评价工具。与成人一样，儿科检查也应用 10 种基本的标准肺部超声征象：胸膜线（the pleural line）、肺滑动征（lung sliding）、A 线征（A - lines）、B 线征（B - lines）、四边形征（the quad sign）、窦状隙征（the sinusoid sign）、组织样征象（the tissue - like sign）、碎片征（the shred sign）、平流层征（the stratosphere sign）和肺点（lung point）。此外，在部分先天性疾病诊断中还需要应用彩色多普勒超声技术。

1. 先天性肺畸形诊断

先天性囊状肺疾病主要包括肺隔离症和肺囊腺瘤样畸形。这 2 类疾病具有相似的临床和放射影像表现：胸片表现多变，都以持续或慢性复发性肺炎为特征性表现，都具有多囊性的或均一的团块，尤以肺基底部多见。超声检查所见也相似：具有囊性的或均一实体表现的复杂超声团块。其中均一的实体表现更为多见，其原因在于多个小囊的回声重叠效应。

2. 肺隔离症

肺隔离症（pulmonary sequestration）的超声表现通常为均一的有回声团块且边界锐利，彩色多普勒常可发现其中包含较大的血管。隔离肺组织的滋养动脉通常发源于主动脉，常需要仔细检查才能够发现。而静脉系统可能汇入体循环，也可能汇入肺循环。超声鉴别静脉系统更为困难，有时双踪迹（duplex trace）表现可能有助于鉴别这 2 种情况。临床工作中需要注意有时可以见到叶外隔离肺，靠近膈肌，有时甚至在膈肌以下发现。有时也可能发现囊肿，提示可能存在混合性病变（先天性囊性腺瘤样畸形和肺隔离症）。（图 3－2－22）

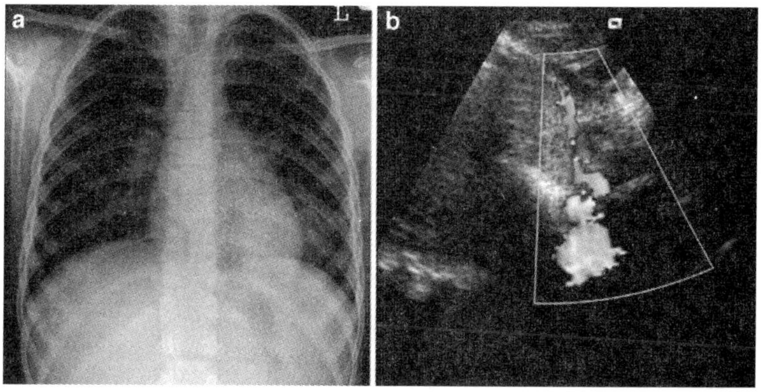

图 3－2－22　肺隔离症的超声表现（a）胸征示左下肺心缘外侧均质团块影。（b）左胸基底部超声检查可见三角形、等回声影像，彩超可见一对发自腹主动脉的滋养血管。

3. 先天性囊性腺瘤样畸形（congenital cystic adenomatoid malformation，CCAM）

可以是大囊肿、小囊肿或者是中间大小的囊肿混合并有实质性表现，不同的组织学基础确定了各自的超声表现。支气管囊肿只有在被液体充盈的时候才可能被超声检测，当它们与支气管树相连时，也可能发现气液平面。当液体被吸收后，囊肿仍然存在，但此时已经无法通过超声检测了。

在临床工作中，无论是否发现肺囊肿存在，一旦发现新生儿肺实变，尤其在下叶发现时，及早应用剑突下途径寻找发源于主动脉的血管可能有助于鉴别是肺隔离症还是肺囊腺瘤样畸形。彩色血流影像有助于显示异常的血管并追踪其来源。（图 3－2－23）

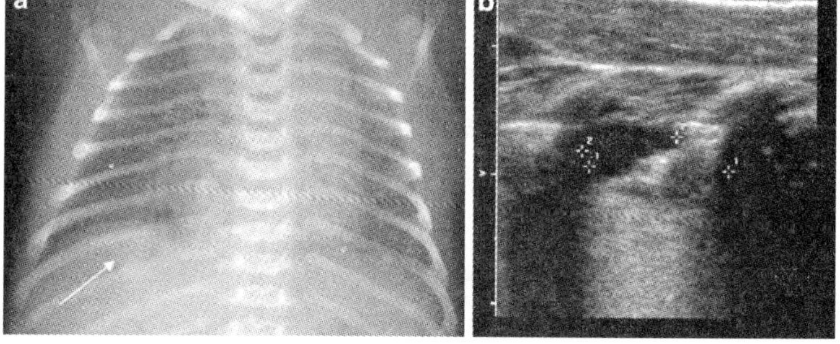

图 3－2－23　先天性囊性腺瘤样畸形的超声表现。（a）胸片示右下肺小型团块影。（b）高分辨率超声显示小型先天性囊性腺瘤样畸形（＋1＋1），标记（＋2＋2）显示囊腺瘤中的一个较大囊泡。

随着胎儿超声技术的进步，很多胸肺发育畸形在出生前即可诊断。虽然对这些疾病的研究目前尚处在早期阶段，但通过仔细的出生前的评估、证实和追踪监测，可以及早诊断此类疾病。

4. 超声用于胸部团块诊断

胸部团块通常可以被胸片所描述，而超声则可以帮助鉴别这些团块的性状特点。对于临床上很难做到准确鉴别的深部血肿、淋巴结、肿瘤团块或肋骨异常，超声可以发挥重要作用。应用高频线阵探头探查，胸壁表面的结构很容易被显示。与X线胸片（甚至CT）相比，超声可以更好地显示软组织和肋骨的非骨化部分，因此成为此类临床情况的首选检查方法。

超声可以描绘肋骨变异，显示肋软骨的部分融合或骨质增生，也可以显示骨膜改变或损伤后骨膜下血肿。对于创伤后早期阶段患者，超声检查甚至可以发现胸片检查漏诊的骨折。超声也可以发现血管瘤及囊状淋巴管瘤，后者常由于间歇性的出血进入部分囊腔形成混合的团块或复杂囊肿，彩色多普勒超声有时可以在囊壁间隔中发现小血管。囊肿伴有不规则的囊壁结节性软组织成分可能提示肺胚母细胞瘤或畸胎瘤。软组织团块伴随局部压缩以及点状钙化可能提示神经母细胞瘤。发生于新生儿或小婴儿的回声性团块伴有发源于体循环的较大的动脉血管供血，应考虑肺隔离症。超声可以诊断胸部淋巴管瘤，但MRI检查可以在肿瘤位置较深或侵及纵隔时更好地显示肿瘤的整体情况。

尽管囊性的胸部损害和潜在的肿瘤可以被超声检查评价，但由于超声检查只能提供一些间接的线索，明确诊断仍存在很多困难。比如：单纯的囊肿，尤其发生在新生儿或婴儿，可能代表支气管、胸膜或心包囊肿或先天性囊性腺瘤样畸形；而在儿童胸部发现的实质性团块可能更难以应用超声鉴别，比如：肺囊虫病与感染后或创伤后的包裹性积液。另外，当胸部团块位置较深而被通气的肺组织阻挡时，超声无法用于相关疾病诊断。

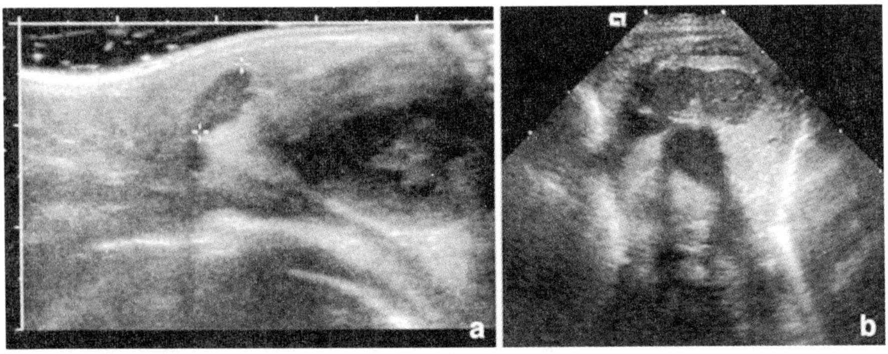

图3-2-24 超声在胸壁疾病的应用 图a：新生儿，乳房疼痛并肿胀。超声检查显示脓肿以及反应增大的淋巴结。图b显示胸壁复合性囊性淋巴管瘤：肿瘤兼具囊性和实体表现，囊腔内回声表现揭示近期有出血进入部分囊腔。

近年来随着超声设备技术的进步以及对于肺部超声影像的研究进展，胸部超声检查已经成为无损、便携、快速的疾病诊断辅助检查方法。由于其动态、实时及可重复的特点，使其不仅可以用于疾病的诊断，还可以进行动态监测，为治疗调整提供及时、准确的指导。作为监测工具，肺部超声目前已经被常规应用于多个临床领域。由于便携及可重复监测的特点，超声常被用于追踪监测某种特定临床情况的变化。随着超声对临床疾病如胸腔积液、气胸、肺实变和间质改变的诊断确定性的增加，目前超声技术已经开始被用于部分呼吸困难病人肺部状态的初始评价，有些专家还将肺部超声用于指导液体治疗和循环调整。虽然儿童和新生儿领域肺部超声应用经验尚有待积累，但已经有部分文献评实：常见的肺部超声征象可以有效应用于儿科危重症领域，促进临床诊疗发展。

虽然有很多很有希望的发现，但要常规用于危重病临床实践，肺部超声还在一些问题。比如观察者间和观察内差异、对于肥胖病人高质量影像获取困难以及无法检测肺组织的过度膨胀等。对于超声是否可以常规用于 ALI/ARDS 病人肺部情况的评价还需要更多的研究证实。

要点提示

（1）肺部超声已被常规应用于胸腔积液、气胸、肺实变和间质改变的诊断，超声诊断确定性已有较大提高。

（2）目前超声技术已用于对呼吸困难患者肺部状态的初始评价、指导液体治疗和循环调整。

（3）部分文献证实　常见的肺部超声征象可以有效地应用于儿科危重症领域，促进临床诊疗发展。

（4）肺部超声目前存在的问题　观察者间和观察内差异、肥胖患者高质量影像获取困难、无法检测肺组织的过度膨胀等。超声用于 ALI/ARDS 患者肺部情况的评价还需要更多的研究证实。

（晁彦公）

参考文献

1. Hendrikse K，Gramata J，ten Hove W，et al. Low value of routine chest radiographs in a mixed medical-surgical ICU. Chest，2007，132：823-828.

2. Brenner DJ，Hall EJ. Computed tomography-An increasing source of radiation exposure. N Engl J Med，2007，357：2277-2284.

3. Donald I，MacVicar J，Brown TG. Investigation of abdominal masses by pulsed ultrasound，Lancet，1958，1：1188-1195.

4. Lichtenstein D. General Ultrasound in the Critically Ill. 3rd ed. Heidelberg，New York：Springer-Verlag，2005.

5. Lichtenstein D，Axler O. Intensive use of general ultrasound in the intensive care unit，a prospective study of 150 consecutive patients. Intensive Care Med，1993，19：353-355.

6. Joyner CR，Herman RJ，Reid JM. Reflected ultrasound in the detection and localization of pleural effusion. JAMA，1967，200：399-402.

7. Lichtenstein D，Hulot JS，Rabiller A，et al. Feasibility and safety of ultrasound-aided thoracentesis in me-

chanically ventilated patients. Intensive Care Med, 1999, 25: 955-958.

8. Lichtenstein D, Goldstein I, Mourgeon E, et al. Comparative diagnostic performances of auscultation, chest radiography and lung ultrasonography in ARDS. Anesthesiology, 2004, 100: 9-15.
9. Mayo PH, Goltz HR, Tafreshi M, et al. Safety of ultrasound-guided thoracentesis in patients receiving mechanical ventilation. Chest, 2004, 125: 1059-1062.
10. Roch A, Bojan M, Michelet P, et al. Usefulness of ultrasonography in predicting pleural effusion—500 ml in patients receiving mechanical ventilation. Chest, 2005, 127: 224-232.
11. Lichtenstein D, Lascols N, Mezie`re G, et al. Ultrasound diagnosis of alveolar consolidation in the critically ill. Intensive Care Med, 2004, 30: 276-281.
12. Weinberg B, Diakoumakis EE, Kass EG, et al. The air bronchogram: sonographic demonstration. AJR Am J Rontgenol, 1986. 147: 593-595.
13. Lichtenstein D, Peyrouset O: Lung ultrasound superior to CT? The example of a CT-occult necrotizing pneumonia. Intensive Care Med, 2006, 32: 334-335.
14. Lichtenstein D, Mezie`re G, Seitz J. The dynamic air bronchogram. A lung ultrasound sign of alveolar consolidation ruling out atelectasis. Chest, 2009, 135: 1421-1425.
15. Lichtenstein D, Mezie`re G. Relevance of lung ultrasound in the diagnosis of acute respiratory failure. The BLUE-protocol. Chest, 2008, 134: 117-125.
16. Bitschnau R, Mathis G. Chest ultrasound in the diagnosis of acute pulmonary embolism. Radiology, 1999, 211-290.
17. Lichtenstein D. Diagnostic echographique de l'oede`me pulmonaire. Revue d'Imagerie Me dicale, 1994, 561-562.
18. Lichtenstein D, Mezie`re G, Biderman P, et al. The comet-tail artifact: An ultrasound sign of alveolar-interstitial syndrome. Am J Respir Crit Care Med, 1997, 156: 1640-1646.
19. Lichtenstein D, Mezie`re G. A lung ultrasound sign allowing bedside distinction between pulmonary edema and COPD: The comet-tail artifact. Intensive Care Med, 1998, 24: 1331-1334.
20. Lichtenstein D, Mezie`re G, Biderman P, et al. The comet-tail artifact, an ultrasound sign ruling out pneumothorax. Intensive Care Med, 1999, 25: 383-388.
21. Rantanen NW. Diseases of the thorax. Vet Clin North Am, 1986, 2: 49-66.
22. Lichtenstein D, Menu Y. A bedside ultrasound sign ruling out pneumothorax in the critically ill: Lung sliding. Chest, 1995, 108: 1345-1348.
23. Lichtenstein D, Mezie`re G, Biderman P, et al. The lung point: An ultrasound sign specific to pneumothorax. Intensive Care Med, 2000, 26: 1434-1440.
24. Lichtenstein D, Mezie`re G, Lascols N, et al. Ultrasound diagnosis of occult pneumothorax. Crit Care Med, 2005, 33: 1231-1238.
25. Tocino IM, Miller MH, Fairfax WR. Distribution of pneumothorax in the supine and semi-recumbent critically ill adult. AJR Am J Roentgenol, 1985, 144: 901-905.
26. Chun R, Kirkpatrick AW, Sirois M, et al. Where's the tube? Evaluation of hand-held US in confirming ET tube placement. Prehosp Disaster Med, 2004, 19: 366-369.
27. Lichtenstein D, Lascols N, Prin S, et al. The lung pulse: An early ultrasound sign of complete atelectasis. Intensive Care Med, 2003, 29: 2187-2192.
28. Hauser GJ, Pollack MM, Sivit CJ, et al. Routine chest radiographs in pediatric intensive care: A prospective study. Pediatrics, 1989, 83: 465-470.
29. Spitzer AR, Greer JG, Antunes M, et al. The clinical value of screening chest radiography in the neonate

with lung disease. Clin Pediatr, 1993, 32: 514 - 519.
30. Greenough A, Dimitriou G, Alvares BR, et al. Routine daily chest radiographs in ventilated, very low birth weight infants. Eur J Pediatr, 2001, 160: 147 - 149.
31. Tuddenham WJ. Glossary of terms for thoracic radiology: Recommendations of the Nomenclature Committee of the Fleischner Society. AJR Am J Roentgenol, 1984, 143: 509 - 517.
32. Lichtenstein D, Biderman P, Chironi G, et al. Feasability of general ultrasound in the critically ill. Re an Urg, 1996, 5: 788.
33. Yang PC, Luh KT, Chang DB, et al. Value of sonography in determining the nature of pleural effusion: Analysis of 320 cases. AJR Am J Roentgenol, 1992, 159: 29 - 33.
34. Targhetta R, Chavagneux R, Bourgeois JM, et al. Sonographic approach to diagnosing pulmonary consolidation. J Ultrasound Med, 1992, 11: 667 - 672.
35. Dulchavsky SA, Hamilton DR, Diebel LN, et al. Thoracic ultrasound diagnosis of pneumothorax. J Trauma, 1999, 47: 970 - 971.
36. Blaivas M, Lyon M, Duggal S. A prospective comparison of supine chest radiography and bedside ultrasound for the diagnosis of traumatic pneumothorax. Acad Emerg Med, 2005, 12: 844 - 849.
37. Volpicelli G, Mussa A, Garofalo G, et al. Bedside lung ultrasound in the assessment of alveolar - interstitial syndrome. Am J Emerg Med, 2006, 24: 689 - 696.
38. Copetti R, Catarossi L. The double lung point, an ultrasound sign diagnostic of transient tachypnea of the newborn. Neonatalogy, 2007, 91: 203 - 209
39. Lichtenstein D, Courret JP. Feasibility of ultrasound in the helicopter. Intensive Care Med, 1998, 24: 1119.
40. Lichtenstein D, Mezi re G, Lagoueyte JF, et al. A - lines and B - lines: Lung ultrasound as a bedside tool for predicting pulmonary artery occlusion pressure in the critically ill. Chest, 2009, 136: 1014 - 1020.
41. van der Werf TS, Zijlstra JG. Ultrasound of the lung: Just imagine. Intensive Care Med, 2004, 30: 183 -184.
42. Bélaïd Bouhemad, Mao Zhang, Qin Lu, et al. Clinical review: Bedside lung ultrasound in critical care practice. Critical Care, 2007, 11: 205.
43. Charlotte Arbelot, Fabio Ferrari, Bélaïd Bouhemad, et al. Lung ultrasound in acute respiratory distress syndrome and acute lung injury. Current Opinion in Critical Care, 2008, 14: 70 - 74.
44. Lichtenstein DA. Ultrasound examination of the lungs in the intensive care unit. Pediatric Critical Care Medicine, 2009, 10 (6): 693 - 698.
45. Bouhemad B, Liu Z, Zhang M, et al. Lung ultrasound detection of lung reaeration in patients treated for ventilator - associated pneumonia. Intensive Care Med, 2006, 32: S221.
46. Ok Hwa Kim, Woo Sun Kim, Min Jung Kim, et al. US in the Diagnosis of Pediatric Chest Diseases. RadioGraphics, 2000, 20: 653 - 671.
47. Riccabona M. Ultrasound of the chest in children. Eur Radiol, 2008, 18: 390 - 399.

第三节 PICU患者血管外肺水的监测

肺脏是重症感染最常见受累的靶器官。急性肺损伤和呼吸窘迫综合征的肺部病理生理特征是毛细血管的通透性增加，表现为肺泡-毛细血管屏障功能障碍所致的血管外肺水（extravascular lung water，EVLW）的聚集，因此血管外肺水监测无疑对指导 ARDS 等重症患者治疗有重要意义。

一、血管外肺水监测概述

血管外肺水（EVLW）是指肺血管腔以外的肺组织含水，包括肺间质含水、肺内各种细胞含水以及肺泡腔内表面膜含水。狭义的 EVLW 仅指肺间质含水。EVLW 是研究肺水肿的定量监测指标，可以早期、灵敏、直观地提供肺水肿发生发展及演变的病理过程，有助于指导治疗及预后评估，并间接评估各个脏器和系统的功能。因此，监测 EVLW 是危重患者管理的重要部分。根据胸部平片及动脉血气分析估计 EVLW 是不精确的，传统的双指示剂法是定量研究肺水肿可以接受的方法，虽然双指示剂法具有良好的相关性，但由于操作复杂、价格昂贵、创伤性大，可引起很多严重的并发症，故而限制了其临床应用。20 世纪 90 年代后期出现了更为简便的单一经肺热指示剂技术（the single transpulmonary thermal indicator technique，PiCCO），根据这一方法，EVLW 数据仅用中心静脉导管和带热敏电阻的动脉导管即可得到。精确的计算及监测 EVLW 给临床医生提供很多便利，包括能监测早期肺水肿及其病情进展情况，并可用于观察治疗反应。可靠的 EVLW 数据还可以用于液体疗法的管理及 ARDS 的诊断。

二、血管外肺水的测定原理及方法

肺血管外的液体是由血管滤过进入组织间隙和肺泡的，可用以下公式表示：$EVLW=\{Kf[(Pmv-Ppmv)-\sigma f(\pi mv-\pi pmv)]\}-Flymph$，其中 $Kf=SA\times Lp$；其中 Kf 为液体过滤系数，SA 为滤过面积，Lp 为水流体静水传导率，Pmv 为肺毛细血管静水压，Ppmv 为肺间质静水压，πmv 为肺毛细血管胶体渗透压，πpmv 为肺间质胶体渗透压，σf 为反射系数，Flymph 为淋巴引流量。最初的“称重法”是测定 EVLW 的金标准，其基本原理是：某物的含水量（%）＝（某物的湿重－某物的干重）/某物的湿重×100%。“称重法”虽然结果可靠，但只能用于动物离体实验，不能用于临床，且不能动态观察 EVLW 的变化，应用很局限。经肺温度-染料双试剂稀释法是将温度稀释法和染料稀释法相结合的方法。20 世纪 80 年代 Lewis 等报道应用经肺双指示剂可以测量 EVLW，其基本原理是把冰水和靛氰绿（ICG）染料同时注入右心房，其中冰水是血管外指示剂，可自由地通过肺血管与肺组织进行热量交换，而 ICG 染料为血管内指示剂，只能分布在肺血管内，通过测量这 2 种指示剂通过肺循环的平均时间，乘以这一时刻的心输出量，分别得到全肺热容量和肺血容量，两者之差为肺血管外热容量，即 EVLW，但 ICG 指示剂比较昂贵，并且此法测量比较费时，因此逐渐被单一温度稀释法所代替。单热指示剂稀释法是目前测量 EVLW 比较成熟的一种方法，单热稀释法测量得到的 EVLW 已经被双指示剂法和重量法的测量结果验证，临床上应用的主要是 PiCCO 仪。其基本原理是利用一根中心静脉导管和一根股动脉导管，用温度指示剂注射入中心静脉后，分布于胸腔内的各个腔室，根据股动脉测得温度衰减曲线，可以得出各个腔室容量的分布情况。测量开始，从中心静脉注入一定量的冰盐水（<8℃），经上腔静脉→右心房→右心室→肺动脉→血管外肺水→肺静脉→左心房→左心室→升主动脉→腹主动脉→股动脉→PiCCO 导管接收端，PiCCO 动脉导管尖端的热敏电阻测量温度的变化分析热稀释曲线后，心输出量通过改进的 Stewart - Hamilton 公式计算得到（图 3-2-25）：CO

=［(Tb−Ti)·Vi·K］/［ΔTb·dt］，Tb：注射冷指示剂前血液温度，Ti：注射冷指示剂温度，Vi：注射容积，K：校正系数，与体重、血温和注射液温度相关，ΔTb·dt：热稀释曲线下面积。

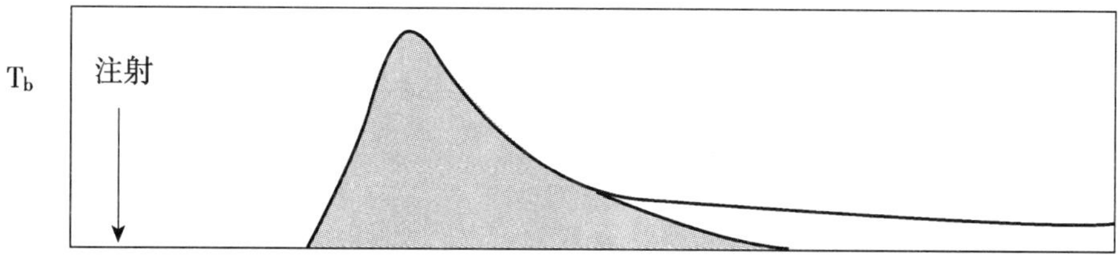

图 3-2-25 热稀释曲线下面积

所有的容量参数都是对热稀释曲线的更深入分析得到的。计算容积，需要知道：MTt：平均传输时间（mean transit time），指一半指示剂通过动脉测量点的时间；DSt：下降时间（down slope time），热稀释曲线的指数下降时间（图 3-2-26）。

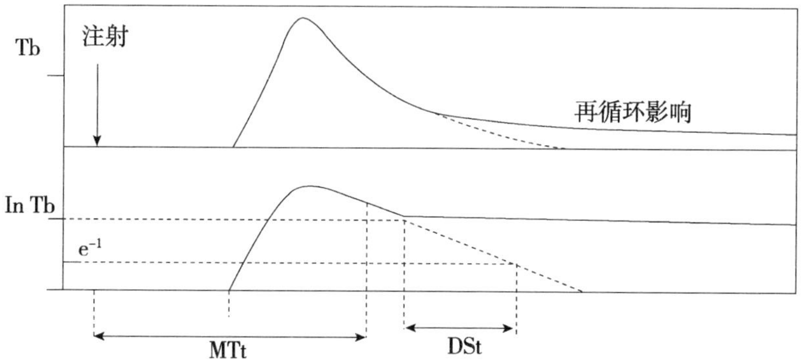

图 3-2-26 指示剂热稀释曲线

PiCCO 监测可提供一系列容量参数：心脏和肺可看成是由系列序贯而独立的容积腔组成（见图 3-2-27），指示剂注入后，以胸腔内总热容积（intrathoraeiethermal，ITTV）的形式进行分布。

ITTV=CO×MTtT，PTV=CO×DStT，GEDV=ITTV−PTV。胸腔内血容积（intrathoracic blood volume，ITBV）是全心舒张末期容积（GEDV）和肺血管内血液容积（PBV）之和，ITBV = PBV + GEDV。ITBV 最初用染料稀释法得到（双指示剂法，COLD 系统），并显示与通过热稀释法测量得到的 GEDV 之间存在着相关性，ITBV=1.25×GEDV−28.4ml。

EVLW 反映肺间质内含有的水量，通过 ITTV 与 ITBV 之差得到，即 EVLW=ITTV−ITBV（图 3-2-28）。EVLW 指数［EVLWI=EVLW（ml）/体重（kg)］正常范围为3～7ml/kg。

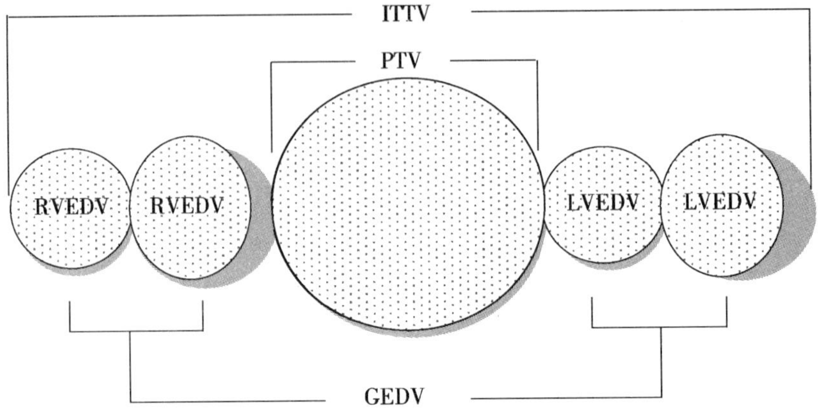

图 3-2-27 胸腔内相关容积的组成：PTV=肺内热容积，ITTV=胸腔内总热容积，GEDV=全心舒张末期容积=ITTV−PTV。

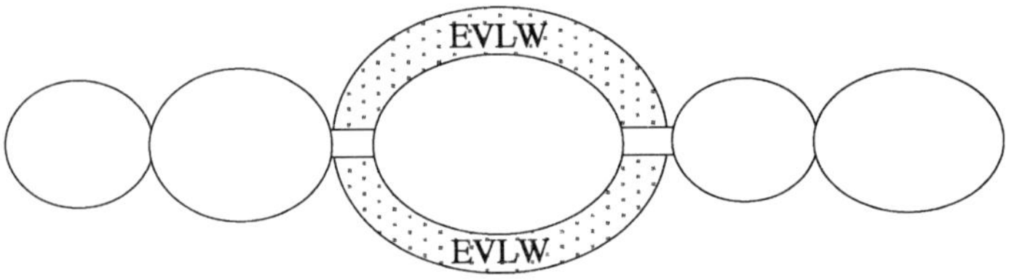

图 3-2-28 血管外肺水计算

三、重症患者血管外肺水变化的临床意义

2005 年 Martin 等人在 Critical Care 上报道了 29 例严重脓毒症患者 EVLW 的研究结果，数据显示存活者和死亡患者之间的 EVLW 有明显差别，前者 8.0 ml/kg（IQR 5.9～11.2 ml/kg），后者 14 ml/kg（IQR 7.4～20 ml/kg），$P<0.001$，死亡患者随着住院时间的延长 EVLW 逐渐增加。他们同时研究了肺损伤与 EVLW 的关系，用 PaO_2/FiO_2 比例作为氧合作用的衡量参数，结果显示高 EVLW 与低比例 PaO_2/FiO_2 之间有明显的相关关系（$r^2=0.32$；$P=0.003$），并且将脓毒症患者分为非 ARDS 组和 ARDS 组；非 ARDS 组中 EVLW 高的病例［12.0 ml/kg（IQR 11.0～14.0 ml/kg）］较 EVLW 低的病例［6.3 ml/kg（IQR 4.3～8.0 ml/kg）］有明显的低氧血症（平均 PaO_2/FiO_2 230.7± 36.1 mmHg 对 341.2± 92.8 mmHg；$P<0.001$）。ARDS 组与非 ARDS 组基本条件类似，但 ARDS 组的肺通透性指数（EVLW/ITBV 比例）较非 ARDS 组增高（1.18±0.45 versus 0.60±0.31；$P<0.001$）。ARDS 组 73%病例（11/15）有肺水增加，其死亡率较 EVLW 正常 ARDS 明显增高（7/11versus0/4；$P=0.03$）。从此项研究可以看出大部分严重脓毒症的患者有着 EVLW 的增加，包括没有合并 ARDS 的患者；EVLW 的增加伴随着死亡率的上升，EVLW 正常的 ARDS 有更多生存的机会。Martin 等人在另外一篇文章中指出，EVLW 是脓毒症液体疗法

管理中的重要参数，在脓毒症患者表现出明显肺水肿临床症状之前，EVLW 有助于指导液体的输入和缩血管活性药物的使用，当脓毒症患者表现为进行性的 EVLW 增加时是限制液体输入和增加缩血管活性药物的使用的指征，如果基于肺水肿的传统征象如氧合作用减退及胸部 X 线片的改变，那就意味着治疗策略的延迟。

ARDS 的诊断标准是 1994 年 AECC 制定的，主要内容包括 $PaO_2/FiO_2<200$、胸部 X 线片肺浸润的表现及肺动脉楔压低于 18mmHg。最近 Esteban 等人尸检的研究发现 AECC 的诊断标准的敏感性为 75%，特异性为 84%，尽管和肺内起源 ARDS 相比，此标准对源于肺外的 ARDS 有更高的敏感性和特异性。这两种形式的 ARDS 其组织病理不同，据文献报道肺水肿和肺泡萎陷是肺外源性 ARDS 的主要特点，而肺组织实变是肺源性 ARDS 的主要特点。这点提示 EVLW 数据有助于鉴别 2 种发病机制不同的 ARDS。10 年前就有作者设想用毛细血管渗透性对肺损伤进行定量监测。然而，毛细血管渗透性不能准确鉴别心源性和非心源性的肺水肿且技术复杂。相比之下，EVLW 技术上简便易行且数据可靠，能为临床医生管理和治疗脓毒症合并急性肺损伤（ALI）或 ARDS 的患者提供很大的帮助。

研究显示监测 EVLW 有确定预后的价值。Sakka 等人回顾性地研究了 373 例危重患者，结果发现 EVLW 是死亡率的独立预测因子，EVLW 超过 15ml/kg 的患者死亡率为 65%，而 EVLW 小于 10ml/kg 的患者死亡率为 33%。最近 Kuzkov 总结了 38 例脓毒症诱导的 ALI 病例病程经过，结果所示尽管在病程的第 1 天存活组和死亡组 EVLW 没有显示出差别，但随后存活组 EVLW 下降而死亡组 EVLW 上升，但到病程第 3 天两组间出现明显差异。因此，通过床边动态监测 EVLW，医生能及时限制和排出体内过多的液体，从而改善脓毒症患者的预后。

要点提示

1. 动态监测 EVLW 已成为现实，PiCCO 是一种简便安全准确获取 EVLW 的方法。
2. 动态监测 EVLW 可对 ARDS、呼吸衰竭等重症患者提供有价值的诊断并能有效指导液体疗法和血管活性药物的应用。

（许　煊　陈贤楠）

参考文献

1. Martin GS, Mannino DM, Eaton S, et al. The epidemiology of sepsis in the United States from 1979 through 2000. N Engl J Med, 2003, 348: 1546-1554.
2. Angus DC, Linde-Zwirble WT, Lidicker J, et al. Epidemiology of severe sepsis in the United States: Analysis of incidence, outcome, and associated costs of care. Crit Care Med, 2001, 29: 1303-1310
3. Wheeler AP, Bernard GR. Treating patients with severe sepsis. N Engl J Med, 1999, 340: 207-214.
4. Parrillo JE, Parker MM, Natanson C, et al. Septic shock in humans; Advances in the understanding of pathogenesis, cardiovascular dysfunction, and therapy. Ann Intern Med, 1990, 113: 227-242.
5. Arias E, Anderson RN, Kung HC, et al. Deaths: Final data for 2001. Natl Vital Stat Rep, 2003, 52: 115.

6. Martin GS, Bernard GR. Airway and lung dysfunction in sepsis. Intensive Care Med, 2001, S63 - S79.

7. Bernard GR, Artigas A, Brigham KL, et al. The American European Consensus Conference on ARDS: Definitions, mechanisms, relevant outcomes, and clinical trial coordination. Am J Respirt Crit Care Med, 1994, 149: 818 - 824.

8. Katzenelson R, Perel A, Berkenstadt H, et al. Accuracy of transpulmonary thermodilution versus gravimetric measurement of extravascular lung water. Crit Care Med, 2004, 32: 1550 - 1554.

9. Holm C, Tegeler J, Mayr M, et al. Effect of crystalloid resuscitation and inhalation injury on extravascular lung water: Clinical implications. Chest, 2002, 121: 1956 - 1962.

10. Martin GS, Eaton S, Mealer M, et al. Extravascular lung water in patients with severe sepsis: A prospective cohort study. Critical Care, 2005, 9: R74 - R82.

11. Martin GS, Moss M, Wheeler AP, et al. A randomized controlled trial of furosemide with or without albumin in hypoproteinemic patients with acute lung injury. Crit Care Med, 2005, 33: 1681 - 1687.

12. Sakka SG, Klein M, Reinhart K, et al. Prognostic value of extravascular lung water in critically ill patients. Chest, 2002, 122: 2080 - 2086.

13. Kuzkov V, Kirov M, Sovershaev MA, et al. Extravascular lung water determined with single transpulmonary thermodilution correlates with severity of sepsis - induced acute lung injury. Crit Care Med, 2006, 34: 1647 - 1653.

第三章 颅内压监测

第一节 头颅影像学监测颅高压

一、影像学的临床价值

CT 和 MRI 被评为 25 年来对医疗有深远影响的 30 项医学发明之首，临床医生对影像学的依赖程度越来越大。床头读片是一位优秀临床医生所必须具备的基本功，临床医生应该改变依赖影像学报告现象。读片是临床医生，尤其是急诊医生及时获得患者信息的重要途径。等待影像学报告单有时不可避免延误对病情的认识（见图 3 - 3 - 1），甚至错过干预时机。影像学中含有非常丰富的临床信息，甚至可以因此而获明确诊断（见图 3 - 3 - 2），减少错误的干预。

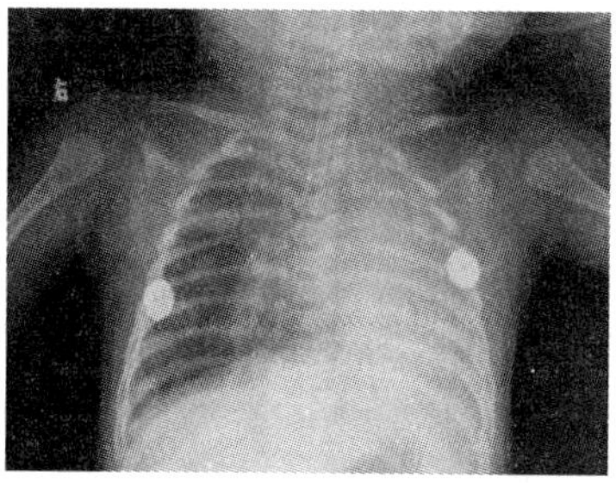

图 3 - 3 - 1 患儿经气管插管上机后呼吸活跃，低氧血症难以改善，拍床头片，但值班医生没能读片，直至次日获取报告单后，才纠正由于气管插管过深引起的肺不张

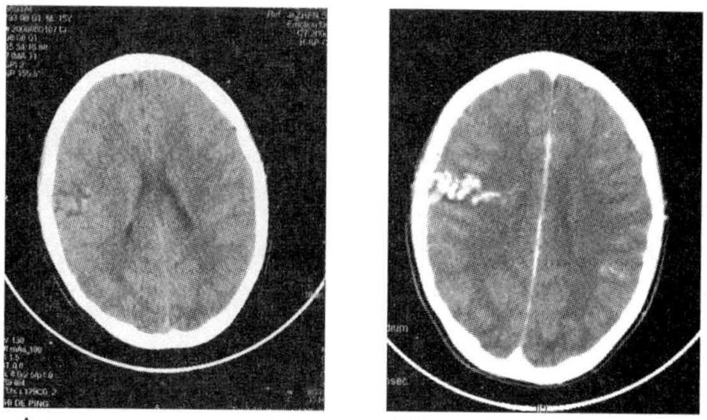

A B

图 3 - 3 - 2 患儿 14 岁，半天内晕厥一次 A. 头颅 CT 见右额颞交接处病灶 B. 经 CT 增强扫描后诊断脑动静脉畸形

二、颅内高压干预现状

颅高压的程度是决定神经预后的最关键因素，它可引起脑血流下降，甚至脑血管塌陷，经有效降低颅内压，能使脑组织的氧分压升高和脑血流增加，明显改善预后，干预颅内高压关键是有效控制颅内高压。然而，成功管理颅内高压患儿必须面对这样一个难以回避的临床问题：如何评估颅内压？有创监测颅内压包括经硬膜下、蛛网膜下腔、侧脑室、脑组织测定压力，这些方法有发生颅内感染的危险，而且，除颅脑外伤患儿外极少应用。临床常根据症状评估颅内高压，其敏感性仅为 36%，容易耽误颅内高压的干预（见图 3 - 3 - 3）。临床上仍多用脑脊液的滴速估测颅内压，多少滴速提示颅内高压并不明确，而且滴速与穿刺针的位

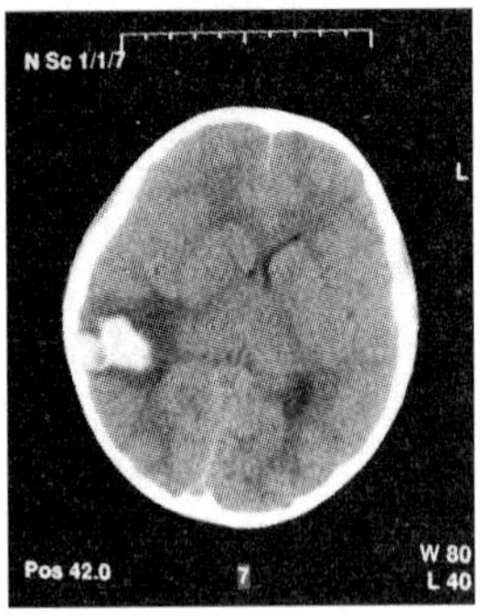

图 3-3-3 患儿 7 岁，呕吐头晕 3 天，GCS 评分 14，无颅高压症状，但头颅 CT 见脑沟回消失，脑室受压，中线移位。不久即发生脑疝

置、斜面方向密切相关。不难发现，临床上评估颅内高压具有极大的主观性和盲目性，应用和更改甘露醇更是凭经验。神经危重症患儿一旦出现病情恶化，大多归结为原发病进展，很少有关注严重而持续的颅内高压、脑灌注不足、脑缺血和脑水肿、进一步加剧颅内高压的恶性循环，降颅压措施常不规范、不积极。即使有应用甘露醇后 2h 腰穿测脑脊液压力为高者，却仍沿用 4h 或更长甘露醇间隔，这种治疗临床并不少见。经验性降颅压措施存在的本质问题是：确定或更改甘露醇凭经验，具有很大主观性，多为 4h 或更长间隔；临床医生无法明确所应用甘露醇能否持续而有效地控制颅内压。张育才等总结 5 年期间的颅内高压患儿，病死率高达 26.9%，虽然积极治疗原发疾病，及时合适使用脱水剂，采用“边补边脱、脱补结合”的原则，维持水、电解质平衡等治疗措施。但急性颅内高压及脑水肿的发生率和病死率均无降低，说明当前的抢救手段并未降低患儿的病死率，必须寻求新的抢救颅内高压途径。

三、颅内高压形成机制

颅腔内由脑膜、脑组织、血管和脑脊液构成，颅腔通过枕骨大孔与脊髓腔相通。颅腔几乎是封闭的而且没有伸缩性，颅腔的总容积保持不变。一旦颅腔某一成分容积增加，常通过减少其他 2 种成分的容积得以代偿，如过度通气减少脑血管容积，将部分脑脊液转移到脊髓腔内和加快脑脊液吸收而减少脑脊液容积，甚至长期压迫引起脑组织萎缩。

脑脊液在颅腔和脊髓腔内可以自由流通，脑脊液的快速转移是急性颅内容积增加最重要的代偿途径，高达 15～20ml 的脑脊液可在几分钟内转移到脊髓蛛网膜下腔。而慢性颅内容积增加如颅内肿瘤等，由于脑组织受压萎缩和脑脊液转移形成的代偿空间可高达 150ml。

生理情况下，由于脑脊液的自由流通，颅腔内各部分的压力通常是均等的。但病理情况下如颅内血肿、脑损伤，脑水肿等，可导致颅内压非均匀分布，即颅腔内各区域存在压力梯度。10 例脑外伤后脑中线移位超过 3mm 的患者，测两侧大脑半球组织压差超过 5～10 mmHg。而监测 1 例左侧内囊出血患者蛛网膜下腔压力，发现左侧压力高达 35～45mmHg，而右侧正常为 5mmHg。当实验猫诱发出小脑幕切迹疝时，幕上下脑组织压差高达（24.6±11.4）mmHg。猫经局部脑缺血后，脑缺血水肿区组织压比周边正常区脑组织压高 8mmHg。而置硬脑膜外充气球囊压迫右颞叶，检测颅内脑组织各区域压力非均等分布。Cushing 于 1902 年经动物实验和临床观察提出脑组织局部压迫产生的压力并非能均等地传向颅内各个腔室。可见，由于脑组织的非流动性，局限性颅内高压并非能均匀传向各处，因大脑镰和小脑幕将颅内分隔成 3 个相对独立的颅腔，大脑镰和小脑幕成为阻断颅内压力传导的天然屏障，将增大的压力限于病变的颅腔内，即颅内压非均匀性分布，有利于保护临近颅腔内正常脑组织（见图 3-3-4）。若局限性颅内压不断升高，压力将跨越这种界面的限制，引起大脑镰和小脑幕移位（见图 3-3-5）。

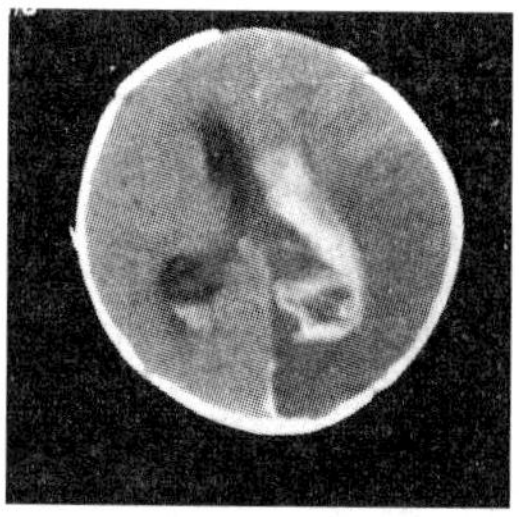

图 3－3－4　晚发性维生素 K 缺乏伴颅内出血，左侧脑组织显著低密度，而大脑镰右侧脑组织基本正常

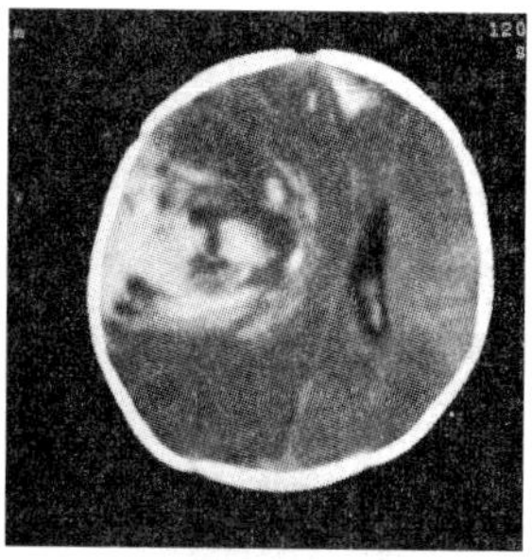

图 3－3－5　晚发性维生素 K 缺乏伴颅内血肿，右侧脑组织弥漫性水肿致中线移位，压迫并引起对侧脑组织水肿

局限性颅内高压是引起局部脑组织水肿的根本因素。脑外伤患者，局部损伤脑组织毛细血管受压变窄。一侧大脑半球血肿兔模型，检测颅内各区域脑组织血流，发现血肿越大，周边脑组织血流减少越显著，而对侧大脑半球血流则不受影响，提示血肿挤压脑组织微血管，导致局部脑组织缺血损害。脑组织毛细血管关闭压大约为 35mmHg，当局部颅内压超过该值，导致脑微血管塌陷、脑组织缺血，继发脑水肿。占位周边发生脑水肿常提示局限性颅内高压存在（见图 3－3－6）。

局限性颅内高压观点对临床实践具有指导作用。由于颅内压非均匀分布，有创监测脑室压或脑组织压，并不能准确反映病变区域脑组织的压力；局限性颅内高压常导致继发性脑水肿，甚至脑组织移位。而头颅 CT 是观察颅内局部形态学改变的最佳手段，有利于早期判断局限性颅内高压的存在。

随着局限性颅内高压的不断发展，将形成弥漫性颅内高压，其形成机制：颅内高压的形成常见于占位性改变如血肿、肿瘤、脑组织水肿，颅内高压形成。可用三阶段模式来描述：第 1 阶段，数分钟内占位扩张，占位挤压脑脊液，脑脊液迅速转移到脊髓腔内，脑脊液压力不变。第 2 阶段，占位继续扩张，脑脊液压力暂时性升高，由于脑脊液循环回路通畅，促使脑蛛网膜粒加快吸收，脑脊液容积缩小，脑脊液压力随着下降。第三阶段，占位挤压引起蛛网膜下腔消失，甚至脑室缩小，导致脑脊液的回路梗阻。这一阶段失去了脑脊液吸收的代偿作用，增大的占位与不断分泌膨胀的脑脊液相互作用，导致脑脊液压力急剧升高，并可继发脑缺血、水肿，更加剧颅高压，临床状况急剧恶化。Hayashi 等经脑池造影发现颅内高压患者，脑脊液停滞于大脑表面，即脑脊液梗阻于蛛网膜下腔，进一步证实上述观点。蛛网膜下腔消失，提示颅内压发展已处于第三阶段，发生脑脊液回流梗阻；而完整的蛛网膜下腔，提示脑脊液回流通畅，脑脊液具有代偿功能，脑脊液压力难以升高，因而通过这些结构的形态变化可预测颅内压的发展趋势。

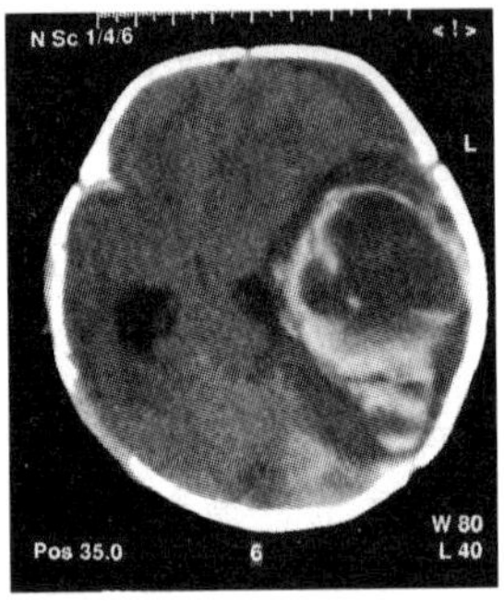

图 3-3-6 晚发性维生素 K 缺乏引起颅内出血，血肿压迫，中线移位，周边脑组织水肿带形成

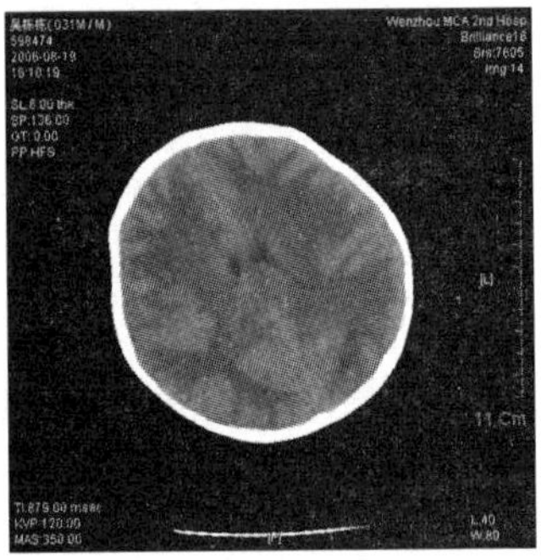

图 3-3-7 患儿 3 岁，高热，嗜睡，肌张力增高，暴发型急性播散性脑脊髓炎，查头颅 CT 见脑沟回完全消失，脑室受压。仍行腰穿，1 小时后即脑疝

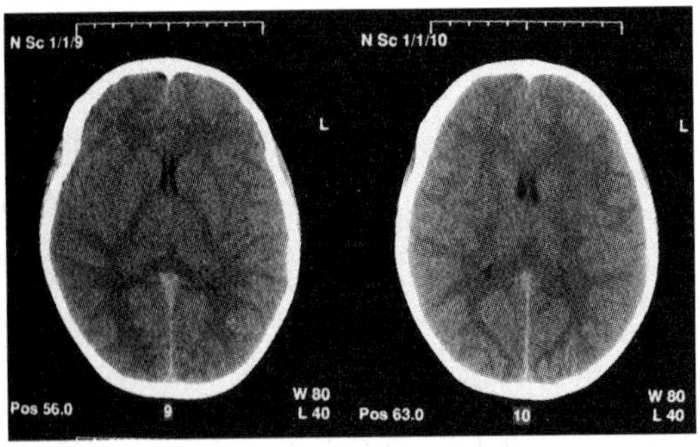

图 3-3-8 患儿 8 岁，化脓性脑膜炎并发脑疝，头颅 CT 见脑沟回消失，脑室受压。甘露醇间隔 q2h，脑疝纠正，无神经后遗症。

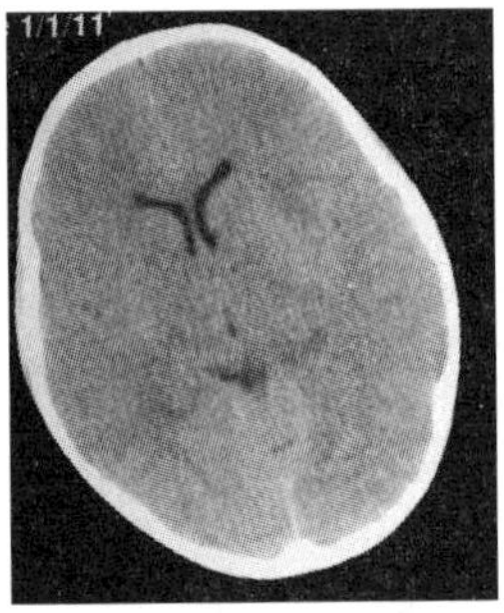

图 3-3-9 患儿 7 岁，乙型脑炎发生小脑幕切迹疝，头颅 CT 见脑沟回完全消失，脑室受压，应用甘露醇后 3 小时腰穿测压大于 400mmH_2O

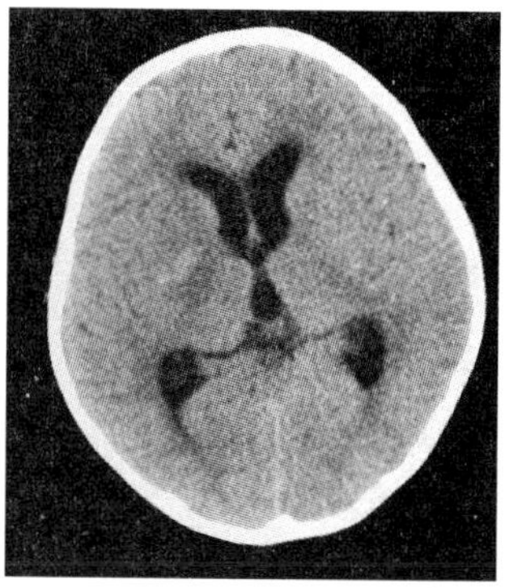

图 3-3-10 患儿 7 岁，结核性脑膜炎，头颅 CT 脑沟回明显减少，脑室无扩大，中线无移位。应用甘露醇后 6 小时腰穿测压大于 300mmH_2O

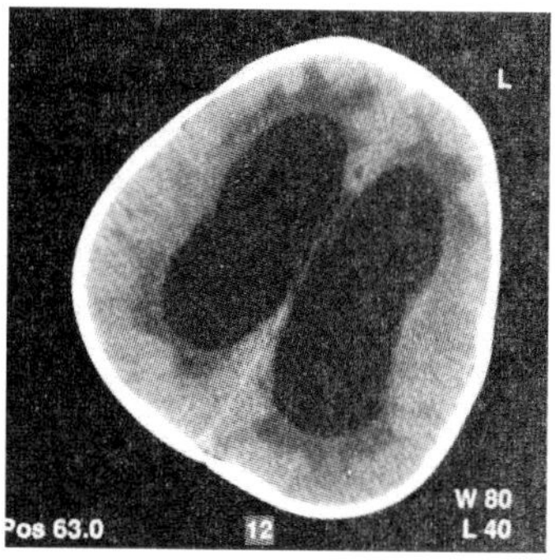

图 3-3-11 第四脑室占位引起梗阻性脑积水，间质性脑水肿

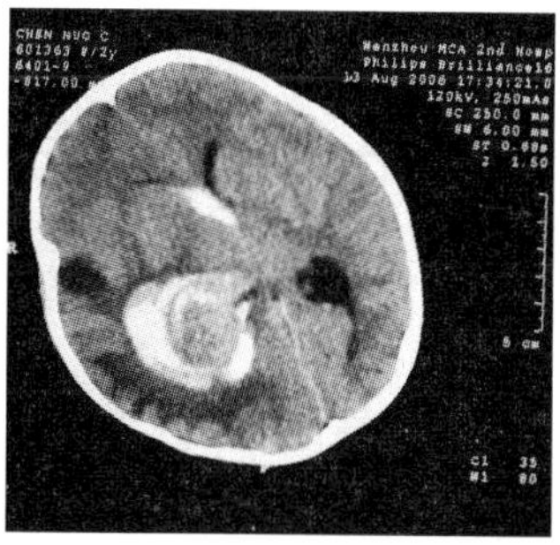

图 3-3-12 患儿 3 岁，呕吐发热半天，腰穿后 1.5 小时即发生脑疝，查头颅 CT 见颅内肿瘤伴出血，中线移位

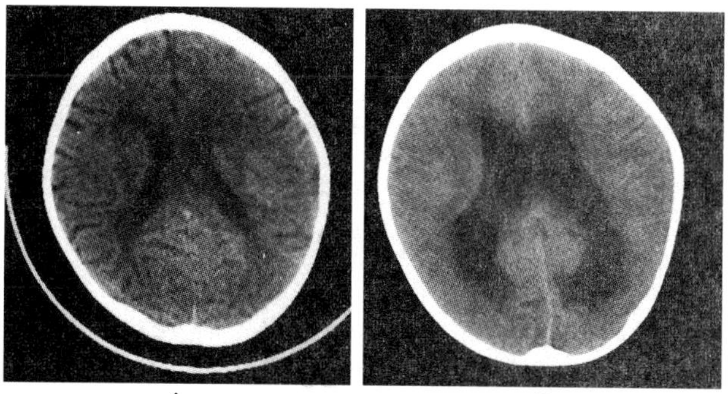

A B

图 3-3-13 患儿 2 岁，结核性脑膜炎

A. 血钠 135mmol/L，头颅 CT 见脑沟回加深

B. 1 周后血钠降至 118mmol/L，并发脑疝，头颅 CT 见脑沟回消失，脑室扩大。

四、头颅 CT 联合甘露醇后腰穿测压评估颅内压

头颅 CT 是判断颅腔内结构改变的最佳方式。目前已有的头颅 CT 形态改变指标对判断颅高压的敏感性并不高。Teasdale 等报道第 3 脑室或基底池受压与颅高压（大于 20mmHg）密切相关。有文献报道，30 例颅高压患儿，6 例脑室受压，2 例基底池受压，提示脑室或基底池的形态改变不是颅高压的敏感指标，其敏感性分别为 20% 和 6%，但特异性高达 100%。临床上，出现脑室或基底池受压或消失，常提示处于极高颅内压，预后极差。应用蛛网膜下腔的形态改变评估颅内高压状况，敏感性为 100%，而且特异性也高达 93%。

先根据临床症状评估颅内高压状况，应用头颅 CT 评估局限性或弥漫性颅内高压的形态改变（占位周边水肿带、脑中线移位、蛛网膜下腔消失、脑室扩大或缩小），再选择甘露醇等降颅压措施；需要腰穿者，于下一次应用甘露醇前腰穿并测压，以明确所用甘露醇间隔能否控制颅内高压，根据测压结果继续或更改降颅压措施，这一过程称为联合应用头颅 CT 和甘露醇后腰穿测压的颅内高压评估程序（图 3-3-14）。

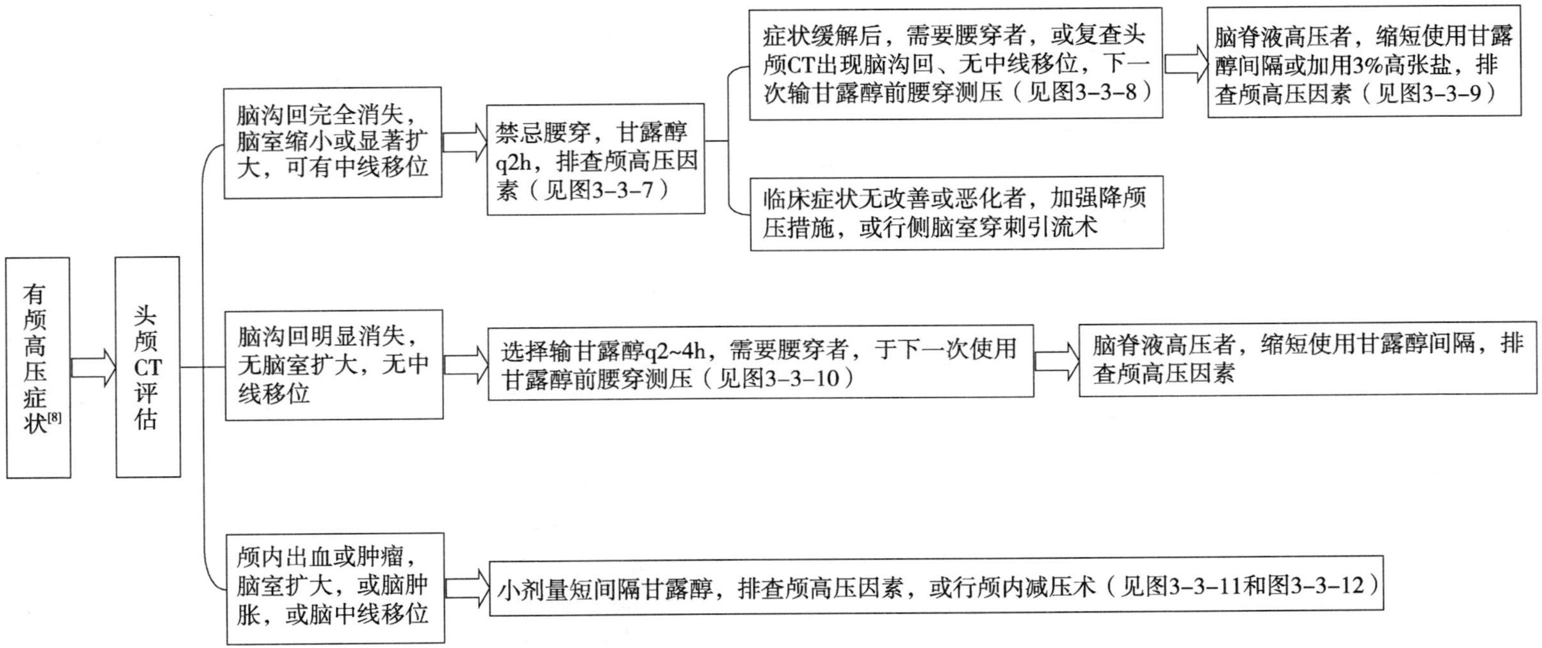

图 3－3－14　评估颅内高压流程图

五、颅内高压持续和加剧的相关因素

1. 低钠血症

液体张力与低钠血症：抗利尿激素分泌失调综合征（SIADH）或脑性失钠是神经危重症患儿低钠血症的主要机制，但医源性低钠血症是一个不可忽视的因素，而低张液体是最主要原因。由于颅内病变，抗利尿激素（ADH）、醛固酮、利钠素分泌失调，导致体内钠平衡调节失调。输入低张液体时，患儿无法通过保钠或排水来主动调节血钠稳定。近年来有人认为，血钠低于 138mmol/L 不宜用低张液体。有文献报道神经系统危重症患儿，入院时血清钠在正常范围，输 1/5 张液体后可引起血钠显著性下降。

血清钠与神经症状：低钠血症常引起神经症状恶化，甚至死亡。渗透梯度是决定脑毛细血管内外水通透的唯一因素，不同于其他器官与静水压和胶体渗透压有关。而血渗透梯度主要由血清钠形成。低钠血症不仅加重血脑屏障损坏区的脑细胞水肿，更引起正常血脑屏障区的脑组织肿胀，加剧已有的颅内高压，恶化神经症状。血清钠下降，即使应用甘露醇，患儿意识障碍仍加重，频繁惊厥，Glasgow 评分继续降低。可见，低钠血症的存在能够抵抗甘露醇的降颅压作用，应用甘露醇后虽可升高血渗透压约 10mOsm，而血清钠降低 5mmol/L 为 5×1. 86mOsm 即可抵消因甘露醇而升高的渗透压。相反，升高血清钠，可引起脑组织脱水，缓解颅内压。血清钠与颅内压显著相关，应用高张液体能降低颅内压。

低钠血症干预：神经危重症管理重在预防低钠血症，一旦出现低钠血症，将使颅高压迅速恶化，甚至成为难治性颅高压（见图 3 - 3 - 13）。由于颅高压管理中常忽视低钠血症，缺乏连续监测，使医院内获得性低钠血症发生率较高。2003 年国外文献报道低张静脉补液引起医院获得性低钠血症 50 多例发生神经损伤，其中 26 例死亡，这些病例中许多是既往健康仅接受小手术后发生。Moritz 等报道 16 例既往健康儿童，在经受外科手术后和儿科抗感染治疗后，由于应用低张静脉维持液很快发生低钠性脑病，发生永久性神经损伤和导致死亡。神经危重症患儿低钠血症有多种因素：限制液体甚至成为颅高压和脑水肿患儿的管理常规，SIADH 患儿更主张限制液体，但限制液体并不能改善脑炎患儿预后，而低钠血症和低容量将引起神经症状恶化。鉴于低钠血症同时常发生低血容量，有主张容量补充和应用氢化可的松抑制尿钠排泄。临床确定低钠血症的病因是困难的，纠正低钠血症无需限制液体，补充更高的液体张力和维持液体进出平衡，能纠正神经危重症患儿低钠血症。

液体选择：3%高张盐降颅压疗效肯定，能维持 2h。高张钠降颅压作用与甘露醇相似，通过提高血钠，进而提高血渗透梯度，使脑组织间隙和细胞内水进入血管内。儿童颅高压患者，3%氯化钠持续应用 7d，血清钠升高达 160±10mmol/L，53%患儿完全康复，21%的患儿遗留中度神经后遗症，但无肺水肿、肾衰、神经脱髓鞘病变。应用 1/2～1 张液体结合甘露醇，能纠正低钠血症并改善神经症状，值得今后进一步观察。

2. 颅内高压控制不当

甘露醇为常用渗透性利尿剂，甘露醇降颅压作用于给药后 15～30min 出现，持续 90min 到 6h。静脉注入甘露醇后 90min 内即有一半排泄体外，210min 后即完全清除，降颅压高峰平均为 44min（18～120min），可见，甘露醇的有效作用时间并不是临床上普遍认同的 6～8h。颅高压的危害主要引起脑灌注压的下降，继而脑血流降低。脑血流低于 19ml/(100g・min)，即可发生轻度脑水肿，低于 15ml/(100g・min)，可发生严重的脑水肿或脑疝。可见及时彻底的降颅压，迅速恢复脑血流，才能有效阻止脑水肿的发生。Kobayashi 监测 6 例颅高压患者，应用甘露醇后，颅内压较快地下降，但 3h 左右即恢复到用药前的水平。小剂量短间隔 2～4h 应用甘露醇不仅能阻止脑水肿，而且能有效逆转脑疝。可见，临床上颅高压患儿，要持续而有效地控制颅高压，甘露醇间隔时间应短至 2～4h，才能彻底阻断颅高压的恶性循环。

更多的临床医生有时将颅内高压患儿病情恶化归结为甘露醇的耐药，而改为甘油果糖、白蛋白、速尿，但是临床观察发现，更改降颅压药物，临床状况并没有改善，反而进一步恶化，更频繁地应用甘露醇并没有出现甘露醇的耐药性，相反，颅内高压得不到有效控制是病情恶化的最重要原因。

3. 脑血管扩张

颅内高压患者因频繁应用利尿剂、强调脱水、限制液体等措施，应警惕低血压的发生。反复应用镇静剂、呼吸中枢抑制引起痰阻等均可引起高碳酸血症，昏迷患者尤其应加强血气分析进行检测。昏迷患儿痰阻、惊厥性发绀、中枢性呼吸暂停、继发肺炎等均可引起低氧血症，可引起脑血管扩张，进一步恶化颅内高压。脑灌注压下降、二氧化碳潴留、低氧血症是导致脑血管扩张的主要因素。

要点提示

1. 临床上评估颅内高压具有极大的主观性和盲目性，应用和更改甘露醇更是凭经验，无法明确所应用甘露醇能否持续而有效地控制颅内高压。颅内高压患儿的病死率仍居高不下。

2. 局限性颅内高压和弥漫性颅内高压描述了颅内高压发展过程的形态学改变，占位周边水肿带、脑中线移位、蛛网膜下腔消失、脑室扩大或缩小是头颅 CT 评估颅内高压的依据。

3. 颅内高压持续和加重的相关因素主要包括低钠血症、颅内高压得不到有效控制、脑血管扩张等。

4. 评估颅内高压流程图提出：有颅内高压症状患儿，行腰穿前先查头颅 CT 评估颅内形态改变，下一次应用甘露醇前腰穿测压以明确所用甘露醇间隔能否控制颅内高压。

（何时军）

参考文献

1. Juul N, Morris GF, Marshall SB, et al. Intracranial hypertension and cerebral perfusion pressure: Influence on neurological deterioration and outcome in severe head injury. the executive committee of the international selfotel trial. Neurosurg, 2000, 92 (1): 1-6.
2. Rosenorn J, Diemer NH. Reduction of regional cerebral blood flow during brain retraction pressure in the rat. J Neurosurg, 1982, 56: 826-829.
3. Schröder ML, Muizelaar JP, Bullock MR, et al. Focal ischemia due to traumatic contusiond documented by

stable xenon－CT and ultrastructural studies. J Neurosurg，1995，82（6）：966－971.
4. Yamakami I，Yamaura A. Effects of decompressive craniotomy on regional cerebral blood flow in severe head trauma patients. Neurol Med Chir，1993，33（9）：616－620.
5. Guerra WK，Gaab MR，Dietz H，et al. Surgical decompression for traumatic brain awelling：Indications and results. J Neurosurg，1999，90（2）：187－196.
6. Sarnaik AP. Diagnosis and management of Reye's syndrome. Compr Ther，1982，8：47－53.
7. Behrman RE，Kliegman RM，Jemson HB. Textbook of Pediatrics. 16th ed. Science press and Harcourt Asia W. B. Saunders，2000：250.
8. 虞佩兰，杨于嘉. 小儿脑水肿与颅内高压. 北京：人民卫生出版社，1999. 48，160.
9. 何时军，单小鸥，陈贤楠. 联合头颅CT和甘露醇后腰穿测压的小儿降颅压方案的可行性探讨. 小儿急救医学，2005，12（4）：288－291.
10. 张育才，杨丽萍，汤定华，等. 危重病患儿急性颅内高压及脑水肿的病因和病死危险因素分析. 中华儿科杂志，2005，43（1）：44－47.
11. Doyle DJ，Mark PW. Analysis of intracranial pressure. J Clin Monit，1992，8（1）：81－90.
12. Sahuquillo J，Poca MA，Arribas M，et al. Interhemisperic supratentorial intracranial pressure gradients in head－injured patients：Are they clinically important? J Neurosurg，1999，90（1）：16－26.
13. Weaver DD，Winn HR，Jane JA. Differential intracranial pressure in patients with unilateral mass lesions. J Neurosurg，1982，56（5）：660－665.
14. Nagao S，Sunami N，Tsutsui T，et al. Acute intracranial hypertension and brain－stem blood flow. An experimental study. J Neurosurg，1984，60（3）：566－571.
15. Iannotti F，Hoff JT，Schielke GP. Brain tissue pressure in focal cerebral ischemia，J Neurosurg，1985，62（1）：83－89.
16. Wolfla CE，Luerssen TG，Bowman RM，et al. Brain tissue pressure gradients created by expanding frontal epidural mass lesion，J Neurosurg，1996，84（4）：642－647.
17. Schröder ML，Muizelaar JP，Bullock MR，er al. Focal ischemia due to traumatic contusions documented by stable xenon－CT and ultrastructural studies. J Neurosurg，1995，82（6）：966－971.
18. Nath FP，Jenkins A，Mendelow AD，et al. Early hemodynamic changes in experimental intracerebral hemorrhage. J Neurosurg，1986，65（5）：697－703.
19. 何时军，黄爱蓉，潘国权，等. 应用头颅CT评估颅内高压的可行性分析. 中国临床医学影像杂志，2004，15（2）：66－67.
20. Teasdale E，Cardoso E，Galbraith S，et al. CT scan in severe diffuse head injury：Physiological and clinical correlations. J Neurol Neurosurg Psychiatry，1984，47（6）：600－603.
21. Toutant SM，Klauber MR，Marshall LF，et al. Absent or compressed basal cisterns on first CT scan：Ominous predictors of outcome in severe head injury. J Neurosurg，1984，61（4）：691－694.
22. Hoorn EJ，Geary D，Robb M，et al. Acute hyponatremia related to intravenous fluid administration in hospitalized children：An observational study. Pediatrics，2004，113（5）：1279－1284.
23. 何时军，陈贤楠. 低张静脉维持液体对神经系统危重症患儿影响的临床观察. 小儿急救医学，2003，12（3）：195－197.
24. Nelson PB，Seif SM，Maroon JC，et al. Hyponatremia in intracranial disease：Perhaps not the syndrome of inappropriate secretion of antidiuretic hormone（SIADH）. J Neurosurg，1981，55（6）：938－941.
25. van Gijn J，Hijdra A，Wijdicks EF，et al. Acute hydrocephalus after aneurysmal subarachnoid hemorrhage. J Neurosurg，1985，63（3）：355－362.
26. Arieff AI，Schmidt RW. Fluid and electrolyte disorders and the central nervous system. // Maxwell，

MH, Kleeman CR, et al. Clinical disorders of fluid and electrolyte metabolism. 3rd ed. New York: McGraw Hill Inc, 1980: 1409 - 1480.
27. Marshall LF, Smith RW, Rauscher LA, et al. Mannitol dose requirements in brain - injured patients. J Neurosurg, 1978, 48 (2): 169 - 172.
28. Garcia - Morales EJ, Cariappa R, Parvin CA, et al. Osmole gap in neurologic - neurosurgical intensive care unit: Its normal value, calculation, and relationship with mannitol serum concentrations. Crit Care Med, 2004, 32 (4): 986 - 991.
29. Khanna S, Davis D, Peterson B, et al. Use of hypertonic saline in the treatment of severe refractory posttraumatic intracranial hypertension in pediatric traumatic brain injury. Crit Care Med, 2000, 28 (4): 1144 - 1151.
30. Peterson B, Khanna S, Fisher B, et al. Prolonged hypernatremia controls elevated intracranial pressure in head - injured pediatric patients. Crit Care Med, 2000, 28 (4): 1136 - 1143.
31. Moritz ML, Ayus JC. Prevention of hospital - acquired hyponatremia: A case for using isotonic saline. Pediatrics, 2003, 111 (2): 227 - 230.
32. Moller K, Larsen FS, Bie P, et al. The syndrome of inappropriate secretion of antidiuretic hormone and fluid restrictin in meningitis - how strong is the evidence? Scand J Infect Dis, 2001, 33 (1): 13 - 26.
33. Mori T, Katayama Y, Katayama T, et al. Improved efficiency of hypervolemic therapy with inhibition of antriuresis by fludrocortisone in patients with aneurymal subarachnoid hemorrhage. J Neurosurgal, 1999, 91 (6): 947 - 952.
34. Qureshi AI, Suarez, JI. Use of hypertonic saline solutions in treatment of cerebral edema and intracranial hypertenion. Crit Care Med, 2000, 28 (9): 3301 - 3313.
35. Prozio P, Halberthal M, Bohn D, et al. Treatment of acute hyponatremia: Ensuring the excretion of a predictable amount of electrolyte - free water. Crit Care Med, 2000, 28: 1905 - 1910.
36. James HE. Methodology for the control of intracranial pressure with hypertonic manntol. Acta Neurochir (wien), 1980, 51 (3 - 4): 161 - 172.
37. Firilk AD, Yonas H, Kaufmann AM, et al. Relationship between cerebral blood and the development of swelling and life threatening herniation in acute ischemic stroke. J Neurosurg, 1998, 89 (2): 243 - 249.
38. Kobayashi T, Ichikawa T, Kondo R, et al. Pharmarcokinetic study of mannitol in subject with increased ICP. Acta Neurochir Suppl (Wien), 1994, 60: 538 - 540.
39. 何时军，陈贤楠. 小剂量短间隔应用甘露醇抢救婴儿脑疝. 小儿急救医学，2003，10 (1)：16 - 17.

第二节 经颅多普勒脑血流监测在儿科 ICU 的应用

经颅多普勒（transcranial Doppler，TCD）是利用超声波的多普勒效应来研究颅内大血管血流动力学的技术。由于 TCD 无创伤，可穿透颅骨，其操作简便，重复性好，可以对患者进行连续、长期的动态观察，更重要的是它可以提供 MRI、DSA、PET、SPECT 等影像技术所测不到的重要血流动力学资料。因此，它在评价脑血管疾患以及鉴别诊断方面有着重要的意义。

自从 1982 年被挪威 Aaslid 等人引入后，此技术逐渐扩展到多个临床领域，如：颈内动脉颅内外段狭窄、急性脑梗死、蛛网膜下腔出血、脑膜炎、脑静脉血栓形成、脑动静脉畸形、脑外伤、偏头痛、镰状细胞贫血等的脑血流变化监测；颈动脉内膜剥脱术、心脏手术、心脑血管造影术的围术期监测；还可进行脑血管自主调节功能和二氧化碳舒缩反应性测定及微血栓探测等。不同领域 TCD 的诊断价值有不同的等级评定。近 10 年来，TCD 技术及临床经验得以长足进步，并逐渐扩展应用于儿科危重患者。

一、原理及功能简介

TCD 是利用多普勒效应，通过超声波探查血流情况。多普勒效应是一种物理效应，即相对运动的物体对波的频率有影响，超声波探头是静止的，它发射的超声波至脑血管，遇到流动着的红细胞后，反射回接收器，受多普勒效应的影响，反射回的超声波信号，可以计算出血流的速度。由于大脑动脉在同等情况下脑血管的内径相对来说几乎固定不变，根据脑血流速度的降低或增高就可以推测局部脑血流量的相应改变。此外，脉冲指数及高频信号和频谱图波形，亦反映脑血管的血流情况。

经颅多普勒超声仪发射超声波穿透颅骨较薄处及自然孔道，以了解颅内血管的血流情况。由于探头放置位置不同，可探到不同的血管血流信号。如将探头放于颞部太阳穴处（颞窗），可得到大脑中动脉、大脑前动脉、大脑后动脉的血流信号；探头放于枕后叶中线位置（枕窗），可得到椎动脉和基底动脉的血流信号；探头放于闭合的眼睑上（眼窗），可得到眼动脉和颈内动脉颅内段的血流信号；探头放于胸锁乳突肌外方，可获取颈内动脉颅外段血流信号。

可探测到的血管主要有：

ICA：颈内动脉颅内段

CS：颈内动脉虹吸部

MCA：大脑中动脉

ACA：大脑前动脉

PCA：大脑后动脉

ACOA：前交通动脉

PCOA：后交通动脉

OA：眼动脉

VA：椎动脉

BA：基底动脉

PICA：小脑后下动脉

经颅多普勒超声结果评价：

（1）血流速度：血流速度反映脑动脉管腔大小及血流量。其中包括收缩峰流速（Vs 或 Vp），舒张期末流速（Vd）和平均流速（Vm）。血流量一定时血流速度与管腔大小成反比例，当严重颅高压，管腔严重狭窄（90%）或完全梗阻时，血流速度下降，个体间各值可有很大变异，但个体内差异很小，且左右基本对称，如两侧相差很大可认为异常。但有时由于颅骨太厚，脑供血不足，血流本身信号弱及操作技术等原因，可有部分血管不能被探出，对此类情况不能冒然诊断为血管阻塞或发育不良。

（2）脉冲指数（PI）：反映脑血管外周阻力的大小，PI 值越大，脑血管外周阻力越大，反之则阻力越小。

（3）音频信号及频谱图波形：反映脑血管局部的血流状态。

经颅多普勒超声诊断标准：以下一项或数项检测异常为病态。

1）血流速度改变或有较大侧差（>2s）。

2）脉动指数改变。

3）频谱形态异常。

4）后交通动脉或前交通动脉局部血流速度加快提示有侧支循环。

5）脑底动脉中“不平衡”的血流比值，如大脑后动脉的血流速度超过大脑中动脉。

6）脑血管痉挛所致管腔狭窄：如蛛网膜下腔出血后血流速度增加 50%或大脑中动脉血流速度达 120cm/s（成人值）。

二、小儿 TCD 监测特点

对小儿进行 TCD 检查应在安静状态下进行，婴儿可在睡眠状态。生理影响因素：

1. 年龄影响因素最大，新生儿期流速最低，且受出生体重、胎龄等影响，1 个月后随年龄增长而流速渐增快，5～6 岁达流速高峰，此后又逐渐下降，15～16 岁基本达到成人水平。

2. 二氧化碳分压升高，颅内动脉流速增快，是人体正常代偿机制，二氧化碳反应性可作为观测脑血管功能的一种指标。血细胞比容升高引起血流速度下降，动脉压与流速几乎呈平行正相关关系。

附 Bode、潘旭东、张雄伟系统观察不同年龄组的小儿 TCD 正常值（表 3-3-1、表 3-3-2）。

三、儿科危重患者临床应用

TCD 在儿科危重患者中的临床应用。

ICU 患儿病情危重，一些需离病房的检查往往受限。TCD 以其无创、可重复、床边可行等优点，成为动态观察危重患儿脑血液循环的理想方法，同时也成为判断预后及指导临床治疗的手段之一。对于危重患儿，MCA 和 EICA 常是众多观测血管中主要受关注的。MCA 是颈内动脉的直接延续，是大脑半球的主要供血动脉，基本反映了颈内动脉系统幕上血流状况。又因其探测容易，分支少，测定值变异小，是监测脑血流的主要靶血管。EICA 反映颈内动脉进入颅内前的情况。MCA/EICA 常作为鉴别脑充血与脑血管痉挛的指标，MCA/EICA>3 提示脑血管痉挛。

表 3-3-1　健康足月新生儿血流速度(cm · s^{-1})及脉动指数(n=50)

	血管	4～24 小时		2～3 天		4～10 天		11～20 天		>20 天	
		X	S	X	S	X	S	X	S	X	S
Vs	MCA	43.9	9.8	50.7	11.0	56.8	10.9	70.2	8.2	89.0	9.5
	ICA	39.3	8.4	41.0	6.1	48.8	8.2	52.7	5.2	66.3	7.9
	ACA	28.8	6.1	34.0	6.3	41.8	6.6	50.1	6.5	63.5	9.7
Vd	MCA	14.0	4.2	17.7	4.4	20.6	5.5	20.0	4.1	23.8	5.2
	ICA	12.9	3.3	16.1	3.7	18.2	4.1	15.7	3.6	19.5	4.1
	ACA	10.6	2.9	13.7	3.1	16.2	3.2	15.3	3.6	18.6	5.1
Vm	MCA	24.3	6.2	29.8	6.7	33.8	6.8	38.0	4.9	48.3	6.6
	ICA	21.4	5.3	24.6	5.0	29.0	4.5	28.2	3.9	36.0	5.0
	ACA	16.9	4.0	20.1	3.9	25.8	3.9	27.5	4.1	35.7	6.3
PI	MCA	1.25	0.18	1.15	0.27	1.13	0.16	1.36	0.19	1.41	0.17
	ICA	1.24	0.27	1.01	0.23	1.05	0.14	1.33	0.24	1.33	0.19
	ACA	1.11	0.19	1.02	0.18	1.01	0.13	1.30	0.17	1.29	0.22

表 3-3-2　不同年龄小儿血流速度($cm \cdot s^{-1}$)及脉动指数(n=60)

		1～3 个月	4～12 个月	1～3 岁	4～6 岁	6～8 岁	8～10 岁	10～12 岁
MCA	Vs	(男)75.0±15.0 (女)76.2±14.1	(男)114.0±19.0 (女)113.7±19.1	(男)144.2±12.1 (女)145.8±16.5	140.2±11.4	142.4±12.6	135.4±10.2	130.2±12.6
	Vm	(男)42.1±10.8 (女)41.3±11.2	(男)74.0±14.0 (女)73.6±14.1	(男)99.2±7.5 (女)97.2±12.6	85.6±9.1	86.2±9.5	82.3±9.6	77.8±9.2
	Vd	(男)24.0±8.1 (女)23.4±7.9	(男)46.0±8.8 (女)45.5±8.9	(男)66.5±6.7 (女)61.7±6.6	62.7±6.5	63.8±7.9	60.1±8.8	58.4±8.7
	PI	(男)1.21±0.10 (女)1.20±0.11	(男)0.91±0.13 (女)0.93±0.14	(男)0.80±0.13 (女)0.88±0.11	0.68±0.07	0.64±0.08	0.67±0.06	0.67±0.07
ICA	Vs	(男)77.0±19.0 (女)78.1±17.4	(男)104.2±12.1 (女)103.5±11.6		131.5±9.7	130.4±9.8	120.2±9.6	114.6±10.2
	Vm	(男)43.2±12.2 (女)42.8±11.6	(男)67.5±10.7 (女)67.4±10.4		83.2±8.6	84.0±7.6	75.6±8.9	71.3±8.3
	Vd	(男)24.0±8.1 (女)23.4±7.9	(男)40.2±8.4 (女)40.3±8.5		60.3±9.4	61.4±8.6	52.3±7.2	50.4±7.9
	PI	(男)1.22±0.10 (女)1.23±0.11	(男)0.95±0.10 (女)0.94±0.10		0.67±0.08	0.64±0.03	0.67±0.06	0.67±0.07
ACA	Vs	(男)58.0±15.0 (女)57.9±14.2	(男)77.6±15.1 (女)77.8±14.3	(男)115.7±18.8 (女)113.7±16.8	93.4±8.5	95.6±7.7	86.4±8.4	84.2±8.1
	Vm	(男)33.1±11.7 (女)33.7±10.8	(男)51.3±11.6 (女)51.2±11.4	(男)74.2±8.5 (女)74.4±12.2	59.2±9.2	60.4±8.2	58.2±7.8	55.1±9.6

续表

		1～3个月	4～12个月	1～3岁	4～6岁	6～8岁	8～10岁	10～12岁
	Vd	(男)19.2±8.9 (女)19.1±8.9	(男)34.7±7.8 (女)34.1±7.5	(男)51.3±6.8 (女)48.7±8.9	45.6±6.1	44.1±7.2	43.2±6.4	38.4±8.4
	PI	(男)1.19±0.13 (女)1.18±0.12	(男)0.89±0.11 (女)0.91±0.12	(男)0.79±0.13 (女)0.92±0.10	0.60±0.07	0.64±0.08	0.66±0.05	0.67±0.08
PCA	Vs			(男)97.9±11.5 (女)95.7±19.6	67.3±6.4	66.2±6.7	60.1±7.6	55.6±7.8
	Vm			(男)64.2±8.3 (女)62.5±13.3	34.8±6.7	35.4±7.2	31.7±6.4	28.4±7.2
	Vd			(男)44.7±6.8 (女)42.0±9.1	27.4±6.1	28.4±6.9	22.3±5.8	20.2±6.6
	PI			(男)0.84±0.11 (女)0.85±0.13	0.62±0.08	0.62±0.07	0.66±0.04	0.64±0.06

正常儿童各颅内动脉流速不一，其顺序由快到慢依次为：MCA>ICA>ACA>BA>PCA>VA。

(一) PICU中的应用

1. 颅内压增高、脑死亡的判定

目前研究证实TCD监测脑血流变化可及时发现危重患儿脑供血不足或脑充血，有助于临床及时采取相应的治疗措施。

颅内压和脑血流量有着密切关系，随着颅内压不断升高，将超出自动调节限度，此时脑血管跨壁压减小，颅内小血管直径广泛缩小，血管阻力增加，所以血流量减小。由于脑舒张期血流与心动周期的舒张期相对应，主要受血管阻力影响，是反映颅内压较敏感的指标。颅内压升高早期，以Vd下降为主，随颅内压不断增加，Vp也下降。当颅内压接近甚至超过舒张压时，舒张期血流消失或出现反向血流。颅高压TCD诊断条件：①收缩峰变尖。②舒张峰减低或消失。③舒张期流速和平均速度降低或为正常低值；收缩期血流速度亦降低。④脑周围血管阻力增大，PI值增大，可达1.55～1.61。这些诊断标准可用于鉴别有无颅内压增高，并应用于动态观察颅内压增高的转归。

脑死亡指全脑功能不可逆的停止。脑死亡应得到全世界的普遍承认，并以法律形式固定下来。以便临床医生在抢救和手术中，有明确的依据和准绳。主要临床表现有：深昏迷、无反应性；无自主呼吸而依赖呼吸机；无自主运动，表现为去大脑强直、去皮质强直或抽搐；无脑干反射，瞳孔反射、角膜反射、前庭反射、压眶反射等均消失；无脑电活动；判断时不能只根据一次检查，必须间隔一定时间后再行评估。国内认为6小时复查大脑中动脉仍无脑血流出现视为脑死亡，脑死亡后，若进行选择性脑血管造影，脑血管不显影。因此需要一种简易可行的手段能在心跳停止前动态观测及早确定是否有不可逆的脑血流停止，并作出脑死亡的诊断。众多TCD临床研究证明其可成为当前较理想的诊断脑死亡的手段。TCD诊断：①进行性颅底大动脉Vd降低，直至为零。甚至Vd方向倒置或TCD全部信号消失。②反冲切迹的DN点后移变低、消失。③PI值增高达4.6。④颈内动脉血流反流到颈外动脉或颈总动脉，血流全部流向颈外动脉。⑤静脉血流速度（收缩期正向血流与舒张期负向血流之差）小于10cm/s。诊断脑死亡时需结合临床、反复探查，确认无脑血流循环的信号后，方可作出诊断。

2. 动态观察心肺复苏后患儿脑血流

了解小儿复苏后脑血流变化规律以及辅助判断预后。多数学者认为，复苏后脑灌注衰竭包括4个阶段：①多灶性无灌注期：于再灌注后即刻发生，短时间内被高灌注或正常灌注替代。②一过性全脑充血期：与血管麻痹有关，一般持续15～30min。③迟发性全脑或多灶性低灌注期：在缺血后2～12h出现，全脑血流量较正常降低50%左右。④约20h，脑血流有可能恢复，有可能仍处于低灌注状态，也有可能继发脑充血随之发生脑死亡。动物实验发现，无论是心肺复苏早期脑供血不足还是迟发性脑灌注衰竭都可以引起继发性脑损伤。适当的脑血流灌注对心肺复苏患者能否存活及恢复正常神经系统功能非常重要。及时了解脑循环供血状况对临床采取相应治疗措施，选择治疗时机和估计预后十分有益。

(1) 复苏后脑损伤患儿当生命体征维持稳定后（复苏后24h内）可测得三类基本TCD频谱特征：①低灌注型：指Vd＜10 cm/s或舒张期血流部分及全部呈负向，包括：单纯收缩血流型、极小收缩波（图3-3-15）、舒张期反流型（图3-3-16）TCD频谱。②高灌注型：指MCA收缩期与舒张期血流速度超过正常同龄儿水平30%以上（图3-3-17），PI减小，与此同时，EICA血流速度变化与MCA一致，MCA/EICA平均流速比值＜3。③大致正常型：指

Vd虽有不同程度降低，但≥10cm/s，TCD频谱形态大致正常（图3－3－18）。

在中枢神经系统损伤临床观察中，低灌注型、高灌注型患儿平均最高改良Glasgow评分往往小于7分。

（2）TCD频谱的动态变化规律及预后判断：低灌注型TCD频谱中出现舒张期血流严重减低或消失、极小收缩波和舒张期反流TCD频谱，均反映严重颅高压脑供血不足。但须注意脑灌注直接受血压影响，要以血压基本正常时的TCD结果判断脑损伤程度。此类患儿尚可呈现随呼吸上下波动的周期血流，它的出现是循环功能衰竭后脑血管自主调节功能丧失的标志。该型患儿随病程进展脑血流一般无明显改善，多于1周内临床死亡，部分可出现深昏迷、瞳孔散大、尿崩症等脑死亡表现。中枢性尿崩症多在达脑死亡诊断标准前24h内出现，是小儿脑死亡常见特殊临床表现之一。此型TCD表现提示脑灌注严重受损，预后不良。

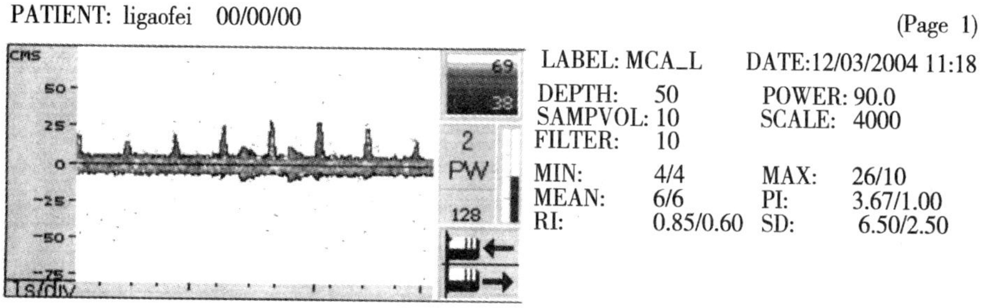

图3－3－15　低灌注型TCD频谱——极小收缩波

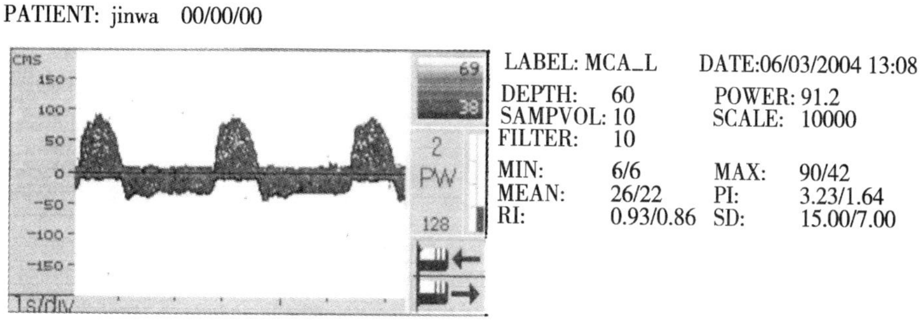

图3－3－16　低灌注型TCD频谱——舒张期反流

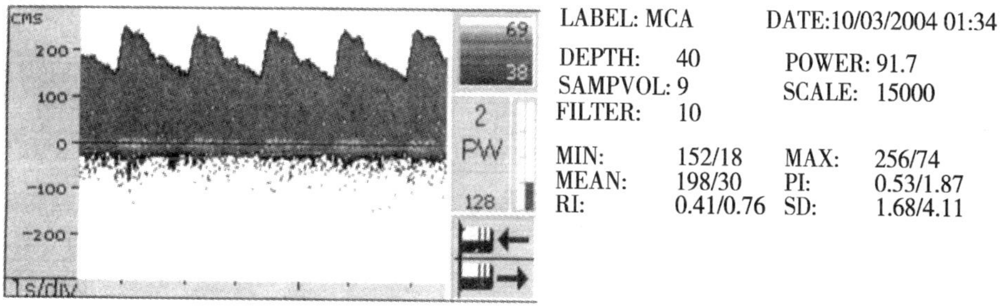

图3－3－17　高灌注型TCD频谱

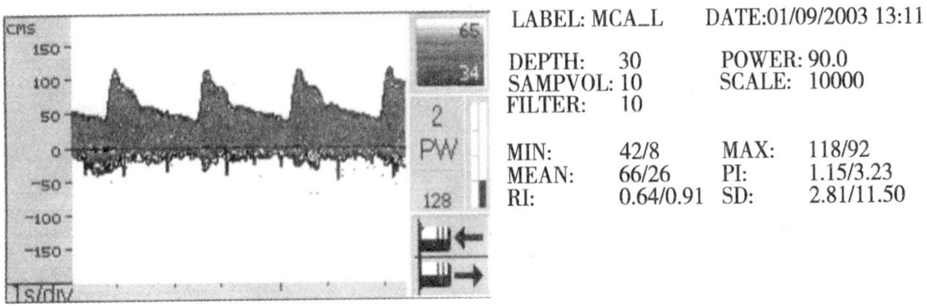

图 3-3-18 大致正常型 MCA 频谱

高灌注型患儿 TCD 表现为过度灌注综合征，即脑血流量增加。有关 CPR 后是否存在早期或延迟脑灌注异常的临床报道较少，有学者使用氙 133 研究心肺复苏患者复苏后 60h 内脑血流和氧代谢率变化，发现心脏复跳后 6～60h，脑血流与代谢分离，有脑充血和过度灌注征象，并提出复苏后 6～60h 发生的脑充血可称为“延迟性充血”。发生机制可能与脑血管自主调节功能丧失或脑干、视丘下部血管运动中枢受损有关，导致血管麻痹扩张，脑血流量增加。有报道 MCA/EICA 比值越低，脑充血越重，预后也就越差。部分患者复苏 24h 后 TCD 频谱转变为低灌注型。Lida 研究发现所有患者延迟性脑充血发生后颅内压均趋向升高，延迟性脑充血与继发性脑损害有关，超过一定程度可引起急性脑水肿颅高压，使病情难以控制。同时临床情况往往恶化，转为深昏迷、瞳孔散大、出现尿崩症等脑死亡表现。患儿 TCD 频谱特点随病程进展多无明显变化。该型患儿多于 1 周内因持续深昏迷预后不良而放弃治疗或死亡。提示过度灌注 TCD 表现亦反映神经系统损伤严重，预示不良预后。

大致正常型 Vd 降低，但均≥10 cm/s，PI 正常或增加。此组中大部分脑血流速度、PI 于 48 小时～1 周内逐渐恢复正常。此型患儿存活率高，预后多良好，其中小部分可留有不同程度神经系统异常，表现为：肌张力增高或多动等锥体外系症状、智力体力发育水平较发病前下降、小婴儿易哭闹、喂养困难等。

3. 观察甘露醇治疗效果

观察脑水肿患儿应用甘露醇前后 TCD 频谱及血流速度变化，可了解甘露醇对小儿脑血流的影响，指导临床治疗。

甘露醇是目前复苏后患儿脑保护治疗中的常用药物之一，它通过高渗透压使脑组织脱水；同时因血容量增加，降低血液黏滞度，致使脑血流速度增加，改善脑灌注。国外研究表明：脑损伤患者注射甘露醇可增加大脑中动脉（MCA）流速，此变化与血管自动调节功能显著相关。颅内压增高患者脑组织脱水后，颅内压较前降低，脑阻力血管通过自动调节功能发生扩张，脉动指数降低，脑灌注压改善，使降低的血流速度得以恢复。

脑血流大致正常型患儿快速静脉注射甘露醇后 30 分钟 MCA 的 Vd、Vp、Vm 可见显著增加，PI 显著降低。用药后以 Vd 增加最明显。低灌注型和高灌注型患儿静注甘露醇后 30 分钟 Vp、Vd、Vm、PI 较静注前多无显著性变化。

静注甘露醇前后 EICA 血流动力学变化为脑血流大致正常型患儿可见 Vd 显著增加；Vp、Vm、PI 较静注前无显著性变化。低灌注型和高灌注型 EICA 的 Vp、Vd、Vm、PI 较静注前均无显著性变化。提示：脑灌注改善早期以舒张期血供增加为主。脑舒张期血流是反映颅内压较敏感的指标，故 Vd 增加，提示甘露醇对该型患者有降颅压、改善脑血流作用。此外，PI 是反映血管阻力和顺应性的指标，PI 降低提示甘露醇可降低血管阻力，主要对 MCA 起作用，对 EICA 无明显作用，提示甘露醇主要影响颅内血管。对 Vd 接近零或舒张期反流患儿，甘露醇难以发挥调节脑血流的作用。此现象可能与严重颅高压时脑小动脉、毛细血管、小静脉受压明显，管腔狭窄，血管阻力显著增加，脑血流自动调节功能逐渐丧失有关。国外学者发现若 Vd 消失为零或反向，通过脑血管造影可见造影剂仅达颈内动脉虹吸段或停滞于颅底大血管起始部，因而甘露醇难以达到作用部位发挥药理作用。

对低灌注型、高灌注型患儿，要考虑到应用甘露醇可能无明显效果，甚至会因尿量增加而使血压下降，致使循环灌注不足等，有不利影响。临床应用甘露醇可通过 TCD 监测观察效果，使甘露醇使用个体化，从而更合理。

4. 脑血管 CO_2 收缩反应性测定

CO_2 舒缩反应性是反映脑血管储备和代偿能力的指标之一，多数学者认为 CO_2 舒缩反应性异常可反映脑损伤程度并与预后有关。在一定范围内，$PaCO_2$ 增高使脑动脉平滑肌松弛，脑血管扩张，脑血流量和血流速度随之升高；相反，当 $PaCO_2$ 降低时，动脉平滑肌收缩，脑血流和血流速度也相应降低。一般可通过吸入高浓度 CO_2、注射乙酰唑胺、屏气或自主过度通气、调节呼吸机参数等方法造成高碳酸血症或低碳酸血症。由于 CO_2 变化主要影响远端脑动脉，颅底 Willis 环大血管直径相对无改变，因此 TCD 所测 MCA 血流速度变化可以较准确地反映脑血流量的相对变化。为避免高碳酸血症导致颅内压增高加重脑损害，多采用过度机械通气测定脑血管对低碳酸血症的反应。

可选择气管插管机械通气的脑损伤患儿进行脑血管 CO_2 收缩反应性测定。具体做法为：血压维持基本正常，监测桡动脉血气，维持患儿动脉血 CO_2 分压（$PaCO_2$）在 35～45mmHg 范围内，同时记录呼气末 CO_2 分压（P_ECO_2），测定此时 MCA 的 Vm 之后增加呼吸机频率进行过度通气，待 P_ECO_2 降低 10～15mmHg 时，再次测定 MCA 的 Vm，然后恢复原呼吸频率。脑血管 CO_2 收缩反应［cm/(s·mmHg)］＝（$Vm_{过度通气前}$ － $Vm_{过度通气后}$）/（$P_ECO_{2过度通气前}$ － $P_ECO_{2过度通气后}$）。

三型患儿脑血管 CO_2 收缩反应比较：三型患儿脑血管 CO_2 收缩反应存在显著性差异。低灌注型、高灌注型 CO_2 收缩反应均明显低于大致正常型。

心肺复苏后患者存在不同程度脑水肿颅高压，临床采用过度通气使脑血管收缩降低颅内压是否合理一直存在争议。Bunnk 等研究表明：部分心肺复苏后昏迷患者仍保留有脑血管对 CO_2 的舒缩反应性，控制性过度通气使脑血管收缩，从而继发脑缺血缺氧，使预后更差。笔者通过观察提示：低灌注、高灌注型患儿的脑血管 CO_2 收缩反应性明显受损，大致正常型仍保持脑血管 CO_2 收缩反应性。过度通气对于脑血管功能严重受损的患者可能无效，对于仍保持脑血管 CO_2 收缩反应性的低灌注患者可致 Vm 进一步减低，可能加重脑灌注不足。该结果提示在缺乏脑血流监测的情况下，脑水肿患者常规应用过度通气降颅压有加重脑损害的可能。

5. 蛛网膜下腔出血后的血管痉挛

蛛网膜下腔出血（subarachnoid hemorrhage，SAH）起病急骤，多数发生迟发性脑血管痉挛和脑梗死。分为自发性和外伤性。儿科患者常见原因为外伤、晚发维生素 K 缺乏症、先天性动脉瘤破裂、动静脉畸形、血液病、脑膜炎等，临床以头痛、脑膜刺激征及血性脑脊液为 SAH 三联征。通过 CT 检查诊断可明确。但 TCD 有助于 SAH 后出现脑血管痉挛导致的迟发缺血性神经系统缺失综合征（DINDS）的监测。血管痉挛引起脑梗死是 SAH 致残和致死的主要原因，TCD 观测到血管痉挛发生，应及时积极采取措施。TCD 观察动脉痉挛，主要表现为痉挛动脉流速增高。音频改变也有其特点，部分患者在 ICA 与 MCA 分叉处可听到乐音性杂音，为涡流射流时所致。SAH 后脉动指数与颅压有关，颅压增高，脉动指数随之增加。目前应用尼莫地平抗痉挛，通过 TCD 观察可了解到尼莫地平可以削减和阻止慢性血管痉挛的加剧。SAH 患儿通常发病1～2d内，流速正常，2d 后逐渐增加。早期就出现流速增高者，以后发展成脑梗死的可能性大。TCD 监测可指导用药时机，观察药物疗效，设法降低血管痉挛，改善预后。

（二）NICU 中的应用

（1）新生儿期由于生产过程中的损伤和窒息引起脑缺氧、脑梗死、脑出血等，TCD 有助诊断，特别是新生儿脑出血、脑梗死临床表现并不典型，在缺乏影像学依据前，与其他疾病难以区分。此时，对于危重新生儿，无创伤动态监测 TCD 检查有诊断意义。

1）脑梗死：新生儿发生脑梗死，窒息为常见原因，足月儿往往损伤大脑皮层，出现静脉淤滞、血栓形成、皮层坏死、白质软化或梗死。脑血管自动调节功能障碍在早产儿较常见在血压较低、高碳酸血症、低氧和酸中毒时调节功能丧失，引起脑损伤。新生儿发生脑梗死，监测 TCD 可见在病变侧 2～4d 内脑血流速度降低，直至两周后逐渐恢复正常。

2）新生儿脑出血：广泛性脑出血初期脑血流速度升高，一周后血流速度减慢，两周后流速逐渐恢复。

（2）动脉导管未闭（PDA）的监测：PDA 时肺血流增加，导管的左向右分流改变了由颈内动脉供应的颅内血管的血流，其较特异性的变化是舒张期血流减低、缺失或逆向，这一现象称为脑循环盗血。Rodriguez RA 等研究证实，婴儿和新生儿动脉导管成功关闭后大脑中动脉血流速度增加，舒张期血流速度增加 40％以上，此现象在中-大型 PDA（直径在 3mm 以上）伴低压力梯度（小于 30mmHg）时尤为明显。因此，瞬时脑血流速度的增加及收缩/平均比率减少可证实 PDA 成功关闭。在新生儿或小婴儿应用导管法或手术关闭导管时，因经食管心脏超声放置探头困难，TCD 技术将有重要帮助。亦可间接动态监测 NICU 早产儿药物关闭导管的治疗效果。

TCD 检查时主要通过视觉的波形和听觉的超声信号反馈波来判断是否有异常，虽然能较敏感地反映脑血管的功能状态，但它不能保证超声的入射角度，需要熟练的超声诊断医生详细了解大脑解剖标志及血管路径，其主要缺陷是操作者不能看到颅内血管的走行及血管与超声束之间的角度，降低了血流速度重复测量的准确性。但随着经验的逐步积累以及技术的发展和完善，经颅多普勒超声在小儿危重症领域中的应用将占有更重要的地位。

要点提示

TCD 可以在下列儿科危重症诊断监护中应用：

PICU：

1. 颅内压增高、脑死亡的判定。

2. 动态观察心肺复苏后患儿脑血流，了解脑损伤程度，辅助判断预后。
3. 观察甘露醇的治疗效果。
4. 脑血管 CO_2 收缩反应性测定。
5. 监测蛛网膜下腔出血后的血管痉挛。

NICU：
1. 新生儿脑梗死、脑出血。
2. 动脉导管未闭（PDA）的间接监测。

（李云娟）

参考文献

1. 潘旭东. 小儿经颅多普勒超声诊断. //焦明德. 实用经颅多普勒超声学. 北京：北京医科大学中国协和医科大学联合出版社，1995：193-209.
2. 李云娟，钱素云，刘红，等. 小儿心肺复苏后脑血管及脑血管二氧化碳反应性的变化. 中华急诊医学杂志，2006，8 (15)：724-727.
3. 钱素云，陈贤楠，樊寻梅，等. 小儿脑死亡并中枢性尿崩症. 实用儿科临床杂志，2000，15 (1)：10-11.
4. 李云娟，钱素云，王雷，等. 经颅多普勒超声观察甘露醇对小儿心肺复苏后脑血流的影响. 中华儿科杂志，2005，3 (43)：188-191.
5. Ding J，Meixensberger J，Amschler J，et al. Continuous monitoring of brain tissue PO_2：A new tool to minimize the risk of ischemia caused by hyperventilation therapy. Zentralbl Neurochir，1996，57 (4)：177-183.
6. Rodriguez RA，Cornel G，Hosking MC，et al. Cerebral blood flow velocity during occlusive manipulation of patent ductus arteriosus in children. J Neuroimaging，1999，9：23-29.

第三节　头颅超声在新生儿缺氧缺血性脑病诊断中的应用

缺血缺氧性脑病（HIE）的诊断主要依靠临床，但影像学检查可为 HIE 提供重要的参考依据。长期以来，头颅 CT 曾被广泛用于新生儿 HIE 的诊断与鉴别，但最新出版的第 8 版《Avery' s Diseases of the Newborn》认为，由于头颅 CT 不能敏感地反映脑组织含水量的变化，因而对新生儿 HIE 的诊断帮助不大。磁共振成像（MRI）能够准确发现 HIE 的具体病理变化及程度，并可反映脑代谢情况，对判断预后也具有重要意义。但 MRI 的广泛开展尚有困难，尤其对需要抢救的重症患儿，难以做到及时检查。头颅超声可在床边开展，不影响对患儿的抢救治疗，无创、简单易学、价格较便宜，适合在我国广泛开展。此处对头颅超声对新生儿 HIE 的诊断价值作一简介。

一、正常颅脑解剖

脑由两个大脑半球、间脑、脑干（中脑、脑桥、延髓）和小脑组成。在中脑的中间有小的腔室称为中脑水管。大脑半球又分为额叶、顶叶、颞叶、枕叶和脑岛。

脑室系统分为左右侧脑室、第三和第四脑室。侧脑室位于大脑半球内，正常情况下两侧对称。侧脑室体位于顶叶内，是一个狭窄的水平裂隙，并由此发出三个角，即前角（额叶）、后角（枕叶）和下角（颞叶）。侧脑室体部、后角及下角的汇合处称为三角区。侧脑室脉络丛位于体部和下角，在室间孔处与第三脑室脉络丛相连，是产生脑脊液的主要部分，也是新生儿颅内出血的好发部位之一。第三脑室位于间脑内、两侧丘脑之间，向上经室间孔与侧脑室相通，向下借中脑水管与第四脑室沟通。第四脑室位于延髓、脑桥和小脑之间。脑室系统是颅脑超声显像的重要解剖标志。

基底神经节是靠近大脑半球的底部、埋藏在白质之中的神经核团，包括尾状核、豆状核、屏状核和杏仁核，其中尾状核和豆状核又合称为纹状体。基底节也是超声检查的一个重要解剖标志及重点观察项目之一，基底节损伤将产生以运动障碍和肌张力异常为主的后遗症。

胼胝体是颅脑超声检查时需仔细辨认的一个解剖结构。胼胝体位于大脑纵裂底，由连接左右大脑半球新皮质的纤维构成。在正中矢状切面上，由前向后分为嘴、膝、干、压 4 部。

脑的动脉源自颈内动脉和椎动脉。大脑半球前 2/3 和部分间脑由颈内动脉供应，大脑半球后 1/3 及部分间脑、脑干和小脑由椎动脉供应。见表 3-3-3。

表 3-3-3 脑部动脉供应

颈内动脉	大脑前动脉	顶枕沟前内侧面、额叶底面一部分及额、顶叶上外侧面上部
	大脑中动脉	大脑半球的上外侧面和岛叶
	后交通动脉	与大脑后动脉吻合
	脉络丛前动脉	脉络丛、内囊和尾状核
椎动脉	大脑后动脉	枕叶及颞叶底面
基底动脉	小脑上动脉	小脑上面
	脑桥动脉	脑桥基底部

二、新生儿颅脑超声探头的选择

经前囟检查时，足月儿通常选用 5-MHz 探头，早产儿及极低出生体重儿选择 7.5-MHz 探头，检查蛛网膜下腔需用 7.5-MHz 或≥10-MHz 等较高频率的探头。

三、新生儿颅脑正常声像图表现

脑实质如大脑皮质、丘脑、尾状核、大脑脚等呈均匀一致的弥漫性中低回声，小脑呈强回声。脑中线两侧为对称性结构，但正常情况下脑中线可不完全居中，可偏移 2～3mm。

侧脑室呈无回声暗区，双侧对称，大小一致。但正常新生儿侧脑室可显示不清或呈裂隙状，大约有 15%的新生儿侧脑室可不显示。有 60%的早产儿和 40%的足月儿两侧侧脑室可不对称，一般左侧宽于右侧。胎儿侧脑室随胎龄增大而增大，其关系是：胎儿侧脑室最宽处的宽度（mm）=3.87+0.09×胎龄（周），>10.0mm 认为异常。

侧脑室宽度的测量：最常用的 2 种方法是：

1. 侧脑室体部宽度 矢状切面尾状核丘脑沟与侧脑室内壁切线交点向对侧的垂直距离，

正常新生儿侧脑室宽度为1～3mm，超过4mm为增宽。据此，将脑室扩张和脑积水程度分为三度：①轻度扩张：侧脑室体部宽度为4～6mm。②中度扩张：侧脑室体部宽度为7～10mm。③重度扩张：侧脑室体部宽度＞10mm。

2. 脑室指数　侧脑室外侧壁至中线距离与同侧大脑半球直径比值，正常＜1/3，超过0.35为增宽，敏感性稍差。

正中矢状切面，在小脑蚓部下方，可见与第四脑室相连的低回声区，为小脑延髓池，其垂直宽度为3～8mm（4.5±1.29mm）。

经前囟检查时，在侧脑室体部冠状切面，以脑回最突出处至蛛网膜的距离为蛛网膜下腔的宽（深）度，正常不超过3.5mm。

正常脉络丛呈强回声，双侧对称，宽度不超过12mm。如两侧大小不一致，则宽度相差不超过5mm，表面光滑，边缘规则，不延伸到侧脑室前角和枕角，不充满整个侧脑室，否则可能为出血所致。

四、缺氧缺血性脑病的超声诊断

新生儿缺氧缺血性脑病的二维超声图像主要表现为脑水肿、脑室周围白质软化、脑梗死和丘脑与基底节损伤等，中～重度脑病可并发颅内出血。

1. 脑水肿（cerebral edema）

是足月儿脑病的主要特点，超声表现为：①弥漫性或局限性脑实质回声强。②侧脑室变窄、呈裂隙状或消失。③脑结构模糊：沟回界线不清、半球裂隙或脑沟消失。④严重者脑动脉搏动减弱。正常新生儿侧脑室也可呈裂隙状，如果首次检查不能确诊，应于3～5d后复查，如脑实质回声减低，侧脑室较前增宽，则结合病史可作出诊断（图3－3－19）。

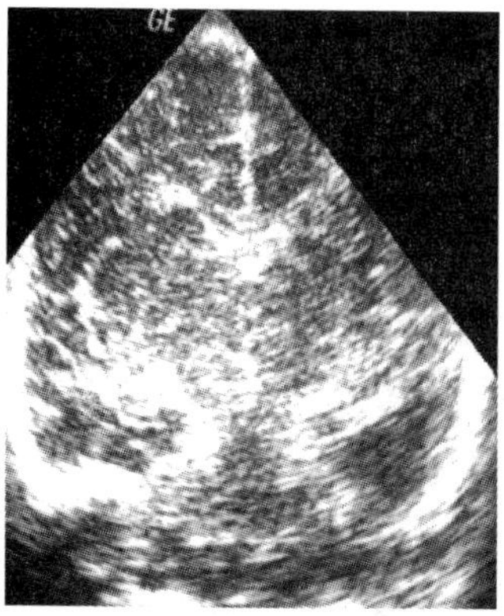

A：冠状切面

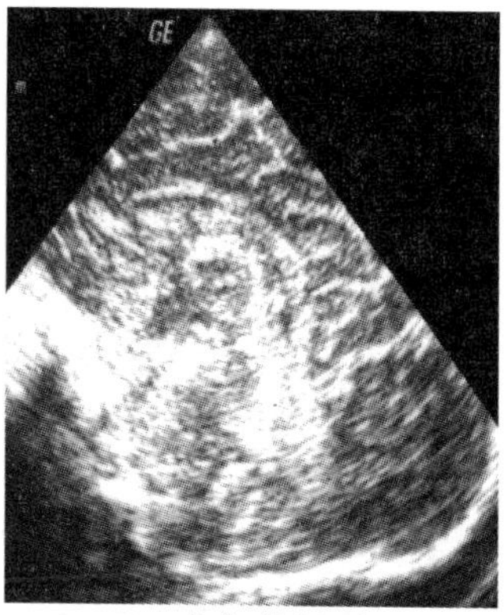

B：左矢状切面

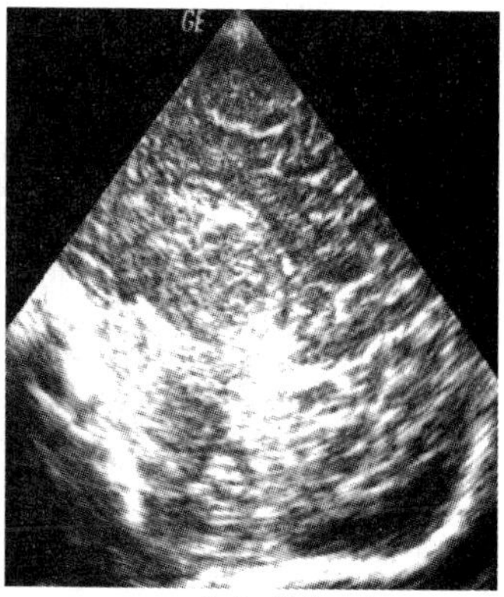

C：右矢状切面

图3－3－19　脑水肿

胎龄39⁺周，自然分娩。出生体重3870g。重度窒息，Apgar评分2－5－7分/1－5－10分钟。生后反应弱，精神差，呼吸不规则。肌张力低下，原始反射消失，频繁惊厥。生后24h头颅超声显示脑实质弥漫性回声增强，脑结构模糊不清，侧脑室消失，脑动脉搏动减弱。结合病史与临床表现，符合缺氧缺血性脑病。

2. 脑室周围白质软化（periventricular leukomalacia，PVL）

主要发生于早产儿，足月儿缺氧缺血性脑病时 PVL 占 10%。超声表现为冠状切面上侧脑室前角外上方对称性倒三角形强回声区，矢状切面上侧脑室外上方不规则分布的强回声区（图 3－3－20）。

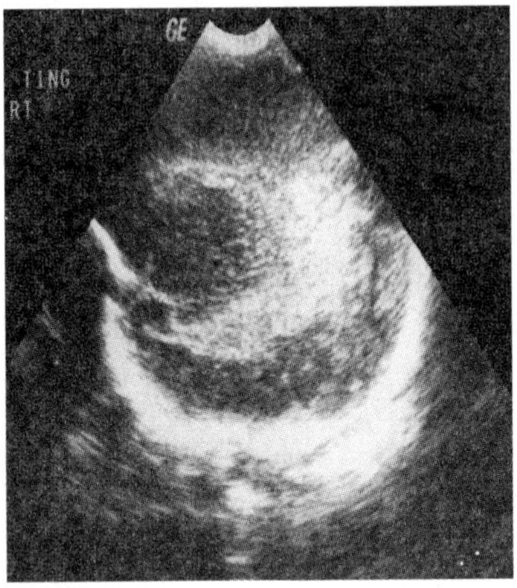

图 3－3－20 脑室周围白质软化

头颅超声右矢状切面见侧脑室周围脑实质回声增强，强度超过脉络丛。

3. 丘脑和基底节损伤（basal ganglia and thalamic injury）

相对少见，可以是水肿，也可以是出血或梗死（图 3－3－21、图 3－3－22）。超声表现为丘脑和基底节部位的对称性强回声反射区。基底节梗死可为单侧或双侧，病因多种多样，最常见原因是大脑动脉主干闭塞和穿通支闭塞。丘脑和基底节出血较少见，多见于未成熟儿，病因尚不十分清楚，多为原发性（多见于足月儿），少数继发于生发基质的广泛出血（多见于早产儿）。

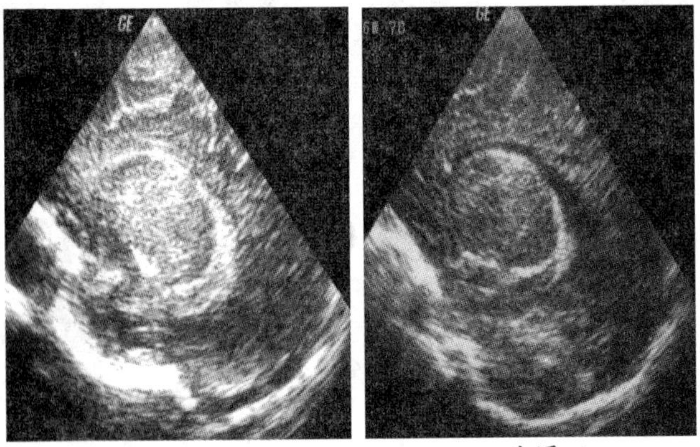

A：生后24h　　B：生后7d

图 3－3－21 基底节水肿

胎龄 36^{+} 周，重度窒息。生后 24h 头颅超声显示脑实质弥漫性点状强回声，丘脑尾状核回声显著增强，侧脑室变窄，提示基底节损伤和脑水肿（图 3－3－21A）。生后 7 天复查基底节和脑实质回声基本恢复正常，侧脑室显示清晰，提示脑水肿消失，脑室周围脑实质有微小囊肿形成。

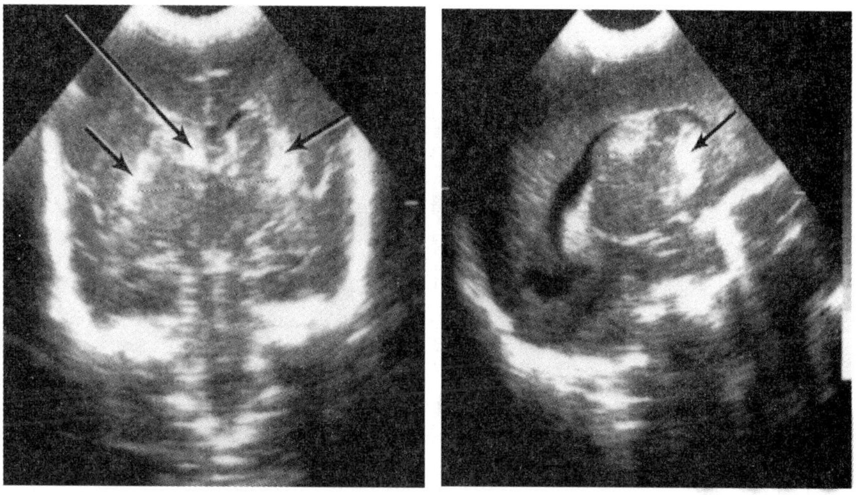

A：冠状切面　　B：右矢状切面

图 3－3－22　基底节出血

头颅超声显示双侧基底节处强回声光团（箭头），提示为出血。

4. 脑梗死（cerebral infarction）

脑梗死是缺氧缺血性脑病的重要病理变化之一，足月儿多于早产儿。主要为大脑中动脉分布区梗死，左侧（占 80%）多于右侧。超声表现为在脑动脉分布区的局限性回声增强，动态观察可见梗死区囊腔形成（图 3－3－23）。

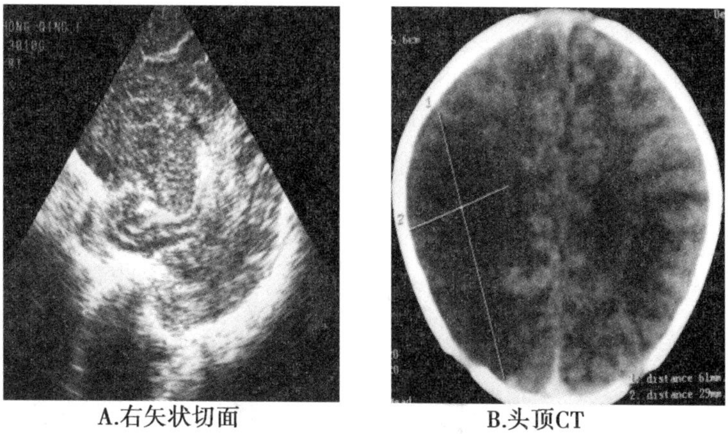

A.右矢状切面　　B.头顶CT

图 3－3－23　脑梗死

胎龄 38^{+} 周，剖宫产分娩，出生体重 3010g，出生时无窒息。但存在宫内窘迫，羊水减少，胎心率减慢，最低 70 次/分。生后 46h 左上肢、左面部抽动，口角歪斜。头颅 B 超矢状切面显示侧脑室体外侧右大脑动脉分布区大片状强回声区，内有低回声暗区（图 3－3－23A），头颅 CT 证实为脑梗死（图 3－3－23B）。

5. 颅内出血（intracrial hemorrhage）

颅内出血是新生儿缺氧缺血性脑病的常见病理改变，中度以上 HIE 常伴颅内出血（图 3－3－24）。有作者报道 34%的新生儿缺氧缺血性脑病合并颅内出血，包括蛛网膜下腔出血、脑室周围-脑室内出血、脑实质出血、小脑出血和硬膜下出血等。

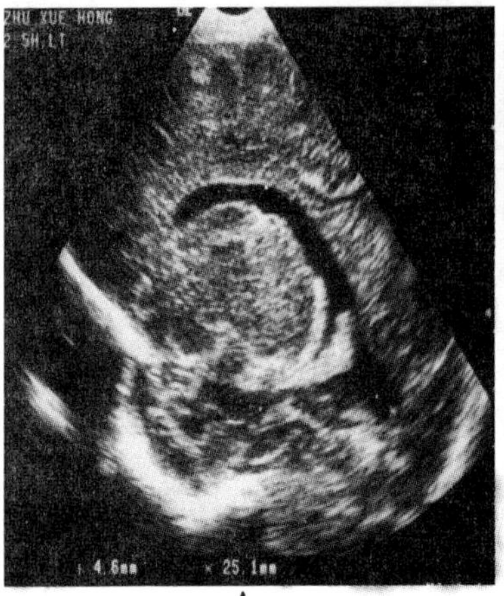

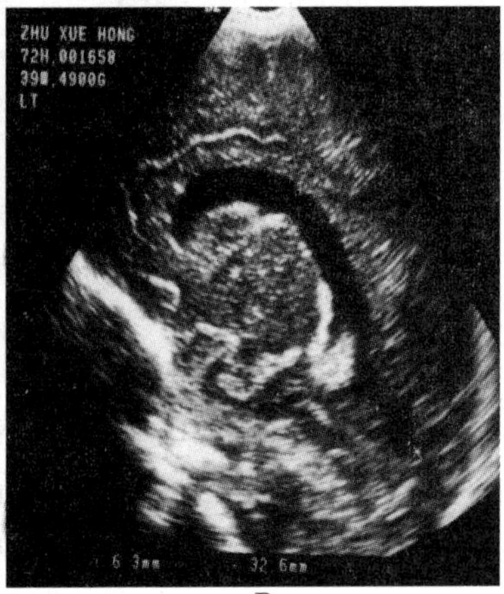

图 3-3-24 颅内出血

胎龄 39^+ 周，剖宫产分娩，出生体重 4900g。出头困难，重度窒息，大量羊水吸入，呼吸困难，昏睡，肌张力低下，原始反射减弱或消失，呼吸机治疗。图 3-3-24A 系生后 2.5h 头颅超声左矢状切面脑室内出血伴脑室轻度扩张（侧脑室体宽度 4.6mm，侧脑室枕角宽度 25.1mm），脑实质（包括丘脑和基底节）弥漫性点状回声增强，提示存在脑水肿。生后 72h 复查（图 3-3-24B），脑实质回声减弱，但侧脑室扩张更明显（侧脑室体宽度 6.3mm，侧脑室枕角宽度 32.6mm）。

6. 缺氧缺血性脑病的后遗病变

缺氧缺血性脑病经积极治疗多能完全恢复正常，少数严重脑损伤可遗留后遗病变。在原回声增强的部位脑组织缺血坏死，形成囊腔，多为脑室周围的多发性囊腔改变，称为多囊脑软化（图 3-3-25）；其中小的囊腔可以消失，也可互相融合形成较大的囊腔，称为脑空洞；如空洞与侧脑室相通，则称为穿通性脑囊肿或脑穿通畸形（图 3-3-26）。也可形成脑室扩张、脑积水、严重脑萎缩等。缺氧缺血性脑病的脑囊腔与脑室周围白质软化所形成的囊腔有时很难鉴别，要结合病史。

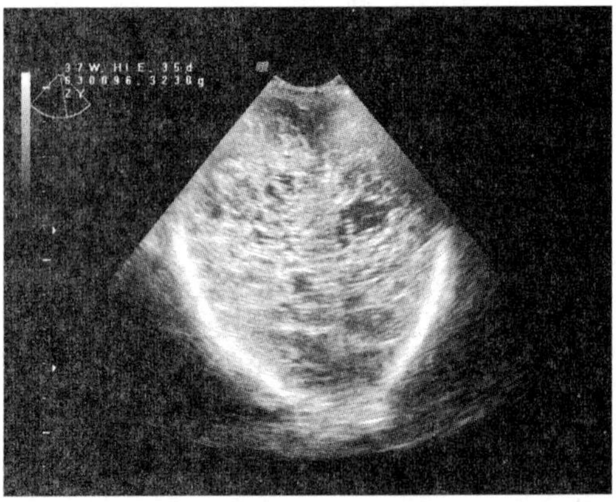

图 3-3-25 多囊脑软化

HIE 患儿，生后 35d，头颅超声显示脑内多发性、大小不等的囊肿形成。

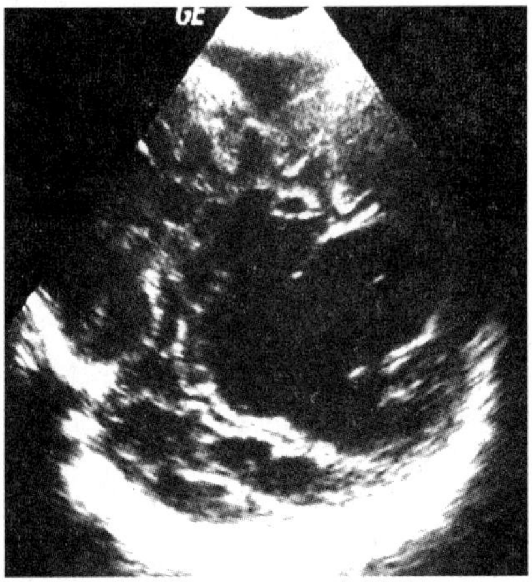

图 3-3-26 脑穿通畸形

五、缺氧缺血性脑病的多普勒超声诊断

脉冲多普勒超声检测脑血流动力学变化，对 HIE 的早期诊断、病情判断、预后评估和指导治疗具有重要价值，且具有简便、无创、直观、可在床边开展等优点，并可及时获得 HIE 儿的脑血流信息。

（一）正常新生儿脑血流频谱特点

正常新生儿脑动脉血流频谱呈双峰型，充填均匀饱满，可有声窗。血流动力学参数具有以下特点：

（1）大脑前、中、后动脉血流速度不一致，一般中动脉的速度>前动脉>后动脉。

（2）左右两侧大脑前、中、后动脉血流速度无明显差异，基本一致。

（3）脑血流速度与胎龄和出生体重呈正相关，同样日龄的足月儿脑血流速度快于早产儿。

（4）出生后随日龄增加脑血流速度增快，脑血流量也随之增加。

（5）阻力指数（RI）与搏动指数（PI）基本一致，PI 在 1.0、RI 在 0.6 左右，变化不大。

（二）缺氧缺血性脑病时的脑血流动力学特点

（1）脑血流速度减慢：以舒张期血流速度减慢更显著，血流速度低于正常值的 2 个标准差时常发展为 HIE。

（2）舒张期无血流灌注：舒张末血流速度下降至零（EDFV＝0，RI＝1），血流频谱呈单峰型，为脑血流速度减慢的严重类型，见于重度 HIE。

（3）脑血流过度灌注：脑血流速度增快至高于正常值的 2～2.5 个标准差时提示存在脑血流的过度灌注，表现为收缩期峰值流速（PSFV）、EDFV 与时间平均流速（TMFV）均显著增快。见于中度以上 HIE 患儿，过度灌注出现越早、持续时间越长，预后越差。

（4）阻力指数增大或减低：RI≥0.75 或<0.55 提示存在 HIE。低 RI 较高 RI 预后差，RI≤0.50、血流速度也明显减低提示低灌注，RI≤0.50 而血流速度显著增高则提示高灌注，RI 越低预后越差；但当 RI≥0.90 时，提示脑血管严重痉挛、脑血液灌流量显著减少，可能预后不良，病死率也将明显增加，见于重度 HIE。

（5）如果 PSFV、EDFV 与 TMFV 成比例一致减慢，则 RI 也可能不增大甚至降低，RI<0.55，轻～中度患儿可见此类频谱表现。

（6）脑死亡征象：①舒张期逆灌注：在心动周期的舒张期，脑组织不但不能获得血液供应，原来存在于脑组织中的血液反而逆流回血管，血流频谱呈双相型，此时 RI>1.0，为脑死亡的征兆。②无活性脑血流。③脑血流信号消失。（图 3－3－27～图 3－3－31）。

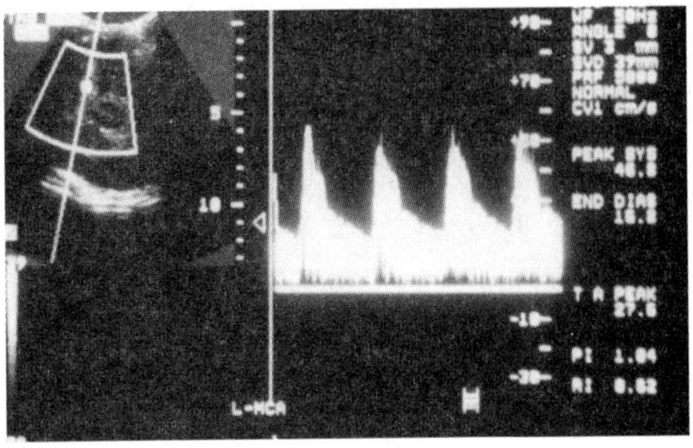

图 3-3-27 正常新生儿脑动脉血流频谱

在正常情况下，新生儿大脑前、中、后动脉和基底动脉的血流速度可有不同，但其搏动指数（PI）和阻力指数（RI）基本一致，PI 在 1.0 左右，RI 在 0.6 左右。

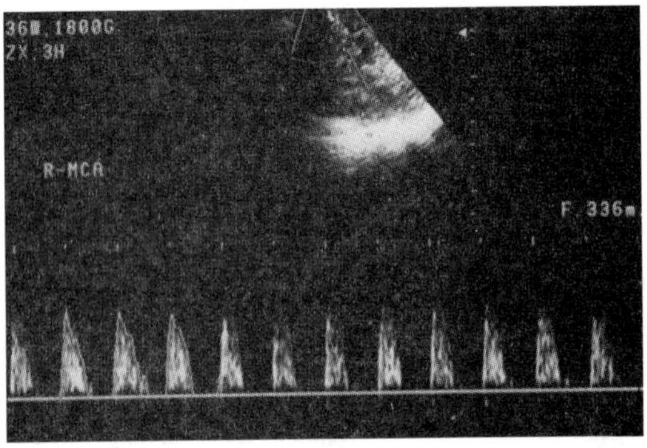

图 3-3-28 重度 HIE 脑血流频谱

显示脑血流速度显著减慢，尤其在舒张期脑组织无血流灌注，阻力指数显著增大为 1，即 EDFV=0，RI=1，这种血流特征提示病情危重，但如治疗得当，患儿仍可存活

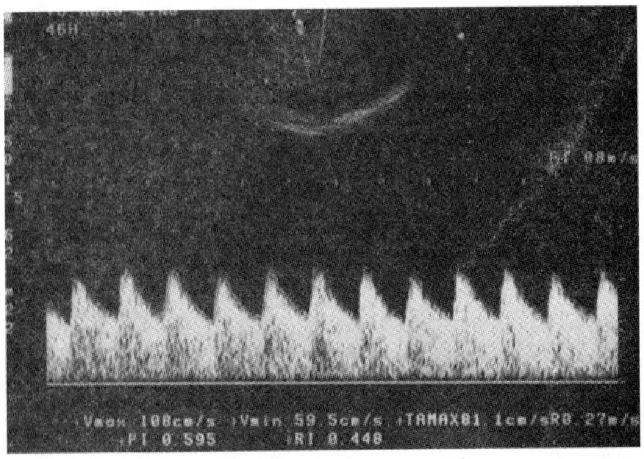

图 3-3-29 脑血流过度灌注

脑血流速度显著增快，搏动指数与阻力指数降低，见于中～重度 HIE。过度灌注出现越早、持续时间越长，预后越差。PSFV = 108cm/s，EDFV = 59.5cm/s，TMFV = 81.1cm/s，PI=0.595，RI=0.448

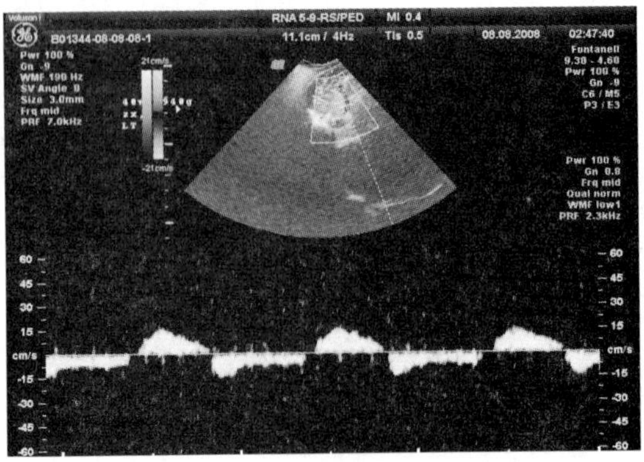

图 3-3-30 重度 HIE 患儿脑血流频谱

血流速度显著减慢，在舒张期出现血液逆灌注，即在心动周期的舒张期，脑组织不但不能获得血液供应，原来存在于脑组织中的血液反而逆流回血管，血流频谱呈双相型，此时 EDFV 为负值，RI>1.0。舒张期血液逆灌注是死亡的预兆

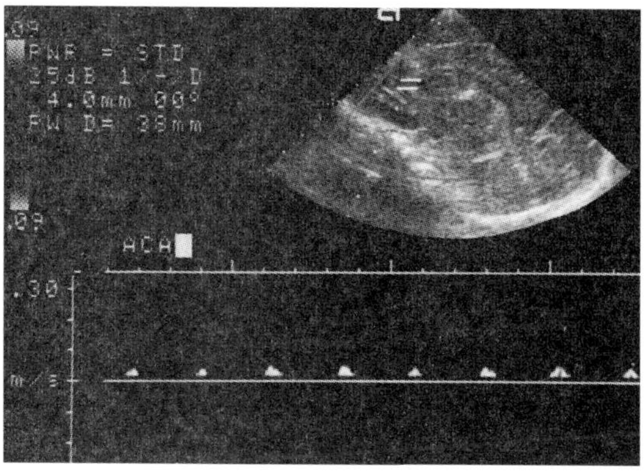

图 3-3-31　无活性脑血流

心脏舒张期脑组织不能获得血流灌注，心脏收缩时虽脑血管内可见少许血流信号，但不能灌注至脑组织，是为无活性脑血流

要点提示

超声诊断新生儿 HIE，主要根据其病理改变，如 B 型超声发现脑水肿、脑室周围白质软化、脑梗死、丘脑与基底节损伤及颅内出血等改变，则结合临床可诊断 HIE。多普勒超声可直观观察到脑血流频谱特点，从而了解脑血流供应状况，为 HIE 的早期诊断、病情判断和预后评估提供有价值的信息。B 型与多普勒超声相结合，可增加 HIE 诊断的准确性和可靠性。

（刘　敬）

参考文献

1. Madan A, Hamrick SEG, Ferriero DM. Central nervous system injury and neuroprotection. //Taeusch HW, Ballard RA, Gleason CA. Avery's Diseases of the Newborn. 8th ed, Philadelphia: Elsevier Saunders, 2005: 970-976.
2. Llves P, Talvik R, Talvik T. Changes in Doppler ultrasonography in asphyxiated term infants with hypoxic-ischaemic encephalopathy. Acta Pediatr, 1998, 87: 680-684.
3. Steventon DM, John PR. Power Doppler ultrasound appearances of neonatal ischemic brain injury. Pediatr Radiol, 1997, 27: 147-149.
4. Liu J, Cao HY, Huang XH, et al. The pattern and early diagnostic value of doppler ultrasound for neonatal hypoxic-ischemic encephalopathy. J Trop Pediatr, 2007, 53 (5): 351-354.
5. 刘敬，曹海英，编著. 新生儿脑损伤的超声诊断与临床. 北京：中国医药科技出版社，2006：139-144.

第四节 创伤性颅内压监测

一、颅内压监测概述

颅内压（intracranial pressure，ICP）指颅内容物对颅腔壁的压力。正常颅腔内有3种内容物：脑组织、脑脊液和血液，组成颅内压的解剖学基础。其中脑组织占颅腔总容积的80%～90%，脑脊液占颅腔总容积的10%左右，血液占颅腔总容积的2%～11%。3种颅内容物中任何一种的增加都将导致ICP增高。其中，脑脊液和血液是可流动的液体，在ICP增高的代偿中起着重要的作用。

ICP监测是利用传感器和监护仪对ICP连续、实时监测并记录的方法。ICP测量首先由德国人Leydene于1866年阐述。1891年，Quinken首创通过腰椎穿刺法测ICP。1951年Guillaume和Janny开始在实验中对脑室的脑脊液压力进行连续监测。1960年Lundberg将传感器与监护仪连接，使临床持续监测ICP成为现实。近年来，随着对ICP病理生理过程的进一步认识，ICP监测已经成为ICU诊断和治疗的重要组成部分。ICP监测的技术也得到了飞速的发展。

（一）ICP的正常值

正常成人ICP为5～15 mmHg（0.67～2.00 kPa，70～200 mmH_2O）。ICP达15～20 mmHg（2.00～2.67 kPa）称为轻度增高，21～40 mmHg（2.67～5.33 kPa）称为中度增高，>40 mmHg（5.33 kPa）称为重度增高。一般临床把ICP>20 mmHg作为开始降颅压治疗的临界值。ICP以毫米汞柱为单位是为了便于与动静脉血压相比较，计算动脉压与ICP之差（即为脑灌注压，CPP）临床上有重要意义，必须维持正常的CPP才能避免脑组织缺血缺氧性损害。

儿童ICP上限随年龄而不同。诸福棠（1985）提出，新生儿<0.78 kPa，儿童<0.98 kPa。Behrman提出：小儿ICP<1.04 kPa。Shapiro认为婴儿ICP压力高于1.27 kPa为增高。夏经复习文献，认为正常ICP为新生儿<0.88 kPa，婴儿<1.47 kPa，儿童<1.96 kPa。韩哲生综合文献认为正常新生儿为<0.14 kPa，儿童<0.98 kPa。蒋先惠认为，婴幼儿为0.2～0.8 kPa，儿童为0.4～1.0 kPa，14岁以上和成人一致，ICP上限为2.0 kPa。虞佩兰提出的小儿ICP正常值（CSF直接测定法），新生儿<0.78 kPa（80 mmH_2O），婴幼儿<0.98 kPa（100 mmH_2O），3岁以上<1.96 kPa（200 mmH_2O）。新生儿、婴幼儿的ICP下限可为0 kPa。不同年龄儿童的脑灌注压要求见表3-3-4。

表3-3-4 不同年龄儿童的脑灌注压要求

年龄（岁）	CPP目标（mmHg）
0～2	不详，可能>40
2～6	>53
7～10	>63
11～15	>66
>16	>70（成人指标）

（二）ICP与颅内容量的关系

颅内容积增加的早期，由于代偿机能，ICP可不增高或增高不明显，随着颅内容积的增加，代偿机能逐渐消耗，超过某一临界值后，ICP失去代偿，则即使少量容积的增加也会引起颅内压明显上升。以ICP为纵坐标，颅内容积为横坐标绘制的曲线，称为压力-容积曲线。ICP与颅内容量之间不是线性关系，而是指数关系。典型的压力-容积曲线如图3－3－32所示。当ICP≤2.0 kPa（15 mmHg）时，压力容积曲线较平坦；当ICP＞2.0 kPa（15mmHg）时，颅内容积增加将导致ICP明显增高。

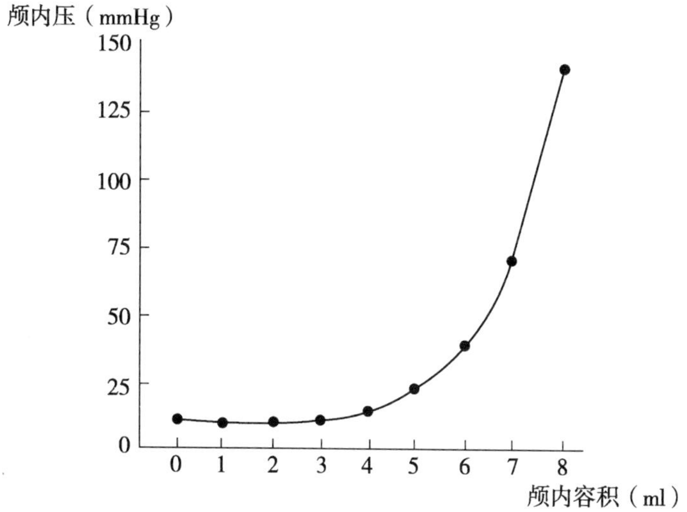

颅内容积/压力关系曲线

（1mmHg＝0.133kPa）

图3－3－32　压力-容积曲线

（三）ICP监测的临床意义

（1）判断预后：一般认为，ICP状况与颅脑损伤等中枢神经系统疾病的预后密切相关。颅脑外伤后监测ICP始终正常或低于2.6 kPa者结局好；经治疗后，ICP仍继续增高者结局较差。随着ICP增高的幅度上升，颅脑损伤的病残率和死亡率均相应地增加。严重的ICP增高且对治疗无反应时，近乎全部死亡。

（2）选择治疗方法：根据ICP的情况决定是否需要手术治疗，以及在采用内科治疗时，参照ICP监测的指标考虑进行或停止哪些措施。

对于外伤性颅内血肿或脑挫裂伤的较大儿童，如CT已证实病灶，但患儿的临床症状平稳，体征并不明显，而且ICP低于2 kPa时，可继续保守治疗；若ICP高于2.6 kPa则应行手术；ICP处于2～2.6 kPa之间时，可结合有无高原波出现以及病灶位于颅内的部位进行考虑，如病灶位于颞区、后颅窝或有高原波出现，应行手术，反之，可在密切观察下行保守治疗。

采用过度换气处理颅内高压时，若ICP不能明显下降，说明该法难以奏效，宜停用或慎用以防止脑缺血缺氧加重。

对于经一些控制颅内压增高的措施，甚至手术减压处理后的患儿，若其ICP仍＞5.3

kPa，提示为难治性颅内高压，据此可考虑巴比妥疗法。一般认为，经巴比妥疗法后 ICP 降低者可成活，反之则死于颅内高压。

（3）分析术后的颅内情况：幕上体积较大的占位性病变切除术后以及后颅窝手术后的早期 ICP 明显增高，常提示继发性血肿形成；对于脑室系统阻塞所致的脑积水行病灶切除或疏通术，术中又未行分流手术的患儿，术后若 ICP 持续增高，说明仍有阻塞存在或有阻塞再形成。

开颅术后，尤其是较大的占位性病变切除术后，ICP 表现为比较缓慢地上升，并且以 1～2天以后才上升明显，提示为脑水肿所致。

（四）ICP 监测的波形分析

1. 正常波形

（1）正常压力波的组成

连续记录下来的正常颅内压波曲线与 2 个因素有关，一个是动脉搏动，一个是因呼吸运动而变化的颅内静脉回流。当快速记录时（80～200 mm/min），这两种波形都可以从图像上分辨出来，但进行 ICP 监护时常持续记录数日，因此压力图像常用慢记录（2mm/min）表示，慢记录时则各波互相重叠，组成一条粗曲线。曲线的上缘代表收缩期 ICP，下缘代表舒张期颅内压，舒张压加 1/3 的脉压差（收缩压－舒张压）为平均颅内压。

（2）ICP 振幅

正常 ICP 波动振幅的大小主要取决于脉络丛搏动的强弱，颅内其他动脉的搏动也有一定影响。颅内静脉回流的通畅与否也明显地影响着振幅的大小。在正常脉搏波与正常呼吸运动影响颅内静脉回流的共同作用下，正常 ICP 的振幅为 3.3mmHg，有时可高达 6～8mmHg。振幅随 ICP 增高而增大，这一方面因为 ICP 增高后，动脉血压可能增高，脉搏波也增强了，另一方面因压力容积关系的影响，呼吸运动引起的颅内静脉压的波动对 ICP 的影响增加了。但当患者垂危时，血压下降，呼吸变浅时，振幅也就变窄了。

2. 异常波形

据 Lundberg 的观察，ICP 有 A、B、C 三种类型，但临床实践中所观察到的有时并不完全符合。

（1）A 型波（高原波） 为 ICP 增高特有的病理波型，其典型表现为 ICP 增高的情况下（常为 15～25 mmHg），ICP 突然升至 50～100 mmHg（6.67～13.30 kPa），高峰常呈平顶（高原状），但也有时不规则或呈峰状，维持 2～3 min 或 20～30 min 后骤然下降至原水平或更低（图 3－3－33），可间隔数分钟至数小时不等反复出现，也可间隔相同时间反复出现，提示颅腔的代偿功能濒临衰竭，此种波型除见于脑水肿外，还可见于脑血管麻痹、颅内静脉回流障碍。反复的 A 型波发作提示脑干压迫和扭曲严重，脑的血液循环严重障碍，部分脑组织出现“不再灌流”现象，脑功能发生不可逆的损害。

在囟门未闭的颅内压增高患儿没有观察到高原波出现；对已表现有高原波的患者行颞肌下减压后，可减少甚至消除高原波。这说明高原波的出现是在颅腔固定封闭，以及颅腔内容积/压力代偿机能耗竭的前提下发生的。

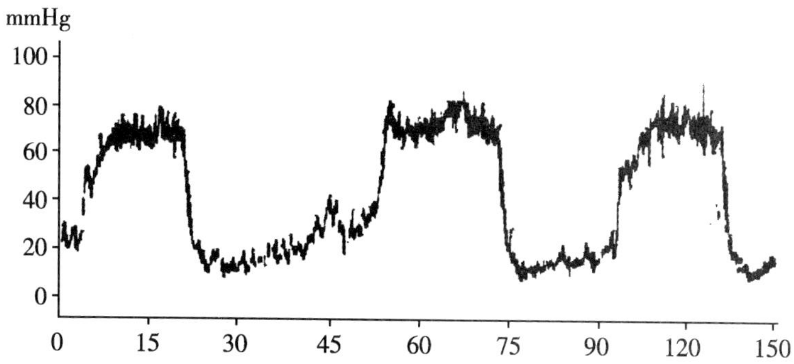

三个高原波发作的波群

图 3-3-33　A 型波（高原波）

(2) B 型波（节律振荡波）（图 3-3-34）　在正常压力波的背景上出现短时骤升又骤降的尖波，压力一般不超过 50 mmHg（6.67 kPa）。B 波频繁出现，达到 0.5～2 次/分，提示 ICP 中度或高度增高，脑的顺应性下降，是脑代偿功能下降的重要信号。

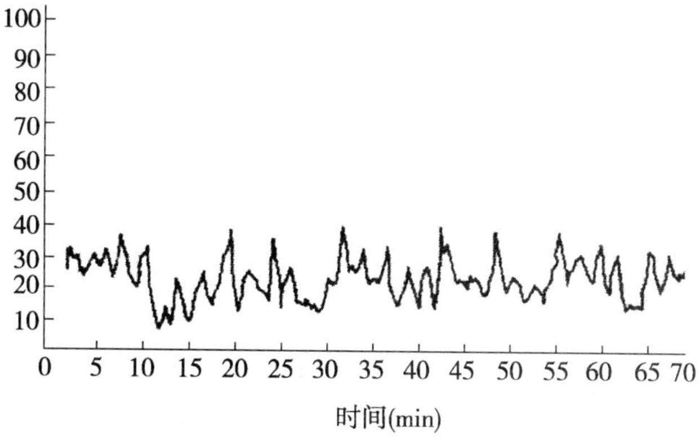

图 3-3-34　B 型波

(3) C 型波（图 3-3-35）：正常或接近正常压力的波型，压力曲线较平坦，存在与呼吸、心跳相一致的起伏波动。呼吸运动时胸腔压力影响上腔静脉回流，导致静脉压力变化，ICP 亦随之波动，波幅为 5～10 mmHg（0.7～1.33 kPa）。由于心脏每一次搏动引起的 ICP 变化波幅为 2～4 mmHg（0.27～0.58 kPa）。

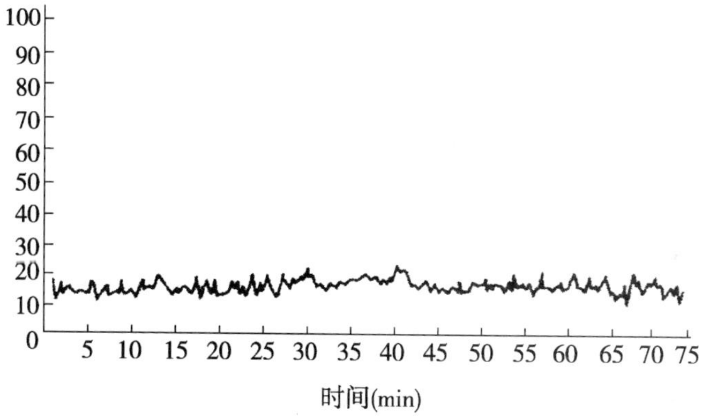

图 3-3-35　C 型波

二、有创性 ICP 监测

1. 脑室内监测

脑室内监测（图 3－3－36）是目前临床上最常用的方法，是 ICP 监测的金标准。按常规穿刺侧脑室前角，将导管尖端安置在侧脑室前角内，另一端连接压力传感器，并将其固定在室间孔水平（参考压力零点）。该方法简便、直接客观、测压准确，便于检测零点漂移。同时可以引流脑脊液。缺点是当 ICP 增高、脑肿胀导致脑室受压变窄、移位甚至消失时，脑室穿刺及置管较困难；且置管超过 5d 感染概率大大增加。针对脑室穿刺困难，Aufdenblatten 等报道在神经导航下进行脑室穿刺置管。新近研究的抗生素涂层导管能够减少感染率，但仍需更多的病例来验证。在监护中应避免非颅内因素导致的 ICP 增高，例如呼吸道阻塞、烦躁、体位偏差、高热等。非液压式光导纤维导管压力换能器位于探头顶端，置于脑室后，直接通过光纤技术监测。该方法准确性高，不用调整外置传感器的高度，但不能引流脑脊液。患者躁动可能会折断光缆，连续监测 4～5d 后准确性会下降。

2. 脑实质内监测

导管头部安装显微芯片探头或光学换能器，放置在脑实质内。随压力变化而移动的镜片光栅使光束折射发生变化，由光缆纤维传出信号进行测量。脑实质内监测是一种较好的替代脑室内置管的方法，感染率较低，主要缺点是准确性低于脑室内导管监测法，连续使用 4～5d 后有可能出现零点基线的漂移；光缆扭曲或者传感器脱落移位等；且只能反映局部 ICP，因为颅内 ICP 并不是均一分布的。还有不能向外引流脑脊液而达到治疗目的，如需排放脑脊液还要另置引流管。

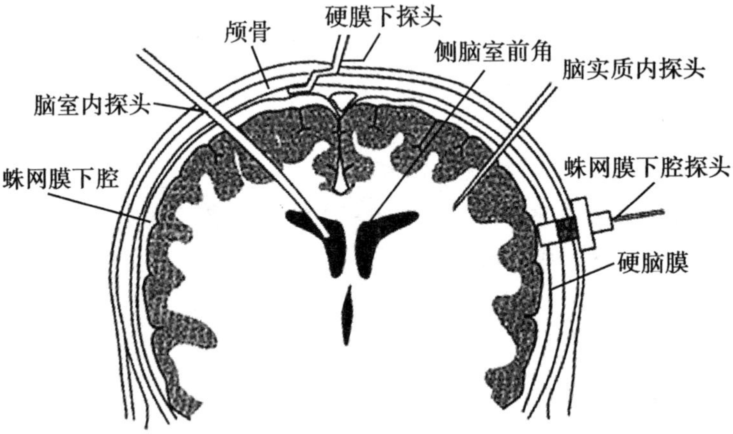

图 3－3－36　颅内压监测位置示意图

3. 蛛网膜下腔监测

颅骨钻孔后透过硬脑膜将中空的颅骨螺栓置于蛛网膜下腔。蛛网膜下腔脑脊液压力可以通过螺栓传递到压力换能器进行测压。此方法优点是操作简便，对脑组织无明显影响。缺点是感染概率较大，螺栓容易松动、堵塞而影响测量结果。

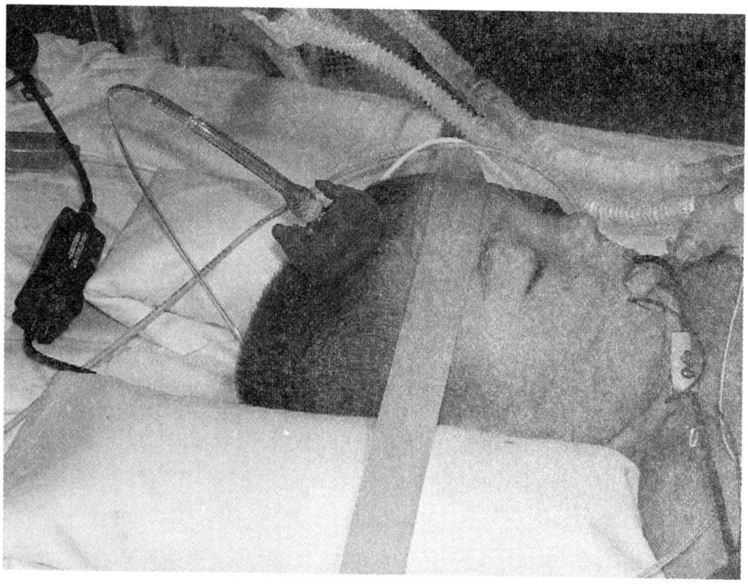

图 3-3-37　重型颅脑外伤的患儿进行脑实质内 ICP 监测

4. 硬膜下或硬膜外监测

硬膜下监测系统在开颅手术时置入，但是监测结果不太可靠。因为当 ICP 增高时，硬膜下测得的 ICP 值往往低于实际值。硬膜外监测采用微型扣式换能器，将探头放在硬膜外。该方法不用穿透硬膜，但监测结果更不可靠。因为 ICP 和硬膜外腔压力的关系并不总是一致的。监测中换能器能重复使用，而且可以调节零点参考位置。与脑室内监测比较，硬膜下或硬膜外监测具有感染率低、癫痫和出血发生率低，放置时间长等优点。但假阳性值较多，且设备重复使用后监测质量会下降。

5. 神经内镜术中监测

Vassilyadi 等报告了神经内镜监测 ICP 的方法，主要用于神经内镜手术中。在内镜工作通道中放置微型传感器，术中能够连续准确地监测 ICP 的变化。监测数值主要受冲洗、吸引和脑脊液流失等因素影响。尚需进行大样本研究。

6. 腰椎穿刺

腰椎穿刺通常用于留取脑脊液标本和单次测压，极少用于持续 ICP 监测。该方法简便易行，操作方便，但当病情严重或怀疑 ICP 极高有形成脑疝的危险时，腰穿被视为禁忌。当颅内炎症使蛛网膜粘连或椎管狭窄导致脑脊液循环梗阻时，腰椎穿刺所测得的压力不一定能够真实地反映 ICP 的变化。临床可通过压迫颈静脉试验（Queckenstedt 试验）和压迫腹部试验（Stookey 试验）初步了解是否有脊髓蛛网膜下腔阻塞及阻塞部位。

三、无创性 ICP 监测

严格来说 ICP 无法通过无创方法在颅外获得。目前研究的无创方法只是通过各种征象来估计 ICP 可能发生了增高，从而引起临床医师的重视并采取相应的检查、治疗措施。

1. 影像学检查

ICP增高时头部影像学（CT或MRI）表现为脑水肿、脑沟变浅消失、脑室移位受压、中线移位或脑积水等。影像学检查具有客观、准确，能对脑内疾病定位定性等优点，但价格较贵，不能进行床旁和连续监测。影像学检查对ICP增高做出定量诊断比较困难。ICP增高到影像学检查出现变化，往往有一个时间上的滞后。

2. 前囟测压法（anterior fontanel pressure，AFP）

主要用于新生儿和婴儿，已在一定程度上代替了有创性ICP监测。方法是将前囟压平，然后连接传感器及监护仪测压。但存在以下问题：（1）AFP多以压平前囟为测压条件，仅适用于前囟突出高于骨缘的患儿；（2）测压时压平前囟就等于缩小颅腔容积，会导致测得的ICP值偏高。

3. 鼓膜移位法（tympanic membrane displacement，TMD）

ICP变化引起外淋巴液的压力变化可产生静止状态镫骨肌和卵圆窗的位置改变，继而影响听骨链和鼓膜的运动。通过ICP改变时的TMD值和正常TMD值的差别可估算ICP。诊断准确率为80%，特异性为100%。但也有一些缺陷：

（1）患者过度暴露于声音刺激中能引起暂时性音阈改变而影响测量。

（2）有脑干和中耳病变者，因镫骨肌反射缺陷而不能应用此项监测。

（3）不能连续进行ICP监测。

（4）不安静、不合作的患者不宜行此检查。

4. 视神经鞘直径（ONSD）

近年来多位作者报道，急性ICP增高的患者视神经增粗，通过超声测量ONSD，可以快速诊断和监测有无ICP增高。Geeraerts等观察了一组成人重型颅脑伤、蛛网膜下腔出血、脑出血或中风患者，发现ONSD增粗和ICP增高显著相关，ONSD小于5.86mm时，ICP增高的可能性非常小。ONSD增粗可作为ICP增高的预测指标。Newan等报告正常儿童的ONSD平均为3 mm，ICP增高时儿童ONSD可达4.5 mm甚至更大。Audrey等报道了一组床旁超声测量ONSD与同期ICP进行比较，发现二者相关。他采用的诊断标准是＜1岁儿童ONSD超过4mm，＞1岁儿童ONSD超过4.5mm。

5. 视网膜静脉压（retinal venous pressure，RVP）

RVP受眼压、ICP、血压的影响。正常情况下，RVP大于ICP。Firsching等利用脑室内置管监测ICP，同时用视网膜血管血压测定法测定视网膜中央静脉压，证实ICP增高将导致视乳头水肿和视网膜静脉搏动消失，结果如下：ICP（mmHg）$=0.903\times RVP-8.87$（$r=0.983$，$P<0.001$）。RVP测定为瞬间测定ICP提供了方便、实用的检测方法，容易重复测定，使用范围广，但不适合长期监测。当视乳头水肿明显或眼内压高于静脉压时不适用。

6. 经颅多普勒超声（TCD）

TCD通过观察高颅压时的脑血流动力学改变来估计ICP。当ICP增高时，脑血管自动调节功能减退，脑循环变慢，脑血流减少，收缩期、舒张期及平均血流速度均降低，而反映脉压差的搏动指数和阻力指数明显增大，同时频谱形态也有相应的变化。Schmidt等测定大脑中动脉血流速度后进行波形分析发现动脉灌注压和平均ICP相关。相比而言，TCD参数分析比频谱分析更为重要。因为频谱仅起到定性作用，缺乏定量概念，而TCD能反映脑血流动态变化，观察脑血流自身调节机制。

TCD 监测 ICP 的优点：

（1）能反映脑血流动态变化。

（2）可观察脑血流自身调节机制是否完善。

TCD 监测 ICP 的缺点：

（1）TCD 测量的是流速而非流率指标，而脑血管活性受多种因素（$PaCO_2$、PaO_2、pH 值、血压、脑血管的自身调节）影响，用 TCD 准确算出 ICP 有一定困难。

（2）脑血管痉挛时的流速增加需与脑充血相鉴别。

7. 闪光视觉诱发电位（flash visual evoked potentials，fVEP）

fVEP 可以反映从视网膜到枕叶皮质的整个视觉通路的完整性。当 ICP 升高时，电信号在脑内传导速度减慢，fVEP 波峰潜伏期延长，延长时间与 ICP 值成正比。Desch 观察 fVEP 的 N2 波峰潜伏期与 ICP 的关系，并与有创法比较，发现两者一致性良好，尤以中、高 ICP 显著。fVEP 同时还可以监测和随访危重患者的脑功能，对判断 ICP 增高的预后有一定帮助。该方法的局限性如下：

（1）f－VEP 易受与脑代谢有关因素的影响，如 $PaCO_2$、PaO_2、低血压、pH 值等。

（2）严重视力障碍和眼底出血等眼部疾病对 f－VEP 存在影响。

（3）颅内占位性病灶压迫和破坏视觉通路时，f－VEP 对 ICP 的反应将受影响。

（4）部分深昏迷患者和脑死亡者 f－VEP 不出现波形。

8. 无创脑电阻抗监测（noninvasive cerebral electrical impedance measurement，nCEI）

近年来，部分作者开始使用体表电极 nCEI 技术，并与有创 ICP 监测进行对比，认为 nCEI 能准确反映颅内病情变化，Liu 等报告了脑出血和脑梗死的临床实验；结果显示 nCEI 是脑水肿的灵敏监测指标。但该方法有以下缺点：对中线附近的病灶、体积过小的病灶，双侧多发腔隙性梗死不敏感；操作上影响因素较多，尚需进一步改善。

9. 近红外光谱技术（near infrared spectrum，NIRS）

近红外光谱技术是近年来发展的一种无创性监测方法，可提供颅内血流动力学、组织氧化及细胞代谢等方面的持续性资料。650～1100mm 波长范围的近红外线能穿透头皮、颅骨及脑皮质达 2～2.5cm，然后返回到头皮。在头皮上放置光源感受器可以测量相关信息的变化。1977 年 Jobsis 首次将 NIRS 用于无创监测脑组织血液成分变化。以此方法获得的监测值来计算 ICP，敏感性较高，具有良好的应用前景，但尚处于研究阶段。

10. 数学模型

颅内压和许多因素相关，一些学者尝试通过测量大脑中动脉平均血流速度（V_{MCA}）、平均动脉压（MAP）、呼气末二氧化碳分压（$P_{ET}CO_2$）和心率等指标，建立数学模型来估算 ICP 值，但效果不佳。目前临床应用较少。

（卢洪流）

参考文献

1. 宿英英. 神经系统急危重症监护与治疗. 北京：人民军医出版社，2005：87－96.

2. 虞佩兰，杨于嘉．小儿脑水肿与颅内高压．北京：人民卫生出版社，1999：66-67.
3. 蒋先惠．小儿神经外科学．北京：人民卫生出版社，1993：50-62.
4. 尤荣开．神经科危重症监测治疗学．北京：人民军医出版社，2004：110-126.
5. Odetola FO，Tilford JM，Davis MM. Variation in the use of intracranial-pressure monitoring and mortality in critically ill children with meningitis in the United States. Pediatrics，2006，117（6）：1893-1900.
6. Aufdenblatten CA，Altermatt S. Intraventricular catheter placement by electromagnetic navigation safely applied in a paediatric major head injury patient. Childs Nerv Syst，2008，24（9）：1047-1050.
7. Vassilyadi M，Ventureyra EC. Neuroendoscopic intracranial pressure monitoring. Childs Nerv Syst，2002，18（3-4）：147-148.
8. Shimbles S，Dodd C，Banister K，et al. Clinical comparison of tympanic membrane displacement with invasive ICP measurements. Acta Neurochir Suppl，2005，95：197-199.
9. Geeraerts T，Merceron S，Benhamou D，et al. Non-invasive assessment of intracranial pressure using ocular sonography in neurocritical care patients. Intensive Care Med，2008，34（11）：2062-2067.
10. Audrey HL，Mary EH，Mary S，et al. Bedside songraphic measurement of optic nerve sheath diameter（ONSD）as a predictor of elevated intracranial pressure in children. Pediatric Emergency Care，2007，23（10）：763.
11. Firsching R，Schutze M，Motschmann M，et al. Venous opthalmodynamometry：a noninvasive method for assessment of intracranial pressure. J Neurosurg，2000，93（1）：33-36.
12. Aggarwal S，Brooks DM，Kang Y，et al. Noninvasive monitoring of cerebral perfusion pressure in patients with acute liver failure using transcranial doppler ultrasonography. Liver Transpl，2008，14（7）：1048-1057.
13. Zhao YL，Zhou JY，Zhu GH. Clinical experience with the noninvasive ICP monitoring system. Acta Neurochir Suppl，2005，95：351-355.
14. Liu L，Dong W，Ji X，et al. A new method of noninvasive brain-edema monitoring in stroke：cerebral electrical impedance measurement. Neurol Res，2006，28（1）：31-37.

第四章 胃黏膜 pH 监测和胃肠内镜的应用

第一节 小儿胃黏膜 pH 测定

目前的重症监测中缺乏一种能及时、可靠地反映组织灌注和氧合情况的监测指标，常规监测项目如：血压（BP）、心脏指数（CI）、氧供（DO_2）、氧耗（VO_2）、混合静脉血氧饱和度（SvO_2）、动脉血 pH 值（pHa）、尿量及动脉血乳酸值（Lac_a）等，并不是反映组织灌注和氧合的最佳指标。组织 pH 能可靠地反映组织灌注和氧合情况。胃肠道是人体内最大的组织器官，胃肠道血流量占心排出量的 15%～20%，其中大部分供应小肠黏膜及黏膜下层。有研究发现正常人血容量减少 15%时，肠道血流减少达 40% 而不伴有心率、血压、心输出量的变化。Gutierre 等发现在部分感染性休克患者中，即使 DO_2 已经很高、血乳酸正常，仍存在胃肠道器官缺氧。胃黏膜 pH（pHi）能直接反映胃肠黏膜局部氧代谢情况，能敏感地发现内脏系统“隐匿性”的缺氧。测量胃肠黏膜的 pH 值，已被认为是临床上了解局部组织缺氧情况行之有效的方法。同时 pHi 测定可早期敏感地反映胃肠血液灌注和氧合情况，同时也可间接反映全身组织血液灌注和氧合情况。及时了解内脏器官氧合情况，为早期诊治创造时机。

一、pHi 测定原理

直接测定 pHi 是将 pH 微电极刺入胃黏膜直接测定氢离子浓度，这种方法只用于实验研究。临床上常采用间接法测量胃 pHi，间接法是通过测定胃肠内二氧化碳分压（PCO_2）和动脉血 pH 值，通过公式计算出 pHi。其原理为：二氧化碳（CO_2）为脂溶性气体，可自由通过细胞膜进行弥散，细胞内 PCO_2 与周围组织（包括胃肠腔内）PCO_2 平衡。因此，测定胃肠道黏膜表面的 PCO_2 可准确反映胃肠黏膜细胞内的 PCO_2。假设组织中的 HCO_3^- 与动脉血中的 HCO_3^- 相等，则可根据动脉血 pH 和 $PaCO_2$ 算出动脉血中的 HCO_3^- 值代替组织的 HCO_3^- 值。根据 Henderson－Hasselbach 方程式：$pHi = 6.1 + lgHCO_3^- / (0.03 \times F \times PCO_2)$（F 为时间依赖性因子，用于校正 PCO_2，一般取 1.13），计算出组织的 pH 反映胃肠黏膜的酸碱度，pHi 正常值应≥7.32。

二、pHi 测定方法

（1）盐水张力计法：这是最早用于测定胃黏膜内 PCO_2 的方法。

1）将导管插入胃内。

2）向气囊内注入生理盐水，使其膨胀，留置一定时间（约 60min）。

3）用注射器抽出囊内液体，立即送血气分析，检测 PCO_2。

4）同时抽取动脉血测定碳酸氢根（HCO_3^-）。

5）将它们带代入 Henderson－Hasselbach 方程式，即可计算出 pHi。

该方法受很多因素影响，将囊内盐水换成磷酸盐溶液，可以提高精确度和可信度。

（2）气体张力计法：将硅胶气囊内生理盐水换成气体，并用自动气体分析仪直接测定囊内的 PCO_2，然后根据公式 $pHi=pHa+lg(PaCO_2/PiCO_2)$ 计算出 pHi。由于气体之间平衡较液体之间快，所需平衡时间在 10min 之内。

（3）纤维光学传感器法：Knichwitz 等用二氧化碳纤维光学传感器测定胃内 PCO_2，该传感器能同时监测 PCO_2、PO_2、pH 及温度。该传感器为长度为 60cm、直径为 0.5mm 的纤维，适合临床使用。

三、pHi 测定的临床应用

1. 协助诊断

多系统器官衰竭（MSOF）是危重患者的首要死因，组织灌注不足、缺氧及感染是导致 MSOF 发生发展的 3 大主要因素。在重症监护中及时了解危重患者组织灌注和氧合情况，进行有效干预和治疗，对防止 MSOF 的发生具有重要的临床意义。在休克、缺氧、感染等病理情况下，血流动力学改变的一个重要特点是血液重新分布，导致多个内脏组织血液灌流显著减少。而血流分布不均时全身性动脉氧（DO_2）与局部 DO_2 变化不一致，各器官之间以及器官内 DO_2 亦不一致。所以，单纯测定全身性 DO_2 与静脉氧（VO_2）不能准确反映组织氧合状态。测定 pHi 可以提供胃肠道黏膜组织氧合的绝对情况，反映隐蔽的代偿性休克。在休克早期，胃肠道血流减少势必引起其氧供量降低，当超出机体代偿能力时，氧耗量则随着氧供量减少而降低，达某一临界水平时，即出现无氧代谢、酸中毒、黏膜 pH 降低。并成为多脏器功能不全（MOSF）的启动因素，一旦出现 MOSF，则病死率明显增高。因此，胃肠黏膜 pH（pHi）不仅能直接反映胃肠黏膜血液灌注和氧合状态，而且比其他传统指标的变化出现得更早。故曾有人将 pHi 称之为机体缺血的“金丝雀”（意为很灵敏的指标）。

2. 指导治疗，判断预后

pHa 的改变反映了包括胃肠道在内的全身组织氧利用的状态。但是，pHa 的改变可能出现较晚且不敏感，又易受到治疗的直接影响。而 pHi 反映了组织水平上氧利用的真实改变，是判断预后更为敏感的指标。在低 pHi 的情况下的胃肠黏膜通透性增大，胃 pHi 与空肠、直肠等 pHi 呈线性关系。重病患者在疾病发生早期，循环较稳定，但实际上此时患者已存在胃肠缺血，由于机体代偿机制使得胃肠道血管收缩以保证全身其他重要脏器血液供应，因而胃肠道出现缺血缺氧，这种状态得不到改善，就会出现胃肠黏膜萎缩，屏障功能减退。Meakins and Marshall 认为“缺血性黏膜损害是 MOSF 的动因”。黏膜缺血、酸中毒导致细胞功能障碍和黏膜损伤。损伤由表层开始，进行性由里向外扩展，直达肌层。短暂的黏膜内酸中毒可能导致胃肠道“隙漏”（leaky），肠道细胞及其毒素（尤其是内毒素）进入体液，造成“内源性感染”，也是诱发 MODS 的重要原因。因此，及时采取措施，恢复胃黏膜的 pH 对预防 MODS 的发生具有重要意义。采取措施主要为增加心输出量，维持血红蛋白 ≥90g/L，机械通气增加血氧饱和度等来提高整体氧输送，局部应用生大黄粉能增加胃的黏膜血流灌注，清除氧自由基和促进胃肠黏膜新陈代谢，纠正胃黏膜细胞内酸中毒。不论进入重症监护室时患儿 pHi 如何，经过治疗若 pHi 继续下降，病死率明显增加，说明患儿已经存在不可逆转的胃肠道缺血或治疗无效，可能出现其他重要脏器不可逆转的缺血，最终导致 MOSF 发生。经过治疗后，若 pHi 得到改善，说明引起胃肠道缺血的因素得到纠正，胃肠缺血得以改善，发生 MOSF 机会减少，病死率也因而降低，故在治疗中应动态观察 pHi 的改变。

胃肠黏膜 pH（pHi）不仅能直接反映胃肠黏膜血液灌注和氧合状态，而且比其他传统指标的变化出现更早。同时 pHi 测定可早期敏感地反映胃肠血液灌注和氧合情况，也可间接反映全身组织血液灌注和氧合情况。及时了解内脏器官的氧合情况，为早期诊治创造时机。测定 pHi 属于无创性，在国外已被广泛应用于临床。pHi 可用来反映病情危重度，判断预后及指导治疗，观察疗效。对危重患儿具有预警意义。

（付四毛）

参考文献

1. Grum CM，Fiddian－Green RG，Pittenger GL. Adequacy of tissue oxygenation in intact dog intensive. J Appl Physiol，1984，56：1065.
2. Gutierrez G，Bismar H，Dantzker D，et al. Comparison of gastric intramucosal pH with measures of oxygen transport and consumption in critically ill patients. Crit Care Med，1992，20：451－457.
3. Doglic GR，Pusaja JF，EgurrolaMA，et al. Gastric mucosal pH as a prognostric index of mortality in critically in critically ill patients. Crit Care Med，1991，19：1037.
4. Doglio GK，Pusajo JF，et al. Gastric mucosal pH as a prognostic index of mortality in critically ill patients. Crit Care Med，1991，19∶1037.
5. 刘大为，陈德昌，杜斌，等. 感染性休克时胃黏膜 pH 值与氧运送的双关性及其临床意义. 中华外科杂志，1996，34：87.
6. Hartmann M，Montgomery A，Jonson K，et al. Tissue oxygenation in hemorrhagic shock measured as transcutaneous oxygentension，subcutaneous oxygen tension，and gastro intestinal intramucosa pH in pigs. Crit Care Med，1991，19：2052－2101.
7. Carrico CJ，Meakins JL，Marshall JC，et al. Multiple organ failure syndrome. Arch Surg，1986，121（2）：1962－2081.
8. Scalia S，Sharma P，Rodrigueez J，et al. Decreased mesenteric blood flow in experiental mutiple organ failure. J Surg Res，1992，52：1251.

第二节　电子胃镜在儿科的应用

自从 1996 年 5 月在上海召开“第一届儿科消化内镜临床应用专题学术会议”以来，我国儿科消化内镜诊断技术发展迅速，并逐渐普及到大部分基层医院。因此，不少专科医院拥有了细径化的纤维胃镜，同时很多医院也添置了电子胃镜，消化道黏膜病变的确诊率得到了极大的提高。随着仪器的不断改进与更新，适应儿科患者的各项内镜治疗技术也随之开始应用于儿童，使一些患胃肠道息肉、胃肠道出血、腔内狭窄等疾病的患者不仅解除了病痛也避免了手术之苦，与成人消化内镜学科之间的差距也在逐步缩小。消化内镜的迅速发展与普及应用，使儿科消化专业的整体水平得到了很大提高。

胃镜技术在儿童中的应用，为上消化道疾病患者提供了准确可靠、方便及时的诊断方法，并可做镜下直视性治疗，实用性强，临床价值较高。目前我国儿科在胃镜检查项目上，除了常规的择期胃镜检查外，还先后开展了：①上消化道出血的急诊胃镜检查，即在出血的48h内进行，该项目检查的开展，显著提高了上消化道出血的病因确诊率，尤其是胃黏膜急性病变的发现率，由于黏膜的急性病变较表浅，大多在48h内愈合，所以择期胃镜检查及胃肠钡餐，常会遗漏；②内镜下逆行胰胆管造影术（ERCP），即在内镜直视下，将造影导管经活检孔插入十二指肠降部的乳头，注入造影剂使胰胆管显影。该检查影像清晰，不受肝功能影响，且具有一次可以检查两个脏器及做乳头活检的优点；③内镜超声检查(EUS)，指在内镜直视下对消化管黏膜的病变、壁内病变及壁外邻近脏器进行的超声扫描检查，EUS的最大特点是能够清晰显示与组织学相对应的消化管管壁的5个超声层次结构，从而能用于小儿的先天性肌层肥厚及淋巴瘤、息肉病变的诊断。胃镜检查在儿科已得到广泛应用，但大部分患儿和家长对胃镜检查存在恐惧心理，部分患儿因此拒绝胃镜检查。为了避免患儿紧张、焦虑、恐惧感和操作时的不适，探寻适合于儿童的无痛胃镜检查术已非常必要。

一、儿童常规电子胃镜

小儿胃镜在儿童上消化系统疾病的诊断和治疗方面具有十分重要的价值，诊断准确率很高。目前已广泛应用于儿科临床，主要用于诊断急慢性胃炎、胃溃疡、幽门螺杆菌感染、上消化道出血、吞咽困难、幽门梗阻等疾病，并进行病理活检；在治疗方面主要用于上消化道出血的止血治疗、切除胃、食管及十二指肠息肉、取异物等。

（一）适应证

（1）上消化道出血的诊断和治疗。
（2）不明原因的胸痛、腹痛等进行病因学诊断。
（3）消化性溃疡、慢性胃炎等进行活检及药物疗效评价。
（4）原因不明的呕吐。
（5）取消化道异物、切除胃、食管、十二指肠息肉。
（6）经内镜放置导丝、支架、小肠营养管等。

（二）禁忌证

（1）急性咽炎，腐蚀性食管、胃炎的急性期。
（2）休克、昏迷或严重呼吸困难伴低氧血症（已有气管插管者除外）。
（3）急性心肌梗死，急性消化道溃疡穿孔或食管穿孔。
（4）癫痫发作期。
（5）寰枢椎不全脱位。

（三）术前准备

（1）禁食6～8h，哺乳期小儿检查前禁奶、禁水2～4h。
（2）查看患者，熟悉病历，再次确认有无胃镜检查的适应证及禁忌证。
（3）操作前记录患者基本生命体征。

（4）检查电子内镜导管、导丝、光源、摄像头等。

（5）建立静脉通路，静脉给予短效镇静剂。

（四）操作步骤

（1）取左侧卧位，颈部屈曲，垫口垫。

（2）将内镜缓慢通过会厌部，到达环咽肌后嘱患者进行吞咽，顺势缓慢插入内镜；在内镜通过幽门后，顺时针旋转镜身并使内镜前端朝向右侧，缓慢推进内镜可进入十二指肠的第二段。

（3）退镜时要缓慢，一边退镜一边观察胃、十二指肠黏膜。

（4）对胃、十二指肠存在病变的患者，均应取活组织进行病理检查及幽门螺杆菌感染相关检查。

（5）检查结束后，抽吸胃内过多的气体，以减轻患者的腹胀症状。

（五）术后处理

（1）在内镜检查结束后，患儿可休息片刻，如无不适可离去，嘱其 2～3h 内禁水，检查当天流质饮食。

（2）全麻患儿检查结束后需等患儿苏醒，检查其无并发症出现时才能离开。苏醒前的一段时间内，应每 3～5min 监测生命体征 1 次。

（3）患者呕吐反射和咽部感觉恢复后，才能开始进食。

（六）并发症

国外报道的由上消化道内镜检查和检查过程中用药导致的并发症发生率约为 0.13％，死亡率约为 0.014％。胃镜检查过程中常见的并发症有：

（1）麻醉药物引起的呼吸抑制或静脉炎。

（2）消化道穿孔。常见的部位依次是：喉咽部、食管上段和胃。

（3）机械损伤。牙齿损伤、下颌关节脱臼、食管黏膜剥离、贲门黏膜撕裂等。

（4）消化道出血。取活检、出血部位血凝块脱落和消化道穿孔及黏膜撕裂等均可引起出血。

（5）误吸。禁食时间不足、气体注入过多等常引起误吸。

二、儿童急诊胃镜

上消化道出血系指屈氏韧带以上的消化道，包括食管、胃、十二指肠或胰、胆等病变引起的出血。急诊胃镜是指出血 48h 以内行胃镜检查及止血治疗。据有关资料统计，90 ％获得阳性诊断。胃肠镜检查具有直观、安全、集诊断和治疗为一体等优点，且可于出血期进行，是上消化道急症的诊断及治疗的基础。

（一）适应证

原则上急性上消化道出血患者应接受紧急内镜检查。主要指征有：

（1）高度怀疑 EUB。

(2) 不明原因的再出血。

(3) 手术风险大的术前检查。

(4) 休克、体位性生命指征改变。

(5) 输血量大、HCT<30%的患者（须在纠正后进行）。

（二）禁忌证

见常规胃镜的禁忌证。

（三）术前准备

(1) 对 BP<90/60mmHg、Hb<60g/L、HR>110 次/分钟患者宜予快速扩容。

(2) 纠正出血状态，使 INR<1.5，PIT>50×10^9/L。

(3) 对婴幼儿或不合作者宜在全麻下进行。

(4) 3 岁以下婴幼儿宜行气管插管以确保呼吸道通畅。

(5) 监测神志、呼吸、心率、血压、血氧等基本生命体征。

（四）常用止血方法

对于活动性出血，有血管裸露或血凝块附着的患者均应进行相应的止血治疗。但是溃疡基底洁净或溃疡内有黑或红色出血点的患者无须内镜下止血治疗。常用的内镜下止血方法有：

(1) 喷洒药物止血：常规内镜检查，确定出血部位，从活检管道插入塑料管，先以蒸馏水冲洗病灶表面渗血、血块，继之局部喷洒止血药物。

1) 孟氏液：5%或 10%孟氏液 10～20ml 从塑料管喷洒，观察数分钟，出血停止后退镜。

2) 去甲肾上腺素生理盐水溶液：取 4～8mg 去甲肾上腺素加入 100ml 生理盐水中，对准出血部位喷洒 20～50ml，观察数分钟，若仍有出血，可再重复喷洒 1～2 次，但总量不超过 100ml，出血停止后退镜。

3) 纤维蛋白酶生理盐水溶液：纤维蛋白酶 1000～2000IU 溶入生理盐水 10～20ml 中，喷洒在出血灶上，必要时隔 8h 可重复一次。

(2) 局部注射止血：常用止血药物浓度及剂量：①肾上腺素：1∶10000 肾上腺素溶液，每部位 0.5～2.0ml，总量一般不超过 20ml。②无水酒精：98%乙醇 0.1～0.5 毫升/每部位，总量不超过 2ml。③鱼肝油酸钠：50mg/ml，每部位 1～5ml，总量一般不超过 20ml。④1%乙氧硬化醇，每部位 0.5～1ml，总量一般不超过 5ml。

1) 常规内镜检查，确定出血部位，冲洗清理病灶。

2) 从工作孔道插入注射针。

3) 推进鞘管将注射针插入出血部位周围的黏膜下层。

4) 助手推注射器，将药物注入，然后将注射针退回鞘管内。

5) 更换部位重复以上步骤进行注射，至止血满意或达最大量。

(3) 高频电凝止血：对于溃疡型病变或血管畸形等出血可用高频电凝法止血，常可取得较好的止血效果。

1）常规内镜检查，确定出血部位，冲洗清理病灶。

2）打开电发生装置开关，将能量设定在 15～20 瓦，治疗动静脉畸形时能量可设在10～15 瓦。

3）沿内镜工作孔置入单极或双极电凝探子。

4）将电凝探子放在病变部位的适当位置，释放电流，将病变血管及周围组织凝缩，重复 6～8 次至出血停止。

（4）金属钛夹止血：有活动性出血的血管病变，直径为 2～3mm 的小动脉出血，或凝血功能异常的患者，经常规处理后出血或许可停止，但再出血的风险很大，这种情况常选用金属夹止血法。

1）常规内镜检查，确定出血部位，冲洗清理病灶。

2）将预先安装好的止血夹沿内镜孔道插入，将套管对准病变部位。

3）将止血夹从外套管内推出并张至最大角度。

4）将止血夹对准出血部位轻轻按下，紧紧压住病变周围组织。

5）关闭止血夹，并将止血夹与装载设备分离。

6）判断止血效果，必要时可重复以上步骤添加止血夹。

（五）大量血性物处理方法

（1）沿着胃腔间隙，越过血性物观察胃角、胃窦、十二指肠等部位。

（2）通过纯酒精冲洗，使血液凝固。

（3）用注射针、异物钳去除凝血块，将其移开，寻找出血部位。

（4）改变体位，倾斜内镜检查台，观察血性物覆盖影响部位。

（5）在检查前给予红霉素 250mg 静脉注射。

（6）用双氧水冲洗胃腔。

（六）胃食管静脉曲张时的处理

（1）利用胃腔内血性物呕吐反流间歇期观察出血部位。

（2）发现出血即对靶静脉进行套扎，常可达到迅速止血、进一步观察的目的。

（3）实在困难的应该中止内镜检查。

（4）套扎时应对准靶静脉，果断充分吸引，不应盲目追求套扎环数，一般每条 EV 套扎 1～2 个环已足够，术中操作时间不宜过长。

（七）重复内镜治疗的指征

（1）有活动性再出血的证据，内镜下止血治疗后仍有新鲜的黑便或呕血，心率增快，血压或中心静脉压进行性下降。

（2）初次内镜治疗疗效不确切，12～24h 后可追加治疗。

三、内镜治疗静脉曲张

门脉高压所致食管胃底静脉曲张在儿童虽不多见，但却是上消化道大出血常见的致死原因，如何有效地控制大出血和预防再出血，提高患儿的生命质量一直是一项重要的临床课题。

曲张静脉硬化剂治疗，虽不能根治肝硬化所致的门脉高压性出血，但可延缓患儿手术年龄，且可部分根治肝外门脉高压性出血，所以硬化剂疗法是目前治疗儿童门脉高压性曲张静脉出血的一种有效的方法。同时，随着内镜下静脉曲张结扎术的开展，人们发现静脉曲张结扎术可以显著降低再出血率、并发症及死亡率，已经成为食管胃底静脉曲张治疗的首选方法。本节将分别对 2 种方法进行介绍。

（一）食管胃底静脉曲张的硬化治疗

目前食管胃底静脉曲张的硬化治疗已基本被静脉曲张结扎术取代，已不再作为食管胃底静脉曲张治疗的首选方法。但是硬化治疗仍然是十分重要的治疗方法。特别是婴幼儿食管较细，结扎装置相对体积较大，难以进入食管。另外在出血部位难以判断时也无法进行静脉曲张结扎术，需要进行硬化治疗。

1. 适应证

（1）食管静脉曲张活动性出血或既往出血。

（2）根除有食管静脉曲张延续而来的胃静脉曲张。

2. 禁忌证

（1）内镜下视野不清楚。

（2）其他禁忌证同常规胃镜检查。

3. 术前准备

（1）患儿术前禁食 8 h，一是防止麻醉时呕吐物吸入肺引起窒息，二是便于胃镜操作时视野清晰。

（2）建立静脉输液通道，保证输血及补液通畅。

（3）适度镇静以保证操作安全。

（4）气管插管减少误吸，特别是活动性出血的患者。

（5）用 10ml 注射器吸好硬化剂并与注射针连接好。

（6）对于活动性出血患者常规使用抗生素防治感染。

4. 操作步骤

（1）常规内镜检查，确定静脉曲张出血部位，排除其他非静脉曲张出血。

（2）发现活动性出血时，先行止血，再进行其他检查和治疗操作。

（3）检查胃食管交界处，明确食管静脉曲张远端的延伸情况。

（4）让曲张静脉显示在视野中央，出针，进针至静脉腔内。

（5）注射硬化剂 0.5～2.0ml。

（6）退针，然后退出注射管。

（7）根据需要重复上述步骤至所有曲张静脉均注射硬化剂。

5. 注意事项

（1）建议使用治疗用上消化道内镜。

（2）硬化剂注射前及注射过程中应持续慢推生长抑素以降低门静脉压力，减少操作时针眼出血。

（3）有活动性出血时，先在曲张静脉的远侧及近侧迅速注射硬化剂，出血停止后再治疗其他曲张静脉。

（4）单纯的静脉曲张，常从胃食管交界处开始，环周治疗。

（5）出针时边退边推注硬化剂以封住针眼，防止出血。如出针后针眼有涌血，可用镜身压迫数分钟或喷洒凝血酶。

（6）静脉曲张患儿多伴有不同程度的门脉高压性胃病及食管糜烂，注射后常规给予抑酸剂及胃黏膜保护剂，对减少术后上腹不适及胃黏膜糜烂出血是很有益的。

（二）食管静脉曲张结扎术

随着内镜下静脉曲张结扎术的开展，人们发现静脉曲张结扎术可以显著降低再出血率、并发症及死亡率，比内镜下注射硬化剂有明显的优越性，成为食管胃底静脉曲张治疗的首选方法。

1. 适应证

（1）复发性或急性食管静脉曲张活动性出血的止血治疗。

（2）闭塞食管静脉曲张，以防止再出血。

2. 禁忌证

（1）内镜下视野不清楚。

（2）对乳胶过敏。

（3）食管狭窄或穿孔。

（4）其他禁忌证同常规胃镜检查。

3. 术前准备

（1）患儿术前禁食 8 h，防止误吸。

（2）建立静脉输液通道，保证输血及补液通畅。

（3）适度镇静以保证操作安全。

（4）急性出血患者静脉给予生长抑素，必要时行气管插管。

（5）术前进行交叉配血。

（6）局部麻醉及咽喉麻醉。

4. 操作步骤

（1）常规内镜检查，明确静脉曲张出血部位，排除其他原因引起的出血。

（2）发现活动性出血时，先行止血，再进行其他检查和治疗操作。

（3）退出内镜，安装结扎装置，具体步骤参照相应的器械安装说明书。

（4）在结扎帽的外缘涂润滑剂，然后随内镜插入食管。

（5）选定要结扎的曲张静脉，弯曲内镜使结扎帽和曲张静脉垂直。

（6）按住吸引按钮，用最大的吸引将曲张的静脉完全吸入结扎帽内。

（7）释放橡胶套圈。然后继续吸引约 5 秒钟保证套圈完全结扎在曲张静脉上。

（8）然后缓慢退镜并充气，检查结扎的位置及效果。

（9）沿着前一个套圈的头端，在同一条曲张静脉上每隔 1～2cm 结扎一次。

（10）重复上述步骤至食管内所有曲张静脉均被减压并止血。

5. 注意事项

（1）结扎术只适用于食管静脉曲张，不能结扎胃黏膜及胃静脉曲张。

（2）结扎治疗对小的静脉曲张或Ⅰ度静脉曲张无效，需静脉硬化治疗。

（3）先结扎最粗的曲张静脉或有出血征象的静脉，从食管最下端开始，但应在齿状线以上。

（4）曲张静脉应完全吸入结扎帽内，内镜视野出现“一片红”，否则容易出现套圈脱落或结扎不全。

（5）每 10～14d 重复治疗一次，直至所有食管静脉曲张都已经闭塞。

（6）持续使用抑酸药物 4 周左右，防止结扎引起溃疡。

四、内镜下异物取出

上消化道异物是消化科常见病，多见于儿童，发病年龄高峰为 6 个月到 6 岁。尽管有报道部分被儿童摄入的异物可经胃肠道顺利排出，但儿童，尤其是婴幼儿和学前期儿童吞入异物，如能及时行紧急内镜检查并取出，则可避免因异物无法排出、对机体有毒或损伤等严重后果，又可避免外科手术，而显著降低由外科手术引起的并发症和死亡率。但对于年龄＜ 6 岁的儿童，尤其是新生儿进行内镜异物钳取，不仅难度较高，风险也较大，这就要求医务人员技术娴熟，轻柔快捷，严密监护，多科协作。

（一）适应证

1. 嵌顿于食管的光滑的物体。
2. 吞入后 3～4 周未能从胃内排出的物体。
3. 直径大于 2cm、长度大于 3cm 的物体。
4. 锐器、纽扣电池或引起食管高度梗阻的物体应急诊内镜取出。
5. 引起食管嵌塞的任何物体均应即时取出。

（二）禁忌证

1. 有纵隔或腹腔游离气体的患者。
2. 见常规胃镜的禁忌证。

（三）术前准备

（1）详细了解吞入异物的形状、大小、性质，最好能获得异物的复制品。

（2）详细体格检查排除食管穿孔。

（3）观察腹部有无肠梗阻或急性腹膜炎的临床表现。

（4）胸部正侧位 X 线平片确定异物的存在及位置，并注意有无纵隔、膈下游离气体，有无皮下气肿，排除消化道穿孔。有些物体 X 线检查不到，必要时行胸部 CT 检查。

（四）取物器械的选择

内镜下治疗上消化道异物除应严格掌握适应证及选择适当的时机外，治疗器械的选择是提高异物取出成功率的关键因素。

（1）长形异物如铁钉、竹筷、圆珠笔等可选用套圈器或三钉、五钉型把持钳。套住或抓住异物较钝的一端，尽量设法使套住的异物与内镜呈平行状态，便于异物顺利通过贲门、食管，避免异物将管腔黏膜损伤。

（2）已刺入消化道黏膜内的针状异物如缝针、大头针、可选择橡皮头型把持钳、鼠齿状异物钳，将异物钝的一端钳夹紧后随内镜慢慢地将异物取出。

（3）球状异物或扁平状异物如钢球、玻璃球、硬币、瓶盖、纽扣等，可选用篮形把持钳，将异物套入网内收紧网篮将异物取出。

（4）手术后吻合口的残留缝线或缝在吻合口的各种橡胶导管如胃管及各种引流管，应采用内镜及外科剪刀和缝合线剪切器，先将缝线剪断后，再将缝线逐一拆除取出。

（5）嵌顿于食管腔的非金属性异物或胃内巨大的胃石可先选用激光照射其中心部，使其炭化断裂、破碎后再逐一取出或自行排出。如没有激光设备可采用普通活检钳或异物钳进行打洞开窗碎石法，然后再选用套圈器套住碎开的胃石，再次将胃石碎成小块以便通过幽门可自行排出，也可将结石套住取出体外。

（6）较大的锐器异物或已刺入组织的异物，考虑采用内镜取出困难者或刺入脏器造成穿孔者，应放弃内镜取出而改用剖腹手术取出。

（五）操作方法

（1）内镜取物之前，利用异物复制品模拟取物过程，试验各种器械和抓取方法，找到最佳的器械及取物方法。

（2）床头抬高 30°～45°，其余体位同常规内镜。

（3）内镜进至咽部时，观察环咽肌水平有无梗阻，如有梗阻，则需要用喉镜取出异物或行气管插管。

（4）通过上食管括约肌后，应在直视下进镜，到达异物停留部位，防止内镜碰到异物，加重损伤。

（5）内镜到达食管后，将内镜外套管向前推送，以便在取异物时保护气道。

（6）根据异物的性质和形状选用不同的器械抓取异物。

（六）胃镜下异物取出的经验

（1）术前仔细询问病史及就诊时症状，结合 X 线透视，尽可能了解异物的种类、大小、性状及滞留部位，选择适当的胃镜配件。

（2）某些异物因较大较重，在抓钳中易脱落，尤其是在通过贲门或咽喉等狭窄处时，可适当放低上身，以免回落，特别是咽喉处，避免异物掉入气道。

（3）尖锐方向尽可能向下，顺食管长轴取出，如尖刺靠近管壁时，要稍进镜，并旋转镜身，避免尖刺与管壁的更多接触。

（4）如患者胃内容物多，麻醉需略深一点，减少呕吐反射，以免胃内容物反流，如有反流，暂停行镜，尽可能吸引干净反流物，以免呛咳窒息。

（5）某些异物用常规胃镜配件难以抓取，可根据异物性状，自制取出器。

（6）因胃内容物多，异物不易寻找，如异物在 X 线下能显影，可在 X 线辅助下进行，增加准确性，缩短操作时间。

（7）婴幼儿以腹式呼吸为主，又不能屏气合作，胃随呼吸上下移动大，所以胃镜不易接近异物，最好有助手协助固定进镜深度。

（8）动作力求轻柔、敏捷。在操作过程中患儿呼吸急促，容易造成窒息，应加强监护，做好复苏准备是必要的。

五、上消化道息肉的内镜治疗

由于儿童中消化道息肉并不少见，国内已有部分医院常规开展了此项工作，并取得了成功的经验。根据息肉有蒂无蒂常采用标准圈套器电凝切除术和内镜下黏膜切除术（endoscopic mucosal resection，EMR）。另外也有医院开展内镜下刺青标记术，利用染色剂准确显示病变部位。

（一）适应证

（1）标准圈套器电凝切除术适用于有蒂的上消化道息肉及中等大小（0.5～2cm）的无蒂消化道息肉。

（2）EMR 适合用于切除较大的无蒂消化道息肉。

（二）相对禁忌证

（1）患者生理状态不佳，不能耐受治疗。

（2）存在部位不明的出血或凝血功能障碍。

（3）病灶较大，即使分次切除仍可能无法完全切除者。

（三）术前准备

（1）仔细的上消化道内镜检查，明确息肉的部位及性状。

（2）术前禁食 6h。

（3）预约患者停用阿司匹林、非甾体类抗炎药及抗凝剂 3d 以上。

（4）准备止血用药物及相关器械。

（5）息肉切除的相应的操作器械及药品。

（四）操作方法

1. 有蒂息肉的标准圈套器电凝切除术

（1）常规内镜检查，找到息肉，并调整患者体位或内镜使息肉位于视野的 6 点钟位置。

（2）插入套圈器，接近病变部位后打开套圈器，使金属环位于息肉的上方，然后通过转动镜身将金属圈套在息肉的蒂部。

（3）缓慢推进套圈的起始部，轻轻抵住息肉；然后缓慢收紧金属圈，轻轻拉起息肉，以防止金属圈接触周围的肠壁。

（4）根据息肉蒂的粗细及既往经验选用适当的电切功率，一边缓慢收紧套圈，一边电切。套圈突然有落空感时表明已将息肉蒂部切断。

（5）用吸引器或回收装置回收切下的息肉，检查残端有无出血。如有活动性出血则行内镜下止血处理。

2. 黏膜下注射法 EMR

（1）常规内镜检查，找到息肉。

（2）注射针接好注射剂（生理盐水或稀释后的肾上腺素液），在病变的边缘斜角刺入，每注射点注入 1～2ml 注射剂，使黏膜下层隆起。

（3）当黏膜下形成假茎后，用套圈器套住息肉，然后用标准圈套器电凝切除术将息肉切除。

3. 透明帽 EMR

（1）将透明帽牢固地安装在内镜的前端，进行内镜检查。

（2）发现病灶后行黏膜下注射，使病变部位隆起。

（3）将镜头转离病变部位，对向正常组织，轻轻吸引将组织吸入透明帽内，堵住帽口。然后打开套圈器，使套环滑入透明帽的内槽中。

（4）调整内镜对准病变部位，轻轻吸引将病变组织吸入透明帽内，然后收紧套圈。

（5）停止吸引，轻轻拉起套入的组织在肠壁上滑动，检查是否有肠壁固有层被吸入。如肠壁被牵动，则说明固有层被吸入，松开套圈重新吸引套扎。如可以平滑地移动，则可以行电切除病变组织。

（五）注意事项

（1）术前签署知情同意书，告知患者家属手术的适应证及并发症。

（2）不能在未通电时切除息肉，否则切除后常出现活动性出血。

（3）如果切除时感到阻力很大，应及时停止切除，检查套圈的位置是否合适，或电切部位是否发白。

（4）术后 12h 内应流质饮食，并使用抑酸药物，促进伤口愈合。

（5）指导患者及家属及时发现并向医生报告发热、疼痛或出血等症状。

六、食管狭窄的扩张治疗

儿科患者食管狭窄多系食管术后、误服腐蚀性食物所致，以往均需手术治疗，近年来食管狭窄已开始用介入扩张法，目前用于儿科患者的扩张疗法主要有球囊扩张术、探条扩张术等。

（一）经内镜球囊扩张术

1. 适应证

（1）先天性食管畸形矫治术后狭窄。

（2）腐蚀性食管炎狭窄。

（3）食管裂孔疝术后反流性食管炎的预防性治疗。

2. 禁忌证

（1）急腹症及未完全治愈的食管穿孔为绝对禁忌证。

（2）有出血性疾病或出血倾向。

（3）近期出现过食管穿孔或食管手术。

（4）颈部或咽喉部畸形。

（5）严重食管狭窄，狭窄处直径＜0.2mm，长度超过 25cm。

3. 术前准备

（1）患儿术前禁食 12h，防止误吸。

（2）向患儿家属介绍手术的并发症，签署知情同意书。

（3）清醒镇静。

（4）检查相关设备的运行情况，特别是检查球囊是否漏气。

4. 操作步骤

（1）常规内镜检查，并尽可能通过狭窄部位。

（2）在气囊导管的前端涂石蜡油或硅油，然后插入内镜活检孔，至头端出现在视野中。

（3）将内镜退出狭窄段，将球囊送至狭窄段，上下端跨越狭窄段，给球囊缓慢充气或生理盐水，控制压力不超过该球囊的推荐压力。

（4）维持一段时间，国外一般维持 2min 左右，国内一般维持在 3～5min。

（5）如果狭窄部位较长，可分段扩张，至膨胀的球囊可以轻易地通过狭窄部位。

（6）用注射器负压给球囊放气或抽出其内的液体，检查扩张部位黏膜有无损伤。

（7）将内镜前端伸直，退出球囊导管。

（8）如果患者无明显不适，生命体征稳定，可换用大 1 个型号的球囊重复进行扩张。

5. 注意事项

（1）在同一次扩张术中，不能使用超过 3 个顺序大小的球囊进行。

（2）如果内镜不能通过狭窄部位，可小心地将球囊或导丝通过狭窄处，但如果遇到阻力，则应立即停止，改变扩张方法。

（3）可能需要多次扩张才能达到一定的效果，在以后的扩张中，首先使用较前次扩张最大型号小 1 个型号的扩张器。

（4）术后常规应用质子泵抑制剂延缓再狭窄的发生时间。

（5）告知患者家属及患儿密切注意有无发热、胸痛、呕血、便血或柏油便等情况，如有则及时回医院进行相关处理。

（二）导丝引导探条扩张术

1. 适应证

（1）缓解消化性疾病引起的吞咽困难。

（2）缓解腐蚀性食管炎引起的狭窄。

（3）扩张食管环或蹼。

2. 禁忌证 同球囊扩张术。

3. 术前准备

（1）患儿术前禁食 6h，防止误吸。

（2）向患儿家属介绍手术的并发症，签署知情同意书。

（3）喉部麻醉。

4. 操作步骤

（1）常规内镜检查，判断狭窄处最小直径。

（2）在内镜直视下将导丝放在胃窦，内镜不能通过时，可在荧光透视下将导丝放在胃窦。

（3）缓慢退出胃镜，每退镜 5cm，需将导丝经内镜插入 5cm，保证导丝末端留在胃窦部，完全退出后移开内镜。

（4）通过导丝插入扩张管，注意固定导丝，以免导丝随扩张管一起向内移入。

（5）缓慢将扩张管送入患者体内，至感到轻到中度阻力。

（6）扩张管通过后，缓慢将其抽出，然后更换大一型号的扩张管重复上面步骤进行扩张。

（7）在使用3个扩张管后，在拔出最后一个扩张管时一起将导丝拔出。

5. 注意事项

（1）在同一次扩张术中，不能使用超过3个顺序大小的扩张管。

（2）如果扩张管上见到少量血丝，应立即停止扩张，并采取相应的止血措施。

（3）告知患者家属及患儿密切注意有无发热、胸痛、呕血、便血或柏油便等情况，如有则及时回医院进行相关处理。

总之，近年来，虽然国内儿科消化内镜学进展较快，并不同程度地促进了整个儿科消化专业的发展，但在内镜临床应用和普及中，我们发现仍存在一些问题需引起儿科医师，尤其是专职的消化内镜医师注意。第一，要做到的是严格内镜的消毒工作，防止内镜成为消化道疾病的传染源，因为从1992年7月至1996年Medline索引中就有281篇关于消化内镜引起感染的报道，因此内镜的清洗及消毒是否彻底，在预防交叉感染中起着不可忽视的作用。建议在有内镜室的单位废除三桶水清洗消毒法，建立流水清洗消毒制度，若有条件，可采用高氧化电位消毒水清洗、消毒，这样才能保护患者的权益，使患者不受交叉感染的伤害。第二，在内镜检查前及操作中要注重患者的心理护理，减少患者对内镜检查的恐惧情绪，增加医护人员与患者之间的信任度、亲切感，这是保证内镜操作成功的重要基础。第三，内镜医师在做胃镜、肠镜检查的过程中，要注意克服内镜检查中的盲端，尤其是在上消化道出血患儿，当找不到与出血相关的病变后，要尽可能将内镜伸入到十二指肠球后、降段，以免遗漏病变。我国人口众多，小儿消化道疾病的发生率并不低，尽管近年来，国内已有较多医院开展了小儿内镜检查，但尚未在基层单位普及应用，治疗内镜由于条件限制开展更少，所以在整体水平上，与成人消化科、与国际儿科消化相比，仍存在较大差距。尚有待全体儿科医师继续努力。

（付四毛）

参考文献

1. 许春娣，肖丽萍，姚玮炯，等. 小儿胃镜检查时的耐受性与心脏反应. 中华消化内镜杂志，1999，16（4）：251.
2. 吴锡琛. 消化道内镜术. 江苏：江苏科技出版社，1993. 47.
3. Fox VL. Gastrointestinal bleeding in infancy an childhood. Gastroenter Clin North Am，2000，29（1）：37-47.
4. 陈中相，王丽容，温永通，等. 小儿消化性溃疡69例内镜分析. 中国内镜杂志，1998，4（2）：48-49.
5. 许国铭，李石. 现代消化病学. 北京：人民军医出版，1999. 381.
6. 许春娣. 小儿食管静脉曲张的内镜诊断与治疗. 中国实用儿科杂志，1999，14：2002-2011.
7. Howard ER，Stamatakis JD，Mowat AP. Management of esophageal varices in children by injection sclerotherapy. J Pediatr Surg，1984，19：2281.

8. Matsumoto H, Suzuki F, Kiitahara H, et al. Improved long - term survival following complete eradication of esophageal varices by sclerotherapy. Hepato Gastroenterology, 1999, 46: 172 - 176.
9. 吴云林，陆伟，熊翔风. 施他宁减少曲张静脉硬化剂注射治疗针孔出血的临床研究. 中华消化内镜，1996，2：172 - 181.
10. 中华医学会儿科学分会感染消化学组. 第二届全国小儿消化内镜及消化系统疾病学术会议纪要. 中华儿科杂志，2000，38（4）：199 - 200.
11. 王虹，樊艳华，主译. 消化内科操作手册. 北京：中国农业出版社，2007.
12. 王继山. 小儿消化内镜检查. //胡亚美. 诸福棠实用儿科学. 7 版. 2002：243 - 248.
13. 陈洁. 常用胃肠道疾病的诊断技术. //陈洁，许春娣，黄志华. 儿童胃肠肝胆胰疾病. 2006：33 - 40.

第三节　电子结肠镜在儿科重症的临床应用

各种原因引起的小儿多器官功能衰竭时，由于机体处于应激状态，血液重新分布以保证心脏、大脑等脏器血液供应，胃肠道血供减少引起胃肠道功能衰竭及消化道大出血、穿孔。对于小儿危重症的消化道症状如大出血、梗阻等部分可以进行内镜治疗。

一、小儿电子结肠镜基本知识

1. 小儿电子结肠镜的类型

小儿全结肠镜检应选择中长型（140cm 左右）结肠镜，一般主要用 PCF 型小儿结肠镜，其外径为 11.6mm，有经验者可采用细径成人结肠镜代替，如 Olympus CF260 型等电子结肠镜。

2. 小儿电子结肠镜的适应证和禁忌证

（1）小儿结肠镜检查的适应证

1）原因不明的便血。

2）不能解释的慢性腹泻。

3）炎症性肠病。

4）恶变的监视家族性多发息肉。

5）肠放射性检查异常但不能定性者。

6）结肠异物、息肉摘除、乙状结肠扭转的减压与复原。

7）不明原因的腹水、腹痛、腹部肿块。

8）大便习惯的改变。

（2）小儿结肠镜检查的禁忌证

1）严重心肺疾患无法耐受内镜检查或处于休克危重状态者。

2）疑有肠穿孔和腹膜炎或疑有腹腔广泛粘连者。

3）大肠炎症疾病的急性活动期、急性憩室炎。

4）严重的坏死性结肠炎、中毒性巨结肠、疼痛的肛门病变。

5）患出血性疾病时，禁止内镜下活检及息肉切除术。

3. 术前准备

（1）首先要保持生命体征平稳，危重患儿由专人监护。

（2）常规测出凝血时间和血小板计数，了解病情，已做过 X 线钡灌肠患儿要阅读 X 线片及报告单，估计病变部位与性质，向患儿及家长说明检查程序和目的，消除恐惧心理。

（3）肠道准备：三天无渣饮食，患儿可给予检查前 1 天晚上口服番泻叶 5～10 克，共 2 次，检查当日进行清洁灌肠。年龄大于 5 岁患儿可在检查前一天口服硫酸镁及口服洗肠液，50％硫酸镁为每岁 5ml，口服洗肠液为每岁 10ml，最大用量为 100ml 左右，需稀释 10 倍左右使用。如果病情特别危重，不允许服用肠道清洁剂可多次行清洁洗肠。

（4）术前用药：一般不需特殊用药，紧张与不合作者可给予适当镇静。

4. 检查方法

（1）检查前先排尽粪水，再换上后档开洞的检查裤，取左侧卧位或仰卧位需有一助手协助插镜。

（2）先做直肠指诊，了解有无肿块及肠腔狭窄，并注意肛门有无痔疮、肛裂等。

（3）插镜的基本原则：循腔进镜避免滑进，少注气，气多则抽，不进则退，钩拉法取镜身，避免结圈，变换体位，手法防袢。注意粪渣过多影响视野者、肠腔狭窄不能通过者、广泛糜烂溃疡出血而进镜困难者、腹痛难忍不合作者，皆应立即终止进镜，切勿强行插入。

（4）退镜观察中应遵循退退进进原则，防止骤退，必须注意皱壁后、肝曲、降结肠乙状结肠移行部后侧所谓“盲区”的暴露，以防遗漏小病灶。退镜时应逐渐抽气，降低肠腔压力，减轻检查后腹胀和防止迟发性穿孔。

（5）活检应慎重，原则上在退镜时进行肠腔减压，肠壁变厚时施行，但对于微小病变，为了防止退镜时遗漏或费时反复寻找，也可在进镜时施行。

5. 术后处理

患儿检查活检有无出血，用镇静剂和麻醉的患儿要在清醒后，无不良反应方可离院。

6. 并发症

因大肠肠腔细、肠壁薄，极个别发生穿孔、出血，但只要严格掌握适应证、禁忌证，熟练进行检查、治疗、取病理，严格遵守操作规程，可避免并发症的发生。

二、小儿电子结肠镜在危重症患儿中的应用

电子结肠镜在危重症患儿中的应用包括 2 个方面，即诊断与治疗。电子结肠镜对小儿消化道大出血、消化道梗阻、小儿重症贫血、小儿消化道异物的病因及病变性质的诊断均有较大的价值，通过电子结肠镜检查，可以发现全结肠各种病变并且能够行病理活检进一步检查，检查方法前面已做详细介绍。下面着重介绍小儿电子结肠镜在危重症治疗中的应用。

（一）小儿消化道大出血的结肠镜下治疗

小儿下消化道大出血的原因常见有：肠息肉、结肠炎、炎症性肠病、血管畸形，对于回肠末端以下的肠道出血，部分可以行电子结肠镜下治疗，下面介绍儿科常用的结肠镜下止血治疗。

1. 药物喷洒止血

（1）适应证：直肠、结肠、回肠末端溃疡、多发性糜烂，机械性损伤，血管畸形破裂出血。

（2）操作

1）常规插入内镜，行急诊内镜检查。

2）内镜下见到活动性渗血病灶后，从活检管道插入塑料管，先以蒸馏水冲洗病灶表面渗血、血块，继之局部喷洒止血药物，最常用的是：

Ⅰ. 1∶10%孟氏液 10～20ml 从塑料管喷洒，观察数分钟，出血停止后退镜。

Ⅱ. 0.1%去甲肾上腺素生理盐水溶液：首次喷洒 20～50ml，观察 5min，若仍继续出血，可再喷洒 1～2 次，但总量不宜超过 100ml，以免导致肠黏膜坏死。

Ⅲ. 纤维蛋白酶生理盐水溶液：纤维蛋白酶 3 万 IU 溶于 30ml 生理盐水中，在结肠镜直视下喷洒于出血灶上，必要时每 8h 一次。

Ⅳ. 组织粘合剂：聚氨酯、环氧酯、羧基氢化丙烯酯等组织粘合剂操作时，可先用生理盐水或去甲肾上腺素生理盐水溶液冲洗出血灶表面，冲洗管伸出镜端 3cm 以上，防止喷药时组织粘合剂反流于结肠镜上。先将 2～3ml 组织粘合剂喷在出血灶上，观察聚合膜形成及止血情况，如仍有出血，可再喷洒一次，若出血已停止即可退镜。导管应随结肠镜一起退出，不能经活检管道拉出，以免粘合剂污染或阻塞管道。

2. 局部注射药物止血

（1）适应证

结肠、直肠，回盲部较局限的小出血病灶，尤其是血管性病变。

（2）操作

1）常规插入内镜，做下消化道出血紧急内镜检查，发现活动性出血灶后，用蒸馏水冲去渗血。

2）从活检管插入注射针，直视下向每一病灶周围黏膜下注射，4～6 点，每点注射高渗盐水-肾上腺素混合液 1.0～2.0ml，视病灶大小，总量约 6～20ml。纯酒精于出血的血管周围 1～2mm 处注射 3～4 点，每点注入纯酒精 0.1～0.2ml，穿刺深度应浅，缓慢注入。

3）观察数分钟，渗血停止即退出内镜。

（3）注意事项

1）纯酒精注射时穿刺深度应浅。

2）注射下段直肠黏膜，药物可经直肠下静脉丛进入体循环，可引起心血管不良反应，注射过量时易发生肠黏膜溃疡。

3. 高频电凝止血

（1）适应证

1）局灶性结肠、直肠、回肠末端溃疡出血。

2）局限性结肠直肠回肠末端糜烂出血。

3）肠息肉切除术后再出血。

4）直肠结肠黏膜机械性损伤出血。

（2）禁忌证

1）大面积多发性或深溃疡底部出血。

2）结肠直肠、回肠末端弥漫性出血。

（3）术前准备

1）术前必须询问病史，进行体格检查，以便先对出血原因作临床估计。

2）对于下消化道大出血、有休克或血压不稳者，应先予快速输血以补充血容量、纠正休克后再进行此项手术。

3）在病情允许的情况下，可进行冰盐水冲洗，并尽量将积血、积液抽出，使视野清晰。

（4）操作

1）选用有绝缘装置适于高频电凝治疗的内镜 CFXQ260 及 DSD－30 高频电切机。检查高频电发生器及各种电极连接有无故障。

2）常规插入内镜。找到活动性出血灶后，首先冲洗清理病灶，插入电凝治疗器，将电凝器接触出血点（应距镜面 2～3cm），以凝固电流（指数 3～4，通电 2～3s）至局部黏膜凝固发白为止，轻轻撤离电凝器，观察 1～2min，出血停止后退镜。

（5）注意事项

1）应先从出血灶周围电灼，如不能止血，最后再电凝出血点。

2）电凝时电凝器勿紧密接触出血血管，以免烧灼后撤出电凝器时撕裂焦痂而再出血。

4. 金属钛夹止血

（1）适应证

1）回肠末端、结肠、直肠溃疡出血，糜烂出血，机械损伤性出血，血管畸形出血。

2）因各种内镜治疗所引起的出血。

（2）术前准备

1）术前必须询问病史，进行体格检查，以便先对出血原因作一临床估计。

2）对于下消化道大出血、有休克或血压不稳者，应先予快速输血、输液以补充血容量、纠正休克后再进行此项手术。

3）在病情允许的情况下，可进行冰盐水冲洗，并尽量将积血、积液抽出，使视野清晰。

（3）操作

1）插入内镜、行急诊内镜检查。

2）镜下找到出血部位。

3）通过活检孔道将夹钳送入肠腔，将外管 A 向后牵拉，金属小夹子顶端外露。调整内镜的位置，使金属小夹对准裸露的基底，接触后并轻轻按压。再将操作部的 B 部向后牵拉，金属小夹即可将出血的血管夹紧，然后向前推压 B 部，金属小夹即与持夹钩脱离而留置在出血部。

三、肠息肉的结肠镜下切除术

小儿肠息肉有单个或多发性息肉，一般单发息肉多为幼年型息肉，症状一般较轻，多发性息肉可有结肠息肉病、家族性遗传性息肉 P－J 综合征，由于多发性息肉可引起患儿慢性失血出现重度贫血及肠梗阻并发症，重症可危及生命，对于多发性结肠息肉，治疗较困难，需要长期进行电子结肠镜检查监视，同时，可在结肠镜下分批行结肠息肉电切治疗。

1. 适应证及禁忌证

（1）适应证

1）各种大小的有蒂息肉和腺瘤。

2）直径小于 2cm 的无蒂息肉和腺瘤。

3）多发性腺瘤和息肉，散在分布，数目较少。

（2）禁忌证

1）有内镜检查禁忌者。

2）直径大于 2cm 的无蒂腺瘤和息肉。

3）家族性腺瘤病。

4）多发性腺瘤，局限于某部位数目较多，密集分布。

5）内镜下形态已有明显恶变者。

2. 术前准备

（1）认真校试所有需要器材，工作正常才能使用。

（2）了解患者病史和体格检查，尤其凝血机制有无异常如有异常者应该纠正后才能施行手术。

（3）术前用药、肠道准备与结肠镜检查基本相同，但在息肉摘除时，应禁忌用甘露醇法。

3. 操作

首先在内镜下做常规检查，一旦发现息肉，观察其部位、大小形态、数目。然后选择适当圈套灼除器，利用调节内镜前端弯角、旋转镜身、改变患者体位等方法，使息肉置于视野的最佳位置，即整个息肉清晰暴露在视野中，息肉与镜端相距 2cm 左右，插入圈套器，打开圈套住息肉，圈套面与息肉相互垂直。套住息肉，如有蒂息肉应该套在距息肉蒂 0.2cm 正常黏膜上，无蒂息肉套在基底稍上方，令助手轻轻地、缓慢关闭和收紧套挥。一旦钢丝收紧后即可通电，当见到肠腔内有白色烟雾，收紧部黏膜发白，此时可先电凝、后电切，反复间断多次通电，或用混合电流间歇通电，每次通电时间为数秒钟，逐渐割断。然后用息肉抓持器抓持割下的息肉，随内镜退出，送病理学检查。

4. 注意事项

息肉摘除后仅有少量渗血一般可不作处理，如出血较多，无论是即刻、早期或迟发性出血均可使用内镜下止血的各种措施。

四、结肠直肠异物的结肠镜下取出术

结肠直肠异物，如果是从口腔摄入，异物已通过食管下段、幽门、回盲部、三个狭窄部位进入结肠后一般可自行排出，不需特殊处理，但一些尖锐的异物（如钉子，棒棒糖棒）嵌入结肠直肠黏膜时。需要在结肠镜下取出，大多数结肠异物是小儿玩耍不注意从肛门插入，如笔套、玩具或患儿家长测肛表时不小心将体温计插入肛门，进入直肠结肠，结肠直肠异物可引起出血、穿孔等并发症，对于尖锐异物或停留时间较长的异物需在电子结肠镜下取出。

1. 适应证

凡有结肠直肠异物嵌顿或表面有棘刺易损伤消化道黏膜均需在内镜下取出。

2. 术前准备

（1）肠道要清洁干净。

（2）儿童或不合作者以及取出困难者，可用全麻。

（3）了解异物的性质，形状、大小、停滞部位及时间。

3. 操作

（1）内镜常规插入。

（2）插入内镜后，尽量吸净肠液，确定异物的位置、形状、大小，观察异物与黏膜有否黏连，可根据异物位置，适当调整患者体位，将异物调至视野正中，并调整异物长径与肠腔成平行，即可轻轻同内镜一起拔出。

4. 取出器械的选择

（1）长条棒状异物：常见的有竹筷、胶管、铜笔、体温计、玻璃试管、牙刷等。可用三爪钳、鳄嘴钳或 V 字钳、扁平钳等取出。

（2）球形异物：如果核等可用篮型取石器套取。

（3）扁平形异物：如金属币、纽扣、锯条、缝针及鸡、鸭、猪骨等，可用钳取器或活检钳取出。如为小的铁质异物，可经内镜插入专用磁棒，吸住异物后随内镜一起推出。

5. 注意事项

（1）根据异物的形状，尽可能使异物纵轴与结肠长轴平行。

（2）钳取尖锐异物时，应使尖端向下，以免取出时损伤肠腔黏膜。

（3）取玻璃异物时不可用力过大，以防损伤黏膜。

（4）术后要仔细观察有无消化道损伤（如出血、穿孔等），必要时留医院观察。

五、结肠梗阻结肠镜下治疗术

结肠梗阻可因结肠良性狭窄或吻合口狭窄或肠蛔虫梗阻引起，可因恶性肿瘤引起，结肠梗阻较少见。

1. 适应证

（1）结肠吻合口狭窄。

（2）结肠息肉引起结肠梗阻。

（3）肠蛔虫引起结肠梗阻。

2. 器械

（1）气囊扩张器，结肠用。

（2）圈套器，各种类型如椭圆形、三角形等。

（3）鼠齿钳。

（4）内镜：前视型各种内镜皆可应用，最常用的为 OlympusCFXQ260。

（5）高频电切机。

（6）X 线设备，备电视装置的 X 线机。

3. 术前准备

同内镜检查前处理。

4. 操作

（1）结肠狭窄扩张术

原则上应在 X 线透视下进行，插管法同一般结肠镜检查；观察狭窄部位，在体位标志狭窄部位、边观察边经活检管道送入导线，越过狭窄部位，在透视下抵达狭窄部位肠的近端，边拔肠镜边送导线，在透视监视下留置导线，拔出肠镜。在透视下经导线正确地诱导至狭窄部，先以直径为 20mm 的气囊进行扩张，再更换导入直径为 30mm 的气囊进行扩张，每次扩张 5～10s，不超过 10s，连续几次。

（2）肠息肉电切术

（3）肠道蛔虫梗阻解除术

在结肠镜直视下用鼠齿钳抓取虫体，逐条牵拉，解散蛔虫团，然后经结肠镜向肠腔内注入 300～500ml 氮气进行驱虫治疗。

六、电子结肠镜肠道灌洗在急性重症胰腺炎治疗中的应用

急性重症胰腺炎时，胃肠道受累肠黏膜屏障功能障碍，导致细菌异位和内毒素吸收，引起胰腺坏死组织感染、腹腔脓肿和全身脓毒血症等，与病情进展和转归密切相关。结肠是体内细菌和内毒素最大的储库，在重症胰腺炎治疗过程中倍受关注，实践证明导泻与结肠清洁能改善病情的发展与转归，在结肠镜下进行肠道灌洗可同时检查结肠黏膜的受累情况，及时发现坏死出血等并发症，并能有效清洁肠道及结肠减压，减少结肠胀气时的感染，为手术创造良好的条件，并可减少医源性肠损伤的发生。

1. 适应证

重症胰腺炎患儿腹部 X 线片示肠管扩张，肠腔内有大量积气，X 线片出现气液平面等麻痹性肠梗阻表现，为结肠减压及肠道清洁可行结肠镜下结肠灌洗。

2. 术前准备

心电监护，输液补充血容量，维持生命体征的平稳。

3. 操作

采用电子结肠镜，边进镜，边用外用生理盐水冲洗，结肠腔内通常有褐色或深绿色黏稠物附着于黏膜表面，将其自黏膜表面冲洗下来并吸走，显露结肠黏膜。在进镜过程中，尽量避开肠腔内成形粪便，不要企图冲散粪块并吸走，以免堵塞内镜吸引孔道。到达回盲部且肠道洗干净后，退出结肠之前，于回肠末段或回盲部肠腔注入清胰汤 200ml。在退镜过程中再次清除肠腔残留粪渣并尽量吸尽腔内气体和冲洗液。随后继续给予导泻及灌肠治疗。如果在结肠灌洗后第二天腹胀仍无明显改善，肠鸣音无明显恢复，可再次应用结肠镜行结肠灌洗。

4. 注意事项

（1）操作过程中，密切观察生命体征。

（2）行结肠镜检查治疗时避免注气过多加重腹胀。

（3）在退出结肠镜前尽量抽出肠道气体，以达到结肠减压目的。

（游玉洁）

第四篇

儿科重症治疗技术

第一章　循环支持

第一节　体外生命支持系统

体外生命支持系统（ECLS）主要用于正性肌力药物难以纠治的顽固性低心排和心源性休克，目前在临床上越来越得到广泛的应用。主动脉内球囊反搏（IABP）以及左心室辅助装置（LVAD）已经成为治疗成人冠状动脉疾病所引起的急性左心衰竭的重要手段。对于慢性左心功能不全所致的晚期心脏病，LVAD 的植入也为这类患者的治疗带来了新的希望。

与成人不同，造成小儿心源性休克的最常见原因主要是心脏手术后的循环衰竭，以及急性心肌炎。目前临床上小儿应用较多的机械辅助设备主要包括：主动脉内球囊反搏（IABP）；体外膜肺氧合（ECMO）；心室辅助装置（VAD）3 种。但对小婴儿特别是新生儿，主动脉内球囊反搏及植入性心室辅助装置的应用受到很大的限制，ECMO 已经成为目前儿科领域救治心源性休克的最主要的机械辅助手段。

主动脉内球囊反搏是通过动脉系统植入一根带气囊的导管，至降主动脉内左锁骨动脉开口远端，在心脏舒张期气囊充气，收缩期排气，起到辅助心脏功能的作用。主要的辅助原理：①舒张期气囊充气，可以迅速增加主动脉舒张压，增加冠状动脉流量，从而增加心肌的氧供。②心脏收缩前，气囊排气，降低左室后负荷。③由于同时增加冠状动脉流量，以及左室后负荷的降低，达到降低心肌氧耗的目的。操作相对简单，临床上多选用股动脉通路，一般仅需要中等强度的抗凝。

临床应用中可能存在的问题与不足：①与成人不同的是，小儿心源性休克的病因，大多情况下并非是源于冠状动脉的供血不足，所以 IABP 的优势并不能得到完全体现。②受球囊导管大小、血管条件的制约，特别是小儿相对快的心率，很难调节反搏与心率的同步。③与左心功能不全相比，右心功能衰竭在小儿心脏手术后的发生率要高得多，但 IABP 对右心不能提供任何辅助作用。球囊导管有可能造成肾动脉开口的受压。上述一些问题限制了 IABP 在儿科的广泛应用。

心室辅助装置（VAD）包括左心室辅助（LVAD）、右心室辅助（RVAD）以及双心室辅助（BVAD）三种。使用 VAD 的优点是可以为组织提供足够的氧供，减轻心室的负担，并为其提供功能恢复所需的时间。其次，VAD 对抗凝的要求低于 ECMO，同时出血的并发症也明显低于 ECMO。国外一些儿童中心已经相继报道了小儿心脏手术后应用 Bio - Medicus 离心泵进行左心辅助或双室辅助救治心源性休克，以及作为心脏移植桥梁的成功经验。

VAD 使用时一般需要经胸插管。LVAD 是在左房和主动脉上插管，单纯辅助左心室，改善左室的心输出量。但小儿心脏术后单纯左心功能衰竭比较少见（左冠状动脉起源于肺动脉除外），右心室功能及肺功能也常受到累及，部分需要转换为 ECMO。

对合并右心功能衰竭的患儿，应用正性肌力药物，并通过调控肺血管阻力，可避免一部分患儿同时应用右心机械辅助设备。澳大利亚墨尔本皇家儿童医院报道的结果显示：双心室衰竭患儿中由 VAD 切换至 ECMO 的几率为 1/20。

自 20 世纪 70 年代以来，ECMO 越来越多地用于新生儿肺动脉高压，以及急性肺损伤所导致的常规呼吸治疗无效的呼吸衰竭，而且抢救成功率达到了 60%～80%，这一辉煌的成绩大大推进了 ECMO 的临床应用进程。目前，ECMO 辅助不仅应用在自新生儿至大龄儿童的呼吸辅助上，对于常规药物治疗无效的可复性心脏功能衰竭，ECMO 辅助为心脏的短-中期恢复提供了新的治疗希望。

ECMO 的基本原理是将氧合器和动脉、静脉回路组合在一起，可以同时支持呼吸及循环功能，使心、肺得到充分的休息。ECMO 期间，患儿的静脉血经过膜肺氧合后，由机械泵回输入静脉或动脉系统，使衰竭的心、肺卸负荷。并能有效地改善机体的低氧血症，排出二氧化碳，降低肺动脉压力，避免因长时间机械通气可能发生的气压伤或氧中毒，以及低灌注所继发的肝、肾功能障碍。

2005 年体外生命支持组织（ELSO）的数据显示：至 2004 年 7 月登记的 ECMO 已经达到 29000 例，其中 66%为新生儿呼吸衰竭如胎粪吸入、持续胎儿循环、新生儿持续肺动脉高压等，ECMO 的存活率达到 77%。随着小儿心脏手术后因心肺功能不全使用 ECMO 频率的不断增加，虽然 ELSO 统计的 ECMO 用于心脏手术后心、肺功能不全的存活率尚不尽如人意，平均存活率在新生儿及小儿仅达到 38%和 43%，部分心脏中心超过 50%以上。但这些患儿如果没有 ECMO 辅助，基本上 100%的不可能存活。所以从这个意义上来讲，ECMO 确实给这些在死亡边缘挣扎的患儿带来了一线生存的希望。

决定 ECMO 成功的因素与患儿的年龄、体重、畸形的种类以及选择辅助的方式有关，也与各心脏中心开展 ECMO 的基础条件包括外科、体外循环技术有关。因此，考虑到同时并存的高治疗风险及治疗费用，如何更好地把握 ECMO 在小儿心脏外科的临床应用及撤离指征是治疗过程中必须要考虑的问题。

ECMO 的优点在于能够同时提供心肺支持，为心肺功能的恢复提供时间。因此，对小儿心脏手术后继发的左或右心功能衰竭，均有非常好的辅助作用。一般仅使用右房和主动脉插管就可完成 ECMO 的循环，但许多心脏中心都认为同时进行左心减压非常重要，因此常同时加用左心房引流管。与其他机械辅助手段相比，ECMO 对抗凝的要求高，容易继发出血、心包填塞，及再次开胸止血的几率。同时也会增加全身感染的可能性。

一、ECMO 在儿科领域的适应证与禁忌证

ECMO 心脏辅助的适应证总体而言，主要指各种原因导致的低心排，包括：①心肌病；②心肌炎；③心脏手术后脱离体外循环困难；④新生儿术前危重状态的稳定；⑤心脏手术后进展性心肺功能衰竭；⑥肺动脉高压；⑦可复性的心律失常；⑧心跳骤停。

相对的禁忌证：①合并有终末期的不可复的病变；②合并中枢神经系统或其他终末器官的损害；③重要器官合并难以控制的出血；④呼吸机治疗超过 10d。

（一）新生儿术前危重状态的稳定

ECMO 对极危重新生儿心脏手术前危重状态的调整具有非常重要的作用，从而减少由于重要脏器灌注不足所导致的终末器官的功能障碍。主要的适应证包括：①重度主动脉狭窄导致的严重的低心排状态；②梗阻性肺静脉畸形引流伴发重度肺动脉高压；③合并肺动脉高

压的完全性大动脉转位伴发的严重低氧血症。

(二) 脱离体外循环机困难

对反复试验仍脱机困难者常在手术室直接由体外循环切换至 ECMO 辅助，等待心肌功能的恢复。这类患儿往往因存在下述问题，存活率相对要低。如：心脏畸形更为严重或复杂；合并难以控制的出血等。这种情况在考虑上 ECMO 之前，常先要评估患儿是否有心脏移植的指征。

(三) 心脏手术后

小儿心脏手术后单纯的左心功能不全并不常见，循环衰竭常由右心功能不全、肺动脉高压，以及低氧血症所引起。总体而言，ECMO 对心脏手术结束后一段时间内出现的进展性的心脏及呼吸功能衰竭，或者是急性心跳骤停，具有相对较好的治疗效果。这种情况常出现在心脏手术后的第一个 24h 之内，经过一段时间的心脏辅助或者卸负荷，有可能获得恢复的机会。美国波士顿儿童医院报道的一组病例存活率达到 64%。

(四) 心脏移植前的等待期

虽然 ECMO 可为心脏移植前的心脏提供等待的机会，并借此避免重要器官的功能障碍，但由于供体的匮乏，以及 ECMO 可能并发的潜在合并症，如出血、感染、器官功能障碍等，心脏移植的准备工作应该从 ECMO 运转一开始就要着手进行。ECMO 辅助 48～72h 后，如果心脏功能仍未出现恢复的迹象，就要立即开始心脏移植的评估与准备。美国波士顿儿童医院的经验是：从 ECMO 到心脏移植的平均等待时间是 6h，并且有 55%的患儿顺利完成了心脏移植手术。由于受年龄及体重的影响，与小婴儿相比，年长儿童从 ECMO 切换至心脏移植的存活率相对要高。

(五) 心肺复苏

对于急性心肺复苏（CPR）后快速建立 ECMO 辅助的问题，仍存在一定的争议。对于突发心跳骤停后患儿给予标准的心肺复苏程序后，如果患儿仍未出现复苏迹象，一些儿童中心启动了 ECMO 的快速反应系统，以便在最短的时间内实施 ECMO 辅助。美国波士顿儿童医院的 ECMO 的快速反应系统建立于 1996 年，至 2003 年，150 例 ECMO 辅助患儿中，总体出院治愈率达到 57%。其中，52%的患儿启用了 ECMO 快速反应系统，这中间的抢救成功率达到 52%。他们将 ECMO 设备 24h 置于 ICU 内待命，平时设备密封并保持二氧化碳预充。一旦需要使用，可以在 15min 内完成晶体预充，处于备用状态。

ECMO 快速反应系统对心脏手术后的患儿提供快速、有效的循环以及呼吸支持，也在某种程度上进一步降低了小儿心脏外科手术后的早期死亡率。

这种 ECMO 的快速反应系统可用于医院内多种场合的紧急救治。包括：ICU、导管室、急诊室，以及非心脏的手术室。一般仅需要 5min（经过 1～2 轮的复苏程序）的等待，以确定 CPR 以后患儿的心血管系统是否已进入稳定状态。如若没有，必须立即启动 ECMO 快速反应系统。有资料显示：凡 CPR 时间少于 15min，存活率达 100%。而 CPR 超过 42min 的，存活率仅达到 55%。

二、ECMO装置及管理

（一）动、静脉插管

小儿心脏手术后ECMO的转流方式基本上都是选择静脉-动脉转流。插管方式多选择直接开胸后右房和主动脉根部插管；也可选择右颈内静脉-颈总动脉插管。大多数新生儿可使用8F的主动脉插管，多侧孔的静脉插管（8～12F）从颈内静脉置入，使引流孔直接在右心房内引流。如选择股动、静脉插管，可能出现的问题是，能够维持适宜泵速的插管管径会偏大，可能会增加血管损伤的可能。另外，从腹股沟到右房插管的路径比较长，会造成血流阻力的增加。所以，许多中心的选择是：当静脉引流不完全时，从股静脉再插一根引流管，保证心脏能够完全被引空。

总体的观点是：如果患儿在手术室无法撤离体外循环机，毫无疑问，直接选择经胸右房和主动脉根部插管；如果患儿在返回ICU后几小时至几天内出现难以控制的低心排，在选择插管方式时，除了要着重考虑插管管径与血泵转流之间的关系外，还需要同时权衡以下三个方面包括：出血的危险性、感染的危险性，以及颈动脉结扎的问题。

出血是ECMO转流期间首先要考虑的问题。手术结束后一定时间，患儿全身出、凝血系统的平衡再次建立后，二次开胸置管可能会增加出血的危险，文献报道的出血发生率在22％～77％不等。与之相比，颈动、静脉插管继发出血的严重性要轻很多，且更容易控制。

延迟心内置管会增加胸骨后感染的发生。统计数据显示：有明确培养结果的感染发生率为5％左右，死亡率高达71％。

右侧颈内动脉以及颈内静脉是胸外插管的常用部位。许多医院为了防止出血和假性动脉瘤的形成，在ECMO拔管后常规结扎颈总动脉和颈内静脉，尽管担心颈内动脉结扎后可能出现合并症，但目前并无证据表明结扎后的患儿右侧颅脑损伤或发育与左脑有差别。

左室膨胀是ECMO运行中必须要避免的问题，特别是对严重左心功能不全的患儿而言，对左房压力的监测以及超声心动检查可及时发现上述情况。一旦发现，必须立即安置左心引流管，行左心减压。心脏手术后的患儿可直接经胸放置，外周置管的患儿则需要在导管室或床旁超声引导下行房间隔扩张术。置管特别困难的患儿，也可通过增加ECMO流量，减少肺静脉到左心的回血量，使之部分得到解决。

（二）基本设备组成

ECMO装置是一个密闭的系统，与心脏手术中应用的体外循环管路有重要的区别。因为ECMO系统去除气泡的能力非常有限，所以在连接整个ECMO管路前，静脉与动脉端的排气都非常重要。该系统通常由硅胶膜氧合器、热交换器、感应囊、滚压泵或离心泵组成。滚压泵的主要优点是操作简单，一次性管道价格低廉，缺点主要包括血液的损伤和微粒的产生、脱落。因此滚压泵的使用通常限制在大约4h以内。婴幼儿及新生儿因体重轻，流量相对小，也可用于较长时间的循环辅助。离心泵的优点是体积小，预充量少，便于移动，血液损伤小，压力缓冲大，安全性高。

膜肺的选择也很重要，不同类型膜肺的使用寿命差别很大。在准备ECMO时，应首选有肝素涂层的膜肺，尽量避免因反复更换增加缺氧、出血、感染的机会。

氧合器血浆渗漏、氧合能力下降是 ECMO 管理中最常见的并发症。ELSO 报道其发生率为 7.1%～16.7%。血浆渗漏的发生与氧合器类型、跨膜压差、辅助流量、血液破坏程度等因素有关。由于 Medtronic 系统采用微孔型中空纤维膜式氧合器，渗漏发生的几率较高。跨膜压差决定于流量和动脉端压力，如动脉插管过细、流量过高容易发生漏出。血液破坏产生的游离血红蛋白及其代谢产物对氧合器也有潜在威胁。阜外医院近年来采用优斯特拉中空纤维膜肺，其抗渗漏的作用明显增强。文献报道，新型硅树脂膜式氧合器可连续使用 30d 而无血浆渗漏的发生。

三、ECMO 期间的管理

ECMO 期间的管理应建立在对患儿心、肺功能，终末器官灌注，并发症（出血、菌血症等），以及 ECMO 设备的综合评估上。

（一）循环管理

ECMO 期间循环管理的宗旨是保持机体氧供-氧耗的平衡。氧运送＝氧含量×心输出量（泵流量）。最佳氧含量可通过调节血 HCT 及膜肺的 FiO_2 获得。HCT＞40%，膜肺 FiO_2＜0.6 可保证血液离开膜肺后处于充分的氧合状态。此时的氧运送完全由泵流量控制。适宜氧运送的评估标准为：血乳酸＜1.5 或混合静脉氧饱和度＞70%，无代谢性酸中毒。

ECMO 开始后的 15min 内，应尽量提高灌注流量至 100～180ml/(kg·min)，以尽快改善机体的缺氧状况，让心、肺得到充分的休息，为衰竭的心脏减压。这个阶段的血管活性药物应减至维持平均动脉压的最低水平，维持平均动脉压新生儿＞45mmHg；小儿以 50～60mmHg 为宜。

与单纯肺辅助不同，ECMO 心脏辅助的目的是希望在最短的时间内恢复心脏的收缩及传导功能。随着患儿心脏功能及全身状况的改善，可根据心率、血压、中心静脉压、血乳酸或混合静脉氧饱和度调整 ECMO 流量，一般以 80～100ml/(kg·min) 维持。但随着辅助流量的降低，相应的血管活性药物也要相应有所增大。适宜的灌注压力及流量可通过压力、皮肤颜色、酸中毒的纠正以及血乳酸的清除情况等进行综合评估。在流量及药物调整之前，首先要重新评估动、静脉插管的大小及位置是否合适。ECMO 新生儿平均动脉压低于 30mmHg，或小儿平均动脉压低于 50 mmHg 时需要作出即刻的评估及调整。

ECMO 期间应及时处理各种心律紊乱，维持顺行的房室传导，必要时可通过心外膜起搏器调整，以保证有效的体循环灌注和 ECMO 流量的稳定。严重的心律紊乱，如发生心室颤动时，心脏会膨胀，不及时纠正，会引发不可逆的心肌损伤。

部分患儿可能在 ECMO 早期因出血、引流不畅，继发急性心包填塞。这种情况容易发生在安置 ECMO 的次日凌晨。一旦出现会严重影响静脉管的回流，造成 ECMO 流量的降低。当务之急必须立即敞开胸骨止血。早期渗血严重者可适当使用止血药物以减少术后出血及用血量。抑肽酶对血小板有良好的保护作用，ECMO 期间的血小板应维持在（5～7）万/μl、Hb＞12mg/dl、HCT ＞40%，维持胶体渗透压在 15mmHg 以上。辅助时间较长者，应注意补充新鲜血、血浆、凝血因子及血小板。

合并外周血管麻痹的患儿可少量应用去甲肾上腺素 0.03～0.05μg/(kg·min)，或血管加压素维持一定的血管张力。同时还要观察动脉波形的形态，波动性波形的出现表明心室功能开始恢复。

ECMO 期间应每日复查胸片，以明确动、静脉插管的位置，以及肺间质水肿的进展情况。床旁超声检查对评估心室功能，指导下一步的治疗有重要意义。严重的左心室功能不良，可配合应用一定剂量的正性肌力药物。左心引流管的放置有助于降低左房压及左心室壁的张力，降低进一步心肌损伤的发生。

单心室患儿 ECMO 期间的管理具有特殊性。使用 ECMO 过程中，对体肺分流的处理仍存在争议。有观点认为，体-肺循环流量的平衡可通过使用控制带或 bulldog 钳部分阻断分流血管，以防止肺部血流过多、体循环灌注不足的发生。在撤离心肺辅助的过程中再逐渐开放分流血管，可能有利于 ECMO 的成功。也有人认为，在 ECMO 过程中，可以对分流血管不做任何处理，但通过增大 ECMO 流量至 200ml/(kg · min)，也可弥补体循环向肺循环的窃血。而且他们的结果显示：保持分流血管开放的病例预后要远远好于阻断分流血管者。近年来有人提出，左心发育不良 Norwood 一期手术后，如果患儿无明显肺部病变，可不连接膜肺，仅作为心室辅助装置使用。这样不仅简化了系统，也避免了抗凝可能引发的合并症。

在流量、灌注压、心室减压及全身出、凝血系统的平衡稳定后，还需要对终末器官灌注的情况作出评估。比如，心肺复苏后 ECMO 辅助的患儿，神经系统的评估及保护就尤其重要。ECMO 12～24h 内常需要对头部持续降温，保持中度的低温状态（34～35℃。），以预防进一步的脑部损害。尽量避免持续使用肌肉松弛剂，必要时可改为间断使用。镇静剂的剂量也要降至最低水平，以便进行每日的临床评估。突然出现的心率、血压、皮肤颜色及瞳孔大小的变化，可能提示患儿有惊厥发作。应尽早借助头颅超声、脑电图及 CT 检查以明确脑部病变的程度，以决定是否应中断 ECMO 辅助。另外，肝、肾功能的评估，感染及消化道缺血的风险也是转流期间需要经常考虑的问题。

对脱离 ECMO 困难者，或者心肌功能没有获得预期的恢复，有必要对心脏畸形的矫治情况做进一步的评估。在超声心动检查的同时，必要时做心导管检查明确残留畸形或予以干预。

（二）呼吸管理

ECMO 早期的氧合和通气功能基本上由膜肺完成，自体肺应调整至休息状态。一旦达到期望的 ECMO 流量，即应开始降低呼吸机参数，以避免进一步的肺损伤。呼吸机参数设定参考 ECMO 前肺的顺应性（间质水肿），以及“肺休息”的原则。一般设为：潮气量 7～9ml/kg时气道峰压应<25cmH_2O。在肺顺应性基本正常的情况下，RR 为 12～16 次/分，吸气时间为 1s，FiO_2为 21％～40％，PEEP 为 5～10mmHg，可维持相对正常的血气，使肺在休息的同时，防止肺泡萎陷。

ECMO 期间可继发短暂的肺血管内皮功能不良，引发肺血管阻力及通气-血流比例的异常。允许一定程度的血流进入肺循环，有利于肺血管内皮功能的修复，预防脱机后的肺动脉高压。但由于肺静脉血回到左心后，会进入冠状循环。如果合并严重的低氧血症，会引起心肌供血不足和心肌功能恢复的延迟。因此，与单纯肺辅助不同，心脏 ECMO 辅助期间仍然需要一定程度的机械通气，以保证从肺静脉出来的是氧合血。

ECMO 治疗后前 24h，患儿可能会出现 X 线胸片渗出加重的表现，这种情况下不用增加呼吸机参数，肺部状况会随着强化利尿治疗，或应用肾替代治疗（腹膜透析或超滤）后改善。适宜的肺部叩击和体位引流有助于预防肺不张、肺部感染等并发症。

转流期间如果在流量不变的情况下出现膜前压的增高（>350mmHg），而膜后压没有变化，或者是膜肺出现血浆渗漏的情况，都是氧合器置换的指征。

（三）容量管理

对合并肺间质水肿，肺循环阻力较高的右心衰竭患儿，ECMO 早期容量的评估与调整非常重要。因胸液的大量丢失，以及心功能不全造成的有效容量向组织及第 3 间隙的外渗，会加重容量评估的难度。总体的原则是，通过 ECMO 辅助一方面让心脏卸负荷，使受损的心肌得到充分的休息；另一方面，尽可能在短时间内实现体液的负平衡，最大限度地降低肺循环阻力和右心室的后负荷。体液负平衡的建立是顺利撤离心脏 ECMO 辅助的关键。在不合并急性肾功能衰竭的情况下，选择速尿 1ml/kg 负荷，之后按 0.2～0.3mg/(kg·h) 维持可获得有效的利尿效果。在最大限度的循环支持及强化利尿后，尿量仍<1ml/(kg·h) 者，可在 ECMO 回路中应用血液滤过装置，去除体内过多的水分及校正电解质。

（四）抗凝管理

抗凝管理是 ECMO 期间的一个重要内容。尽管使用肝素涂抹的 ECMO 系统，仍然需要在建立 ECMO 时给予全身肝素化，一般按公斤体重给予 30U 的肝素。ECMO 建立后可以半量鱼精蛋白中和或不予中和。随着肝素代谢，ACT 将逐渐缩短，当 ACT 降至 200s 时开始追加肝素，通常由小剂量 2～4U/(kg·h) 开始，每 2～3h 复查 ACT 来调整肝素用量。早期辅助流量较高时，ACT 一般控制在 140～160s 即可。随着心功能的改善，泵流量的降低，ACT 应维持稍高的水平，一般以 160～180s 为宜。

（五）其他

1. ECMO 时患儿体温应保持在 35～36℃。温度太高，机体氧耗增加；反之，易发生凝血机制和血流动力学的紊乱。

2. ECMO 期间应配合一定剂量的镇静、镇痛治疗，但肌松剂并非必须。阜外医院曾成功治疗一例扩张性心肌病患儿，在 ECMO 第 44h 拔除气管插管，清醒 ECMO 时间 20h。清醒期间患儿可以吃饭、饮水、交流和轻微活动，使 ECMO 对患儿心理及精神的影响降到了最低。也为清醒 ECMO 奠定了基础。

3. 营养支持与抗感染

四、ECMO 的撤离

ECMO 心脏辅助的撤离指征与单纯肺辅助不同，全面地了解心脏的生理、心肺间的相互作用，对脱机后血氧饱和度范围的预期评估是十分重要的。超过一周以上的 ECMO 辅助，出现各类并发症的几率会大大增加，最终导致患儿的死亡。所以，对于撤离时机以及如何撤离的问题，在循环一旦稳定的时候就要开始考虑。例如，心脏手术后因严重的肺动脉高压导致的体外循环机脱离困难者，ECMO 辅助 24～48h 后，配合 NO 吸入及一定剂量的正性肌力药物对右心的辅助，可顺利撤机。同样的情况，由于心脏残留畸形所致的手术后低心排或心跳骤停，在畸形矫治满意后大多也可早期撤机。顽固性心室功能不全的患儿，在ECMO辅助48～72h后，也要及时评价心室功能的恢复情况，必要时要开始做心脏移植的准备。心律失常心脏介入手术后ECMO辅助几小时后大多可平稳撤机。

其他一些情况，如严重心肌病或等待心脏移植患儿的ECMO辅助时间都相对要长一些。心脏手术后由呼吸道合胞病毒感染所致呼吸衰竭应用ECMO辅助的时间通常需要延长至2～3周。

对于心脏结构正常，单纯肺部病变ECMO辅助的患儿，脱机的进程有赖于肺部病变的恢复情况。在ECMO辅助过程中，中等剂量的正性肌力药物、配合体液平衡及电解质的管理、营养支持等措施即可达到对心脏辅助的要求。一旦肺的顺应性及气体交换功能恢复正常，X线胸片肺野透亮度明显改善，肺部阴影消失，氧合不依赖于膜肺，循环稳定，并且已达到体液的负平衡，即可在镇静、肌松的情况下直接脱离ECMO。

心脏原因ECMO辅助患儿，通常需要在ECMO 48h后，根据心功能的恢复情况，可以缓慢地降低ECMO的辅助流量，并进行超声及血流动力学的评估。出现波动性血压波形，超声提示心室功能收缩良好，是心功能恢复的指标。这时，应逐渐增加正性肌力药物的辅助，多巴胺可增加至5～10μg/(kg·min)，调整适宜的心脏前负荷，并根据肺顺应性及氧合的需要适当增加呼吸机参数。如将ECMO流量降至患儿血流量的10%～25%时，仍可维持适宜的血压、心房压及组织灌注，可考虑夹闭ECMO管道。这时候需要重新进行床旁超声检查评估心室的收缩功能、瓣膜功能、左或右室流出道梗阻情况、心内分流的部位及血流方向是否适于脱机等，并且还要观察管道夹闭后是否合并有血流动力学的变化。动脉血气、血乳酸水平以及静脉氧饱和度是反映管道夹闭后循环稳定性的重要指标。

在终止ECMO 1～4h后病情稳定者，可拔除循环管道，大多数患儿选择次日关闭胸腔。

ECMO 7d后出现下述情况，尽管心功能没有得到预期的恢复，也应考虑终止辅助：

（1）不可逆的脑损伤。

（2）其他重要器官功能严重衰竭。

（3）顽固性出血。

（4）肺部出现不可逆损伤。

五、ECMO在小儿心外科领域应用现状

（一）病例选择

国外多中心研究发现，小儿心脏术后实施ECMO辅助的患儿一半以上为复杂发绀性先心病。另一项结果显示：接受ECMO治疗的病例中，完全性房室通道（20%）、单心室（17%）、法洛四联症（14%）是比例最高的畸形。ECMO在支持这类患儿方面明显优于心室辅助（VAD）的原因，在于复杂紫（发）绀为心脏患儿围手术期特殊的病理生理改变所致。与非紫（发）绀性先心病相比，这类患儿围手术期更容易出现低氧血症、肺动脉高压及双心室功能不全。ECMO系统中血泵及膜肺的联合应用，为这类患儿提供了更好的心、肺支持。

（二）适应证与相对禁忌证

心脏手术前ECMO的适应证主要为低氧血症和肺动脉高压；术后ECMO指征包括：脱

离体外循环机困难；ICU 内发生的心源性休克及心跳骤停。

近年来，随着一氧化氮（NO）吸入及高频通气的应用，小儿心脏病患儿因低氧血症及肺动脉高压需要 ECMO 支持的比例有所减少。尽管前期有研究显示：心脏手术后 ECMO 实施得越早，相应的死亡率会越高。在手术室内因脱离体外循环机困难，被迫 ECMO 辅助的死亡率，明显高于手术后一段时间在 ICU 内实施者。但近年来的结果表明：早期实施 ECMO辅助是非常重要的，尤其要在严重低心排、继发器官功能障碍之前应用。

ECMO 在心脏外科应用的绝对禁忌证主要包括：不可治愈的、进展性的多器官功能衰竭，早产儿或极低体重儿，严重的神经系统损害。也有学者强调心脏手术后残留的心脏畸形也应作为 ECMO 的禁忌证，这类患儿的治疗效果往往很差。另外，实施任何一例 ECMO 前，均要做好可能心脏移植的准备。

高危 ECMO 的情况主要包括：分流型单心室，如左心发育不良综合征新生儿期行 Norwood 一期矫治术后，早年曾经因为难以调整平衡的体-肺循环血流量使应用 ECMO 受到限制。近年来，许多心脏中心采用金属夹部分阻断分流血管，避免肺血流量的大量增加，以保障体循环的灌注，提高了这类患儿 ECMO 的抢救成功率。

（三）并发症与死亡的危险因素

尽管经过 20 余年的努力，心脏 ECMO 的存活率仍然明显低于心脏功能正常呼吸衰竭的患儿。体外生命支持组织（ELSO）的数据显示：自 1986 年以来，新生儿 ECMO 呼吸辅助的存活率已经超过 80%，而同一时期小儿心脏 ECMO 的平均存活率仅达到 42%（37%～57%）。

有研究表明，下述一些因素与心脏 ECMO 的预后有一定关系。包括：①双心室矫治术后 ECMO 辅助的存活率要优于单心室矫治术。②在手术室安置 ECMO 的存活率低于在手术几小时后 ICU 内安置 ECMO 者。③很难找到 ECMO 前血流动力学及其他临床指标与 ECMO 的预后的关系。如：代谢性酸中毒的幅度，正性肌力药物的辅助强度等。④ECMO 过程中继发急性肾功能衰竭可能是影响预后的最重要因素。ECMO 存活者在转流后的第一个 24h 会有大量排尿。⑤转流期间出血、大量输血、残留心脏畸形、脱离体外循环机困难者均为死亡的危险因素。⑥合并感染、ECMO 前心跳骤停、转流期间血管活性药物依赖也被一些学者认为是增加死亡的因素。

ECMO 辅助后心室功能的恢复情况也是我们判断预后的一个非常重要的因素。心室功能的恢复定义为在机器提供 80%心输出量的情况下，外周动脉出现搏动性的压力波形。研究发现，ECMO 存活者中 96%的患儿均在 72h 内出现搏动性动脉波形。心脏 ECMO 辅助 48～72h后心室功能持续不恢复应视为 ECMO 的指征，或考虑停止继续 ECMO 辅助。

成功脱机的病例，大多发生在 ECMO 辅助后几天的时间内。超过 200h 的 ECMO 辅助并不能改变生存率，反而会增加死亡。但这个“极限期”对急性心肌炎或心肌病患儿等待心脏移植者并不适用，这类患儿 ECMO 前的其他器官功能要好于心脏手术后的患儿，ECMO 期间发生出血及全身感染的几率也要小一些。

心脏手术后 ECMO 生存率持续较低的原因可能与 ECMO 期间出现的合并症有关。一项多中心的研究结果显示：69 例心脏手术后 ECMO 死亡病例中，心功能持续不恢复者仅占 16%，其余均因各类并发症死亡。ECMO 期间的主要并发症包括：①出血：发生在纵隔、插管部位、中枢神经系统、消化系统等部位的大出血；②心血管系统：心律紊乱或进展性心室功能不全；③神经系统：包括颅内出血、惊厥或脑梗死等；④机械并发症：插管损伤、移位或血栓形成，但一般不认为是死亡的危险因素。⑤急性肾功能衰竭：可与低心排所致肾的缺血、缺氧，以及转流期间血液破坏有关。我们的经验是：ECMO 期间游离血红蛋白＞800mg/L，应及时更换膜肺，否则会造成肾不可逆性的损害。

总之，在 ECMO 的临床实施过程中，任何一例 ECMO 应用前，首先要权衡的是适应证、并发症、与治疗效果之间的关系。其次是 ECMO 的时机，早期 ECMO 辅助，尤其要在全身器官功能损害出现前安置，是提高 ECMO 生存率的重要因素。第三，ECMO 期间的精细管理，预防并降低感染相关的多器官功能衰竭是进一步减少死亡的关键。

（王　旭）

参考文献

1. Meliones JN, Custer JR, Snedecor S, et al. Extracorporeal life support for cardiac assist in pediatric patients: Review of ELSO registry data. Circulation, 1991, 84 (5 Suppl): 168-172.
2. Steven AC, Peter TR. Heidi D. Extracorporeal life support registry report 2004. ASAIO Journal, 2005, 51: 4-10
3. Aharon AS, Drinkwater DC Jr, Churchwell KB, et al. Extracorporeal membrane oxygenation in children after repair of congenital cardiac lesions. Ann Thorac Surg, 2001, 72: 2095-2102.
4. Kolovos NS, Bratton SL, Moler FW, et al. Outcome of pediatric patients treated with extracorporeal life support after cardiac surgery. Ann Thorac Surg, 2003, 76: 1435-1442.
5. Chaturvedi RR, Macrae D, Brown KL, et al. Cardiac ECMO for biventricular hearts after paediatric open heart surgery. Heart, 2004, 90: 545-551.
6. Massetti M, Tasle M, Le Page O, et al. Back from irreversibility: Extracorporeal life support for prolonged cardiac arrest. Ann Thorac Surg, 2005, 79: 178-84.
7. Shah SA, Shankar V, Churchwell KB, et al. Clinical outcomes of 84 children with congenital heart disease managed with extracorporeal membrane oxygenation after cardiac surgery. ASAIO J, 2005, 51: 504-7.
8. Thourani VH, Kirshbom PM, Kanter KR, et al. Venoarterial extracorporeal membrane oxygenation (VA-ECMO) in pediatric cardiac support. Ann Thorac Surg, 2006, 82: 138-145.
9. Chatzis AC, Giannopoulos AJ, Zavaropoulos PN, et al. Extracorporeal membrane oxygenation circulatory support after cardiac surgery. Transplantation proceedings, 2004, 36: 1763-65
10. Ghassan B, Jill B, Faiz Al-M, et al. Can the outcome of pediatric extracorporeal membrane oxygenation after cardiac surgery be predicted? Ann thorac cardiovasc surg, 2006, 12: 21-7.
11. Dhillon R, Pearson GA, Firmin RK, et al. Extracorporeal membrane oxygenation and the treatment of critical pulmonary hypertension in congenital heart disease. Eur J Cardiothorac Surg, 1995, 9: 553-6.
12. Duncan BW, Bohn DJ, Atz AM, et al. Mechanical circulatory support for the treatment of children with acute fulminant myocarditis. J Thorac Cardiovasc Surg, 2001, 122: 440-448.
13. Del Nido PJ, Armitage JM, Fricker FJ, et al. Extracorporeal membrane oxygenation support as a bridge to pediatric heart transplantation. Circulation, 1994, 90 (5 Suppl 2): 66-69.
14. Gajarski RJ, Mosca RS, Ohye RG, et al. Use of extracorporeal life support as a bridge to pediatric cardiac

transplantation. J Heart Lung Transplant，2003，22：28－34.

15. Brown KL，Goldman AD. Neonatal extracorporeal life support：Indications and limitations. Early human development，2008，84：143－148.
16. Alsoufi B，Shen I，Karamlou T，et al. Extracorporeal life support in neonates，infants，and children after repair of congenital heart disease：Modern era results in a single institution. Ann Thorac Surg，2005，80：15－21.
17. Nido PJ. Extracorporeal membrane oxygenation for cardiac support in children. Ann Thorac Surg，1996，61：305－311.
18. Ungerleider RM，Shen I，Yeh T，et al. Routine mechanical ventricular assist following the Norwood procedure：Improved neurological outcome and excellent hospital survival. Ann Thorac Surg，2004，77：18－22.
19. Montgomery VL，Strotman JM，Ross MP. Impact of multiple organ system dysfunction and nosocomial infections on survival of children treated with extracorporeal membrane oxygenation after heart surgery. Crit Care Med，2000，28：526－531.
20. Yasuyuki S，Sanae Y，Kazuyuki D，et al. Extracorporeal membrane oxygenation circulation support after congenital cardiac surgery. ASAIO journal，2009，55：53－57.
21. Walters HL，Hakimi M，Rice MD，et al. Pediatric cardiac surgical ECMO：Multivariate analysis of risk factors for hospital death. Ann Thorac Surg，1995，60：329－336.

第二节 心室辅助装置

一、概述

近年来，适用于儿童患者的心脏辅助装置发展更新较快，常见的儿童体外生命支持装置同成人相似，包括主动脉内球囊反搏（intra-aortic balloon pump，IABP）、体外膜肺氧合（extracorporeal membrane oxygenation，ECMO）和心室辅助装置（ventricle assist device，VAD），与成人 IAPB－VAD－ECMO 的选用次序不同，儿童由于病变及发育的特点，对生命支持系统的选用次序一般为 ECMO－VAD－IABP。VAD 又称为心脏辅助泵（heart assist pump），其通过将血液由静脉系统或心室引出再泵入动脉系统进行容量交换，替代全部或部分心脏做功。VAD 可进行短期辅助或长期辅助（大于 3 个月），可植入胸腔、在体外辅助或为半植入式。VAD 仅能辅助心脏的功能而不能替代肺的功能，因此只适用于单纯心功能不全的患儿，可进行左心（LVAD）、右心（RVAD）的单心室辅助，也可进行双心室辅助（BVAD）。

二、适应证与禁忌证

（一）适应证

（1）VAD 在重症心肌炎或心肌病发生严重心力衰竭等待心脏移植的患儿中，作为“桥”保证患儿稳定状态进行移植手术。

（2）某些心脏手术后暂时的心脏支持，如冠状动脉起源于肺动脉、大动脉转位等患儿术后出现心脏适应不良、心功能不全。

（3）由于可逆性心肌受损造成不能脱离体外循环的患儿（除外不可纠正的心脏残存畸形），可暂时经 VAD 辅助心脏功能。

（4）心肺复苏后心脏的辅助。

（二）禁忌证

（1）心脏手术后由于严重的解剖畸形而无法再次进行手术矫治者。

（2）严重的肺功能损伤。

（3）无效的心肺复苏后。

（4）无法全身抗凝或存在无法控制的出血、溶血及血栓形成。

（5）严重全身性感染。

（6）合并神经系统或其他脏器的不可逆性损伤。

三、VAD 的装置与管理

（一）VAD 的装置

（1）任何心室辅助装置均由 4 部分组成：驱动器、血泵、监测调控系统、电源。血泵是 VAD 的重要组成部分，它辅助心脏维持正常的血液循环，保证其他脏器灌注。驱动器是推动血泵做功的装置，分为气动、电动和电液驱动。血泵的流量及泵率等指标通过监测调控系统的面板监测和调节。

（2）根据血泵的性能特点可分为转子泵、离心泵、气动泵、电动泵，其中前 2 种为非搏动性泵，后 2 种称为搏动性泵；根据置入部位分为体内和体外泵，也可为半植入式；根据应用时间的长短分为短期应用（小于 3 个月）、长期应用（大于 3 个月）。短期应用见于心脏可逆性损害的临时辅助，长期应用见于心脏不可逆损害等待心脏移植的辅助。血泵的制作材料要求不易破坏、性能安全，对组织和血液的相容性好，不引起血栓，不破坏血液成分，无免疫反应。且内部安设合理，外部结构与植入部位解剖形态相适应，既要有一定的容积，又不压迫其他脏器。泵内的隔膜或泵囊材料要有良好的柔韧性。

（3）VAD 通过容量交换，可以明显减低左室前后负荷，减低左室及主动脉收缩压，提高主动脉舒张压，降低室壁张力、减少心肌耗氧。心脏得到辅助后，可减少升压药物的用量，避免大量缩血管药物对脏器的损伤，从而改善全身的组织灌注，阻断低心排引发的恶性循环。另外，通过降低左室舒张末压、左房压，可以减少肺淤血，也有利于改善低氧血症。

（二）VAD 期间的管理

（1）机器设备的稳定与流量控制：一般 VAD 的流量调控在 1.5～2L/(kg·m^2)，应至少每小时核实一次泵速和流量。泵速固定时，流量与患儿的血压呈反比关系，因此血压的波动会造成流量的轻微波动，如果相同泵速下出现明显的流量减低特别是合并设备异响时，必须认真除外管道是否有打折、松动等问题。

（2）凝血系统的调控：VAD 管道分为肝素涂层和非肝素涂层 2 种，由于前者对血液系统的影响较小，目前应用较为广泛。VAD 时需用肝素抗凝，配制方法是将 200U/kg 的肝素配置于 50ml 生理盐水中，用量为 2～10U/(kg·h)。通过监测 ACT 评判抗凝效果，非肝素涂层的 VAD，ACT 维持在 160～180s，肝素涂层的 VAD 设备，ACT 维持在 150～170s。VAD 使用的初始阶段，需每小时监测一次 ACT，稳定后改为每 2～4h 监测一次。在使用 VAD 的过程中应维持一定的血红蛋白及血小板浓度，HCT 应维持在 30%～40%之间，血小板应在 8 万/μl 以上。

（3）循环系统的维护：使用 VAD 后，心脏功能得到了辅助和休息，应当逐渐减少正性肌力药的用量，使血压、心率维持在正常范围。

（4）呼吸系统的维护：由于 VAD 不能进行呼吸辅助，所以对于呼吸功能不全的患儿，需要同时使用呼吸机，参数的设定与一般患儿相同，但在翻身、体疗时要注意安全。

（5）积极防控感染：VAD 的安装最好在手术室中进行，术后常规使用抗生素预防感染，使用时至少要每 3d 更换一次敷料。由于这类患儿的翻身及活动相对减少，要在保证安全的前提下加强体疗和吸痰。

（三）VAD 的主要并发症

包括血液成分破坏，全身出凝血障碍、血栓形成、多脏器功能衰竭、严重感染等。

四、VAD 与 ECMO 的比较

作为儿童心肺辅助的 2 个主要方法，VAD 和 ECMO 的主要区别体现在：优点：①VAD设备较 ECMO 简单，安装较为简便，出现系统并发症的可能性小。②VAD 较 ECMO对抗凝的要求低，因此发生血液系统并发症及出凝血障碍的可能性小。③VAD 的操作相对简单，可直接由 ICU 的医护人员进行监测和护理，花费也相对较低。缺点：①因为没有氧合器，VAD 只能进行心脏辅助而不能进行肺脏辅助。②VAD 只能通过中心插管，如果进行 BVAD，需要一个较大的胸腔空间进行安装。③在我国儿童先心病术后 VAD 应用的经验较 ECMO 少。

虽然，1971 年 DeBakey 即报道了首例 VAD 的使用，但该技术在儿童病例中使用仍然受到一定限制。究其原因，除了技术上的问题，也因为先心病患儿除左心功能改变外还常合并有右心功能和肺功能的改变，因此 ECMO 比单纯的 VAD 更为有效。曾有文献报告，使用 VAD 的患儿肾和神经系统并发症的发生率小于 ECMO，但也有人提出这种预后的差别主要是由于使用机械辅助前 ECMO 患者的病情相对严重、全身状况较差，即是患者本身的情况而不是设备本身影响了预后。因此，合理的心脏机械辅助装置的选择和使用尚需得到临床经验的验证。

（张燕搏）

参考文献

1. Karl TR, Horton SB, Mee RBB. Left heart assist for ischemic postoperative ventricular dysfunction in an infant with anomalous left coronary artery. J Card Surg, 1989, 4: 352 - 354.
2. Karl TR, Horton SB, Sano S, et al. Centrifugal pump left heart assist in pediatric cardiac surgery: Indica-

tion, techniques, and results. J Thorac Cardiovasc Surg, 1991, 102: 624 - 630.
3. Pennington DG, Swartz MT. Circulatory support in infants and children. Ann Thorac Surg, 1993, 55: 233 - 237.
4. Frazier EA, Faulkner SC, Seib PM, et al. Prolonged extracorporeal life support for bridging to transplant: Technical and mechanical considerations. Perfusion, 1997, 12: 93 - 98.
5. Thuys CA, Mullaly RJ, Horton SB, et al. Centrifugal ventricular assist in children under 6 kg. Eur J Cardio Thorac Surg, 1998, 13: 130 - 134.
6. Duncan BW, Hraska V, Jonas RA, et al. Mechanical circulatory support in children with cardiac disease. J Thorac Cardiovasc Surg, 1999, 117: 529 - 542.
7. Conrad SA, Rycus PT. Extracorporeal life support. ASAIO J, 1998, 44: 848 - 852.
8. Ibrahim AE, Duncan BW, Blume ED, et al. Long - term follow - up of pediatrics patients requiring mechanical support. Ann Thorac Surg, 2000, 69: 186 - 192.
9. Duncan BW, Bohn DJ, Atz AM, et al. Mechanical circulatory support for the treatment of children with acute fulminant myocarditis. J Thorac Cardiovasc Surg, 2001, 122: 440 - 448.
10. Levi D, Marelli D, Plunkett M, et al. Use of assist devices and ECMO to bridge pediatric patients with cardiomyopathy to transplantation. J Heart Lung Transplant, 2002, 21: 760 - 770.

第二章　呼吸支持

第一节　常规机械通气

机械通气是临床上利用机械辅助提供一定的驱动压以克服呼吸机管路和呼吸系统的阻力，把一定潮气量的气源按一定频率送入肺内的方式，达到维持、改善和纠正患者因诸多原因所致的急/慢性重症呼吸衰竭（包括肺通气衰竭、肺氧合衰竭）的一种治疗措施。从20世纪20年代第一台负压通气机（铁肺）问世至今，机械通气已走过70余年。它经历了从负压至正压、从不同步至同步、从简单机械至高度自动化及智能化的历程。这种变化是建立在电子及自动技术的发展，以及对呼吸生理的深入了解和临床实践总结的基础之上。随着通气技术的发展，呼吸衰竭的治疗将会取得更好效果。机械通气是临床医学中最重要的生命支持手段，极大地提高了对呼吸衰竭患者的治疗水平。

一、与机械通气有关的呼吸生理

（一）呼吸的动力机制

正常人自主呼吸为负压呼吸，吸气动作由胸腔负压引起。膈肌是最重要的吸气肌。正常人平静吸气前胸腔内压约－5cmH_2O，肺泡内压为0；随着胸廓及肺的扩张，胸内压降至－10cmH_2O,肺泡内压降至－1～－2cmH_2O，外界空气随即被吸入肺内。呼气时胸廓复位，胸和肺内压增高，当肺内压超过大气压时，肺内气体即被排出。人体进行呼吸运动时，呼吸肌耗氧量约占全身耗氧量的5%；严重呼吸困难时，可达30%以上。呼吸肌疲劳常是婴幼儿呼吸衰竭的重要发病机制之一。常规正压机械通气时，气体被外界正压压入肺内，吸气相开始后肺内压即高于大气压，胸内压也由负压变为正压。这种吸气时肺内和胸内压力的增高是正压机械通气影响机体正常生理功能的基本原因。

（二）肺容积的划分

按呼吸运动和幅度的变化，可将肺容积分为若干部分。肺容积的动态变化就产生通气和换气。

（1）潮气量（tidal volume，V_T）：平静状态呼吸时每次吸入或呼出的气量称为潮气量。成人约500ml，小儿为6～8ml/kg。部分未能进入肺泡进行气体交换的潮气量滞留在上下气道，称解剖死腔，约2ml/kg。当肺泡血流灌注减少时，肺泡内气体交换亦不能充分进行，没有进行气体交换的这部分气量称为肺泡死腔。解剖死腔和肺泡死腔之和为生理死腔(physiological deadspace，VD)。生理死腔和潮气量之比（V_D/V_T）可反映呼吸效率高低，生理死腔变化是其主要影响因素。

（2）功能残气量（functional residual capacity，FRC）：指平静呼气后残留在肺内的气

量。当肺内气体容量处于功能残气量的状态时，肺内血管阻力最小。功能残气量降低，肺顺应性下降，易发生肺泡闭合。重症 ARDS 时，FRC 可减少 50%以上。机械通气时应用呼气末正压（PEEP）是恢复 FRC 的有效措施。另一方面，小气道阻塞，呼气时间不足等使呼气末肺容积不能回至正常 FRC 状态，称为动态肺过度充气状态（dynamic pulmonary hyperinflation，DPH）。此时呼气末肺泡内压与气道开口压之间存在压力差值，这一压差称为内源性呼气末正压（iPEEP）。除了 DPH 外，iPEEP 也可在 FRC 正常或降低时主动呼气时产生。

功能残气量下降的常见原因：ARDS、肺水肿、重症肺炎、肺不张、胸腹腔手术、胸部创伤、溺水、腹胀、仰卧位。

产生内源性 PEEP 的常见原因：哮喘、毛细支气管炎、慢性阻塞性肺疾患、支气管肺发育不良、胰腺囊性纤维性变、新生儿胎粪吸入综合征。

（三）阻力、顺应性、时间常数

（1）阻力（resistance，R）：包括弹性阻力和非弹性阻力。后者又可分为气体流动时与气道的摩擦阻力和肺与胸壁组织变形时受到的黏性阻力。气道摩擦阻力约占非弹性阻力的 80%。上呼吸道的气道阻力占总气道阻力的 40%。气道阻力与气道半径的四次方成反比。

（2）顺应性（compliance，C）：顺应性即单位压力改变时引起的容量变化值。肺为含气器官，其弹性以弹力之倒数即顺应性来表示。在机械通气中，如可测定平台压（plateau pressure，Pstat）和峰值压（PIP），即可计算出静态总顺应性（Cstat）和动态总顺应性（Cdyn）。Cstat＝Vt/（Pstat PEEP），正常值为 60～100ml/cmH_2O；Cdyn＝Vt/（Pdyn PEEP），正常值为 50～80ml/cmH_2O。

（3）时间常数（time constant，TC）：TC＝R×C，决定气体在肺内的分布，正常为 0.4s（婴幼儿为 0.2s）。在一个 TC 内，肺泡充气至最终容积的 63%，2 倍 TC 可充盈 95%，3 倍 TC 可充盈 100%。局部肺区 TC 的不同造成气体在肺内分布不均。

二、呼吸机的种类

呼吸机首先可分为正压呼吸机和负压呼吸机，正压呼吸机中有常规正压呼吸机和高频呼吸机。此处仅叙述对常规正压呼吸机分类。随着科学技术的飞速发展，传统的呼吸机分类已显得没有必要。但是，从了解呼吸机性能和工作原理出发，仍有简要叙述的必要。

1. 依工作动力分为

手动、气动（以压缩气体为动力）、电动（以电为动力）。传统的定压型呼吸机为单纯气动呼吸机。现代呼吸机均为电-气动机械装置。压缩空气和压缩氧气经空氧混合器按不同比例提供一定氧浓度的吸入气体，同时供给产生机械通气的动力。呼吸机的预设参数调节和各种监测、报警系统的动力则由电路控制。压力、流速传感器是现代呼吸机监测气体动力学参数的主要仪器，并经过电脑分析处理发出指令来自动调节控制容量、压力和流速等各类参数。

2. 吸-呼切换方式不同　定压（压力切换）、定容（容量切换）、定时（时间切换）

（1）定压型呼吸机气道内达到预设的吸气峰压值后，吸气相转为呼气相或者维持至预设的吸气时间后转为呼气相。

（2）定容型呼吸机机器输送预设的潮气量后即停止送气并立即转换为呼气相或者维持至

预设的吸气时间后转为呼气相。

（3）多功能混合型呼吸机：现代呼吸机多可根据需要选择进行容量控制和压力控制通气，而且可提供多种通气模式，因此称为多功能混合型呼吸机。

（4）定时限压持续气流型亦称为婴儿型呼吸机。

3. 根据呼吸机的同步机制、提供气流形态、呼气阀类型和机器驱动力不同，传统呼吸机的名称中尚有：

（1）同步呼吸机：现代呼吸机均为同步型。同步机制又可分流速触发和压力触发，流速触发的敏感度优于压力触发。

（2）恒流、递减或递增型气流呼吸机：如婴儿型呼吸机提供恒流型气流，现代先进的呼吸机可提供上述3种气流形态。

（3）电动和气动型呼吸机：传统的定压型呼吸机为单纯气动呼吸机。现代呼吸机多为电-气动机械装置。压缩空气和压缩氧气经空氧混合器按不同比例混合提供一定浓度的吸入气体，同时供给产生机械通气的动力。呼吸机的预设参数调节和各种监测、报警系统的动力则由电路控制。压力、流速传感器是现代呼吸机监测气体动力学和气动力学参数的主要仪器，并经过电脑分析处理发出指令来自动调节控制容量、压力和流速等各类参数。

（4）在此简单描述婴儿型呼吸机：其为定时限压持续气流型。此类呼吸机针对小婴儿呼吸频率快、潮气量小和气道阻力大等特点而设计。定吸气时间、限制吸气峰压、提供持续气流是婴儿型呼吸机的基本原理。呼吸机提供持续气流，可单独调节恒流持续气流量、呼吸频率和吸气时间（或吸/呼比例），其呼气阀属阈值式，一旦转为呼气相，此阀打开，几无阻力。大多数新生儿、体重10公斤以下婴儿适宜应用此类呼吸机。

优点：提供持续气流（恒流型）无需自主呼吸触发；限压装置可有效控制吸气峰压；阈值式呼气阀可在短时间内排出气体，阻力忽略不计；操作容易、报警装置功能可靠；结构简单、耐用、体积小，调节灵活、价格较低。

局限性：不能用于10公斤以上患儿、不能选择气流形态和多种通气模式。

应用此类呼吸机提高肺氧合的参数选择顺序是：PEEP、增加气流量应用方波通气、延长吸气时间，最终使平均气道压升高。压力方波通气的原理是：通过加大呼吸机气流量使肺泡更早充气。由于限压作用PIP仍不增高，只是呈现为平台压力，随着阈值型呼气阀的打开，高速气流仍能及时排出。平台压的出现使平均气道压增加，氧合改善，而吸气峰压并未增加，平台压又使肺泡内气体充盈时间相对延长，有利于肺泡内气体均匀化。

三、正压通气的生理学效应

（一）对呼吸功能的影响

1. 对呼吸肌的影响

机械通气一方面全部或部分替代呼吸肌做功，使呼吸肌得以放松、休息；另一方面通过纠正低氧和CO_2潴留，使呼吸肌做功环境得以改善。但长期应用呼吸机会使呼吸肌出现废用性萎缩，功能降低，甚至产生呼吸机依赖。为了避免这种情况的发生，临床上可根据病情的好转，给予适当的呼吸负荷。

机械感受器和化学感受器的反馈机制在机械通气中的作用：机械通气使肺扩张及缺氧和

CO_2潴留的改善，使肺牵张感受器和化学感受器传入呼吸中枢的冲动减少，自主呼吸受到抑制。另外，胸廓和膈肌机械感受器传入冲动的改变，也可反射性地使自主呼吸抑制。

2. 对呼吸动力学的影响

（1）压力指标

吸气峰压（peak inspiratory pressure，PIP）用于克服胸肺黏滞阻力和弹性阻力。与吸气流速、潮气量、气道阻力、胸肺顺应性和呼气末正压（PEEP）有关。

平台压（peak static pressure 或 plateau pressure，P_S）用于克服胸肺弹性阻力。与潮气量、胸肺顺应性 PEEP 有关。若吸入气体在体内有足够的平衡时间，可反映肺泡压。

呼气末正压（positive end - expiratory pressure，PEEP）若无外源性 PEEP，呼气末压应为零。

气道平均压（mean airway pressure，Pmean）为数个周期中气道压的平均值。与影响 PIP 的因素及吸气时间长短有关。Pmean 的大小直接与对心血管系统的影响有关。

（2）气道阻力（resistance，R）：人工气道使气道阻力增加，气道阻力与人工气道的管径及长度有关。正压通气对气道的机械性扩张作用使气道阻力降低。

（3）顺应性（compliance，C）：正压通气通过减轻肺水肿和增加肺表面活性物质的生成，使肺顺应性改善。气道压过高，肺泡过度扩张和肺表面活性物质的减少，使肺顺应性降低。

3. 对肺气容积的影响　机械通气通过改善顺应性、降低气道阻力和对气道、肺泡的机械性扩张作用使肺气容积增加，而 PEEP 的应用使呼气末肺容积的增加尤为明显。

4. 对气体分布的影响

（1）时间常数（time constant，TC）TC＝R×C，决定气体在肺内的分布，正常为 0.4s。机械通气通过改善顺应性和降低阻力而改善气体分布。

（2）自主呼吸参与的程度：自主呼吸的主动参与，使外周肺组织扩张较控制通气显著，加之膈肌的主动下移可使肺门以下的肺叶扩张，更多的气体进入下肺区，从而改善了气体的分布。

5. 对肺血流和通气/血流比值（V/Q）的影响

（1）改善低氧和 CO_2潴留，缓解肺血管痉挛，降低死腔通气，V/Q 改善。

（2）肺泡压过高，肺血管受压，肺血流减少；通气较差区域的血流增多，使得分流增加；胸内压增加使回心血量减少，心输出量降低，进一步使 V/Q 增加，死腔通气增加。

（3）当自主呼吸参与正压通气时，由于自主呼吸时胸腔压为负压，有利于血流回流及改善血流分布，从而改善 V/Q。

6. 对弥散功能的影响　弥散功能与膜弥散能力、肺血管床容积和气体与血红蛋白的结合速率有关。正压通气通过减轻肺水肿和增加功能残气量使膜弥散能力增加，但回心血量减少，使肺血管床容积下降，弥散降低。

（二）对循环系统的影响（心肺交互作用）

正压通气通过对肺容积、胸内压和呼吸功耗的影响而影响循环系统的功能。

1. 肺容积变化对循环系统的影响

（1）自主神经系统：肺扩张反射性地引起副交感神经兴奋、心率和血压下降。

（2）肺血管阻力：肺容积增加一方面使肺泡周围肺泡血管（alveolar vessel）受压，阻力增加；另一方面，受间质压力（interstitial pressure）影响的肺泡外血管（extraalveolar vessel）在肺容积增加时，由于间质弹性回缩力增加，间质压降低，其阻力下降。但肺容积增加总的净效应是使肺血管阻力增加。肺容积降低时，由于肺弹性回缩力下降，肺泡外血管阻力增加，同时使终末气道趋于陷闭，产生低氧性肺血管收缩，肺血管阻力进一步增加。在ARDS和肺间质纤维化患者加用PEEP，使功能残气量增加，在一定程度上可降低肺血管能力。

（3）对心包腔的挤压：类似心包填塞，使回心血量减少，心输出量降低。严重时使冠脉受压，心肌供血减少，心功能受损。

（4）左心室（LV）和右心室（RV）的相互作用：正压通气时，由于RV顺应性的变化较LV大，当心包腔压力增加时，RV容积缩小较LV显著，但这种变化对心输出量的影响如何，取决于双室的收缩能力。此外，正压通气使RV舒张末容积降低，LV顺应性增加，但LV舒张末容积的变化取决于肺静脉血流量和压力。在自主呼吸存在时，则发生与上述相反的变化。

2. 胸内压的变化对循环系统的影响

自主呼吸使胸内压更负，血液回流增加，引起RV前负荷增加，从而心输出量增加；同时，心脏的收缩受阻使LV后负荷增加，心输出量降低。后一种效应在正常时对血流动力学影响不明显，但在胸内压显著降低时（如急性气道阻塞），后负荷和前负荷的增加可诱发急性肺水肿。正压通气使胸内压增加，对循环系统的影响与自主呼吸相反。对于健康心脏，心输出量主要与前负荷有关，对后负荷的变化相对不敏感，在正压通气时心输出量下降。在心功能不全者，对前负荷相对不敏感，主要与后负荷有关，故正压通气可在一定程度上使心输出量增加。

3. 减轻呼吸功耗

自主呼吸的呼吸功耗越大，心脏负担越大。在危重病患者，由于缺血、感染等的影响，心功能常受损，在心输出量不足以代偿呼吸功耗的增加时，往往会发生呼吸肌疲劳和呼吸衰竭。正压通气可完全或部分替代自主呼吸，使呼吸功耗降低，从而减轻心脏的负担。

（三）对其他脏器功能的影响

1. 消化系统

正压通气时胃肠道血液灌注和回流受阻，pH降低，上皮细胞受损，加之正压通气本身也可作为一种应激性刺激使胃肠道功能受损，故上机患者易并发上消化道出血（6%～30%）。正压通气时肝血液灌注和回流受阻，肝功能受损。

2. 肾脏

由于正压通气时回心血量和心输出量减少，使肾脏灌注不良，并激活肾素-血管紧张素-醛固酮系统（RAAS），同时抗利尿激素（ADH）分泌增加，从而导致水钠潴留，甚至肾功能衰竭。但缺氧和CO_2潴留的改善又有利于肾功能的恢复。

3. 中枢神经系统

$PaCO_2$降低使脑血流减少，颅内压随之降低。正压通气使颅内静脉血回流障碍，颅内压升高。

总之，正压通气对机体的影响是双向的和全身性的，在实施正压通气时，既要权衡利弊，把握住矛盾的主要方面，又要着眼全身，注意对各脏器功能进行监测，以随时调整通气模式和有关参数。

四、呼吸机应用指征

1. 呼吸机治疗的目的

（1）维持适当的通气量，使肺泡通气量满足机体的需要。

（2）改善肺气体交换功能，维持有效的气体交换，纠正低氧血症及急性呼吸性酸中毒。

（3）减少呼吸肌做功，改善呼吸肌疲劳，减轻呼吸窘迫，降低呼吸氧耗。

（4）改变压力容积关系，防止或逆转肺不张，改善肺的顺应性，防止肺的进一步损伤。

（5）肺内雾化吸入治疗，促进肺或气道的愈合。

（6）预防性机械通气用于休克等情况下呼吸衰竭的预防性治疗，防止并发症的发生。

2. 应用呼吸机的适应证

（1）通气泵衰竭：呼吸中枢病变、胸廓功能障碍、呼吸肌疲劳。脑部炎症、外伤、肿瘤、脑血管意外、药物中毒等所致中枢性呼吸衰竭。

（2）换气功能障碍：功能残气量减少、V/Q 比例失调、肺血分流增加、弥散障碍。小儿重症肺炎、ARDS、重症支气管哮喘、呼吸肌无力、新生儿重症肺疾病。

（3）需强化气道管理者，保持气道通畅，防止窒息。

（4）使用某些有呼吸抑制的药物时。

（5）心血管功能支持。过去相当长时期内，曾把休克、严重心力衰竭等循环衰竭病列为机械通气禁忌证，主要理由是机械通气使胸腔压增加，使静脉回心血量受阻，右心后负荷增加，左心充盈减少，心输出量下降，甚至血压下降。近年来，通过对心肺功能互相影响的研究证明，心功能正常时，胸腔内压增加使心输出量减少；但在休克、心衰等循环功能异常时，正压通气时肺泡腔压力上升，减少肺泡内液体渗出，有利于氧的弥散和改善通气/血流比例。更为重要的是机械通气提供的适宜胸腔正压和功能残气量使左心室经壁压降低、肺血管阻力下降，从而使左右心室的后负荷减少、从根本上减少心肌的耗氧。另外机械通气通过呼吸功能支持来间接支持心血管功能。由此可见，心血管功能支持是机械通气的一项重要的治疗作用。我们的临床实践亦充分证明这点。当然，掌握好机械通气的恰当时机，需要每个临床医师在实践中不断积累经验。

判断是否行机械通气可参考以下条件：呼吸衰竭一般治疗方法无效者；呼吸节律异常或自主呼吸微弱或消失；呼吸衰竭伴有严重意识障碍；严重肺水肿；PaO_2小于 50mmHg，尤其是吸氧后仍小于 50mmHg；$PaCO_2$进行性升高，pH 动态下降。严重心脏疾病：先天性心脏病、心力衰竭、心肺复苏。

3. 呼吸机治疗的相对禁忌证

（1）大咯血或严重误吸引起的窒息性呼吸衰竭。

（2）伴有肺大疱的呼吸衰竭。

（3）张力性气胸。

（4）先天性心脏病继发的呼吸衰竭。

（5）气胸及纵隔气肿未行引流者、肺大疱、低血容量性休克未补充血容量者、缺血性心脏病及充血性心力衰竭。

判断是否行机械通气除参考以上因素外，还应注意动态观察病情变化，若使用常规治疗方法仍不能防止病情进行性发展，应及时应用；在出现致命性通气和氧合障碍时，机械通气无绝对禁忌证。

五、呼吸机的操作方法

（一）呼吸机与患者的连接

1. 鼻/面罩

用于无创通气。选择适合于每个患者的鼻/面罩对保证顺利实施机械通气十分重要。

2. 气管插管

经口插管比经鼻插管容易进行，在大部分急救中，都采用经口方式；经鼻插管不通过咽后三角区，不刺激吞咽反射，患者易于耐受，插管时间保持较长。

关于经鼻和经口插管的选择：两者各有优缺点，随具体情况酌情选用。

经口插管在喉镜明视下操作迅速，方法简便。但固定困难，尤其是儿童插管位置易变，发生意外脱管的可能性较大；清醒患儿难以耐受，还影响口腔护理，不宜长期应用。

经鼻插管：其优点是便于固定，减少对喉气管的刺激，不影响口腔护理，脱管机会减少；但操作复杂，需首先将插管经鼻孔插入口咽，在喉镜明视下用插管钳将其送入气管，因此紧急插管时不应用此法。尚有引起副鼻窦炎和压迫鼻中隔和鼻翼引起局部坏死的报道。见表 4-2-1。

表 4-2-1 经口插管与经鼻插管优缺点的比较

	经口插管	经鼻插管
优点	（1）易于插入，适于急救	（1）易于耐受，留置时间较长
	（2）管腔大，易于吸痰	（2）易于固定
		（3）便于口腔护理，患者可经口进食
缺点	（1）容易移位、脱出	（1）管腔小，吸痰不方便
	（2）不宜长期使用	（2）不适于急救
	（3）不便于口腔护理	（3）易发生出血、鼻骨折
	（4）可引起牙齿、口腔出血	（4）可有鼻窦、中耳炎等合并症

3. 气管切开

指征：颌面外伤患儿；原发病需应用较长时间机械通气者；严重 ARDS；因气管插管不能保证口鼻腔护理者；已行气管插管，但仍不能顺利吸出气管内分泌物；上呼吸道狭窄或阻塞的患者；解剖死腔占潮气量比例较大的患者，如单侧肺。

气管切开的优点是死腔减少，便于吸痰，减少了气道内分泌物梗阻的危险性，且不影响进食。气管切开损伤大，不能反复应用。

4. 几种特殊状态的气管插管

(1) 颅内高压：应用喉镜下插管可导致颅内压的升高，即使是在麻醉下，这在脑外伤时更为明显。如血流动力学稳定可应用硫喷妥钠（thiopental)，在预先给予小剂量非去极化肌松剂（如潘龙 pancuronium 0.1mg/kg，IV）。如存在低血容量或生命体征不稳定，小剂量硫喷妥钠（1～2mg/kg，IV）即足够，静脉内给予利多卡因（1～2mg/kg）亦可防止喉镜操作和插管致的颅内压升高。

(2) 休克、心衰或低血容量状态：应首先给予必要的扩容、强心等心血管支持，同时将气管插管和心肺复苏器械药物准备好。为减少插管时患儿挣扎，导致休克、缺氧加重，给予氯胺酮和肌松剂是一种可选择的方法。

(3) 上气道梗阻：急性会厌炎、喉炎、喉气管支气管炎，常在发热、喘憋和吞咽困难时突然发生窒息，气管异物则在异物由一侧支气管咳嗽或反入气管段时发生窒息。处理此类患儿需要有经验的耳鼻喉、麻醉和 PICU 医师的密切合作，在转运手术室途中或气道建立前需保持患儿体位，强迫其平卧则加重气道梗阻甚至窒息致死。会厌结构可能辨别不清而发生插管困难，需行环甲膜穿刺、支气管镜下给氧通气等。

（二）通气方式的选择

根据各种通气模式和患者呼吸类型不同，通气模式是从呼吸机工作角度分类，呼吸类型是从患者角度分类。

关于患者呼吸类型名词术语的定义：根据呼吸的触发、限制和转换是决定于患者还是呼吸机，可将呼吸描述为以下 4 种类型，见表 4-2-2。

表 4-2-2　自主呼吸和机械通气时的呼吸类型

呼吸类型	时相参数		
	触发	限制	转换
自主	患者	患者	患者
辅助	患者	呼吸机	呼吸机
支持	患者	呼吸机	患者
指令	呼吸机	呼吸机	呼吸机

1. 机械通气工作模式选择

通气模式（mode of ventilation）是指机械通气模式。通常有以下 2 种基本分类方法：①控制通气和辅助通气；②容量控制通气和压力控制通气。这 2 种分类是从不同的角度进行的，因此概念上是交叉和互相重叠的。有关通气模式具体说明如下：

(1) 控制通气（Controlled Ventilation，CV）、辅助通气（Assisted Ventilation，AV）和辅助-控制通气（Assist - control Ventilation，A - CV)：

CV 是指呼吸机完全代替患者的自主呼吸。换言之，患儿的呼吸方式（频率、潮气量、吸呼比和吸气流速）完全由呼吸机控制，呼吸功全部由机器提供。此时患儿的自主呼吸应处于完全抑制状态，否则将产生人机对抗。归属于控制通气概念的通气模式有：间歇正压通气

(IPPV) 包括容量控制、压力控制通气、吸/呼反比通气 (IRV)、分侧肺通气 (ILV)。

AV 是指患儿吸气用力时提供通气辅助，压力切换型和容积切换型呼吸机分别提供压力和容积辅助。当患儿开始自主吸气时，依靠气道压（压力触发）或气流速度（流速触发）变化，使呼吸机按预设的潮气量或吸气压力、频率、吸气和呼吸时间将气体提供给患者。正确应用 AV 的关键是预设潮气量（或压力）和触发灵敏度要恰当。否则将发生人机对抗或使患儿呼吸功消耗过大。

A-CV 是将 AV 和 CV 的特点结合应用。患儿吸气时可触发呼吸机，如无力触发或自主呼吸频率低于 CV 预设频率时，呼吸机将以预设的频率取代和输送潮气量。即自主呼吸触发时为辅助通气，无触发时为控制通气。多数呼吸机以容量转换或容量预设型通气来实行，此时需预设触发灵敏度、潮气量、备用频率、吸气流速和流速波形；压力转换或压力预设型的 A-CV，则需预设触发灵敏度、压力水平、吸气时间和备用频率。A-CV 是目前临床最常用的通气方式。设定适宜的触发灵敏度和预设的容量或压力参数是成功应用此类呼吸机的关键。

不少呼吸机板面仍标示有辅助通气（assistant mode）、控制通气（control mode）和辅助/控制通气（assistant/control mode）旋钮。它表示该呼吸机实行 AV、CV 和 A-CV 的运转方式，不同于上述有关的定义。各种呼吸机的原理和具体实行该通气模式的过程是不同的。最初的正压呼吸机由简单的控制通气逐步发展而来。而现代呼吸机在人机配合功能上已达到了相当完善的程度，以致机械通气时已很难明确地分为辅助还是控制通气。如 servo900C 呼吸机上标示的容量或压力控制，实际上是 A-CV 模式，因为控制通气时仍可被患者触发，并且触发敏感度可调节。至于控制或辅助通气是以容量还是压力来决定，则依呼吸机具体的功能设计而定。

(2) 容量控制通气（volume control ventilation，VCV）和压力控制通气（pressure control ventilation，PCV）

按机械通气时控制或支持患者的是通气量还是气道压力，通气模式可分为容量控制和压力控制 2 大类。鉴于由此 2 类发展而来的通气模式越来越多，Blanch 等主张统称为容量预设通气（volume preset ventilation）和压力预设通气（pressure preset ventilation）。前者如 VCV、VA-CV、SIMV 等，后者包括 PCV、PA-CV、PC-IRVAPRV、PC-SIMV 等通气模式。

首先应说明，容量控制和压力控制的概念与传统的定容型和定压型呼吸机工作原理不同。不管是容量或压力控制通气模式，其吸、呼气相的转换一般仍以预设的频率、吸气时间控制。所谓压力控制，即压力为独立预设的参数，而通气容积或气流量的变化是从属的，与患者的肺顺应性和气道阻力相关。狭义的压力控制通气是呼吸机提供递减型气流，使气道在吸气相的最短时间内达到预设压力，然后将此压力在整个吸气相维持。以 PCV 为基础，可归属于此类通气模式的尚有：压力辅助-控制通气（pressure assist-contrl ventilation，PA-CV）、气道压力释放通气（airway pressure release ventilation，APRV）、压力支持通气（pressure support ventilation，PSV）、压力控制反比通气（pressure control-inrevers ratio ventilation，PC-IRV）、双向气道正压（biphasic positive airway pressure，BIPAP）、定压间歇指令通气（PC-SIMV）和婴儿型呼吸机所提供的定时限压通气（time-cycle，pressure-limited ventilation）。上述通气模式统称为压力预设通气（pressure preset ventilation，PPV）。VCV 则预设通气容积（潮气量或每分通气量）和流速、波形（如正弦波、衡速波、递增波等），而气道压为从属变化。归属此类通气模式的尚有定容辅助-控制通气（volume assist－contrl ventilation，VA－CV)、间歇指令通气（intermitant mandatory ventilation IMV)，它们统称为容积预设通气（volume preset ventilation，VPV)。

（三）常用机械通气模式比较

近年来，机械通气的主要进展是通气模式的不断增加，并应用于临床。用于临床的通气模式已达 30～40 种。这为临床医师救治患者提供了更多的选择，但也增加了选择最佳模式的困难。因此，在加强学习的同时，对于特定的每个 ICU，在达到基本共识的基础上，应制订相应的常规，以供遵循。从上述呼吸模式中可以看出，呼吸机技术越先进，智能化程度越高，它所提供的通气模式越多。但是其中许多新通气模式的真实效果尚有待实践的检验，购置这些高性能呼吸机的价格/效益比也值得认真考虑。真正掌握并学会熟练使用 CV、SIMV 和 PSV 等最常用、最基本的模式仍然是最重要的。

1. 吸气相关通气方式

(1) 控制通气（controlled medchanical ventilation，CMV)：呼吸机完全替代自主呼吸的通气方式。包括容积控制通气和压力控制通气。

1) 容积控制通气（volume controlled ventilation，VCV)

概念：潮气量（V_T)、呼吸频率（RR)、吸呼比（I/E）和吸气流速完全由呼吸机来控制。调节参数：吸氧浓度（FiO_2)、V_T、RR、I/E。特点：能保证潮气量的供给，完全替代自主呼吸，有利于呼吸肌休息；易发生人机对抗、通气不足或通气过度，不利于呼吸肌锻炼。

应用：中枢或外周驱动能力很差者。对心肺功能贮备较差者，可提供最大的呼吸支持，以减少氧耗量。需过度通气者：如闭合性颅脑损伤。

2) 压力控制通气（pressure controlled ventilation，PCV)

概念：预置压力控制水平和吸气时间。吸气开始后，呼吸机提供的气流很快使气道压达到预置水平，之后送气速度减慢以维持预置压力到吸气结束、呼气开始。

调节参数：FiO_2、压力控制水平、RR、I/E。特点：吸气流速特点使峰压较低，能改善气体分布和 V/Q，有利于气体交换。V_T与预置压力水平和胸肺顺应性及气道阻力有关，需不断调节压力控制水平，以保证适当水平的 V_T。

应用：通气功能差，气道压较高的患者；用于 ARDS 有利于改善换气；新生儿，婴幼儿；补偿漏气。

(2) 同步（辅助）控制通气（assisted CMV，ACMV)

1) 概念：自主呼吸触发呼吸机送气后，呼吸机按预置参数（V_T、RR、I/E）送气；患者无力触发或自主呼吸频率低于预置频率，呼吸机则以预置参数通气。与 CMV 相比，唯一不同的是需要设置触发灵敏度，其实际 RR 可大于预置 RR。

2) 调节参数：FiO_2、触发灵敏度、V_T、RR、I/E。

3) 特点：具有 CMV 的优点，并提高了人机协调性；可出现通气过度。

4) 应用：同 CMV。

(3) 间歇强制通气（intermittent mandatory ventialtion，IMV）/同步间歇强制通气(synchronized IMV，SIMV)。

1) 概念：IMV 按预置频率给予 CMV，实际 IMV 的频率与预置相同，间隙期间允许自主呼吸存在；SIMV 为 IMV 的每一次送气在同步触发窗内由自主呼吸触发，若在同步触发窗内无触发，呼吸机按预置参数送气，间隙期间允许自主呼吸存在。

2）调节参数：FiO_2、V_T、RR、I/E。SIMV 还需设置触发灵敏度。

3）特点：支持水平可调范围大小（0～100%），能保证一定的通气量，同时在一定程度上允许自主呼吸参与，防止呼吸肌萎缩，对心血管系统影响较小；自主呼吸时不提供通气辅助，需克服呼吸机回路的阻力。

4）应用：具有一定自主呼吸，逐渐下调 IMV 辅助频率，向撤机过渡；若自主呼吸频率过快，采用此种方式可降低自主呼吸频率和呼吸功耗。

（4）压力支持通气（pressure support ventilation，PSV）

1）概念：吸气努力达到触发标准后，呼吸机提供一高速气流，使气道压很快达到预置辅助压力水平以克服吸气阻力和扩张肺脏，并维持此压力到吸气流速降低至吸气峰流速的一定百分比时，吸气转为呼气。该模式由自主呼吸触发，并决定 RR 和 I/E，因而有较好的人机协调。而 V_T与预置的压力支持水平、胸肺呼吸力学特性（气道阻力和胸肺顺应性）及患者吸气努力的大小有关。当吸气努力大，而气道阻力较小和胸肺顺应性较大时，相同的压力支持水平送入的 V_T较大。

2）调节参数：FiO_2、触发灵敏度和压力支持水平。某些呼吸机还可对压力递增时间和呼气触发标准进行调节。前者指通过对送气的初始流速进行调节而改变压力波形从起始部分到达峰压的"坡度"（"垂直"或"渐升"），初始流速过大或过小都会导致人机不协调；后者指对压力支持终止的流速标准进行调节。对 COPD 患者，提前终止吸气可延长呼气时间，使气体陷闭量减少；对 ARDS 患者，延迟终止吸气可增加吸气时间，从而增加吸入气体量，并有利于气体的分布。

3）特点：属自主呼吸模式，患者感觉舒服，有利于呼吸肌休息和锻炼；患者吸气触发后按预设压力提供压力支持，而流速方式、呼吸深度、吸呼比均由患者自行控制。其特点是气流提供方式与患者自主呼吸力学相协调，同步性能良好。自主呼吸能力较差或呼吸节律不稳定者，易发生触发失败和通气不足；压力支持水平设置不当，可发生通气不足或过度。

4）应用：有一定自主呼吸能力，呼吸中枢驱动稳定者；与 IMV 等方式合用，可在保证一定通气需求时不致呼吸肌疲劳和萎缩，可用于撤机。在 PSV 可保持患者自主呼吸，仅提供部分通气支持，可长期使用，常作为撤机前的过渡，同 SIMV 一样，为最常用的模式之一。但应用 PSV 需调整好触发灵敏度及压力支持水平，因在患者气道阻力增加或肺顺应性降低时，如不及时改变 PSV 水平，就会发生通气不足。另外，PSV 靠触发通气，无触发时可发生窒息，故中枢驱动不足或不稳定者，不应使用此模式。

（5）辅助通气（Assisted ventilation，AV）：AV 是患者自主吸气触发呼吸机送气以辅助通气。AV 为同步部分通气，呼吸机按预设潮气量、频率及吸呼比进行输气。压力切换型呼吸机提供压力辅助，而容积切换型则提供容积辅助。AV 是最常使用的基本模式，正确使用的关键是预设好恰当的潮气量及触发灵敏度。

（6）指令（最小）分钟通气（mandatory/minimum minute volume ventilation，MVV）：呼吸机按预置的分钟通气量（MV）通气。自主呼吸的 MV 若低于预置 MV，不足部分由呼吸机提供；若等于或大于预置 MV，呼吸机停止送气。临床上应用 MVV 主要是为了保证从控制通气到自主呼吸的逐渐过渡，避免通气不足发生。这种模式对于呼吸浅快者易发生 CO_2

潴留和低氧，故不宜采用。

（7）分钟指令通气（mandatory minute ventilation，MMV）：MMV 在临床上又可理解为呼吸机辅助通气患者所需的最小通气量（smallest minute ventilation，SMV），当患者自主呼吸分钟通气量大于预设值时，呼吸机不送气。而当其低于预设值时，呼吸机送气以补足其不足部分。它常用于 CV 后，自主呼吸出现到完全自主呼吸之间的平稳过渡，它既保证通气安全又减少监护工作量。MMV 缺点在于自主呼吸浅快的患者，其通气量已达预设值，呼吸机停止通气支持，但实际的有效通气量不足，而导致缺 O_2 及 CO_2 潴留。因此，呼吸浅快者不宜使用此模式。

（8）压力调节容量控制通气（pressure regulated volume controlled ventilation，PRVCV）：在使用 PCV 时，随着气道阻力和胸肺顺应性的改变，必须人为地调整压力控制水平才能保证一定的 V_T。在使用 PRVCV 时，呼吸机通过连续微电脑连续检测胸肺顺应性，监测呼吸力学状况的变化，并根据压力-容积关系，根据预置 V_T 自动对压力控制水平进行调整，使实际 V_T 与预置 V_T 相等，确定并提供下次通气中达到预置潮气量所需最低压力。它既保留患者自主呼吸，又能在顺应性、阻力等条件变化下，提供不同的压力，以保证稳定的通气量。优点是同步性能好，较少发生人机对抗；潮气量稳定，保证通气安全并减低频繁监测及调整吸气压的劳动量。

（9）容量支持通气（volume support ventilation，VSV）：可将 VSV 看作是 PRVCV 与 PSV 的联合。具有 PSV 的特点：自主呼吸触发并 RR 和 I/E。同时监测呼吸力学的变化以不断调整压力支持水平，使实际 V_T 与预置 V_T 相等。若两次呼吸间隔超过 20 秒，则转为 PRVCV。

（10）比例辅助通气（proportional assisted ventilation，PAV）：PAV 是指在吸气时，呼吸机只给患者提供与吸气气道压成比率辅助压力，而不控制患者自主呼吸的潮气量、吸/呼时比及流速方式。如 PAV 设置为 1∶1 时，气道压的 1/2 由呼吸肌做功产生，另 1/2 则由呼吸机提供。当 PAV 为 3∶1 时，则呼吸机提供 3/4，自主呼吸做功 1/4。

呼吸机通过感知呼吸肌瞬间用力大小（以瞬间吸气流速和容积变化来表示）来判断瞬间吸气要求的大小，并根据当时的吸气气道压提供与之成比例的辅助压力，即吸气用力的大小决定辅助压力的水平，并且自主呼吸始终控制着呼吸形式（吸气流速、V_T、RR、I/E），故有人称之为“呼吸肌的扩展”。PAV 和 PSV 一样，只适用于呼吸中枢驱动正常或偏高的患者。我们将 PAV 与 PSV 在 COPD 患者中进行对比研究，表明该模式具有较好的人机协调，患者自觉舒适，在维持基本相同的通气需求时能明显降低气道峰压，有一定的优势。它与 PSV 不同在于：PSV 提供的吸气正压是预先设定的恒定压力，在吸气触发后气道压力迅速增加达峰值并维持一定时间，与自主呼吸用力无关；而 PAV 提供的压力是变化的，取决于自主呼吸用力的大小。PAV 的实施是呼吸机通过对流量、气道压力等参数监测后，根据呼吸力学综合计算后提供的。其优点是患者舒适感增加，降低了维持通气所需的气道峰压，并减少产生过度通气的可能性。

（11）呼气末正压（PEEP）

呼气末正压借助于呼气管路中的阻力阀等装置使气道压高于大气压水平即获得 PEEP。它可以产生如下生理学效应：

1）使气道压处于正压水平，平均气道压升高。

2）一定水平的 PEEP，通过对小气道和肺泡的机械性扩张作用，使萎缩陷肺泡重新开放，肺表面活性物质释放增加，肺水肿减轻，故可以使肺顺应性增加，气道阻力降低，加之对内源性呼吸末正压（PEEPi）的对抗作用，有利于改善通气。

3）功能残气量增加，气体分布在各肺区间趋于一致，Q_S/Q_T降低，V/Q 改善。

4）弥散增加。

但 PEEP 过高除对血流动力学产生不利影响外，还使肺泡处于过度扩张的状态，顺应性下降，持久会引起肺泡上皮和毛细血管内皮损伤，通透性增加，形成所谓的“容积伤”（volutrauma）。由此可见，PEEP 的作用是双相的，临床上应根据气体交换、呼吸力学和血流动力学的监测调节 PEEP。

（12）持续气道正压（continuous positive airway pressure，CPAP）：气道压在吸气相和呼气相都保持一定的正压水平即为 CPAP。CPAP 是在自主呼吸的条件下，在整个呼吸周期内在气道内给予一个正压气流，使其在吸/呼气相均保持正压。当患者吸气使气道压低于 CPAP 水平时，呼吸机通过持续气流或按需气流供气，使气道压维持在 CPAP 水平；当呼气使气道压高于 CPAP 时，呼气阀打开以释放气体，仍使气道压维持在 CPAP 水平。它与 PEEP 不同之处在于前者是通过对持续气流的调节而获得动态的、相对稳定的持续气道正压，而后者是通过在呼气末使用附加阻力装置获得一个静态的、随自主呼吸强弱波动的呼气末正压。CPAP 的生理学效应与 PEEP 基本相似，其优点为增加肺泡内压，防止肺泡塌陷，增加功能残气，提高氧合，改善肺顺应性及扩张上气道。

（13）气道压力释放通气（airway pressure release ventilation，APRV）：APRV 是以间歇释放 PEEP，以一定的频率释放压力，降低气道压和减少功能残气量来增加肺泡通气。压力释放水平和时间长短可调。在压力释放期间，肺部将被动地排气，相当于呼气，这样可以排出更多的 CO_2。当短暂的压力释放结束后，气道压力又恢复到原有 PEEP 水平，这相当于吸气过程。因此，APRV 较 CPAP 增加了肺泡通气，而与 CMV＋PEEP 相比，APRV 显著降低了气道峰压。

APRV 如图 4－2－1 所示，在呼气回路上增加 2 个活瓣，域值阻流器活瓣和压力释放活瓣，并将压力释放活瓣与定时器相连。通常情况下，呼气通过域值阻流器进行（高 PEEP 释放活瓣），压力释放活瓣关闭（低 PEEP 释放活瓣），从而产生 PEEP。在 APRV 时，压力释放活瓣开放，气体从此活瓣排出，导致气道压降低，呼出气量增加，发生大呼气，CO_2 排出增多，肺功能残气量减少，待压力释放活瓣关闭后，PEEP 水平和功能残气量又恢复到原来水平。PEEP 的释放频率由定时器调节。

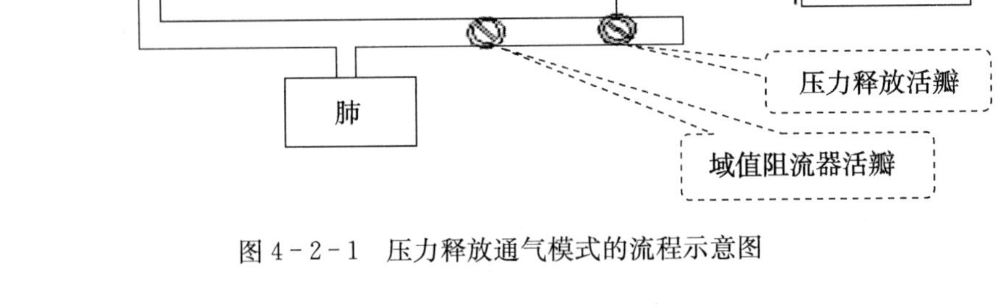

图 4－2－1　压力释放通气模式的流程示意图

APRV 的优点是气道峰压低、胸内压低、气压伤少，对血流动力学影响也较少。在理论上，气道峰压可降低 30%～75%，从而降低了呼吸机所致肺损伤的危险。

缺点是其潮气量受肺顺应性及压力释放时间的影响。在气道释放压保持不变时，肺顺应性的改变将改变潮气量；另外，潮气量也受压力释放时间的影响，正常情况下成人患者压力释放时间约为 1.5s，但当气道阻力增加时，压力释放时间则需延长，这样在降低 PRV 频率的同时也降低了应能达到的分钟通气量。

通常 PRV 与 PSV 联合使用，因为患者气管插管接于呼吸机回路上，患者必须产生额外的呼吸功以克服管道回路的气流阻力，故通常是给以 5cmH_2O 的吸气压力支持，以防止患者的疲劳及增加舒适感。

（14）双相间隙正压气道通气（biphasic interminttent positive airway pressure，BIPAP）

BIPAP 为一种双水平 CPAP 的通气模式，自主呼吸在双相压力水平均可自由存在。高水平 CPAP 和低水平 CPAP 按一定频率进行切换，两者所占时间比例可调。该模式允许自主呼吸与控制通气并存，能实现从 PCV 到 CPAP 的逐渐过渡，具有较广的临床应用和较好的人机协调。实际效果与 APRV 相同。事实上，如果在 BIPAP 中使低水平 CPAP 所占时间很短，即相当于 APRV。

BIPAP 模式可以通过定期释放 PEEP 的方式，即 CPAP 与 PRV 的结合实现，也可以是 PSV＋PEEP 方式进行。后者在吸/呼相时，施以水平不同正压。如美国伟康公司研制的 BiPAP呼吸机，可以通过鼻/面罩进行无创通气，该机轻便、易操作、被广泛使用于睡眠呼吸暂停症、早期急性呼吸窘迫综合征（ARDS）及慢性阻塞性肺病（COPD）的康复等。缺点是如吸气压不足，对气道阻力高及顺应性差的患者，难以保证通气量，同时因湿化功能差，故一般宜用于轻中度呼衰患者。

（15）自动转换模式（automode）或适应性支持通气（adaptive support ventilation，ASV）

ASV 是利用微机处理控制系统，综合监测患者的即时情况，自动调校和设置呼吸机参数来适应患者的呼吸能力和通气需要。无论患者有无自主呼吸能力，该模式都能适应。当患者无力呼吸或中枢性呼吸停止时，ASV 自动提供指令性通气；而当患者自主呼吸功能恢复时，ASV 又自动转为支持通气。而且他所提供的无论是控制通气还是支持通气，都是在患者当时的呼吸状态下以最低的气道压、最佳的呼吸频率来适应患者的通气目标。其优点是：

1）适应性广，可应用于不同年龄、各种病因引起的呼吸衰竭。

2）自动调节能力强，一旦患者恢复一定的自主呼吸能力，ASV 即可自动引导患者进入撤机过程，从而避免患者发生呼吸肌萎缩和呼吸机依赖，有利于早期撤机。

3）减少并发症，理论上 ASV 应能有效防止气压-容积伤、频快呼吸和内源性 PEEP 的发生。

（16）其他通气模式尚处于实验阶段，临床经验有限，尚待进一步评价。如：

1）气管内吹气（tracheal gas insufflation，TGI）：是 20 世纪 90 年代发展起来的以减少生理死腔、增加通气效率为目的的一种新的通气方式。在气管插管内放置含持续气流的反冲或直流导管，持续冲洗包括隆突以上的解剖死腔和器械死腔，促进 CO_2 排出，从而在低通气的状态下减轻“容许性高碳酸血症”的不良反应。其吹气时相可分为吸气相、呼吸相和持续导管气流 3 种类型。国内仅在少数单位开展此项临床研究工作。

导管内的气流也可只在吸气相或呼气相供应。反冲气流局部的文丘里效应可使导管顶端附近的压力下降，并产生涡流，可能更有利于改善气体交换。Kolobown应用反冲气流导管可维持仅有10%通气面积肺的正常气体交换，并避免引起肺损伤。我院危重病研究室应用反冲气流导管（Coock公司提供）进行动物实验结果显示，与压力控制通气相比可降低 $PaCO_2$ 8～10mmHg。临床应用于5例呼吸衰竭患儿分别获得降低 CO_2 分压或降低气道峰压的效果。

2）液体通气（LV）：经气管先适量注入一种对 O_2 和 CO_2 高度可溶和低表面张力的液体（全氟碳类化合物），然后进行常规通气的通气模式。可显著增加 PaO_2，降低 $PaCO_2$，增加肺顺应性。国内尚未见相应临床研究报道。

3）其他：如体外膜肺氧合（ECMO）、体外 CO_2 去除（$ECCO_2R$）和腔静脉氧合（IVOX）等技术模式有利于肺损伤部位进行有效休息，减少因机械通气所致肺组织进一步损伤，是尽可能在有效时限内给肺组织提供修复愈合的机会，但仍处于临床探索过程，仅在个别特殊病例上采用，临床上广泛开展尚需时日。

（四）通气模式的选择原则

近年来通气模式增加了许多，为我们在各种不同的病理生理情况下的治疗，提供了更多合理的选择，也为呼吸衰竭成功治疗提供了更多希望。

1. 选择患儿通气模式应考虑以下几个问题　①根据患儿的年龄（或日龄）和体重，选择相应的呼吸机和通气模式。②需要为患儿提供呼吸功的程度，是完全控制呼吸还是部分支持自主呼吸？③维持可接受的组织氧合水平，需要的最佳PEEP值是多少？④如何实行肺保护性策略，减轻或避免呼吸机相关性肺损伤。

2. 对于儿科患儿衡量通气模式是否适宜的重要指标是　①自主呼吸和机械通气是否协调。②是否达到预期的组织氧合水平。③各项参数是否在安全范围。这3者缺一不可，否则不可能打断疾病的恶性循环。

3. 近年来的总趋向　从前人们习惯应用VPV类通气治疗严重呼吸衰竭，理由是它能保证潮气量的稳定，对各项通气参数的监测比较方便。但并发症发生率和病死率仍很高。近年来，对PPV和VPV两类通气模式在下列4方面进行比较发现，PPV在气体混合和V/Q比值、自主呼吸和机械通气协同性、气压伤危险性3方面具有明显优点。VPV仅具有保障通气量优点，但人-机协同性差和高气道压则为其显著缺点。近年来国外临床应用趋势是提倡PPV类机械通气模式。

（五）机械通气的策略

1. 应用低潮气量和最佳呼气末容量（最佳PEEP），以减少吸气相肺泡过度膨胀和防止呼气末肺泡萎陷致肺损伤。

2. 肺泡再充气（recruitment）策略，最先应用于高频振荡通气时，近年来一些学者提出在常规通气中应用。使部分闭合的肺泡重新开放，获得最佳肺容量，增加通气面积。使肺泡内气体分布均匀化。

3. 关于最佳PEEP的选择

PEEP的治疗作用：所谓最佳PEEP即是达到最大氧运输时的PEEP值，此时动脉氧合和肺的静态顺应性在最佳水平，PEEP 值在压力容量环吸气相的转折点上。最佳 PEEP 是急性肺损伤和 ARDS 患者机械通气的最重要参数之一。PEEP 的治疗作用包括增加肺泡内压力和功能残气量，维持整个呼吸周期肺泡的开放状态，有利于肺泡动脉氧压差；使萎陷肺泡复张；改善通气/血流比例；增加肺顺应性，减少呼吸功。近年来证明对婴幼儿心衰的心脏应用适宜 PEEP，使气道压和胸腔内压维持适宜的正压，可降低左心室跨壁压和减轻左室后负荷，对心功能具有直接支持作用。PEEP 可能产生的不良反应为 PEEP 过高会减少回心血量和心输出量；增加气道峰压；降低肝肾等重要脏器的血灌流。

最佳 PEEP 的判断标准：最佳动脉血气、最大氧运输、压力-容量曲线上的转折点、最大肺静态顺应性、胸部 CT 肺膨胀最佳。简言之，达到最佳的氧运输、组织氧合和减少呼吸功，而不良反应最小。

最佳 PEEP 的选择：由于儿科放置肺动脉导管困难，我院 PICU 制订的常规方法如下：对应用压力控制通气患者充分镇静镇痛，放置桡动脉导管，行持续心率、血压监测。经扩容、血管活性药物调整后使血压、心率达可接受状态。在原有 PEEP 值基础上（一般为 5cmH_2O），先将吸入氧浓度下调，使脉冲经皮氧饱和度（SpO_2）为 80%～85%，即取血测动脉血气、同时记录 SpO_2。再逐渐增加 PEEP（每次增加 2cmH_2O，观察 5min），直至 SpO_2 达最高值，稳定 15～30min，再测血气。这种方法基本可获得最佳的 PEEP。根据病情加重或减轻，定时（ARDS 极期至少 12h）调整 PEEP，每次增加或降低 2cmH_2O，观察，以维持最佳 PEEP 状态。

4. 允许性高碳酸血症（PHC），也称控制性低通气

概念：是有意识地限制通气量，以避免呼吸机相关性肺损伤的一种通气策略。通过调节呼吸机参数使 $PaCO_2$ 逐渐达到 50～100mmHg，其升高的速度应以能维持 pH 7.20 以上为宜。一般每小时 $PaCO_2$ 升高 10mmHg。以便肾脏能发挥其代偿功能和细胞内外 pH 得以平衡。同时使经皮氧饱和度保持在 85%以上。

机理：PHC 是一种通气策略，它是通过牺牲正常的 $PaCO_2$ 获得低潮气量的通气，以减轻机械通气所致的肺损伤。从这个意义上讲控制二氧化碳的产生，如镇静、降温、抑制高代谢等辅助措施也很重要。它也可看成是一种通气模式，通过增加单位呼出气二氧化碳的浓度来提高通气效率。高碳酸血症对生理学的影响包括：低氧血症、氧解离曲线右移、脑血流增加、意识改变、神经突触传递抑制、细胞内酸中毒、高血钾、肾血流和肾小球滤过率下降和药物分布容积、蛋白结合率、离子化的改变。

实施方法：容量控制或压力控制通气均可用于 PHC 的实施。注意调节潮气量、PEEP、呼吸频率和肺泡压（通过平台压来反映）。PHC 时常需要维持高的心输出量，以保证肺动脉高压时有足够的肺灌注，同时需要较高的 PEEP 维持 PaO_2 正常。

目前儿科 ARDS 应用 PHC 的报道不多，Reyndds 等报道 PHC 可改善小儿 ARDS 患者的预后。

副作用：脑水肿、心功能抑制、心律紊乱、抽搐。故脑水肿为绝对禁忌证。

5. 肺保护性策略

小潮气量（5～8ml/kg），“允许性高碳酸血症”；“肺开放”原则，加用适当的 PEEP。无创通气和负压通气再受重视。摒弃以往的大潮气量通气，选择小潮气量。

表 4-2-3 以往和现代机械通气策略的特点

通气参数	通气策略传统	通气策略保护
通气容积	10～15ml/kg	5～10ml/kg
机械叹息	Volume：15～30ml/kg Rate：6～12/h	None
呼气末压力	峰压＜50cmH_2O	平台压＜20cmH_2O
呼气末正压	只在需维持 FiO_2＜0.60 时使用	5～15cmH_2O
动脉血气	$PaCO_2$ 正常，pH=7.36～7.44	PHC（允许性高碳酸血症），pH＞7.20

对急性肺损伤明显或合并 ARDS 的患者来说，选择小潮气量（5～8ml/kg），限制肺泡分压，维持气道平台压＜30～35cmH_2O，以严格限制跨肺压。上述选择的结果是使肺泡的有效通气较正常少，从而导致 $PaCO_2$ 增高和 pH 下降。过去 10 余年的实验和临床研究均证明，一定程度的高碳酸血症弊端，将明显低于大潮气量通气所致的上述急性肺损伤。而且，只要 $PaCO_2$ 不是快速升高，导致 pH 急剧下降患者是可以耐受的。此即所谓的"允许性高碳酸血症（permissive hypercapnia，PHC）"策略。有关 PHC 中 $PaCO_2$ 及 pH 的标准，目前尚无一致意见。一般认为 pH 不应低于 7.20，$PaCO_2$ 不应高于 80mmHg。

使用适当的 PEEP。对 ARDS 患者选择使用适量水平 PEEP，一方面可恢复肺泡床，保持肺泡的持续开放和相当的功能残气量，减少肺萎陷，从而维持肺泡"开放"最小的压力波动，避免肺泡反复的开放和陷闭引起周期剪切力所致的肺损伤。

"肺开放"策略目前也已得到广泛的认可，其目的是首先应用高水平的压力控制模式在短时间内使因肺水肿导致的弥漫性陷闭的肺泡开放，再施以 PEEP 使已开放的肺泡维持在一定的扩张水平，从而有利于肺泡内气体与毛细血管进行有效气体交换，减少肺上皮细胞进一步损伤的可能性，并利于Ⅱ型上皮细胞尽快恢复其产生表面活性物质的功能。之后，给予小潮气量通气，选择 PHC 的通气策略。

其具体措施为选择压力控制模式，吸气峰压为 40～60cmH_2O，呼吸频率为 20～30 次/分，吸/呼比为 1～2∶1，PEEP 为 10～20cmH_2O，维持通气 2～5min 之后，降低气道峰压，使之小于压力-容积曲线的上拐角点压力（upper inflection point，UIP），同时予以小潮气量通气。

但如何选择合适 PEEP 和潮气量一直是临床上一个棘手的课题。目前有 2 种方法：

（1）根据呼吸生理中的胸肺顺应性曲线（即压力-容积曲线，P－V curve）选择最佳 PEEP，图 4-2-2 所描述的是机械通气患者肺容积与肺泡跨膜压，图中横坐标是压力，纵坐标是肺容积，曲线为胸肺顺应性曲线，正常也呈"S"型。因跨膜压涉及胸腔内压，不易测得，临床呼吸检测中常用气道内压代替。"S"型曲线的上下段各有一个曲折点，临床称之为上下拐点（upper and lower inflection point，UIP、LIP），上下拐点间曲线斜率较大，表明在此范围内肺容积随肺内压增加而较快增长。而上下拐点以外的曲线部分平坦，此时若增加肺内压并不能引起肺容积相应增加。

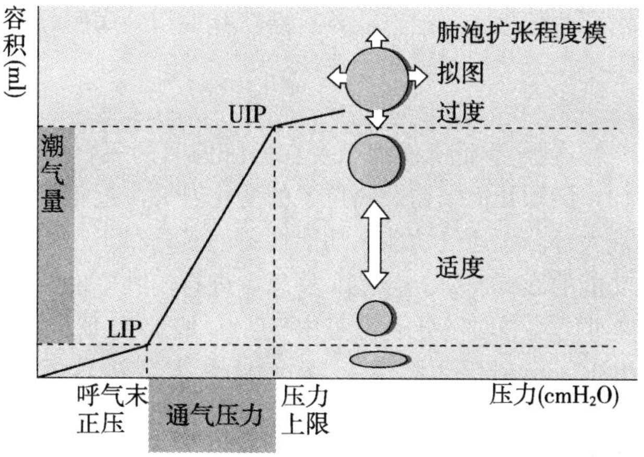

图 4-2-2 胸肺顺应性曲线（压力-容积曲线），图中横坐标为跨肺压，纵坐标为肺容积

图中在下拐点以左肺容积低，肺内压也低，肺泡多呈萎陷状，复张要克服较大的表面张力（因表面张力和半径成反比），曲线呈现较平坦；当肺内压继续增加，在下拐点临界点附近，较多肺泡几乎同时复张开放，从而维持一定呼气末肺容积水平，此时的维持压即PEEP；复张后的肺泡在继续膨胀时，因其表面张力较小，所需的压力也较小，在曲线上显示斜率增大；然而当肺内压继续上升超过上拐点时，肺泡受肺本身结构的限制，肺容积已不能随压力增高而继续快速增加，顺应性曲线又转为平坦，所以应维持潮气量或气道峰压低于上拐点压水平。

由上可见，气道压等于或小于下拐点压时，通气会因肺泡萎陷或时开时闭而不利于气体交换，不同膨胀程度肺泡间发生的剪切力也易致肺结构损伤。同样，上拐点压以上的通气可因多次、长期的肺结构过度牵张而受损，此时不但呼吸功大，而且气体的交换效率也因死腔通气大、肺血流重新分布等因素反而下降。所以，在上下拐点以外的通气不但不能有效地支持气体交换，而且是继发肺损伤的主要来源。

那么如何确定上下拐点呢？对正常人而言较为困难，但对建立人工气道者，可通过呼吸机来完成。

Ⅰ. 呼吸机法：给予大小不同的潮气量，获得不同平台压，多个相对应的潮气量和平台压描记在 XY 轴上就可得到 P－V 曲线。此法需在每次结束注入气体后，按屏气呼吸键 3～5s，其缺点为精确度较差，对呼吸机智能程度要求较高。

Ⅱ. 低流速法：以低流速（2～5L/min 或 50ml/s）持续对肺充气。由于流速低，气道阻力的影响较小，描记的 P－V 曲线重复性较好。

Ⅲ. 智能呼吸机测定描记 P－V 曲线，直接获得 UIP 和 LIP 参考值。

（2）临床经验选择吸氧浓度（FiO_2）和 PEEP：临床上应用有创通气救治 ARDS 患者时，在小潮气量可允许性高碳酸血症通气的原则下，患者的动脉血气满足 PaO_2 65～75mmHg，或氧饱和度 93%～95%即可，在短期内无需达到更高的水平，因此，如何在避免氧中毒和气道压力伤的情况下选择最佳吸氧浓度（FiO_2）和 PEEP 呢？即若需 FiO_2＝0.4 方能维持血气参数达到上述标准，此时选择的 PEEP 应为 20× 0.4± 2 ＝ 6～10cmH$_2$O。

尽管新的保护性通气策略的实施尚有许多问题有待解决。但这种保护性策略是对常规通气策略的重大转变，对那些已存在肺损伤或具有潜在肺损伤的病例，如 ARDS、哮喘及重症肺炎患者可能会受益不小。

6. 俯卧位通气

早在 70 年代人们就发现严重低氧血症患者在俯卧位时的氧合指数较仰卧位时高。其机理可能与肺顺应性增加，胸廓几何结构及膈位置的变化有关。近年研究显示，急性肺损伤患者仰卧位时，背侧肺泡大部分无通气功能，功能性肺泡多分布于腹侧。提示体位改变有利于消除重力作用对肺泡功能的影响。Mure 对 11 例患者进行俯卧位机械通气，每次持续时间为 2～40 小时。与仰卧位对比，平均每分通气量由 11.9L 增加至 12.3L，氧合指数由 71.2 增加至 178.3，$PaCO_2$ 由 45.3mmHg 下降至 40.7mmHg。其方法是：前胸和骨盆下垫以泡沫橡胶垫，并支撑下颌、面颊和额部，注意保护眼球免于受压，加强气管插管的固定。儿科患儿体重轻，翻身较成人容易，但镇静和固定更为重要。其临床应用有待进一步总结经验。

（六）呼吸机参数的调定

1. FiO_2

＞50％时需警惕氧中毒。原则是在保证氧合的情况下，尽可能使用较低的 FiO_2。

2. V_T

一般为 6～15ml/kg，实际应用时应根据血气和呼吸力学等监测指标不断调整。容积目标通气模式预置 V_T 通过调节压力控制水平（如 PCV）和压力辅助水平（如 PSV）来获得一定量的 V_T。近来的研究发现：过大的 V_T 使肺泡过度扩张，并且，随呼吸周期的反复牵拉会导致严重的气压伤，直接影响患者的预后。因此，目前对 V_T 的调节是以避免气道压过高为原则，即使平台压不超过 30～50cmH_2O；而对于肺有效通气容积减少的疾病（如 ARDS），应采用小潮气量（6～8mm/kg）通气。PSV 的水平一般不超过25～30 cmH_2O，若在此水平仍不能满足通气要求，应考虑改用其他通气方式。

3. RR

（1）应与 V_T 相配合，以保证一定的 MV。

（2）应根据原发病而定：慢频率通气有利于呼气，一般为 12～20 次/分；而在 ARDS 等限制性通气障碍的疾病以较快的频率辅以较小的潮气量通气，有利于减少克服弹性阻力所做的功和对心血管系统的不良影响。

（3）应根据自主呼吸能力而定；如采用 SIMV 时，可随着自主呼吸能力的不断加强而逐渐下调 SIMV 的辅助频率。

4. I/E

一般为 1/2。采用较小 I/E，可延长呼气时间，有利于呼气，在 COPD 和哮喘常用，一般可小于 1/2。在 ARDS 可适当增大 I/E，甚至采用反比通气（I/E＞1），使吸气时间延长，平均气道压升高，甚至使 PEEPi 也增加，有利于改善气体分布和氧合。但过高的平均气道压往往会对血流动力学产生较大的不利影响，并且人机配合难以协调，有时需使用镇静剂或肌松剂。

5. 吸气末正压时间

指吸气结束至呼气开始这段时间，一般不超过呼吸周期的 20％。较长的吸气末正压时间有利于气体在肺内的分布，减少死腔通气，但使平均气道压增高，对血流动力学不利。

6. PEEP

目前推荐"最佳 PEEP（best PEEP)"的概念

（1）最佳氧合状态。

（2）最大氧运输量（DO_2）。

（3）最好顺应性。

（4）最低肺血管阻力。

（5）最低 Q_S/Q_T。

（6）达到上述要求的最小 PEEP。但在实际操作时，可根据病情和监测条件进行，一般从低水平开始，逐渐上调，待病情好转，再逐渐下调。

7. 同步触发灵敏度（trigger)

可分为压力和流速触发两种。一般认为，吸气开始到呼吸机开始送气时间越短越好。压力触发很难低于 110～120ms，而流速触发可低于 100ms，一般认为后者的呼吸功耗小于前者。触发灵敏度的设置原则为：在避免假触发的情况下尽可能小。一般置于－1～－3cmH_2O 或 1～2L/min。

8. 流速波形

一般有方波、正弦波、加速波和减速波 4 种。其中减速波与其他三种波形相比，使气道峰压更低、气体分布更佳、氧合改善更明显，因而临床应用越来越广泛。

9. 叹气（sigh)

机械通气中间断给予高于潮气量 50%或 100%的大气量以防止肺泡萎陷的方法。常用于长期卧床、咳嗽反射减弱、分泌物引流不畅的患者。

（七）呼吸机与自主呼吸的对抗

1. 概念

呼吸肌用力和呼吸机送气方式的不协调。为了避免呼吸机与自主呼吸的对抗应在以下环节使自主呼吸和呼吸机之间保持一致：

（1）吸气触发。

（2）流速波形。

（3）潮气量大小。

（4）吸呼切换。

2. 表现和监测

（1）患者躁动不安，呼吸节律和动度不规则，心率和血压波动，SpO_2 下降，呼吸机报警。

（2）呼吸力学波形：压力-时间曲线和流速-时间曲线形态不稳定。

（3）定量监测：WOB（呼吸功）、VO_2（氧耗量）、EE（静息能量消耗）和 PTP（压力-时间乘积）增加。

3. 处理

积极寻找原因最为重要。

（1）患者因素：除做好解释工作外，各种病情变化是常见原因，应通过查体和必要的辅助检查进行鉴别。

（2）呼吸机、呼吸管路因素：如为呼吸机故障，应以简易呼吸器代替呼吸机；呼吸管路原因：如管路脱开、插管移位和痰痂形成等。

（3）呼吸模式和参数设置不当：应针对上述各环节进行处理。

（4）必要时可使用镇静剂或肌松剂。

（八）机械通气时人工气道的管理

1. 吸入气体的加温加湿问题　气管插管或切开的患者失去了上呼吸道的温、湿化作用，机械通气时需使用加温加湿器予以补偿。要求吸入气体温度在32～36℃，相对湿度为100%，24h湿化液量至少250ml。

2. 吸痰　每次吸痰前后予高浓度氧（FiO_2＞70%）吸入2min，吸痰时间小于15s，吸痰中应注意防止交叉感染。

3. 雾化吸入　通过文丘里效应将药物水溶液雾化成5～10μm微滴送入气道后在局部发挥药物作用。常用药物有扩张支气管药（β2受体兴奋剂、糖皮质激素等），有时使用氨基糖苷类等抗生素。

4. 气管内滴入　通常用于稀释、化解痰液。每1/2～1h一次缓慢注放气管深部。

5. 气囊充放气　气管黏膜下毛细血管内压约为25mmHg，为避免黏膜缺血坏死，气囊内压需＜25mmHg（在保证气管导管与气管间间隙基本不漏气的前提下，尽可能降低充气压力）；每4h将气囊放气5min（放气前务须吸净气囊上坠积物）。

六、有创机械通气过程中出现的问题及应对策略

尽管机械通气治疗能够挽救危重患者的生命，但也可发生与之相关的多种并发症。有些并发症可能是暂时的，并非机械通气本身所致，但绝大多数是正压通气的结果。正压机械通气支持存在有许多危险，如未引起临床医师的重视，则可使相应并发症的发病率和死亡率明显增加。

1. 低血压

在ICU，许多因素可引起机械通气的患者出现低血压，主要的包括低血容量、静脉回流受阻、心功能不全和药物作用等。

在应用机械通气时，低血容量的发生可能有以下几方面的因素：

（1）液体入量不足，维持补液不够，液体丢失增加。麻醉药物突然阻断交感神经张力是引起低血压的另一机制；静脉张力降低也可引起低血压，如败血症、脊髓损伤、低血糖等。

（2）静脉回流受阻：胸腔内压增加（PEEP和气胸）或并发肺栓塞。

（3）心功能不全。

（4）系统炎性反应综合征（systemic inflammatory response syndrome，SIRS）或脓毒败血症。

通常可经输入晶体液或必要时用升压药物纠正之。

2. 急性呼吸窘迫或人机对抗

人机对抗大多发生在控制呼吸模式时，尤其是在上机早期患者不适应或患者自主呼吸恢复时发生。在同步呼吸模式时，如触发灵敏度失调或设置不当，患者呼吸频率过快等情况也

可发生人机不协调现象。机械通气患者出现的呼吸窘迫通常指与呼吸机对抗（fighting the ventilator），表现有焦虑、烦躁、呼吸急促、辅助呼吸肌呼吸、胸腹运动不一致、心动过速、低血压和心律失常等，如处理不及时，可危及生命。常见的影响因素有以下几个方面：

（1）患者呼吸中枢输出的敏感性增加，包括增加化学感受器的刺激，增加对通气的需求，增加呼吸肌负荷，疼痛、焦虑等精神因素，药物影响（如茶碱等）。

（2）与患者呼吸系统相关的异常，包括人工气道故障、气道痉挛、分泌物增加或潴留、并发气胸、肺水肿、肺栓塞或腹胀等，存在动力性过度充气（auto - PEEP）。

（3）机械通气各环节出现异常，也是临床上患者出现呼吸窘迫的重要因素，包括脱机、系统漏气、通气回路故障、供氧流量不足、呼吸机本身支持不足（如通气激发、提供的吸气流速、潮气量、吸气压、呼吸机本身的通气阻力等）。

鉴于上述种种原因，对于机械通气患者突然出现呼吸窘迫时，应按照以下步骤进行检查：

（1）撤除机械通气，改为手工通气，并吸入100%氧。如患者立刻缓解，说明呼吸机有故障，可进一步检查或更换之；如无改善，则问题可能在插管或患者本身，应迅速估计生命体征（注意其变化趋势）和查体（重点为心肺方面）。

（2）气管插管所致的问题：常见于插管开始或继发移位进入右主支气管，从而导致对侧肺不张、气体交换恶化及增加了由单侧肺过度膨胀所致的压力伤。气管插管如过深，则增加了插管进入右主支气管的可能性，需重新放置，首先可用听诊器检查，并经胸片确定插管的具体位置。另外，插管也可移位于声带上方，表现为低潮气量、突然讲话和鼻口气流，这可能由于插管外部固定不良或头部过度运动所致，颈部屈曲或过伸可使插管移位。其诊断线索包括气道峰压增加、低潮气量、手控呼吸或吸痰时的阻力增加，纤支镜可确立诊断，这可通过气囊放气后重新充气或重新插管得以解决。除此之外，气囊体积过小或破裂表现为低潮气量、不能维持设定的PEEP，需重新插管。

（3）如有下气道痰液或分泌物阻塞，可予以经吸痰管或纤支镜吸痰、胸部体疗。

（4）如出现支气管痉挛、肺炎或肺水肿，可经体格检查及胸片指导治疗。

（5）若存在肺内动力性肺过度膨胀或auto - PEEP，则会导致使肺内气体滞留增加，其应对的措施有：①延长呼气时间：包括缩短吸气时间和增加吸气流速；②降低呼气阻力：选择较大管径的插管、治疗气道痉挛（应用支气管扩张剂或激素）及吸痰除去气道内分泌物；③调整通气模式：包括降低潮气量、低潮气低频率、应用PEEP等。

（6）合并气胸，对临床上存在高危因素者，如机械通气条件VT＞12ml/kg；PEEP＞15cmH$_2$O、气道压＞30～40 cmH$_2$O和气道峰压＞50～60 cmH$_2$O等，易出现压力伤或容积伤，因此，当存在严重阻塞性肺病患者在行机械通气时，如出现以下情况则应怀疑发生气胸的可能：①患者发生临床变化，包括突然或进行性气道压增加、低血压或循环系统衰竭、突然烦躁和呼吸窘迫；②床旁胸片可见一侧胸体积增加，患侧全肺或部分肺的透过度增加；③内脏移位，如突然出现呼吸窘迫的同时，临床发现肝自右向左移位。

（7）当患儿疼痛焦虑过度或镇静不足时，也会出现人机对抗，但此诊断需在排除其他情况之后方可成立。

由此可见，当发生人机对抗时，首先应仔细检查并分析原因，根据不同原因采取不同对策。一旦发生人机对抗现象，在排除呼吸机本身原因后，可采取提高吸氧浓度或加大潮气量的方法，以抑制患者自主呼吸。上述方法如不奏效，可使用镇静剂、肌松剂。常用的药物有安定、吗啡、潘龙、万可松等静注。但在应用镇静剂或肌松剂时应注意以下几个问题：

1）应有备用呼吸机，以便在自主呼吸终止而呼吸机故障时使用。

2）避免连续使用长效镇静剂，以防止给撤机造成障碍。

3）使用肌松剂同时，尽可能避免与一些具有神经-肌肉接点有阻滞作用的制剂联合使用，以免对呼吸肌产生负性协同作用。

3. 反复高压报警

当患者出现反复气道高压报警时，有可能见于以下原因：

（1）气道阻力增加，如吸气管道打结、插管顶端达到隆突，气道内分泌物阻塞或气道痉挛。

（2）呼吸系统顺应性下降。

（3）肺外受压，如因压力伤所致气胸使肺受压等。

4. 低氧血症

重症患者在有创机械通气时，有时血气的氧合不仅没有改善，反而进一步恶化，其原因有多种可能，应在综合分析临床资料的基础上，进行相应处理。

（1）与呼吸机相关：插管位置异常、呼吸机故障、呼吸机设定不当。

（2）肺部疾病进展。

（3）发生新的医疗问题：气胸、肺不张、败血症、休克。

5. 呼吸机相关性肺炎（ventilator-associated pneumonia，VAP）

机械通气时，由于呼吸道与全身防御机制受损、“误吸”口咽部定植菌、胃内容物的反流、胃和十二指肠定植菌逆行和移位、吸入带菌气溶胶、污染器械或不严格的无菌操作及感染气道局部细菌生物被膜的形成等因素，均可并发 VAP，因此 VAP 是机械通气时最常见及最重要的并发症。据统计，其发生几率随上机时间延长而增加，通常每延长 1d 可增加1%～3%。建立人工气道者，3d 内可达 8.3%，超过 2 周可达 33%～46%。由于上机患者都是严重病危患者，一旦再合并 VAP，其死亡率大大增加。

6. 氧中毒

如肺泡内氧分压（PAO_2）过高或时间过长，由于氧自由基的毒性作用，可导致肺毛细血管内皮损伤、肺上皮损伤、Ⅱ型肺上皮细胞增生、肺间质水肿和纤维化等。一般来讲，吸氧浓度（FIO_2）<40%时，可应用较长时间；如 FIO_2>60%，应用 24h 以上，就增加了氧中毒的危险性；如果 FIO_2接近 100%，应用 6h 以上，就有可能引起肺水肿，V/Q 比例失常和分流恶化。

较长时间应用高浓度氧导致肺组织损伤的发生机制可能是通过：

（1）酶失活，尤其是含有巯基的酶对活性氧最为敏感，导致糖、蛋白质代谢障碍，另外它还可抑制超氧化物歧化酶（SOD）、使活性氧清除系统障碍。

（2）损伤 DNA，使其立体构象发生改变，并抑制其修复过程。

（3）生物膜脂质过氧化，使细胞膜构造改变受损，引起细胞膜的功能障碍等。

在治疗上目前尚无特殊治疗措施，常使用自由基清除剂 VitC、VitE 和肾上腺皮质激素等。

7. 呼吸机通气不当所致肺损伤（ventilator-associated lung injury，VALI）

机械通气可引起肺气压伤、容积伤、萎陷伤和生物伤等，每一种类型的损伤均可使病情加重，甚或出现不可逆改变，大大增加了患者的死亡率，因此，在临床上应予高度重视。

（1）肺气压伤　由于气道压过高导致的张力性气胸、纵隔气肿（统称为肺泡外气体）。正常情况下，在达到肺总量时的跨肺压（平台压）不宜超过 30～40 cmH_2O。如压力过高（>60 cmH_2O），使肺泡和周围血管间隙的压力梯度增大，导致肺泡破裂，形成肺间质气肿，气体再沿支气管血管鞘进入纵隔，并沿其周边间隙进入皮下组织、心包、腹膜后和腹腔等。若气体进入肺循环，则引起气体栓塞。

临床上常见的肺气压伤包括气胸、纵隔气肿、心包气肿、皮下气肿、气腹和腹膜后气肿及动静脉气体栓塞。

（2）肺容积伤　20 世纪 90 年代初，临床和实验研究均发现高容积通气均能产生高通透性肺水肿，而高压低容通气则无肺损伤发生，因此认为气压伤实质上为容积性肺损伤（volume damage），其形成主要与过大的吸气末肺容积对肺泡上皮和血管内皮的过度牵拉有关。其发生是因为在肺损伤（ALI）或 ARDS 等肺疾患时，肺组织受累的不均一性，使大潮气量气体都流向正常肺泡，高容积通气可导致肺泡过度牵拉而使肺泡毛细血管膜破裂，因此，容积伤大多发生于相对健康的肺泡，引起新的肺损伤。

（3）肺萎陷伤　ALI 或 ARDS 时，呼气末肺容积明显减小，肺泡和终末气道的周期性开闭可致肺表面活性物质大量损失，加重肺不张和肺水肿。同时，由于此时肺组织病变的不均一性，在局部扩张的肺泡和萎陷的肺泡之间产生很强的剪切力（shearing force）也可引起严重的肺损伤。

（4）肺生物伤　上述气压伤、容积伤和萎陷伤等机械性因素均可使血管内皮细胞脱落，从而为炎性细胞活化及其与基底膜黏附和进入肺组织内创造了条件，由此激发的炎性反应所致的肺损伤称为肺生物伤，对 VALI 的发展和最终结局也产生重要的影响。

七、撤机

1. 撤机前所需满足的条件

（1）一般条件：①引起呼吸衰竭的病因解除或呼吸衰竭好转；②停止应用镇静药物；③停止应用神经肌肉阻滞剂；④神志正常；⑤败血症或明显发热；⑥心血管循环正常；⑦呼吸泵功能稳定。

（2）肺气体交换：$FIO_2<0.4$ 和 PEEP<5 cmH_2O 时，PaO_2 为 60 mmHg，PaO_2/PAO_2 为 0.35，D（A-a）$O_2<35mmHg$，PaO_2/FIO_2 为 200。

2. 引起撤机困难的原因

由于机械通气治疗仅是抢救重症患者或多器官功能衰竭患者的一个重要环节，如果原发病得不到纠正或出现了新的合并症，则很难按预期撤机。

（耿　荣）

第二节 高频振荡通气

一、概念

通常所谓高频通气是指通气频率至少在正常呼吸频率的 4 倍以上、潮气量小于或等于解剖死腔时的机械通气方法。由于不同年龄小儿正常时的呼吸频率不同，具体的高频通气频率尚无统一标准。一般以新生儿、儿童和成人划分年龄组的高频标准分别为：120 次/分、60～90 次/分和 60 次/分。

高频通气主要有 4 种形式：即高频正压通气（high frequency positive ventilation，HF-PV）、高频喷射通气（high frequency jet ventilation，HFJV）、高频气流阻断（high frequency flow interrupter，HFF）和高频振荡通气（high frequency oscillationventilation，HFOV）。

HFOV 是在一密闭的系统中，用小于解剖死腔的潮气量，以较高频率的振荡产生双相的压力变化，从而实现有效气体交换的机械通气方法。此时气体振荡是由活塞泵或扬声器隔膜产生（图 4－2－3）。吸气时，气体被驱入气道，而在呼气时，气体被主动吸出。氧气提供与二氧化碳排出均由偏置气流（bias flow）完成。活塞或隔膜振荡所产生的压力变化称为振荡压力幅度（ΔP），它是叠加于平均气道压之上的。每次振荡时活塞或膜运动所引起的容积变化称为振荡容量（oscillatory volume 或 stroke volume）。与其他高频通气相比，HFOV 的基本特征是双相压力波形所导致的主动呼气，这可以减少肺内气体滞留。

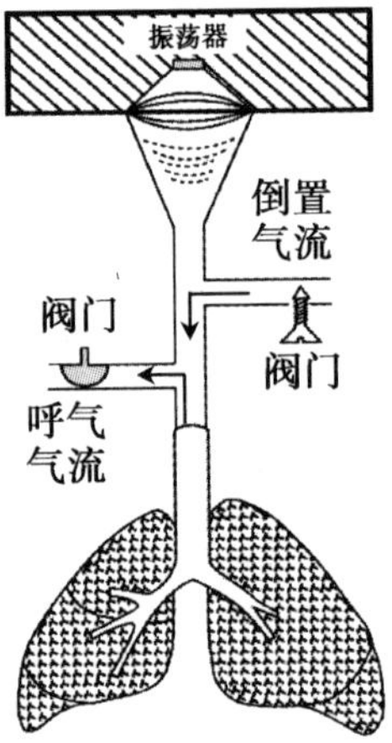

图 4－2－3 高频振荡呼吸机示意图

二、气体交换机制及影响因素

（一）气体交换机制

按传统呼吸生理观点，只有潮气量大于解剖死腔才能产生有效气体交换。但 HFOV 每次振荡进入肺内的气体量（振荡潮气量）小于或等于解剖死腔，也能达到有效气体交换，这不能用传统的气体交换机制解释。虽然具体气体传送和交换机制仍未完全阐明，但一般认为至少有 6 种机制参与气体交换。

（1）团块运动引起肺泡直接通气：由于支气管树的不对称，有些肺泡位于解剖死腔较小之处，因此很小的潮气量即可使一定数量的肺泡直接通气。

（2）迪斯科肺（disco lung）：肺内各肺泡顺应性及阻力不同，其充气及排空并不同步。从肺表面观察可见肺各部分的胀缩在时相上不尽相同，似跳摇摆舞样，因而称为 disco 肺。这样先充气的肺泡回缩时，其气体进入邻近肺泡，从而产生肺内并行通气，这可加速肺内气体混合，减少肺内分流。

（3）不对称的流速剖面（asymmetric velocity profile）：气体进出肺的流速剖面不同。由于气道壁的黏性切力的影响，吸气流速剖面呈抛物线形，气道中心分子移动比气道周边分子快。而呼气流速剖面呈平面形状，使氧分子在气道中心流入，CO_2在气道周边排出，从而产生气体交换。气道多级分支结构更可提高这种交换机制的作用。

（4）Taylor 弥散现象：这是描述影响气体交换的对流与分子扩散间相互作用的关系。在此过程中，气体进入肺内的流速剖面呈抛物线形状，由于分子运动，进入气道内的新鲜气体与原存在于气道内的气体之间相互扩散。气体交换通过纵向扩散实现，分子扩散越快，在其扩散至整个气道横切面时气体纵向传播的距离就越小。

（5）心源性震动：心脏的泵作用可使气道远端内的分子弥散速度增加近 5 倍。

（6）分子弥散：在肺泡毛细血管膜，分子弥散是气体交换的主要机制。

大气道中对流及 Taylor 弥散是最主要的气体交换方式。较小气道中气流为层流，气体交换以轴流及不对称的流速剖面进行。肺泡内的气体交换以心源性震动及分子弥散为主要方式。

（二）影响气体交换的因素

1. 影响 CO_2 排出的因素

（1）振荡压力幅度（ΔP）：ΔP 是影响 CO_2 排出最重要的因素之一，它叠加于平均气道压之上。由于气体振荡本身特点及气管插管、气道阻抗的影响，ΔP 在向肺泡传递的过程中逐渐衰减，其衰减程度与气管插管直径、气道通畅情况、振荡频率、吸呼比有关。气管插管直径越细，ΔP 衰减越大。由于气管插管引起 ΔP 衰减具频率依赖性，因此降低频率时 ΔP 衰减减少。改变 ΔP 只影响 CO_2 的排出，并不影响氧合，增加 ΔP 可增加每分通气量，加速 CO_2 排出，降低 $PaCO_2$。但是 ΔP 越大，引起压力损伤的可能性越大。ΔP 的调节应以产生可以看见的胸壁振动为限，同时根据血气情况适当调节。

（2）振荡容量（Vt）：与 ΔP 一样，振荡容量也是影响 CO_2 排出的重要因素之一。振荡容量是指活塞振荡时引起的容量变化，并非进出肺内的气体容量。进出肺内气体容量受气管插管、气道情况、振荡频率、吸呼比、肺顺应性等因素的影响。

（3）振荡频率（f）：不同的高频呼吸机振荡频率意义不同。在 Humming 系列呼吸机，频率仅决定每分钟活塞振荡的次数；而在 3100A 呼吸机，频率不但决定活塞-膜的振荡速率，而且还与吸气时间百分比共同决定膜的移动距离，相应地决定振荡压力幅度及振荡潮气量的大小。频率慢，吸气时间及呼气时间长，活塞移动距离大，振荡潮气量就大，则通气增加。由于 HFOV 时主动呼气是有时间限制的，当频率增加时呼气时间减少，活塞移动距离小，呼出气量即减少，可引起 CO_2潴留。因此，HFOV 时频率对肺部通气的影响与常频通气时正好相反，即增加频率导致 $PaCO_2$ 升高，而降低频率使 $PaCO_2$ 降低。理解这点对使用 HFOV 非常重要。

美国 FDA 批准 HFOV 的频率为 3～15Hz。高频振荡通气频率的确定要依患儿体重而定，体重增加时所选频率应相对较低，当然还要根据肺部病变和血气情况做适当调整。

研究显示 HFOV 时二氧化碳的排除与呼吸频率及潮气量的平方成正比，即：$V_{CO_2} = f \times Vt^2$

(4) 吸气时间（Ti）：HFOV 时的吸气时间是用吸气时间占整个呼吸周期的百分比来描述。增加吸气时间可增加每次振荡所提供的气体量，即可增加 CO_2 排出。但此时呼气时间减少，增加了肺内气体滞留、肺过度充气、肺损伤的危险，一般只用于顽固的高碳酸血症。大多数治疗情况下，33％的吸气时间就非常有效，只有少数要逐渐增加至 50％。

(5) 偏置气流（F）：行 HFOV 时需要偏置气流以提供氧气和带走 CO_2，偏置气流流量必须大于振荡所引起的流量。如偏置气流不足，患者的有效死腔将增大，从而降低通气效果。在儿科患者常用的偏置气流量为 15～20L/min，体重越大，所需偏置气流也越大，有 CO_2潴留时可以每隔 15 分钟增加流量 5L/min。但须注意当偏置气流增加到一定流量后，再进一步增加流量并不能增加 CO_2 的排出。

另外气管导管周围是否漏气对 CO_2 的排出亦有重要影响。当使用不带套囊的气管导管或套囊内压力较低时，气管导管周围有一定程度漏气，有利于 CO_2 排出（图 4－2－4）。

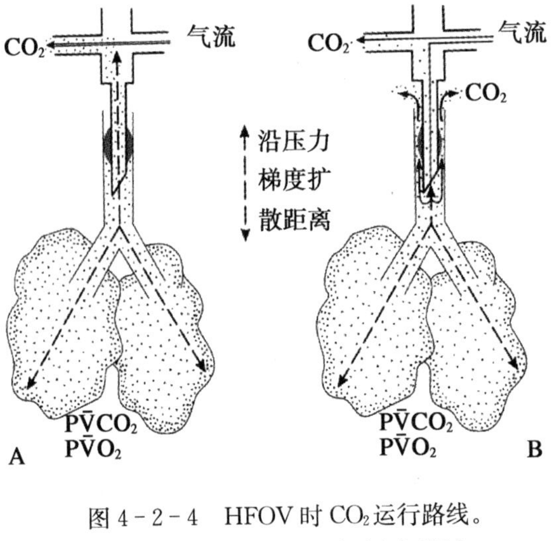

图 4－2－4 HFOV 时 CO_2运行路线。
A. 套囊密闭气管 B. 套囊周围漏气

2. 影响氧合的因素

HFOV 时提高肺部氧合的策略可通过调节平均气道压和吸入氧浓度实现。

(1) 平均气道压：HFOV 时肺容量保持相对恒定，吸气与呼气的周期性活动明显减少，而肺容量的改变主要通过调节平均气道压实现。此时平均气道压以及由其决定的肺容量、肺复张、肺部氧合可以独立于 CO_2 的排出而单独调节。恰当的平均气道压不仅可改善肺部氧合，而且可减少肺损伤的发生。如平均气道压过高引起肺充气过度而导致肺毛细血管受压，反而降低肺部氧合。动物实验研究证实，HFOV 时用低于常频通气的平均气道压可加重肺损伤，而用较高的平均气道压以维持合适的肺容量即可改善氧合，减少肺损伤。临床上可通过 X 线胸片观察膈肌位置以判断平均气道压与肺容量的关系，一般认为膈面位于第 8～9 后肋水平时肺容量比较合适。

（2）吸入氧浓度：机械通气时应尽量用较低的吸入氧浓度以减少氧中毒。在 HFOV 时采用高肺容量策略可以改善肺部氧合，以降低吸入氧浓度。

三、HFOV 基本策略——肺复张（recruitment）

肺复张是 HFOV 的基本策略，其目的是使萎陷的肺泡重新张开，并用合适的平均气道压保持肺泡张开，使振荡通气在最佳肺容量状态下进行，这样可以改善肺部通气和氧合，减少肺损伤。

急性肺损伤、ARDS 时大量肺泡萎陷、水肿，只依靠少数有功能的肺泡维持气体交换。此时肺的顺应性明显下降，从压力-容积曲线看肺部存在一个比较恰当的肺通气容积范围——“安全窗”（图 4-2-5）。低于或超出该“安全窗”不但导致通气效率下降，而且可进一步引起肺损伤。在过度扩张区域由于水肿液的积聚、表面活性物质减少、暴露在高浓度氧环境及高压力引起肺泡破裂导致肺损伤；而在肺不张或肺泡萎陷区域，肺泡及小支气管的反复开放关闭可直接导致肺损伤，局部的炎症反应、表面活性物质产生减少、局部低氧及其他部分肺的代偿性扩张均可导致肺损伤。因此机械通气时应避开肺容量的危险区域而使其处于“安全窗”。常规机械通气时常用呼气末正压使肺泡保持开放，并且肺容积和气道压力变化大，可使萎陷的肺泡重新张开。HFOV 时肺容积和气道压力变化相对较小，不能使萎陷的肺泡重新张开。要达到有效的气体交换，就必须用一平均气道压保持肺泡持续扩张，使肺处于“安全窗”。

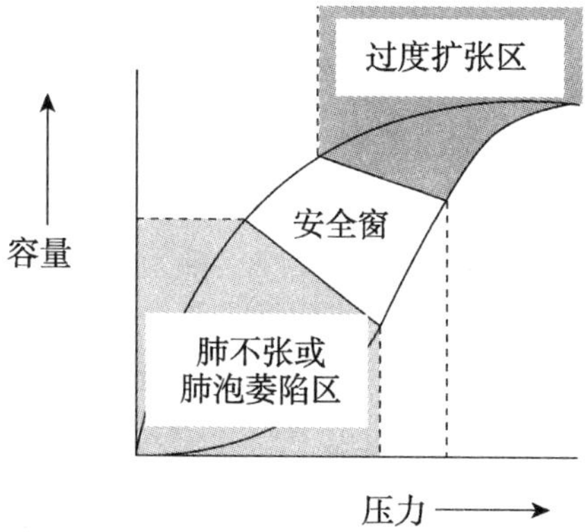

图 4-2-5 肺损伤时的压力-容积曲线

早在 1982 年 Kolton 等就用实验证明，HFOV 时短时间使用相对较高的气道压力可明显改善肺氧合。这是因为打开已萎陷的肺泡所需压力，较维持肺泡开放状态的压力更高。

MuCulloch 等通过组织病理证明，HFOV 保持最佳肺容量可以减少肺损伤的发生，阻止透明膜的形成，阻止支气管上皮细胞受损。并可加速肺表面活性物质释放。

HFOV 时进行肺复张，改善肺部力学特性，可避免由于肺泡闭合及张开时产生的剪切力所引起的损伤。同时由于肺容积处于最适状态，使肺内气体分布最大限度地处于均匀状态，减少局部肺过度扩张，改善通气血流比例，增加肺部氧合。增加肺部氧合后可以降低吸氧浓度，减少氧中毒的发生。降低吸氧浓度，减少肺损伤。肺复张策略是 HFOV 取得良好效果的基本前提

四、适应证

（一）新生儿期

1. 新生儿呼吸窘迫综合征（RDS）

表面活性物质缺乏、胸廓顺应性高、用 HFOV 治疗新生儿呼吸窘迫综合征最早于 1981 年报道。但从 20 世纪 80 年代末至今，对 HFOV 与常规机械通气（CMV）治疗 RDS 进行的几次大规模多中心研究中，其结果非常不一致。1989 年一次多中心研究，包括 673 例早产儿，得出令人失望的结果。该研究显示与 CMV 相比，HFOV 并没有降低慢性肺疾病（chronic lung disease，CLD）的发生率，并且 HFOV 治疗组患者的脑室内出血及气漏的发生率更高。后来分析可能与使用 HFOV 过程中未使用肺复张策略有关。Ogawa 等报道 HFOV 虽然改善肺部氧合，但两组患者的 CLD、脑室内出血、气漏的发生率、通气时间及成活率均无显著性差异，因此认为 HFOV 并不增加 RDS 患儿的并发症。Gerstmann 等的研究结果得出 HFOV 可降低急性及慢性肺损伤的发生、降低病死率、减少治疗费用。各组研究出现结果的不一致可能与所选患者的严重程度、用 HFOV 的时机、通气策略及各个研究中心对患者的处理不一样有关。目前一般认为 HFOV 越早用越好。但是最近的两篇荟萃分析线与常规机械通气对比，HFOV 除了使早产儿的慢性肺疾病的发病率稍低外，并没有其他优越性。

2. 先天性膈疝

常伴有严重的肺发育不良，常规机械通气难以保证有效气体交换，且易出现肺损伤，常需要行膜肺治疗。有研究显示 HFOV 在术前治疗时可有效维持生命体征稳定，也利于术中膈肌修补及术后恢复，且用 HFOV 治疗与用膜肺治疗的存活率相同。对先天性膈疝患儿越早使用效果越好，如患儿出生前就明确先天性膈疝诊断，可于出生时即进行气管插管行 HFOV，保证肺部通气与氧合，为手术治疗创造条件。由于肺发育不良同时伴有肺血管发育不良，使用过高压力使发育不良的肺泡复张会增加血管阻力，导致血流动力学不稳定，并可导致气漏，因此，平均气道压最好不要超过 20cmH_2O。

3. 新生儿持续肺动脉高压

由于新生儿出生后肺动脉压持续增高，出现持续胎儿循环。HFOV 联合一氧化氮吸入能改善肺部氧合，尤其对胎粪吸入及严重肺实质病变所致者效果更加。可能与 HFOV 时肺泡复张使一氧化氮易于与肺血管作用有关。

4. 胎粪吸入综合征

HFOV 对胎粪吸入综合征患者可以有效改善肺部氧合，保证肺通气。这可能与 HFOV

时实施肺复张策略，保持较高的平均气道压，使气道保持通畅，有利于减轻气道梗阻及肺过度充气，使萎陷肺泡重新张开，并且可能与高频率的振荡气流有利于气道内胎粪排出有关。

（二）儿童期

1. 弥漫性肺疾病

如 ARDS、肺炎、呼吸道合胞病毒引起的重症呼吸衰竭，在一组常规机械通气治疗失败的 7 例呼吸衰竭患者，用 HFOV 治疗后有 6 例存活。在一组 70 例呼吸衰竭患者的多中心研究中，将患者随机进行常规机械通气或 HFOV 治疗，结果显示 HFOV 可以明显改善肺部氧合，减少肺损伤。并认为用 HFOV 之前的常规机械通气治疗时间及氧合指数可作为判断 HFOV 治疗患者成活与否的指标。

2. 下气道梗阻性疾病

哮喘、毛细支气管炎和反应性气道疾病等常因气道阻力增加而出现高碳酸血症。HFOV 时，对呼气阻力增高的患儿进行肺复张有可能加重气体闭陷（air trapping），引起局部或全肺过度充气。但是临床研究显示，采用高平均气道压和 ΔP，同时保留患儿自主呼吸，HFOV 能治疗呼吸道合胞病毒感染所致的毛细支气管炎。

3. 气漏综合征

如间质性肺气肿、皮下气肿、气胸、纵隔积气、肺手术后，对这些疾病所应用的高频通气策略与治疗 ARDS 等弥漫性肺疾病的通气策略不同。在达到充分的氧合后应优先降低平均气道压，而不是 FiO_2。待气漏痊愈后再优先降低 FiO_2。

4. 肺出血

HFOV 时可通过使用较高的平均气道压以压迫止血，同时又保证有效的肺泡通气，有利于治疗该种疾病。

五、临床实施

临床使用 HFOV 时，可以于气管插管后直接使用，也可以于使用常规机械通气效果不好或条件较高时使用。

（一）患者准备

患者需要气管插管或器官切开，经胸片或纤维支气管镜确认气管导管位置正确。气管导管的部分堵塞对通气效果影响很大，因此应保证气管导管通畅。另外 HFOV 时平均气道压较高，对心血管系统有一定影响，因此施行 HFOV 前应保证患者血容量充足。对于烦躁患者应给予镇静止痛。肌松剂一般不用，因为保留一定程度的自主呼吸有利于肺复张及增加回心血流量。持续监测心率、呼吸、经皮氧饱和度，有条件应行经皮氧分压和经皮二氧化碳分压监测。

（二）初始参数设置

当患儿开始施行 HFOV 时，呼吸机参数设置为：吸入氧浓度（FiO_2）1.0；平均气道压较常频通气时高 2～6cmH$_2$O；偏置气流 20～30L/min；吸气时间 33%；振荡频率：小婴儿和新生儿 10～15 赫兹（Hz），儿童 8～10Hz，青少年 5～8Hz。体重＜10kg ΔP20～30cmH$_2$O；

体重为11～30kg ΔP30～40cmH_2O；体重>30kg ΔP40～60 cmH_2O。

(三) 参数调节

在完成吸痰操作后将高频呼吸机管道与患者连接，注意观察胸廓振荡幅度及各项监测指标。

患者胸壁应该有明显振动，振动过强说明肺内振荡压力过高，应适当升高振荡频率或降低 ΔP。

根据经皮氧饱和度调节平均气道压，同时施行肺复张。逐渐增加平均气道压，直到经皮氧饱和度≥90%。然后逐渐降低 FiO_2，并根据氧合情况以 1～2cmH_2O 的幅度增加平均气道压，直至 FiO_2≤0.6 时血氧饱和度≥90%；或 X 线胸片提示肺过度充气；或出现明显的心血管并发症。应严密监测肺顺应性的变化，当肺顺应性改善时即降低平均气道压，以防肺过度扩张。

(四) 实施肺复张

有两种方法。

(1) 持续肺充气（sustained inflation，SI）将平均气道压快速升高至某一预置值（如30cmH_2O），或比原平均气道压高 5～10 cmH_2O，持续 10～15s，一般每隔 20min 一次。其复张效果取决于肺部疾病性质、SI 前的肺容量、SI 的持续时间及频率、SI 后的平均气道压、是否合并有气漏或气体滞留等因素。

(2) 调节平均气道压：通过调节平均气道压来复张肺容量时，首先将调节平均气道压调至比常规机械通气时的平均气道压高 1～2cmH_2O，然后再以 1～2cmH_2O 的增幅逐渐增加，直至达到充分的肺复张。

判断肺复张可根据：①吸入氧浓度小于 0.6 时 PaO_2> 90 %；②胸片透亮度及膈面位置确定是否过度充气或充气不良，一般以横膈在第 8～9 后肋水平为宜。

(五) 监测

包括通气、换气功能（持续经皮监测 CO_2 和氧饱和度、动脉血气）；肺容量（拍胸片 q8～12h）、定时测量胸围；心血管功能（EKG、血压）；还应对体位、气管插管位置、胸廓振幅给予定期观察。

(六) 异常情况处置

1. 动脉血二氧化碳分压（$PaCO_2$）异常

(1) $PaCO_2$过低：说明 CO_2排出过多。可以：①以 1～2Hz 的幅度逐渐增加振荡频率直至 13～15Hz；②以 2cmH_2O 的幅度逐渐降低 ΔP。

(2) $PaCO_2$过高：如平稳患儿 $PaCO_2$突然迅速升高，可能原因为气管导管堵塞或气胸。应迅速吸痰通畅气道，摄胸片了解肺部情况，张力性气胸应行胸腔闭式引流。如果 $PaCO_2$持续升高，说明肺部通气不足，可以：①以 2cmH_2O 的幅度逐渐增加 ΔP；②以 1～2Hz 的幅度逐渐降低振荡频率直至 3Hz；③如果气管套囊充气，可将套囊放气使气管导管周围漏气；④施行肺复张使不张的肺张开；如有肺过度扩张时适当降低平均气道压亦有利于 CO_2排出。⑤腹胀明显行胃肠减压。

2. 低氧血症

出现低氧血症时可采用的措施有：提高吸入氧浓度；调节平均气道压、行肺复张；摄 X 线胸片观察有无充气过度、气体滞留、气胸等征象。当有过度充气时，适当降低平均气道压可改善肺部氧合。振荡潮气量不足所致低氧血症时，则应增加振荡压力幅度、降低振荡频率及增加吸气时间；改善心功能、纠正贫血以提高氧运输能力。

3. 气漏

当有气胸、间质性肺气肿、纵隔气肿、心包积气等情况时，由于 HFOV 采用高肺容量策略，有可能引起气体滞留导致肺充气过度，加重气漏。为利于气漏愈合，应在能耐受的情况下使用尽量低的平均气道压和振荡压力幅度，及 1.0 的 FiO_2，使氧饱和度维持在 85%左右，注意维持心功能以保证足够氧运输。当达到所需的氧饱和度后，应先降低平均气道压。一旦气漏愈合（停止漏气 24 小时），则应优先降低 FiO_2 使其<0.6，而保持血氧饱和度≥90%，再根据患者耐受情况调整参数。也可采用允许性高碳酸血症通气策略，只要 pH>7.25，大多数患儿都能耐受一定程度的高 $PaCO_2$。

（七）由 HFOV 向常规机械通气转换

患儿病情好转，应逐渐降低 HFOV 的条件，当达到以下标准仍能维持肺部通气氧合时，可考虑向常规机械通气转换：平均气道压：年长儿 18cmH_2O，小婴儿 15cmH_2O；FiO_2<0.4；ΔP 逐渐降低，能耐受气管内吸痰，无发绀。如果转为常规机械通气，FiO_2<0.5，频率<30 次/分，吸气峰压≤30cmH_2O，能维持肺部通气与氧合，则认为转换成功。

对于小婴儿，也可以直接从 HFOV 撤机。首先将各项参数逐渐降低，ΔP 可降至 0cmH_2O，这时患儿其实只是持续气道正压呼吸支持。如患儿耐受好，可拔除气管插管，改用经鼻持续气道正压呼吸支持。

六、应用 HFOV 注意事项

（1）掌握时机：有适应证时及早应用，而不是在应用 CMV 出现氧中毒、气压伤或 MODS 时才想到应用 HFOV。尤其是新生儿和小婴儿，更应适当放宽应用 HFOV 的指征。

（2）完善的加温湿化和适宜的气道管理是高频振荡通气成功的基本条件。在肺部病变和呼吸机参数无变化的情况下，出现经皮氧饱和度下降或自主呼吸困难等，常提示气道不通畅或插管位置偏移。

（3）维持最佳肺容量也是 HFOV 成功的关键因素。为此，在吸痰或其他操作使呼吸机管道脱离患儿后，应重新进行肺再充气过程。必要时需重复拍 X 线胸片检查。

（4）重症 ARDS 时，单纯的 HFOV 难以达到可接受的肺氧合水平，此时应采取联合呼吸支持方式：如 NO 吸入、肺表面活性物质应用和气管内肺通气、可允许性低通气等呼吸支持方法和策略。

（5）呼吸道管理：注意保持气管导管位置，观察导管是否通畅，主要观察患者胸壁振荡情况和经皮氧饱和度数值，如以上 2 种情况均良好，可不吸痰。但必须注意勿造成痰堵。一旦出现自主呼吸增强，患者烦躁，经皮氧饱和度下降，肺痰鸣音增多，气管可见明显痰液，则提示痰堵的可能性大，需及时吸痰。每次脱机吸痰后会使已经张开的肺泡重新萎缩，因此，吸痰后应行肺复张。

近年来我院 PICU 和 NICU 对小儿重症肺炎、ARDS 和新生儿 RDS、胎粪吸入综合征等进行 HFOV 的临床实践显示，只要适应证选择合理，HFOV 在提高肺氧合、减少气压伤和解决气道管理困难等方面具有一定的优越性。在单纯 HFOV 不能改善氧合时，我们曾应用 HFOV+NO 吸入使 1 例重症 ARDS 患者肺氧合获得明显改善。当然，HFOV 也有其局限性，如 1 例 6 岁金黄色葡萄球菌败血症合并重症 ARDS、MODS 的患儿，在应用压力控制进行常规机械通气（PIP 52cmH$_2$O、PEEP16cmH$_2$O、FiO$_2$ 1.0）时，仅能维持 PaO$_2$ 52mmHg。此时，应用 HFOV 却不能维持用 CMV 时的原有氧合水平。提示对极严重肺实变病例，必须采取联合呼吸支持措施。

七、儿科 HFOV 的临床应用发展方向

（1）与肺表面活性物质（PS）联合应用：PS 具有降低肺泡表面张力、防止肺泡萎陷的重要作用。HFOV 与 PS 联合应用已取得明显临床效果，可减少气压伤发生；减少 PS 的用量；减少支气管肺发育不良发生率。

（2）与一氧化氮（NO）吸入联合应用：实验及临床应用 NO 吸入可以降低肺血管阻力，提高肺部氧合。但重症 ARDS 患者常由于肺泡萎陷，NO 不能有效达到肺泡毛细血管内影响疗效。而高频振荡通气的肺复张可使肺泡重新扩张，并通过保持较高的平均气道压来阻止肺泡萎陷，使肺内气体分布均匀。且高频振荡有利于 NO 弥散，有利于 NO 对肺部血管起作用。

（3）与部分液体通气（PLV）联合应用：氟碳具有氧溶解度高、表面张力低等特点，有利于降低肺泡表面张力，改善肺顺应性及气体交换。PLV 时，将约 30ml/kg 的氟碳（perfluorocarbon）化合物缓慢注入肺内以填充肺的功能残气量，再进行机械通气。PLV 与 HFOV 联用可以减少氟碳用量，与单纯 HFOV 比较，可更迅速改善肺的氧合。

（曾健生　陈贤楠）

参考文献

1. Henderson - Smart DJ，de Paoli AG，Clark RH，Bhuta T. High frequency oscillatory ventilation versus conventional ventilation for infants with severe pulmonary dysfunction born at or near term. Cochrane Database Syst Rev，2009，(3)：CD002974.
2. Cools F，Henderson - Smart DJ，Offringa M，et al. Elective high frequency oscillatory ventilation versus conventional ventilation for acute pulmonary dysfunction in preterm infants. Cochrane Database Syst Rev，2009，(3)：CD000104.
3. Berner ME，Hanquinet S，Rimensberger PC. High frequency oscillatory ventilation for respiratory failure due to RSV bronchiolitis. Intensive Care Med，2008，34 (9)：1698 - 1702.
4. Tingay DG，Copnell B，Mills JF，et al. Effects of open endotracheal suction on lung volume in infants receiving HFOV. Intensive Care Med，2007，33 (4)：689 - 693.
5. ben Jaballah N，Khaldi A，Mnif K，et al. High - frequency oscillatory ventilation in pediatric patients with acute respiratory failure. Pediatr Crit Care Med，2006，7 (4)：362 - 367.

6. van Heerde M, van Genderingen HR, Leenhoven T, et al. Imposed work of breathing during high - frequency oscillatory ventilation: A bench study. Crit Care, 2006, 10 (1): R23.

7. Slee - Wijffels FY, van der Vaart KR, Twisk JW, et al. High - frequency oscillatory ventilation in children: A single - center experience of 53 cases. Crit Care, 2005, 9 (3): R274 - 279.

8. Ventre KM, Arnold JH. High frequency oscillatory ventilation in acute respiratory failure. Paediatr Respir Rev, 2004, 5 (4): 323 - 332.

9. ben Jaballah N, Mnif K, Bouziri A, et al. High - frequency oscillatory ventilation in paediatric patients with acute respiratory distress syndrome——early rescue use. Eur J Pediatr, 2005, 164 (1): 17 - 21.

10. van Kaam AH, Haitsma JJ, De Jaegere A, et al. Open lung ventilation improves gas exchange and attenuates secondary lung injury in a piglet model of meconium aspiration. Crit Care Med, 2004, 32 (2): 443 - 449.

11. Dobyns EL, Anas NG, Fortenberry JD, et al. Interactive effects of high - frequency oscillatory ventilation and inhaled nitric oxide in acute hypoxemic respiratory failure in pediatrics. Crit Care Med, 2002, 30 (11): 2425 - 2429.

12. Cacciari A, Ruggeri G, Mordenti M, et al. High - frequency oscillatory ventilation versus conventional mechanical ventilation in congenital diaphragmatic hernia. Eur J Pediatr Surg, 2001, 11 (1): 3 - 7.

13. Azarow K, Messineo A, Pearl R, et al. Congenital diaphragmatic hernia——a tale of two cities: The Toronto experience. Journal of Pediatric Surgery, 1997, 32: 395 - 400.

14. Bouchut JC, Dubois R, Moussa M, et al. High - frequency oscillatory ventilation during repair of neonatal congenital diaphragmatic hernia. Paediatr Anaesth, 2000, 10 (4): 377 - 379.

15. Schumann S, Krappitz M, Möller K, et al. Pressure loss caused by pediatric endotracheal tubes during high - frequency - oscillation - ventilation. Respir Physiol Neurobiol, 2008, 162 (2): 132 - 137.

16. Tasker RC. CPAP and HFOV: Different guises of the same underlying intensive care strategy for supporting RSV bronchiolitis. Intensive Care Med, 2008, 34 (9): 1560 - 1561.

17. Greenough A. High frequency oscillation and liquid ventilation. Paediatr Respir Rev, 2006, 7 Suppl 1: S186 - 188.

18. Rotta AT, Viana ME, Wiryawan B, et al. Combining lung - protective strategies in experimental acute lung injury: The impact of high - frequency partial liquid ventilation. Pediatr Crit Care Med, 2006, 7 (6): 562 - 570.

19. van Heerde M, Roubik K, Kopelent V, et al. Unloading work of breathing during high - frequency oscillatory ventilation: a bench study. Crit Care, 2006, 10 (4): R103.

20. Froese AB, Kinsella JP. High - frequency oscillatory ventilation: Lessons from the neonatal/pediatric experience. Crit Care Med, 2005, 33 (3 Suppl): S115 - 121.

21. Duval EL, van Vught AJ. Status asthmaticus treated by high - frequency oscillatory ventilation. Pediatr Pulmonol, 2000, 30 (4): 350 - 353.

22. van Kaam AH, Haitsma JJ, de Jaegere A, et al. Open lung ventilation improves gas exchange and attenuates secondary lung injury in a piglet model of meconium aspiration. Crit Care Med, 2004, 32 (2): 443 - 449.

23. 陈贤楠，崔乃杰，耿荣，等. 高频振荡结合部分液体通气对兔急性肺损伤的治疗作用. 中华医学杂志，2001，81 (2): 97 - 101.

24. 耿荣，陈贤楠，吴冀川，等. 高频振荡通气结合一氧化氮吸入对急性肺损伤兔氧合的影响. 中华儿科杂志，1999，37 (10): 604 - 606.

25. 曾健生，陈贤楠，樊寻梅. 高频振荡通气的肺复张策略. 国外医学呼吸系统分册，1998，18

(3)：157-159.
26. 曾健生，樊寻梅，陈贤楠. 高频振荡通气的气体交换. 中国实用儿科杂志，2000，15（8）：499-501.
27. 曾健生，陈贤楠，樊寻梅. 高频振荡通气在儿科临床的应用. 小儿急救医学，1998，5（3）：133-135.
28. 曾健生，李克华，崔玉涛，等. 高频振荡通气治疗新生儿胎粪吸入综合征. 中华儿科杂志，2001，39（4）：195-197.

第三节 无创通气

一、无创通气概述

无创通气（noninvasive ventilation，NIV）是指不经人工气道（气管插管或气管切开）进行的通气。广义来讲，无创通气包括无创负压通气（noninvasive negative-pressure ventilation）和无创正压通气（noninvasive positive-pressure ventilation，NPPV）。20世纪50年代脊髓灰质炎流行时，负压通气是主要的通气方式。通过在胸廓或腹部周围产生负压，达到肺部通气的目的。铁肺、胸甲型通气机和茄克式通气机均采用该原理。由于该类通气机移动性能差、患者护理困难等原因，并且随着有创正压通气疗效确切，至20世纪60年代，有创通气成为主要通气方式，负压通气临床应用逐渐减少。

随着对有创通气所带来不良反应认识的深入，无创通气再次受到重视。由于传感技术和人机连接界面材料的不断改进，经鼻塞、鼻/面罩进行的正压通气已成为无创性通气主要形式。1971年Gregory等首次进行了CPAP治疗早产儿呼吸窘迫综合征（RDS）的临床研究，从此RDS的治疗成功率大为提高。1981年Sullivan首次报道用持续气道正压（continuous positive airway pressure，CPAP）治疗阻塞性睡眠呼吸暂停综合征取得成功后，无创通气得到推广。以后通过对COPD加重期及心源性肺水肿患者的临床研究，发现NIV疗效确切，因此NIV在成人呼吸衰竭治疗中广泛应用。

由于负压通气在临床很少使用，目前通常所说的无创通气即为无创正压通气。

与有创性通气比较，无创性通气有不少优点，可减少医源性感染如呼吸机相关性肺炎和喉部损伤，患儿可以说话、进食和饮水，可以减少镇静剂用量等。

二、无创通气设备

无创通气设备主要包括提供气流的通气装置和与患者连接方式-接触界面。

（一）通气装置

1. 气泡式CPAP系统（bubble或waterseal CPAP system）

这是最简单的CPAP装置，该装置由中心供氧供气、空氧混合器、加温湿化器、高顺应性管道、水封瓶组成，通过将呼气管道插入水平面以下的深度来调节气道内压力。小婴儿以鼻塞连接为宜，儿童可酌情选用鼻罩或鼻塞。近年来大容量、高顺应性、水封瓶压力控制的CPAP系统，已广泛应用于临床，且有商品化生产。较大婴儿还可在吸气管道侧加用储气囊提供吸气按需气流和呼气时提供储存气源的空间，使吸、呼气相压力更趋平衡。其特点是：①最大限度地减少了吸气和呼气相的压力波动；②置于气源对侧的水封瓶消除了器械死腔，且可通过观察持续气泡的多少和吸呼气相的变化来调节 CPAP 的气流量。北京儿童医院急救中心应用最多的是 bubble system 装置。有研究认为水泡可产生振荡作用，其频率为15～30Hz，能降低呼吸频率和每分钟通气量而不增加 $PaCO_2$，有利于气体交换，但对此仍有争议。

2. 专门为儿科设计的 CPAP 系统

目前我国市场上已可获得多种不同规格和档次的无创 CPAP 装置。如由英国 EME（Electro Medical Equipment）Ltd 公司生产、专为新生儿设计的 CPAP 装置（Infant Flow™ system）具有根据流体力学独特设计的鼻塞导管装置，使用时系统压力稳定，系统内阻力低，可有效地减少呼吸功，并有气道压力和氧浓度报警系统；由德国 Stephen 公司生产的小儿 CPAP 装置（Stephen CPAP system）可作为氧疗、无创呼吸支持和药物雾化应用。而由美国 Vital Signs Ltd．生产的 CPAP 装置（Vital Flow 100™system）仅需氧气源，应用文丘里原理可使氧浓度在 34%～100%范围内调节，体积小，配有不同数值的 PEEP 阀，其最大流量可达 130L/min，应用年龄范围大，适合抢救现场、转运途中应用。缺点是无气流量和氧浓度监测，难以细微调节；小婴儿不适用。

3. 无创通气呼吸机（noninvasive ventilators）

多数无创通气呼吸机均为成人设计，属于压力控制方式，即使存在较大漏气时仍能正常工作。无创通气呼吸机不使用呼气阀，因此只有单一通气管路，在靠近面罩部位有一固定漏气部位以防止二氧化碳重复吸入。多数简单的无创通气呼吸机无安全报警装置，但操作方便，可提供的通气方式有压力支持和 CPAP。一些较先进的无创通气呼吸机（如 Respironics Vision 和 Hamilton raphael）能够调节氧浓度，有图形监测界面，并有安全报警装置。虽然多数压力调节无创通气呼吸机可用于儿科患者，但是这些无创呼吸机并不是为儿童专门设计的，因此对通气管路的死腔和触发敏感度应特别注意。

4. 多功能呼吸机

ICU 内使用的多功能呼吸机是为气管插管患者而设计，整个通气管路是密闭的，通常没有漏气或漏气量很少，漏气量多时可触发呼吸机。但是随着无创通气使用广泛，某些新一代多功能呼吸机具备无创通气模式，如 Maquet Servo－i，Hamilton G5，Drager Evita XL，Newport e500，Respironics Esprit 等。其实多功能呼吸机上的无创通气方式本质上是压力控制间歇指令性通气，只是呼吸机能够自动调节漏气补偿。研究显示当漏气量增加时，有些呼吸机需要调节触发敏感度和切换标准才能保证有效通气。这要求使用者充分掌握所使用的呼吸机的性能。

（二）连接界面

无创通气与有创通气的主要区别在于呼吸机与患者的连接方式（接触界面）不同。无创通气时通过特殊的接触界面将气体导入气管。建立有效的通气连接是成功应用无创通气的关键。儿科无创性通气的连接方式主要有 3 种：鼻塞、鼻罩和面罩头罩。选择鼻塞或鼻/面罩时应注意式样和规格，保证适合患者的鼻腔大小和脸形。鼻塞和鼻罩可因经口漏气而使压力不易维持，面罩则影响说话和进食，且颜面部畸形时影响使用。面罩和鼻罩适合较大儿童，在婴幼儿的使用受到一定限制。鼻塞容易固定且耐受性好，婴幼儿较常用，也比较容易护理，患儿可以说话、进食。近年国外报道使用头罩行 NIV 取得成功。由于头罩通过颈部/肩部密封而实现，不受面部畸形影响，有一定优点，但气体湿化困难，且不适用于封闭式恐怖症（claustrophobia）和四肢麻痹患儿。

三、无创通气模式

有创正压通气所用的各种通气模式均可用于 NIV。但儿科常用的 NIV 通气模式为 CPAP 和双水平气道内正压通气（bilevel positive airway pressure，BiPAP）。

1. 持续气道正压（CPAP）

CPAP 是在自主呼吸条件下，提供一定的压力水平使整个呼吸周期内气道均保持正压的通气方式。CPAP 可以抵抗上气道塌陷，保持气道通畅，减少阻塞性呼吸暂停的发生频率和持续时间；增加功能残气量，防止肺不张，改善通气/血流比例，改善肺部氧合，降低肺泡-动脉血氧分压差；稳定胸廓，减轻塌陷回缩，降低内源性 PEEP，增加肺的顺应性，降低呼吸功。

2. 双水平气道内正压通气（BiPAP）

BiPAP 是在呼吸周期中提供 2 个水平的压力支持。当患者吸气时，呼吸机同步送出较高的吸气相正压（inspiratory positive airway pressure，IPAP），帮助患者克服气道阻力，增加吸入气量，减少患者呼吸做功。当患者呼气时，呼吸机同步将压力降到较低的呼气相正压（expiratory positive airway pressure，EPAP），使患者较易呼气，防止持续过度通气，增加功能残气量，改善氧合，减轻肺水肿。在 BiPAP 通气模式下，患者的潮气量受多种因素影响：自主呼吸的努力程度、支持压力的大小、气道阻力和肺顺应性等。与 CPAP 时的自主呼吸比较，BiPAP 通过呼吸道压力的变化实现额外的肺泡通气，减少膈肌和辅助呼吸肌做功，从而减少氧消耗，降低呼吸频率。

通气模式选择与所要达到的通气目的有关。如果为增加功能残气量、保持气道通畅，可选用 CPAP；如果需要增加潮气量，改善肺通气，可选用 BiPAP。

四、无创通气适应证

目前儿科尚缺乏使用无创通气的统一指征，适应证的选择国内外都在探索之中。目前认为对于以下几种情况无创通气可以发挥疗效。

1. 儿科呼吸功能不全和呼吸衰竭

虽然在成人已证实 NIV 对慢性阻塞性肺疾病急性加重期有确切疗效，可减少气管插管率，减少呼吸机相关性肺炎，提高存活率。NIV 对心源性肺水肿、肺炎及哮喘所致呼吸衰竭也取得了满意疗效。但儿科相关前瞻性研究较少。有研究显示 NIV 对儿童急性呼吸衰竭有明显治疗作用，且使用 1h 后的吸氧浓度可作为判断治疗能否成功的指标，但对急性呼吸窘迫综合征效果较差。北京儿童医院应用经鼻 CPAP 治疗婴幼儿呼吸衰竭取得了良好的临床效果，并对先天性心脏病合并肺炎呼吸衰竭患儿制定了 CPAP 优先使用策略，可改善心肺功能，减少气管插管率。

2. 下呼吸道梗阻

儿科下呼吸道梗阻常见疾病是哮喘、毛细支气管炎、喘息样支气管炎。多数患儿经常规治疗如抗感染、氧疗、解痉止喘等可逐渐恢复，但部分患儿病情逐渐加重需要呼吸支持。多项研究显示 NIV 可改善哮喘持续状态患儿的呼吸功能，缓解呼吸衰竭，可以明显降低毛细支气管炎患儿的呼吸频率和改善肺部气体交换。但对因气管软化而出现喘息和呼吸困难的婴幼儿，无创通气可以起到对气道的支撑作用，缓解呼吸困难。对于有器质性狭窄如气管发育不良、血管环或肿瘤压迫导致的喘息性呼吸困难，NIV 有时能稍微缓解症状，但通常效果欠佳，在临床实践中应注意鉴别。对于一些用 NIV 治疗效果不好的患者，需注意排除气道器质性狭窄。

3. 有创通气撤机过程中

一些有创通气患儿符合拔管标准，但拔管后再次发生呼吸衰竭，对这些患儿应用 NIV 可明显改善其呼吸困难症状和气体交换，避免再插管。对一些撤机困难患儿拔管后应用 NIV 也有助于顺利撤机拔管。有创通气患儿在未完全达到拔管标准时提前拔管，改用 NIV 序贯治疗，可缩短有创通气时间，从而有助于降低与有创通气相关的并发症。

4. 慢性神经肌肉疾病所致肺功能不全

这是儿科研究较多的 NIV 适应证。很多儿童慢性神经肌肉疾病都累及呼吸肌，如进行性肌营养不良和脊髓性肌萎缩等，最终导致呼吸功能不全。有些患儿在出现白天呼吸困难前，已发生夜间低氧血症，导致睡眠障碍和认知异常。对该类患儿夜间使用 NIV，不但可改善夜间肺部气体交换，提高睡眠质量，而且也可改善白天肺部气体交换，提高生存质量并降低病死率。对夜间使用 NIV 能改善白天肺部气体交换的确切机制尚不清楚，但可能与应用 NIV 后动脉血二氧化碳分压降低，脑干恢复对二氧化碳分压升高的反应性有关。这类患儿可以在家长期应用 NIV，但开始时应在睡眠监测中心进行，以便掌握正确实施方法，并评价 NIV 效果。

5. 阻塞性睡眠呼吸暂停（obstructive sleep apnea，OSA）

大多数 OSA 患儿存在上气道解剖狭窄，主要原因为腺样体增生及扁桃体肥大。儿童 OSA 常见症状包括夜间打鼾、张口呼吸、呼吸困难、多动以及注意缺陷障碍等。手术切除腺样体和扁桃体是主要治疗方法，大部分患儿手术效果良好，小部分患儿术后仍存在较重的 OSA，需要进一步应用 NIV 治疗。CPAP 能提供一定压力以保持上气道通畅，可以有效缓解 OSA，改善肺部气体交换，提高记忆力，降低高血压及其他心血管危险因素。婴儿和儿童对 CPAP 治疗耐受性好，适合长期家庭治疗。

6. 新生儿疾病

一些研究显示，对新生儿呼吸窘迫综合征患儿，CPAP 可降低上气道阻力，使萎陷的肺泡复张，维持功能残气量和减少肺内分流，减少吸氧量，降低支气管肺发育不良发生率。有研究显示应用无创间歇正压通气较 CPAP 效果更好。早期使用 CPAP，尤其是在应用表面活性物质后再用 CPAP 治疗，可减少机械通气的应用，减少相关的并发症。应用 NIV 可减少早产儿呼吸暂停的发生。CPAP 应用后，除了增加肺容量外，由于能减少胸腔的扭转及稳定胸廓，使早产儿的呼吸形式更趋于正常；使气道和横膈扩展，减少阻塞性呼吸暂停的发生；增加表面活性物质的释放。CPAP 治疗早产儿呼吸暂停已被广泛接受。

五、无创通气禁忌证

NIV 存在一些不足之处：如不能有效引流痰液，通气效果不稳定，容易引起胃肠胀气等。NIV 禁忌证包括以下几种情况：①心跳或呼吸停止；②自主呼吸微弱，频繁呼吸暂停；

③气道分泌物多，咳嗽无力，气道保护能力差，误吸危险性高；④未经引流的气胸或纵隔气肿，严重低氧血症和酸中毒；⑤血流动力学不稳定（休克）、心律失常等；⑥鼻咽腔永久性的解剖异常；⑦颈面部创伤、烧伤及畸形；⑧近期面部、颈部、口腔、咽腔、食管及胃部手术后；⑨患儿意识清醒，但不能配合或不耐受面罩等无创通气模式。

六、无创通气的临床实施

正确掌握适应证和操作方法是 NIV 成功应用的基础。对负责 NIV 的医护人员应进行适当培训，掌握使用的适应证、操作程序、监测指标、疗效判断及不良反应防治等，才能达到理想治疗效果。

1. 患者选择

选择合适的患者对成功实施 NIV 有重要意义，患者有实施辅助呼吸的需要但又无禁忌证。选择标准主要基于临床综合判断，包括呼吸衰竭原因、呼吸困难程度、血流动力学稳定、无吞咽障碍、胸片和血气结果等。对于一些难以判断的患者，在准备气管插管的情况下，可试验性地施用 NIV，但应严密监护，一旦病情无好转应气管插管行有创通气。另外，应用 NIV 时，除要注意适应证的选择外，还要注意应用时机的选择。一旦患儿有轻度呼吸困难即可考虑使用，否则病情进展出现呼吸肌疲劳、严重呼吸性酸中毒时效果差。

2. 保持气道通畅

注意患儿体位及头颈位置，对小婴儿可使颈部适度伸展，保持气道开放。对较大儿童可取半卧位，头抬高 30°以上，注意上气道的通畅。因呼吸道分泌物容易堵塞鼻塞出口或气道，导致通气障碍，甚至引起窒息。因此应及时清除口鼻腔分泌物。在应用 NIV 前即应对患儿气道做出评估，如气道分泌物多更应严密观察。

3. 患者与呼吸机连接

根据患儿大小选择合适的接触界面，如鼻塞、鼻罩或面罩。接触界面是否合适对减少漏气、保证通气效果极其重要。由于连接时患儿会感到不适，导致烦躁、对抗，小婴儿可使用沙袋等适当限制头部运动，必要时应用镇静剂。对较大儿童应做好解释工作，以取得患儿的理解和配合，减少恐惧感，增加依从性。

4. 通气参数调节

通气参数需根据患者具体情况、病理生理变化和不同模式特点，结合治疗目的来调节。原则是由低到高逐步调节。使用 CPAP 时，初始压力为 4 ～6cmH_2O，可逐渐升高，但一般不要超过 10cmH_2O；如使用 bubble system 装置，一定要保证足够大的气流量以保持水封瓶持续有气泡排出。理论上 CPAP 的气流量应为每分通气量的 4 倍。由于鼻塞或口腔漏气，常需更大的气流量。婴儿常需要 6～12 L/min，儿童则为 8～20L/min。初始氧浓度可较高，然后根据氧合情况逐渐下调。持续吸入氧浓度以＜50％为宜。对 BiPAP 模式，初始参数为呼气压 4cmH_2O，吸气压 8～10 cmH_2O，呼吸频率 20 次/分左右。在 5～20min 内逐步增加至合适的水平。一开始就用较高的压力会影响依从性，如持续用较低的压力则达不到理想的通气效果。

5. 监测完成适应性连接

呼吸机参数相对稳定后，医务人员仍需在患者床边观察 20～40min。主要观察：①鼻塞、口/鼻面罩与患者接触部位的漏气量，及时调整鼻塞、面罩及固定带。若漏气量过大，就会出现人-机对抗，这是导致 NIV 治疗失败的一个重要原因。②人-机协调性：观察胸廓运动是否与呼吸机送气相协调，以及患者呼吸动作是否与呼气装置的呼气/吸气相漏气声音在时间上一致。③观察呼吸频率、心率、血压变化情况，患者呼吸困难症状是否缓解，呼吸频率是否减慢，是否可见较明显的胸廓起伏，听诊是否可闻及清晰的双肺呼吸音；④经皮血氧饱和度和血气分析是否改善。经皮血氧饱和度使用方便，可以连续实时监测，但需注意经皮血氧饱和度的变化与 PaO_2 的变化并不呈线性关系。动脉血气分析可准确反映肺部通气和氧合情况，可以评价 NIV 疗效，指导呼吸机参数调节。一般在施行 NIV 1～2h 后应复查血气以了解治疗效果。根据以上指标综合判断治疗效果，确定参数水平。临床研究显示，应用 NIV 后 1～2h，患者病情无好转，继续使用成功可能性很小，应及时换用其他通气方式。

6. 护理

NIV 过程中，尤其是最初数小时，要有专人护理。初始 NIV，患者突然从自然呼吸过渡到密闭的正压通气，多数会有不同程度的不适感和恐惧心理。因呼吸道分泌物容易堵塞鼻塞出口或气道，导致通气障碍，甚至引起窒息。因此应及时清除口鼻腔分泌物。虽然无创正压通气保留了上气道的加温湿化功能，但由于送气量大，流速快，因此需注意气体加温湿化。气体湿化不足可使气道痰液黏稠，导致气道痰液堵塞和 NIV 失败。有肺部感染时，更需加强湿化促进痰液排出。一般使气体温化至 34～37℃，相对湿度为 100%。

七、无创通气的不良反应

NIV 可给患者带来某些不良反应，如经鼻塞行 NIV 可引起鼻翼损伤、感染，甚至鼻衄；面罩易致面部压伤、皮肤损伤、口咽干燥；高流量通气可引起鼻腔干燥、分泌物黏稠或堵塞气道，眼部刺激，有时还可以出现胃肠道胀气。压力过高可引起心输出量降低，导致低血压，甚至气漏综合征。压力过低导致通气不足，出现低氧血症。使用面罩时如出现呕吐易引起误吸。临床应用中需注意观察，做到及时发现，及时处理。

八、无创通气失败原因

应用 NIV 后仍需气管插管机械通气的原因包括患者和 NIV 方法学两方面因素。

1. 患者因素包括：①患儿本身心功能恶化，肺水肿加重：内环境紊乱、液量过多；②严重肺部感染或其他肺部病变，气道分泌物黏而多；③热卡供应不足，呼吸肌极度疲劳；④存在特殊的基础性疾病如气道严重狭窄，导致患儿不适应 NIV 应用；⑤不耐受：患儿对 NIV 不适应，使得治疗时间过短或辅助通气不足。

2. 方法学因素有：①通气模式和参数设定不合理：如压力过低、气流量过小，不能保证理想通气效果，温湿化不良；②目标不恰当，追求与心脏功能不相应的正常血气目标；③气道管理存在问题或忽视其他治疗措施的配合（包括体位、镇静）；④漏气：接触界面与鼻面部之间漏气或使用鼻塞时经口漏气，会明显影响辅助呼吸通气效果和同步性。

（曾健生　陈贤楠）

参考文献

1. Teague WG. Noninvasive ventilation in the pediatric intensive care unit for children with acute respiratory

failure. Pediatr Pulmonol, 2003, 35 (6): 418 - 426.

2. Teague WG. Non - invasive positive pressure ventilation: Current status in paediatric patients. Paediatr Respir Rev, 2005, 6 (1): 52 - 60.
3. 崔威，陈贤楠. 持续气道正压对心血管功能影响的研究进展和临床应用. 中华儿科杂志，2001，39 (4): 250 - 252.
4. Essouri S, Durand P, Chevret L, et al. Physiological effects of noninvasive positive ventilation during acute moderate hypercapnic respiratory insufficiency in children. Intensive Care Med, 2008, 34 (12): 2248 -2255.
5. Carroll CL, Schramm CM. Noninvasive positive pressure ventilation for the treatment of status asthmaticus in children. Ann Allergy Asthma Immunol, 2006, 2006 (3): 454 - 459.
6. Yanez LJ, Yunge M, Emilfork M, et al. A prospective, randomized, controlled trial of noninvasive ventilation in pediatric acute respiratory failure. Pediatr Crit Care Med, 2008, 9 (5): 484 - 489.
7. Thia LP, McKenzie SA, Blyth TP, et al. Randomised controlled trial of nasal continuouspositive airways pressure (CPAP) in bronchiolitis. Arch Dis Child, 2008, 93 (1): 45 - 47.
8. Essouri S, Chevret L, Durand P, et al. Noninvasive positive pressure ventilation: Five years of experience in a pediatric intensive care unit. Pediatr Crit Care Med, 2006, 7 (4): 329 - 334.
9. Mayordomo - Colunga J, Díaz JJ, Concha A, et al. Predictive factors of non invasive ventilation failure in critically ill children: A prospective epidemiological study. Intensive Care Med, 2009, 35 (3): 527 - 536.
10. BernetV, HugMI, FreyB. Predictive factors for the success of noninvasive mask ventilation in infants and children with acute respiratory failure. Pediatr Crit Care Med, 2005, 6 (6): 660 - 664.
11. Young HK, Lowe A, Fitzgerald DA, et al. Outcome of noninvasive ventilation in children with neuromuscular disease. Neurology, 2007, 68 (3): 198 - 201.
12. Essouri S, Chevret L, Durand P, et al. Noninvasive positive pressure ventilation: Five years of experience in a pediatric intensive care unit. Pediatr Crit Care Med, 2006, 7 (4): 329 - 334.
13. Hess DR. How to initiate a noninvasive ventilation program: Bringing the evidence to the bedside. Respir Care, 2009, 54 (2): 232 - 43; discussion 243 - 245.
14. Kallet RH, Diaz JV. The physiologic effects of noninvasive ventilation. Respir Care, 2009, 54 (1): 102 -115.
15. Chatburn RL. Which ventilators and modes can be used to deliver noninvasive ventilation? Respir Care, 2009, 54 (1): 85 - 101.
16. Nava S, Navalesi P, Gregoretti C. Interfaces and humidification for noninvasive mechanical ventilation. Respir Care, 2009, 54 (1): 71 - 84.
17. Ferreira JC, Chipman DW, Hill NS, et al. Bilevel vs ICU ventilators providing noninvasive ventilation: Effect of system leaks: A COPD lung model comparison. Chest, 2009, 136 (2): 448 - 456.
18. Vignaux L, Tassaux D, Jolliet P. Performance of noninvasive ventilation modes on ICU ventilators during pressure support: A bench model study. Intensive Care Med, 2007, 33 (8): 1444 - 1451.
19. 曾健生，钱素云. 无创通气技术及其适应证. 中国实用儿科杂志，2007，22 (12): 883 - 885.
20. 耿荣，韩英. 持续呼吸道正压对肺炎并心力衰竭患儿心功能的影响. 实用儿科临床杂志，2009，24 (19): 1517.

第三章　连续性肾脏替代治疗

连续性肾脏替代治疗（continuous renal replacement therapy，CRRT），又称连续性血液净化（CBP）。是20世纪末开展的一种新的血液净化方法。1995年第一届国际连续性肾脏替代治疗会议规定采用每天连续24h或接近24h的一种连续性血液净化疗法替代受损的肾脏功能的净化方式即为连续性肾脏替代治疗。早在1979年Krarner首次提出连续性动静脉血液滤过（continuous arterio－venous hemofiltration，CAVH）治疗多脏器功能衰竭及急性肾脏功能衰竭（acute renal failure，ARF）。CAVH是利用动静脉压力差作为体外循环的动力，以对流方式清除中、小分子毒素，以超滤方式清除体内水分，一般连续24h，可缓慢进行，血流动力学影响较小，可在床旁进行。经过近30年临床发展，CAVH的技术已作了大量改进，如连续性静脉血液滤过（continuous veno－venous hemofiltration，CVVH），连续性动-静脉血液透析滤过（continuous arterio－venous hemodiafiltration，CAVHDF），连续性动-静脉血流透析（continuous arterio－venous hemodialysis，CAVHD），连续性静脉-静脉血液透析（continuous veno－venous hemodialysis，CVVHD），血浆置换（plasma exchange，PEX）、血浆吸附灌流（plasma absorption and perfusion，PAP）及缓慢连续性超滤（slow continuous ultrafiltration，SCUF）等，以上统称为连续性肾脏替代治疗。近年来又提出了"间歇性CRRT"和日间连续性肾脏替代治疗的概念，即每日治疗时间为8～12h，在保证患者有效治疗的同时又能保证患者有充足的休息时间。CRRT是危重患者重要的生命支持技术之一。2008年2月27日至3月1日在美国圣迭戈第13届连续性肾脏替代治疗（CRRT）国际研讨会主要议题有CRRT技术进展等。

一、CRRT的清除机制（见表4－3－1）

表4－3－1　CRRT治疗时各种溶质的清除机制

	代表物质	清除机制
小分子溶质（MW＜300）	尿素氮、肌苷、氨基酸	扩散（CVVHD）
		对流（CVVH）
中分子溶质（MW500～5000）	$VitB_{12}$、万古霉素	对流
小分子蛋白（MW 5000～50000）	炎性介质	对流
		吸附
大分子蛋白（MW＞50000）	白蛋白	对流

二、CRRT的机理

CRRT是危重症抢救中最常用的血液净化技术之一，是模仿肾小球的滤过原理，通过2种方式，即对流和弥散来达到清除溶质的目的，将动脉血或静脉血引入具有良好通透性的半透膜滤过器中，血浆内的水分和溶于其中的中小分子量的溶质以对流的方式被清除，亦即靠半透膜两侧的压力梯度（跨膜压力）达到清除水分及溶质的目的。小于滤过膜孔的物质被滤出（包括机体需要的物质与不需要的物质），同时又以置换液的形式将机体需要的物质输入体内，以维持内环境的稳定。

CRRT 能准确地控制液体的出入量，治疗时血流动力学稳定，溶质清除率高，能清除炎性介质，有助于全身炎症反应综合征和多器官功能不全的控制。应用于重症患者发生急性肾功能衰竭合并下列情况时：①血流动力学不稳定；②液体负荷过重；③处于高分解代谢状态；④脑水肿；⑤需要大量输液。应用于慢性肾功能衰竭合并严重并发症时：①尿毒症脑病；②尿毒症心包炎；③尿毒症性神经病变。

三、CRRT 的特点

（1）血流动力学稳定：与普通间断透析相比，CRRT 最大的特点是治疗时血流动力学稳定。因其是连续缓慢等渗地清除水分和溶质，能根据需要不断地调节液体平衡，符合生理状态。在急性肾功能衰竭的肾替代治疗中，CRRT 可保持稳定的平均动脉压和有效肾灌注。

（2）溶质清除率高：连续长时间每天治疗 24h 或接近 24h，总的清除量大。与间断透析相比，CRRT 可持续而平稳地控制氮质水平。

（3）清除炎性介质：特别是高通量血液滤过，通过对流、吸附机制清除多种炎性介质，改善患者免疫调节功能。

（4）对颅内压的影响：严重神经创伤、神经外科手术及急性肝功能衰竭的患者，常在发生脑水肿的同时伴发急性肾功能衰竭，此时若行普通血液透析治疗，极易发生失衡综合征，加重脑水肿的程度；而 CRRT 可保持颅内压的稳定，保证良好的脑血流灌注。

（5）对水、电解质、酸碱平衡的控制：CRRT 可有效而平稳地保持重症患者水、电解质、酸碱的平衡。例如对于心肺转流术后，急、慢性肾功能衰竭患者，CRRT 可有效地消除组织水肿、增强心肌收缩力、减轻肺水肿。

（6）营养支持：保障患者体液平衡，为全静脉营养提供了有利条件，能满足患者的营养要求。

四、目前 CRRT 常用的治疗模式

1. 血液滤过

血液滤过（hemofiltration，简称 HF）是血液透析和超滤的进一步发展，主要是模拟正常人肾小球的滤过功能，以对流的方式给予患者不断补充与正常人相似的电解质置换液，并与此同时作相应的体液超滤，以清除血流中的水分及毒素，所以血液滤过更接近正常人的肾小球滤过功能，因而有较稳定的血流动力学。

（1）适应证

1）常规血液透析血压不稳定及心力衰竭的患者。

2）血液滤过对清除大中分子毒素优于血液透析，对有继发性甲状旁腺功能亢进，高磷血症的患者可改善肾性骨病及转移性钙化。

（2）血液滤过时应注意以下几方面

1）大量补液应注意患者体液及电解质平衡，防止心力衰竭或低血压发生。

2）注意营养、蛋白质及维生素的补充。饮食以每天每 kg 体重应在 1g 左右蛋白质。

3）严格消毒置换液防止污染。

（3）血液滤过的副作用 易于丢失大量氨基酸及蛋白质、体内活性物质及出现激素丢失综合征（如皮质激素、胰岛素、生长激素等）。

2. 持续静（动）-静脉血液滤过［continuous venous（arterio）- venous hemofiltration，CVVH/CVAH］

（1）连续性动静脉血液滤过（CAVH）：比普通的血液滤过更接近肾小球滤过功能，无需特殊设备，操作简单。

主要适应证：急性肾功能衰竭，纠正水电解质及酸碱失衡。

CAVH 的缺点：对溶质清除率较低。

CAVH 的禁忌证：不适用于严重低血压患者。

（2）连续性静脉-静脉血液滤过（CVVH）：是采用静脉-静脉血管通路，应用血泵驱动血液循环，CVVH 的优点：

1）应用血泵便于进行血流量控制，使操作步骤标准化。

2）对血流动力学的影响优于 CAVH。

3）避免动脉穿刺带来的各种并发症。

3. 连续静（动）-静脉血液透析［continuous venous（arterio）- venous hemodialysis，CVVHD/CAVHD］以弥散原理清除小分子物质。

4. 连续静（动）-静脉血液透析滤过［continuous venous（arterio）- venous hemodiafiltration，CVVHDF/CAVHDF］

这一治疗方法是在 CAVH 及血液透析二者结合的基础上发展而来，它弥补了 CAVH 对小分子物质清除不足的缺点，其机制包含对流及弥散，因而对大中小分子均有清除作用，溶质清除率增加 40%左右。CVVHDF 具有血液透析及血液滤过的双重原理，又具备较少影响血流动力学的优点，易被医护人员及患者接受。

5. 缓慢持续超滤（slow continuous ultrafiltration，SCUF）

分为 2 种类型：一种是动-静脉缓慢连续性超滤（A - VSCUF），一种是静脉-静脉缓慢连续性超滤（V - VSCUF）。此法对溶质清除不理想，适用于水肿、难治性心力衰竭，尤其应用于手术后、创伤后细胞外液容量负荷过重，均采用低通量透析器。

6. 连续性血浆滤过吸附（continuous plasmafiltration adsorption，CPFA）

是应用血浆滤过器连续分离血浆，滤过的血浆进入蛋白制成的囊膜所包裹的活性炭或树脂吸附装置，净化后的血浆再往静脉管路回至体内，可选择性去除炎性介质、细胞因子、内毒素和活化的补体。

7. 其他类型

有超滤泵辅助连续性动静脉血液滤过（ultrafiltration pump assisted continuous arterio - venous hemofiltration，UPA - CAVH），连续性高流量透析（continuous high flux dialysis，CHFD）以及高容量血液滤过（high volume hemofiltration，HVHF）。

8. 混合性肾替代治疗（hybrid RRT）

即采用持续、低效、延长时间的日间血液透析（SLEDD）或血液透析滤过（SLEDD - f）治疗，来替代目前以连续性静-静脉血液滤过（CVVH）为基础的 CRRT。它综合了 CVVH

与间断性血液透析（iHD）治疗的优点，可根据患者具体情况采取不同净化方式，对心血管稳定性影响较小，清除溶质相对恒定，不需 24h 连续治疗，治疗花费相对较低。目前在欧美国家约 25%的医师考虑这种治疗方式，约 7%的急性肾脏功能障碍患者在初次治疗时接受此模式。Hybrid RRT 的基本处方是首先确定患者每日需要超滤的量，再按患者心血管稳定状况确定超滤速度，最后根据以上变量确定治疗所需时间。如果治疗时间少于 8h，透析液流量应大于 300 ml/min，透析液重要离子成分应为：K^+ 3.0 mmol/L、HCO_3^- 28～32 mmol/L、Ca^{2+} 1.5～2.5 mmol/L。如果治疗时间超过 8h，透析液流量则在 100～300 ml/min 之间，透析液离子成分为：K^+ 4.0 mmol/L、HCO_3^- 24～28 mmol/L、Ca^{2+} 1.5～2.5 mmol/L。当平均血流量为 200 ml/min，平均透析液流量为 100 ml/min，采用 1.8 m^2 的低通量透析器进行 Hybrid RRT 12h 后，可清除磷（1.5±0.6）g，因此对一般患者需补充磷。在抗凝方面，可采用普通肝素维持 APTT 在基线值的 1.5 倍左右，一般情况下肝素用量为 4000～10 000 U/d，较 CVVH 治疗减少 50%～75%。Hybrid RRT 的花费仅为 CRRT 的1/6，甚至低于腹膜透析治疗。美国学者预言，到 2010 年，Hybrid RRT 将成为 CRRT 的主要治疗模式。RRT 可改善危重患者整体预后。

五、CRRT 的适应证

（一）肾性适应证——急、慢性肾功能衰竭时的肾替代治疗

急性肾功能衰竭伴多脏器功能衰竭者，多存在血流动力学不稳定，高分解代谢和容量超负荷，CRRT 是最理想的治疗方式，这方面已有较多文献，本文不再赘述。Bellomo 等回顾了 167 例各种原因导致急性肾功能衰竭的危重病例，其中 84 例接受常规透析治疗（CDT）（腹膜透析或间断血液透析），83 例予以连续血液滤过治疗（ACHD），比较 24h 内及 3d 后血尿素、肌酐、磷酸盐水平，ACHD 组均明显优于 CDT 组，且 ACHD 组保持了更好的血糖浓度。对于 2～4 个器官衰竭的患者，ACHD 组存活率明显高于 CDT 组，分别为 41%、29.8%（$P<0.025$）。存在 4 个器官衰竭者，两组无显著差别。虽然 CRRT 辅助治疗急性肾功能衰竭有许多优点，但仍不能完全替代简单血液透析和腹膜透析（PD），对于电解质、酸碱平衡紊乱严重的患者仍首选血液透析，对于不能使用抗凝剂的患者则只能选用 PD。

（二）非肾性适应证

由于 CRRT 对炎性介质及其他内源性毒性溶质的清除作用，它已被广泛应用于许多非肾衰疾病的治疗。

1. 全身炎症反应综合征或全身性感染

全身炎症反应综合征与全身性感染是 CRRT 最常见的非肾性适应证，严重细菌感染所致毒血症、感染性休克在重症监护病房发病率高，死亡率为 40%～80%。尽管临床应用大量有效抗生素治疗，细菌被杀灭，血培养转阴，病情却继续恶化。近期研究发现，脓毒症的严重程度、死亡率与 TNF、IL－6、IL－8 等细胞因子有关，它们可影响心肌收缩力，使组织摄氧能力下降、耗氧障碍，促进了多器官衰竭的发生。除了感染性刺激，非感染性损伤如出血性休克、胰腺炎、多发性创伤等，如果强度足够，都会激发许多系列性或瀑布样反应，大量炎症介质表达，从而构成对机体组织器官的继发性损伤。因此，清除或拮抗炎性介质被

认为是重要的治疗方法。因为血液滤过可以从循环中清除炎性介质，包括细胞因子、补体激活产物、花生四烯酸代谢产物等，从而抑制全身炎症反应，同时保留对机体有益的局部炎症反应。除了内毒素与活化的肿瘤坏死因子-α（TNF-α三聚体，分子量为54 000Da）以外，大多数炎性介质都可被高通量滤过膜以对流的方式清除（高通量滤过膜的截留分子量为30 000Da）。炎性介质清除的另一重要机制是血滤膜对炎性介质的吸附作用。Braun、Wakabayashi与Kellum等的研究均证实：持续血液滤过可有效地清除TNF-α、IL-6、IL-8等炎性介质，血循环中炎性介质的水平降低。虽然有研究显示血液滤过可以改善败血症动物的生存率，但目前尚缺乏大规模、随机的临床研究以证明CRRT对全身感染患者预后的影响。临床实践证明，CRRT能有效地清除细胞因子与炎性介质，成功阻断脓毒症向多器官功能衰竭的发展。过去单一的抗内毒素抗体、抗TNF抗体、IL-1受体拮抗体等治疗对预后改善不大，不能有效地终止炎症反应过程。动物实验发现，血液净化疗法可以提高败血症休克动物的心输出量、改善心功能、动脉血压、肝血流量、降低血乳酸水平。提示血液净化对清除炎症介质有效。

多脏器功能障碍综合征（MODS）患者炎性介质（白细胞介素-1β、白细胞介素-6和肿瘤坏死因子-α等）的清除效果，可以显著降低多脏器功能障碍综合征患者肿瘤坏死因子-α、白细胞介素-1β和白细胞介素-6等的炎性介质浓度，有效地降低患者死亡率。

对脓毒性休克患者血流动力学，早期预防或及时逆转液体负荷有助于改善患者的整体预后。在疾病早期行CRRT可确保液体出入平衡，在改善氧合方面起积极作用。CRRT技术具有两个内在特点即高通透膜和持续滤过，这就决定其能够通过多种方式清除大量液体，同时，置换液成分的调整有利于改变血浆成分。未来应确定针对危重症人群的理想的液体管理策略，最大限度减少液体负荷对肺功能的损害。

2. 急性呼吸窘迫综合征（ARDS）

CRRT除了可以清除炎性介质，还可以通过超滤作用清除体内多余的液体以减少血管外肺水；同时，CRRT治疗时的低体温可以减少二氧化碳的产生。但由于CRRT进行超滤时可能会减少心输出量，所以治疗时应密切监测血流动力学指标。

3. 心肺转流术中与术后

进行心肺转流后，血液稀释、液体负荷过重以及炎性反应的激活，都会导致组织水肿与心、肺功能不良，应用缓慢持续超滤（SCUF）或持续血液滤过（CVVH）治疗，清除液体负荷与激活的炎性介质，从而可以减轻组织水肿，减少失血，增强左心室舒缩功能，降低肺血管阻力，改善氧合。

4. 充血性心力衰竭

在充血性心力衰竭患者，血流动力学的主要改变为心肌收缩力降低、低血压、组织血液灌注不足等，这些变化激发神经内分泌因素的活性，使交感神经兴奋，儿茶酚胺浓度升高，肾素-血管紧张素-醛固酮系统（RAAS）激活，心钠素（ANP）分泌增多，以及内皮素、前列腺素、激肽类等多种神经体液因子的变化。虽然在一定程度上可代偿因血流动力学改变给机体造成的不利影响，但更重要的是加剧了血流动力学的紊乱，肾小管的钠重吸收增多，造成液体负荷过重与组织水肿，从而形成恶性循环。CRRT允许缓慢和等张排除液体，有较好的血流动力学耐受性。同时，通过应用缓慢持续超滤（SCUF）或持续血液滤过（CVVH）可有效地清除水、钠负荷，缓慢清除该类患者体内液体潴留，减轻前负荷，缩小心室内径，还能清除一些不利的神经体液因子，有可能打断恶性循环，取得较好的疗效。Canaud 等对 52 位充血性心力衰竭、心功能Ⅳ级、肾功能正常的患者行 SCUF 治疗，取得了良好的疗效。39 位存活者治疗一个月后心功能得到了不同程度的改善。其中 26 位心功能恢复到Ⅲ级，13 位恢复到Ⅱ级。平均心胸比从 0.68±0.15 下降到 0.62±0.10，胸片示肺动脉高压、肺淤血明显改善。SCUF 对钠清除率很强，超滤 1L 液体可清除钠 150mmol。静脉水钠负荷的减少使右心室充盈压改善，心肌收缩功能增强；SCUF 的良好疗效除了减轻水钠负荷外，还与神经体液因子的清除有关，需进一步研究。总之，对于常规治疗无效的慢性心力衰竭患者，CRRT 不失为一个良好的治疗方法。

5. 肝功能衰竭与肝移植术后的替代治疗

在肝功能衰竭患者，持续性血液滤过（CVVH）与血浆置换（PEX）联合应用是非生物型人工肝的主要治疗模式。CRRT 通过持续、缓慢地清除氨、假性神经递质、游离脂肪酸等物质，改善患者内环境稳定，使肝昏迷患者清醒。肝性脑病是肝硬化的常见并发症，高通量的透析膜能清除中、大分子的假性神经递质，可能对促进肝昏迷神志的恢复有益。总之，CRRT 短期用于肝衰患者可改善某些症状，但不能替代肝的合成和代谢功能，病情的最终改善需要肝移植或人工肝替代治疗。

6. 严重的水、电解质、酸碱失衡

（1）严重水钠潴留伴明显的器官水肿：CRRT 可平稳而有效地清除水、钠，而无渗透压的改变，减轻组织水肿，改善心、肺、肝、肾、胃肠等重要器官的功能。

（2）重度血钠异常（＜115mmol/L 或＞160mmol/L）。

（3）高钾血症（＞6.5mmol/L）。

（4）重度酸中毒（pH＜7.1）。

7. 挤压综合征与横纹肌溶解综合征

肌红蛋白（分子质量为 17 000 Da）大量进入血液循环后会导致急性肾功能衰竭，可以应用持续血液滤过（CVVH）或血浆置换（PE）以对流方式清除循环中的肌红蛋白。但充分的液体复苏结合尿液碱化仍是治疗的主要方法，能够较好地清除肌红、血红蛋白，防止急性肾功能衰竭的发生。横纹肌的缺血、感染、过度能量消耗、直接机械损伤等都能造成横纹肌溶解，肌红蛋白血症，临床以挤压综合征最常见。肌红蛋白在酸性条件下沉淀于肾小管，以及其直接的毒性作用是造成急性肾功能衰竭的主要原因。实验室检查有肌红蛋白血症和肌红蛋白尿、血清 CPK、转氨酶、尿素氮和肌酐增高。常规治疗方法为扩容、利尿、碱化尿液。对于损伤轻、血肌红蛋白浓度低或者损伤后自身肌红蛋白清除率高的患者，常规治疗效果好。对于血清肌红蛋白浓度高、自身清除率低的患者，予以血液滤过，清除肌红蛋白是十分必要的。肌红蛋白分子量为 17kD，容易通过滤过膜。1990 年 Winterberg 等报道了用 CAVH 治疗 7 例挤压综合征患者的临床研究结果，认为 CAVH 对缩短肾功能恢复时间及防止并发症有益。Berns 等用同样的方法治疗一例 27 岁的男性患者获得成功，其肌红蛋白清除率达 700mg/h。Bellomo 等的研究中肌红蛋白的清除率为 1.8g/d。清除率的差别可能与仪器及各项参数的选择不同有关。血液滤过清除血中肌红蛋白的作用是肯定的，挤压综合征属高分解代谢，血液净化治疗应早期、充分。同时加强营养支持、纠正体液平衡紊乱、及时清除挤压坏死组织、纠正高钾血症等也是治疗成功的关键。

8. 肿瘤溶解综合征

可造成高磷酸盐血症，钙磷复合物沉积于肾间质与小管，尿酸结晶可阻塞肾小管，造成肾功能衰竭。尿酸与磷酸盐均为小分子溶质，可以使用普通血液透析清除，CRRT 主要用于重症患者。

9. 药物过量

CRRT 对药物的清除效率与下列因素有关：① 药物的血浆浓度；② 药物的亲水性；③药物的蛋白结合率。

10. 药物、毒物中毒

对体内毒性物质进行持续清除，对于常规内科治疗不能解除毒性或伴有严重肝肾脑等器官功能障碍的患者是理想的选择。CRRT 选用大孔径、高通透率的滤过膜，一般分子量小于 30 kD 的药物或毒物只要不与白蛋白结合，都能滤过清除。对于蛋白结合率高的物质，血液滤过清除率低。除了滤过作用，高分子合成膜尚能吸附部分药物，降低其血液浓度。目前已知阿米卡星、卡那霉素、妥布霉素、万古霉素、羧卞西林、5-氟胞嘧啶、链霉素、金刚胺、阿糖胞苷、氨甲蝶呤等多种药物在血液滤过中清除率高。

11. 高热

重症感染、中枢神经系统病变或体温调节机制紊乱导致的高热，传统降温方法效果差者，可应用正常体温或低温的透析液（或置换液）进行 CRRT 治疗。

12. 自身免疫性疾病

自身免疫性疾病是指淋巴细胞丧失了对自身组织的耐受性，以至于淋巴细胞对自身组织出现免疫反应，分泌大量的炎性细胞因子、炎性介质与自身抗体，造成靶器官的损伤。CRRT 可快速地将血液内的自身抗体及炎性介质排出体外，减少对自身组织器官的损伤，为进一步治疗原发病赢得宝贵的时间

13. 急性重症胰腺炎

清除细胞因子与炎性介质，改善患者免疫调节功能，重建机体免疫系统内稳定状态。较好地纠正水、电解质、酸碱平衡，为营养、支持治疗制造条件。

目前，人们对 CRRT 的理解还存在着很大的局限性，认为 CRRT 只适用于肾急性功能衰竭患者。其实，随着血液净化的基础研究和净化设备的进展，CRRT 已由原来治疗肾疾病扩展到治疗非肾疾病，如自身免疫性疾病，系统性红斑狼疮（SLE）、血栓性血小板减少性紫癜（TTP）、多发性硬化、急性播散性脑脊髓炎、脓毒血症、家族性高胆固醇血症、急性中毒、肝功能衰竭、急性心力衰竭等。

六、CRRT 应用时机——危重患者更需早期“肾支持治疗”

CRRT 在危重症患者中何时使用、何时停用、如何保证最理想的维持透析剂量是问题之一。危重症患者各器官相互影响并形成恶性循环，最终导致多脏器功能衰竭，其临床因素无外乎体内水、电解质和各种炎症因子平衡的紊乱，而 CRRT 在此过程中可扮演一个强力的干预角色，打破恶性循环，重建机体平衡，最终保护器官功能。目前普遍认为对危重症患者的急性肾功能障碍应早期干预。相对于“肾替代治疗”，有研究者提出“肾支持治疗”的概念，即在肾功能临床指标变化之前采取 CRRT 以支持和保护肾功能。临床研究也发现，在无明显肾功能损害的危重患者中，“提前”采用 CRRT 治疗清除某些炎症因子、重建机体

水平衡可起到戏剧性的治疗效果。日本学者报告，对一组预期死亡率为67%的严重脓毒症休克患者采用高容量CRRT治疗，可使患者的实际死亡率下降为39%。加拿大研究者报告了严重急性肾功能衰竭患者经RRT的临床预后。这是一项纳入23个国家及地区的54个ICU共1238例患者的多中心前瞻性研究。结果表明，对于严重急性肾功能衰竭患者，在Scr低于309μmol/L或在收住ICU两天内即开始“早期”透析治疗，患者死亡率明显降低，ICU驻留时间减少，进入慢性透析的患者比例也明显减少。

Mehta提出，CRRT开始及停止使用时机的把握基于肾功能状态、机体对肾功能（如肾脏对盐、液体、毒素等的清除能力）的需要、临床目标、器官功能紊乱状况等方面。当肾脏清除能力不能适应机体需要、肾小球滤过率下降或特异性肾功能损害标志物（如NGAL、IL-6、IL-18）出现时，应考虑及早开始RRT。而在肾功能得到改善或足以满足机体需要、治疗无效、考虑为普通透析过渡等情况时，应停止CRRT。

七、操作过程中注意

（一）股静脉留置ARROW双腔血透导管获得稳定的血流量

（二）透析膜的选择

研究表明，透析膜的生物相容性直接影响急性肾功能衰竭的生存率。Schiff等对52例手术后急性肾功能衰竭患者进行前瞻性研究，两组分别选用生物相容性较好的聚丙烯腈膜（PAN）和常规铜仿膜，结果铜仿膜组透析短时间内即出现血中C3a、白三烯B4（LTB4）水平升高，白细胞下降，PAN组无明显改变。治疗中，致死性败血症的发生率PAN组为（4/26），铜仿膜组为（12/26）（P=0.016），抢救成功率PAN组为（16/26），铜仿膜组为（9/26）（P=0.052）。研究人员认为，铜仿膜由于其生物相容性差，与血液接触时激活了补体系统和脂氧化酶途径，产生过敏毒素、氧自由基以及各种炎症介质，加重对机体的损伤，影响生存率，选用具有较好生物相容性的高分子合成膜是治疗成功的关键之一。

血液滤过对清除中分子量物质效果好。目前使用的滤过膜，截流量一般为30 kD、TNF分子量为17 kD，但具有生物活性的TNF以三聚体的形式存在。单体TNF多与分子量为27～33 kD的可溶性受体结合，因而血滤一般不能清除TNF。溶质是否能通过滤过膜不仅与分子量有关，还受溶质的分子构型、极性等影响，分子量为26kD的IL-6不能通过滤过膜可能与此因素有关。然而也有学者对血滤效果表示怀疑。TNF、IL-1β等物质半衰期短，其内源性清除率至少分别为10～34ml/(kg·h)和14～45ml/(kg·h)，而持续血液滤过的清除率仅为10ml/(kg·h)，似乎对这些物质的清除帮助不大。此外，炎症反应时机体除了产生大量炎症介质外还同时产生抗炎物质如IL-1受体拮抗剂、IL-10等，它们对减轻炎症反应有益，而这些物质分子量均小于30 kD，很易被滤过清除，对治疗不利。单纯血滤用于SIRS而不伴肾衰患者尚存在争议，近来研究发现，固定型多粘菌素B对内毒素、TNF、IL-6等炎症介质吸附效果十分明显，使之固定于灌流柱内，不进入患者体内循环系统。因此血液滤过辅以血液灌流吸附技术对于减轻内毒素血症、清除炎症介质、提高生存率可能有极大的帮助。目前对于败血症血液净化疗法的研究，病例选择多是已发生严重多器官功能衰竭的患者，因而死亡率仍很高。若能对败血症患者早期采取血液净化疗法，清除有害物质，维持内环境稳定，则可预防 MOF 的发生，提高生存率。

（三）置换液与透析液的应用

CAVH 是利用动静脉压力差，应用高效率滤过器，平均动脉压在 8.0～12.0kPa（60～90mmHg）时，血流量可达 50～120ml/min，连续性不断将血浆中水分滤出，24h 可超滤 12～18L液体，相当于肾小球滤过率 8～14ml/min，根据患者的需要不断补充相应的液体。使用美国 PRISMA CRRT 系统、PRISMA 聚砜膜血液滤过器及血路管套件，血泵维持血流量在 180～280ml/min 之间。

由于 CRRT 治疗每日需要大量的液体交换（约 30～40 L/d），所以对置换液的离子成分有较严格的要求。目前用于 CRRT 的液体主要有乳酸盐置换液与碳酸氢盐置换液两种，醋酸盐缓冲液与腹膜透析液不应用于 CRRT。Horst P 等观察比较了 CRRT 治疗时乳酸盐缓冲液与碳酸氢盐缓冲液的临床治疗效果，发现两种液体在尿毒症的控制、血流动力学的稳定性、血乳酸盐的浓度、酸碱平衡、对机体代谢的影响及电解质的平衡等六个方面无显著性差异。乳酸盐缓冲液的优点在于其性质稳定，可较长时间储存；但在两类患者应避免乳酸盐缓冲液的使用：

（1）乳酸代谢能力下降的患者，如：肝功能障碍或肝移植术后患者。

（2）乳酸产生增多的患者，如循环不良、组织灌注不足时，机体乳酸产生过多。此时应改用碳酸氢盐缓冲液。碳酸氢盐缓冲液的不足在于使用时要临时配制，放置时间稍长可出现沉淀，为了增加其稳定性，缓冲液中镁离子与钙离子的浓度相对较低。透析液的选择，用醋酸盐透析时，伴随血清醋酸浓度升高，常出现低血压、呕吐、头痛等不适，称为醋酸盐不耐受，在老年人、糖尿病、肝功能障碍、重度贫血、应激状态患者更易发生。部分患者改用乳酸盐透析症状能缓解，但易导致高乳酸血症，加重酸中毒和血流动力学不稳定。很多研究证实，碳酸氢盐透析有许多优点，提高心血管的稳定性，透析中不适症状显著减少，避免了低氧血症，纠正代谢性酸中毒较快等，因此临床应用十分广泛。

（四）各种抗凝方式的比较（见表 4－3－2）

表 4－3－2 CRRT 治疗时体外循环的各种抗凝方法及其特点

抗凝方法	优点	不足	功效	监测指标
肝素	抗凝效果好	出血、血小板减少症	良好	PTT/ACT
低分子肝素	降低血小板减少症	出血	良好	抗 Xa 活性
局部肝素化＋鱼精蛋白中和	减少出血，出血危	代谢失调，需特殊透析液	良好	PTT/ACT
枸橼酸	险性最小		特好	PTT/ACT
前列腺环素	降低出血危险	严重高血压	不足	血栓弹力图
无抗凝，定时盐水冲洗	无出血危险	滤过膜凝血	不足	

（五）CRRT 治疗时药物的应用

由于大多数药物的分子量约为 500Da，CRRT 治疗对其有一定的清除能力，因此在进行

CRRT 治疗时要适当调整药物的用量。

1. 首先，要估计体外循环对药物的清除率。

影响药物清除率的主要因素为：（1）药物的蛋白结合率；（2）透析液或超滤液流速。血液滤过时的药物清除率：

后稀释：药物清除率（ml/min）=超滤率（ml/min）×（1－蛋白结合率）；

前稀释：药物清除率（ml/min）= 超滤率（ml/min）×（1－蛋白结合率）×血流速/（血流速＋置换液流速）

2. 其次，评价体外药物清除率相对于体内药物清除率的比例

药物的体内清除机制包括残余肾清除、肝脏清除及其他非肾性机制清除，在肾衰无尿的患者，主要的非肾性药物清除机制是经肝脏清除。各药物间有很大的差异，例如：机体对万古霉素的血浆清除率是 5ml/min，而对乙酰氨基酚的血浆清除率为 350ml/min，若 CRRT 治疗时体外循环的药物清除率为 15 ml/min，则将万古霉素的总清除率提高了 3 倍，这时需要增大用药剂量；而 CRRT 对对乙酰氨基酚的总清除率无明显影响，无需调整用药剂量。

3. CRRT 治疗时用药剂量的调整。

根据药物作用的机制不同，采用不同的药物调整策略，以抗生素的应用为例。

（1）氨基糖苷类抗生素的杀菌机制主要与其峰浓度有关，因此在进行 CRRT 治疗时可以增加用药的单次剂量以达到较高的峰浓度，随后 CRRT 降低药物浓度至谷值以减轻其不良反应，用药间隔不变。计算公式如下：

单次用药剂量（CRRT）=药物剂量（肾衰无尿时）×［1＋体外循环清除率/（体内药物清除率×2 用药间隔/半衰期）］

（2）β-内酰胺类抗生素的抗菌作用与其血药浓度持续大于 MIC 有关，因此在进行 CRRT 治疗时可不改变其单次投药剂量，而缩短用药间隔。

计算公式如下：

投药间隔（CRRT）= 投药间隔（肾衰无尿时）×体内药物清除率/（体内药物清除率＋体外循环药物清除率）

CRRT 过程中，药物清除作用难以恒定，常给临床用药造成较大的困难。美国研究者研究了 CRRT 对哌拉西林和他唑巴坦的清除率。结果表明，当超滤率为 25 ml/(kg·h) 时，哌拉西林和他唑巴坦的清除率分别为（31±13）μg/ml、（19±8.1）μg/ml，即对药物作用几乎没有影响。但当超滤率增加到 35～45 ml/(kg·h) 时，哌拉西林和他唑巴坦的清除率分别增加到 58～84μg/ml 和 28.8～55.6μg/ml，约 60%的患者存在药物剂量不足的问题。但有些学者认为 CRRT 对药物的清除作用并不是用药的最大困难，危重患者本身内环境极不稳定才是临床用药顾此失彼的重要原因。

目前，连续肾替代治疗（CRRT）是 ICU 中一项比较新的治疗技术，他对机体内环境的稳定起到良好的纠正与维持作用，有广阔的应用前景。但在治疗的时机、适应证、临床意义等方面仍存在很多争议；在重症患者的治疗中，有关抗凝方式、营养物质的提供与药物剂量的调整等问题也有待于进一步研究探讨。

（六）CRRT 中凝血异常：影响转归，区别处理

在急性肾衰竭（ARF）患者的常规 CRRT 中仍推荐使用普通肝素抗凝，剂量以维持患

者活化部分凝血活酶时间（APTT）在正常上限的1～1.5倍为准。另外，许多学者推荐对有高度出血危险的患者采用生理盐水冲洗的无肝素方法进行CRRT，这对ICU外的患者更安全可靠。

印度一项研究表明，与采用肝素抗凝维持APTT在55～65s的一组患者比较，对APTT基线值大于65s的出血高危患者采用生理盐水冲洗（每30分钟1次）的无肝素方法进行治疗，在滤器使用寿命、临床凝血异常事件或患者死亡率方面均无显著性差异。

巴西一项研究表明，老年急性肾功能障碍危重患者血小板计数减少提示临床预后不良。在平均年龄为72岁的一组急性肾功能障碍危重患者中，26%的患者在CRRT第1天出现血小板减少（<10万/mm^3），其中18%在后续治疗中血小板计数回升，13%保持不变，69%继续下降。结果提示，CRRT第1天即出现血小板减少，尤其是低于5万/mm^3者死亡率较高。治疗后1～5d内血小板计数降低30%以上者，血小板减少程度与死亡率呈正相关。CRRT期间血小板减少的原因尚不清楚，除与滤器膜吸附丢失有关外，更重要的是可能与患者病情危重程度有关。

Schetz博士指出，不同的急性肾功能障碍患者存在不同程度的器官衰竭，接受不同的干预措施，出血风险具有很大的异质性，所以抗凝治疗应个体化，依据其他情况如存在肝功能衰竭、缺乏必要的复合因子、肝素诱导的血小板减少、出血风险增加等选择系统抗凝、自动抗凝、激活凝血。一旦出血风险增加，可做出下列选择：不抗凝、局部抗凝、肝素鱼精蛋白、枸橼酸盐、降低系统抗凝水平、间断抗凝等。虽然一些研究证实，对有高度出血危险的患者采用体外枸橼酸抗凝法治疗是安全有效的，但由于其代价昂贵及可能出现代谢紊乱，一般不推荐常规使用。

（七）CRRT治疗时的代谢问题

CRRT治疗会给机体的代谢带来一些负面影响，应用前要对这些问题有足够的认识。

1. 热量的丢失

虽然大多数新型CRRT操作系统提供了加热装置，但它只能为置换液或透析液加热，血液经过体外循环管路后温度会衰减。根据交换液量的不同，一天的热量丢失可达1500kcal，从而可导致体温的下降。在某些临床状态下：如多器官功能障碍伴高热或血流动力不稳时，低体温可以降低机体氧耗，增加心血管的稳定性，减少蛋白质的分解代谢；但另一方面，低体温也影响了机体对感染及损伤的防御反应能力。所以在计算患者的能量平衡时，CRRT带来的热量丢失应考虑在内，相应增加热量的摄入。

2. 糖平衡

在急性病理状态下，患者对葡萄糖的利用能力降低，无糖置换液的应用并不能改善患者对葡萄糖的利用，根据交换液体的量不同，每日可丢失葡萄糖40～80g，这将进一步激活体内糖异生机制，从而进一步加重了蛋白质的分解；曾有人将腹膜透析液应用于CRRT治疗，但腹膜透析液中葡萄糖的浓度为1240～3600mg/dl，结果造成机体的糖摄入量过高。为了保持血糖的稳定，CRRT替代液的葡萄糖浓度应在100～180mg/dl之间。

3. 氨基酸的丢失

由于氨基酸属于小分子物质（平均分子量为145Da），其筛漏系数接近1，在进行后稀释的CVVH治疗时，每超滤1L液体将丢失氨基酸0.25g，在进行持续血液透析时，其丢失量更大。根据超滤量或透析液量的不同，每日氨基酸的丢失量可达 6～15g。机体对氨基酸的内源性清除率为 80～1800ml/min，超出 CRRT 治疗时体外清除率的 10～100 倍，因此氨基酸的输入只轻度增加血浆中氨基酸的浓度，仅有 10%～15%的氨基酸经透析液或超滤液丢失。为了补偿 CRRT 治疗时氨基酸的体外丢失，建议每日提供的氨基酸量增加 0.2g/kg。

4. 多肽与短链蛋白质的丢失

目前所用血液滤过膜的截留分子质量大多在 20 000～40 000Da，因此小分子蛋白，如多肽类激素（胰岛素、儿茶酚胺）以及细胞因子可被超滤清除。CRRT 对儿茶酚胺有较高的清除率，但这并不影响血浆中儿茶酚胺的浓度，也不会影响心血管系统的稳定性；同样，胰岛素也易通过血滤膜，CRRT 治疗不影响机体对糖的耐受能力及增加机体对外源胰岛素的需求，因为这两种激素在体内有很高的更新率，体外循环对它们的清除效率远低于机体内源性的清除率。在进行持续血液滤过治疗时，每升超滤液丢失蛋白约 60mg，持续血液透析时，每升透析液丢失蛋白 27mg，因此每日丢失蛋白约为1.2～7.5g。补充氨基酸。在 CAVHD 治疗时，透析液流量为 1L/h，氨基酸丢失量为 12g/24h，CAVH 和 CVVH 时为 3.0～8.9 g/24h，因此必需使患者摄入足量的氨基酸才能达到正氮平衡。由于 CRRT 能清除磷酸盐，因此治疗几天后必须加以补充。

5. 电解质紊乱

大多数用于 CRRT 的液体不含磷酸盐与镁离子，这可能会诱发或加重患者的低磷血症与低镁血症，在日常的治疗中应注意加以补充。在使用枸橼酸盐抗凝时，如补钙不足会导致低钙血症。

6. 微量营养素

水溶性维生素如：Vit C、Vit B_1在 CRRT 治疗中被部分清除；脂溶性维生素与转运蛋白或血浆脂蛋白结合而不被清除；因为微量元素有较高的蛋白结合率，CRRT 对它们的清除可忽略不计。

八、并发症和 CRRT 不良反应

（1）出血：由于肝素用量过多，或拔除导管压迫不当所致。

（2）感染与败血症：在穿刺操作过程中消毒不严密，大量置换液污染，患者本身感染经体外循环后血行播散。

（3）体温升高或下降：设定的置换液加温不当所致。

（4）生物相容性过敏反应。

（5）影响患者血压和药物清除率。

（6）血管通路的阻塞：单针双腔导管致血液再循环增加了血黏滞度，使滤器内凝血，影响超滤。

（7）空气栓塞：尤在管道连接不良时发生。

（8）液体量及电解质失衡。

（9）血压变化和用药问题。

九、结语

儿科最常用的是连续性静静脉血液滤过技术（CVVH），因其具有血流动力学稳定，能清除中、大分子物质等优点，特别适于婴幼儿急性肾功能衰竭及全身炎症反应综合征、多器官功能障碍综合征等多种儿童急危重症的治疗。CRRT 是儿童重症监护病房（PICU）生命支持系统的重要组成部分，也是衡量一个医院儿科 PICU 综合实力的重要指标，已经成为目前儿科急救医学领域中重要的治疗技术。早期应用 CRRT 技术治疗儿科重症往往能取得事半功倍的效果。CRRT 技术已成为 PICU 医生挽救重症患儿生命，减少并发症的有力武器，也为急重症患儿恢复健康带来了新的希望。

自临床应用 CRRT 以来，已经取得了很大进展。特别是在抢救危重患者中，CRRT 有非凡表现。但仍有很多问题尚未达成共识，如 CRRT 的临床适应证、应用范围、治疗剂量和临床应用人员的资质管理等。需要更多大规模、多中心、随机对照的临床试验证据。

（耿　荣）

第四章　输液技术

第一节　骨髓腔内输注技术在儿科领域中的应用

一、IO 输注在儿科领域中的研究和发展

从 1922 年哈佛大学的 Drinker 和 Lund 博士在研究胸骨板循环时发现并提出骨内腔隙充满一种非萎缩性静脉，并通过实验进一步证实灌注到骨髓中的物质能够很快被中枢循环系统所吸收；到 1941 年 Tocantins 和 O′Neil 医生在进行兔骨髓移植实验时偶然发现通过骨髓腔也可以有效建立血管输注通路，后来他们还通过 X-线成像的方法证实了注射到兔胫骨腔内的红色染料在注射后 10s 就出现在心脏中，并将该项技术成功地应用到临床 40 名患者身上（其中 7 位是婴儿），而没有发生任何明显的不适反应，选择穿刺骨髓腔内（intraosseous，IO）输注的部位因人而异，成人患者选择胸骨，而儿童则选择胫骨和股骨进行操作。1947 年 S. Heinild 描述了他过去进行的 1000 多例 IO 输注的结果。此后一段时间，IO 输注已成为一种用于儿童药物注射或输血的流行方案，这种技术也因此经常出现在医学期刊中，这段时期主要使用的是手动穿刺针用于进行 IO 操作。直至 1984 年，James Orlowski 博士用 IO 输注挽救了许多印度霍乱患者的生命，发表了一篇名为“我的静脉路线王国”的社论，其中大力倡导在儿科中使用 IO 技术。这篇社论重新唤起了人们尤其是急救医护人员对 IO 的关注和兴趣，很快该技术就被儿科医疗机构采纳并列入儿科高级生命支持（pediatric advanced life support，PALS）准则之中。1986 年，美国心脏协会（AHA）正式批准将 IO 输注列入儿科的急救复苏程序当中。

自 IO 输注得到儿科医疗机构和 AHA 的批准和认可之后，近些年来，尤其是在儿科领域，IO 输注得到了广泛的普及和发展。并伴随着新开发出的精确和易于操作的现代化 IO 输注装置，能够更加安全、有效地执行穿刺操作。目前，IO 输注已经成为儿科生命支持、高级心脏生命支持、欧洲复苏委员会和进展性创伤生命维持所接受的标准方案和指导原则。2005 年，美国心脏协会（AHA）和国际复苏联络委员会（ILCOR）在关于小儿基础和高级生命支持的指导原则中都反复推荐，在婴幼儿和儿童不能快速建立血管通路进行给药和输液的情况下要尽快进行 IO 穿刺输液操作，以便迅速建立输液通路恢复正常循环。

二、IO 输注在儿科临床上的应用

（一）适应证

当危重患儿出现急需建立输入通路，但静脉留置导管非常困难或失败的情况下，因延迟

处理可能使患者面临危险时。如对于感染性休克的婴儿、脱水的儿童、心脏骤停、烧伤、癫痫或挫伤的患儿而言，IO 输注都是一种可供选择的有效措施。

在小儿复苏指导原则中，通常提到“90 秒内，三种尝试，任一种先行”的急救原则。即对于心跳骤停的患儿，应试图在 90 秒内通过 IO 输注、外周或中心静脉输入迅速建立输液通路，而在实际操作当中，这些方式亦可同时进行。

（二）禁忌证

目前一致的观点认为，就婴幼儿和儿童而言，绝对不宜选择发生骨折的骨作为进行 IO 输注的位点。相对而言，不宜进行 IO 输注的还有成骨不全的患儿，或者在穿刺部位发生蜂窝组织炎或烧伤的患儿。此外，一旦在骨上进行过一次 IO 输注的操作或尝试，则在 24h 内应尽量避免在同一块骨上再进行同样的操作，以免发生潜在渗漏的危险。

（三）选择 IO 输注的穿刺部位

在成年患者和儿童患者之间存在一定的差别。理想的穿刺位点应该具有较薄的骨皮质以利于被穿透、较明显的骨性标志以利于被识别定位、较少的皮下肌肉和脂肪组织以利于在各种困难条件下进行穿刺操作等。针对患儿的年龄和骨骼发育特点，多数文献推荐胫骨近端是患儿 IO 穿刺输注的首选部位。为了避免骺生长板在 IO 穿刺过程中遭到损坏，穿刺位点应位于膑骨远端之外 2 指宽处（胫骨粗隆）的内侧（见图 4-4-1）。当然也有少数选择胫骨远端或股骨远端的报道。需要强调的是，穿刺位点的选择应该充分考虑到患儿的年龄、当时的状况、穿刺装置和操作者的经验和水平等，不管选择哪个位置进行穿刺操作，都应以简单可行和不影响心肺复苏等抢救措施为原则。

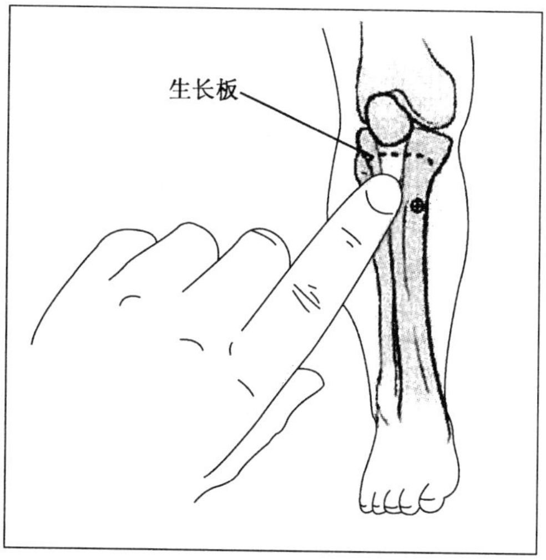

图 4-4-1　儿科胫骨近端 IO 穿刺位点示意图

（四）儿科应用 IO 输注的优势

（1）快速、安全、有效：在儿科中进行 IO 输注最大的优势是能够快速建立血液循环通路。研究表明，一位训练有素的专业医务人员通常只需要 1～2min 时间就能够快速建立 IO 输注的循环通路，操作的成功率达 80%以上。而如果选择经静脉（IV）途径（比如中央静脉置管或静脉切开）这种已经用了很多年的传统方法的话，成功率则大大下降。比如在急诊对危重患儿进行中央静脉留置导管操作的成功率甚至低于 37%。此外，急诊静脉切开也是一个非常耗时的操作过程，而 IO 输注快速、安全、有效的优点在此刻无疑具有重要价值。

（2）有多种用途：经 IO 输注除了能够进行常规输液和给药之外，还可以在给药前通过该途径获取混合静脉血样，用于血生化、血气、血型及交叉配型等研究。

（3）适用年龄广泛：随着该技术纳入儿科高级生命支持的指导原则之中，使得 IO 输注在儿科急诊领域得到了广泛的普及和推广。不仅推荐 6 岁以下的儿童使用 IO 输注，一些文献建议新生儿或成人也可使用该技术。

（五）儿科采用 IO 输注潜在的并发症

在 IO 输注的患者中<1%的患者有并发症发生，其中最常见的并发症就是输注的液体和药物外渗，存在周围肌肉和皮下组织发生坏死的风险。也曾有脂肪栓塞情况发生的报道，不过发生的概率比较小。当外渗的液体受到压力时可能会引发间隔综合征的发生。此外，还有感染风险的报道，主要包括蜂窝织性炎、骨髓炎和局部脓肿的形成。在对患儿进行 IO 穿刺操作过程中，是否潜在损伤骨骺生长板的风险也是大家都非常关注的一个问题，不过影像学诊断基本排除了这种可能。

需要指出的是，进行 IO 穿刺输注只是用于迅速建立血液循环的应急方案，仅适合在较短的时间内采用，经 IO 输注时间不宜超过 24h，否则产生并发症的风险会显著增加。

三、现在儿科常用 IO 输注装置

早期急诊医生使用的 IO 输注装置主要是针对于儿童的手动装备，因为儿童的骨骼比成年人要松软一些，手动操作相对比较容易些。近年来有越来越多的商品化 IO 设备不断推出和广泛使用。

（一）BIG

BIG 是“骨注射枪”（bone injection gun）的缩写，是美国 FDA 于 2000 年批准用于胫骨穿刺注射的新型 IO 输注装置（图 4－4－2）。穿刺针插入的深度是可调节的，能够更快速（11.9s）、更准确地经骨穿刺进而抵达骨髓腔部位。使用时首先去除安全栓，然后操作人员扣动扳机就可以通过内置的弹簧的强大弹力将穿刺针定位到胫骨的骨髓腔内。

（二）EZ－IO 电动骨髓腔内输注装置（Vidacare，San Antonio，TX）

EZ－IO 是一种以电池为动力的手持性可拆卸 IO 穿刺装置（图 4－4－3），可用于多个穿刺点（胫骨、踝骨、肱骨、胸骨），小儿选择胫骨穿刺。它使用一种特殊设计的钻头针进入骨髓腔内，以电动驱动装置能够将钻头针稳稳地钻入骨髓腔内，这种方式的好处在于，能够使穿刺针和穿刺骨位点之间的定位更准确、连接更严密，从而最大可能地避免了输液外渗的可能性。94%的成人病例完成穿刺操作的时间约为 4.5s（n＝125）和不超过 10s（n＝250）。儿童 77%不超过 10s。

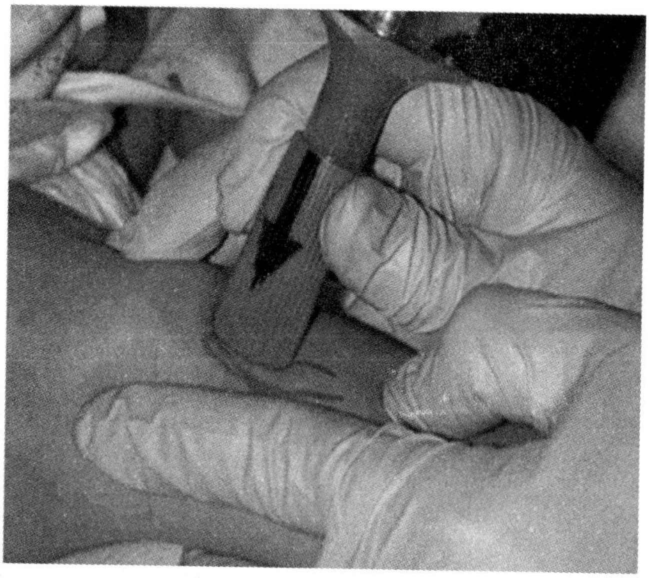

图 4-4-2　“骨注射枪”（bone injection gun，BIG）穿刺操作示意图

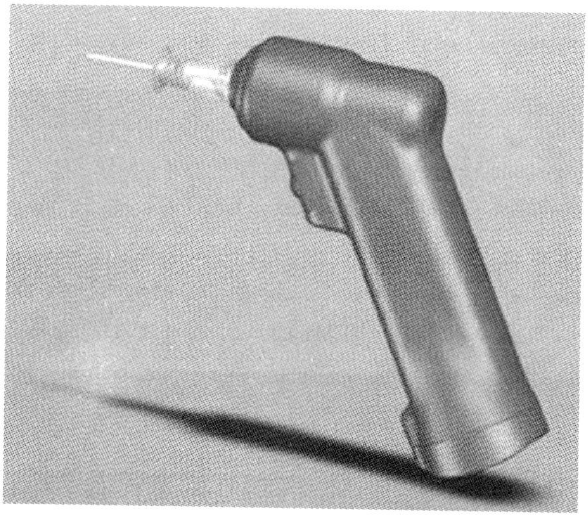

图 4-4-3　EZ-IO 穿刺装置

总之，经 IO 输注是儿科急诊中一种快速、可靠的建立血液循环通路和急救给药的途径，未来可能会有越来越多的研究开始关注包括儿科在内的 IO 输注，从输注的相对速度和安全性角度研究并考虑 IO 替代中央静脉输注的可能性及可行性。现在美国的 IO 输注设备研发机构正在努力对 IO 输注进行规范化提升，随着 IO 输注设备的不断完善和普及，越来越多的医护专业人员接受 IO 输注的操作培训，在儿科复苏等多种急诊环境下，作为一种极具价值的输注手段，将会发挥更大的应用价值。

（耿　荣）

参考文献

1. Drinker CK, Drinker KR, Lund CC. The circulation in the mammalian bone marrow. Am J Physiol, 1922, 62 (1): 1-92.
2. Tocantins LM, O'Neill JF, Price AH. Infusion of blood and other fluids via the bone marrow in traumatic shock and other forms of peripheral circulatory failure. Ann Surg, 1941, 114 (6): 1085-1092.
3. Heinild S, Sondergaard T, Tudvad F. Bone marrow infusion in childhood: Experiences from a thousand infusions. J Pediatr, 1947, 30 (4): 400-411.
4. Atrins DL, Chameides L, Fallat ME, et al. American Heart Association; International Liaison Committee on Resuscitation science of pediatrics. Ann Emerg Med, 2001, 37 (4 Suppl): 41-48.
5. Soar J, Deakin CD, Nolan JP, et al. European resuscitation council guidelines for resuscitation 2005. Section 7. Cardiac arrest in special circumstances. Resuscitation, 2005, 67 (Suppl 1): 135-170.
6. International Liaison Committee on Resuscitation (ILCOR). ILCOR consensus on science with treatment recommendations for Pediatric and neonatal patients: pediatric basic and advanced life support. Pediatrics, 2006, 117 (5): 955-977.
7. Macnab A, Christenson J, Findlay J, et al. A new system for sternal intraosseous infusion in adults. Prehosp Emerg Care, 2000, 4 (2): 173-177.
8. Fiser RT, Walker WM, Seibert JJ, et al. Tibial length following intraosseous infusion: a prospective, radiographic analysis. Pediatr Emerg Care, 1997, 13 (3): 186-188.
9. Claudet I, Baunin C, Laporte-Turpin E. et al. Long-term effects on tibial growth after intraosseous infusion: a prospective, radiographic analysis. Pediatr Emerg Care, 2003, 19 (6): 397-401.
10. Spriggs N, White L, Martin S, et al. Comparison of two intraosseous infusion techniques in an EMT training program. Acad Emerg Med, 2000, 7 (10): 1168.
11. Davidoff J, Fowler R, Gordon D, et al. Clinical evaluation of a novel intraosseous device for adults: Prospective, 250-patient, multi-center trial. JEMS, 2005, 30 (10): 20-23.
12. Gillum L, Kovar J. Powered intraosseous access in the prehospital setting: MCHD EMS puts the EZ-IO to the test. JEMS, 2005, 30 (10): 24-25.
13. Horton MA, Beamer CL. Powered intraosseous insertion provides safe and effective vascular access for pediatric emergency patients. Pediatr Emerg Care, 2008, 24 (6): 347-350.

第二节 小儿经外周中心静脉置管术

静脉输液是儿科常用的治疗手段之一，以往常用外周静脉进行输注，虽然操作简单，易于维护，但难以长久保留，所输液体的渗透压也受到一定的限制。而经锁骨下静脉或颈内静脉做中心静脉穿刺，操作和固定均较困难，且护理难度大，易发生合并症。经外周中心静脉置管（peripherally inserted central catheter，PICC）技术操作、固定和护理都较容易，具有合并症少，可长期保留，能输注较高浓度葡萄糖液的优点，为抢救危重患儿及使用特殊药物的患儿开放了持续、有效的静脉通路。

（一）适应证

1. 需长期静脉输液的患儿。
2. 化疗患儿。
3. 早产儿（体重<1500g）。
4. 胃肠外营养（PN）。
5. 输入刺激外周静脉的药物。
6. 缺乏外周静脉通路。

（二）禁忌证

1. 严重的凝血机制障碍。
2. 穿刺部位有感染或损伤。
3. 外周静脉条件差，不能明确辨认静脉。
4. 有静脉血栓形成史。

（三）操作前需做的检查

1. 血常规检查。
2. 凝血五项。

（四）导管选择

根据患儿血管的情况进行选择，应使导管与血管直径的比例为1∶2。在保证治疗的情况下，应尽量选择最小最细及腔最少的PICC导管置入。一般来说新生儿及婴儿要选择1.9Fr导管。

（五）穿刺位置

导管置入肘前的外周静脉，导管尖端最终停留在上腔静脉的中下1/3，即中心静脉处。穿刺范围在肘关节下两横指内。

由于右侧静脉汇入上腔静脉途径较短，因此首选右侧穿刺。

（六）静脉选择

1. 贵要静脉

PICC插管的首选静脉，90％的PICC放置于此。贵要静脉粗直，静脉瓣少，当手臂与躯干垂直时，为最直和最直接的途径，经腋静脉、锁骨下静脉、无名静脉达上腔静脉。

2. 肘正中静脉

PICC插管的次选静脉，肘止中静脉分成一明显的Y字型，一支形成贵要静脉，另一支形成位于肘前皱褶（肘弯）下方的头静脉。该静脉粗直，但个体差异较大，静脉瓣较多，故应于静脉穿刺前确认定位，理想情况下，此静脉加入贵要静脉，形成最直接的途径，经腋静脉、锁骨下静脉、无名静脉达上腔静脉。

3. 头静脉

PICC 插管的第三选择，该静脉前粗后细，且高低起伏。在锁骨下方汇入腋静脉，进入腋静脉处有较大角度，可能有分支与颈静脉或锁骨下静脉相连，引起推进导管困难，使病儿的手臂与躯干垂直将有助于导管推入，导管易反折进入腋静脉/颈静脉。

（七）术前护理

1. 了解患儿的治疗方案、疗程及血常规、凝血五项的结果，对穿刺部位的静脉及全身情况作整体评估。

2. 术前与主管医生一起与家长进行交谈，并签署知情同意书。

（八）穿刺步骤（合作患儿 1 人操作，不合作患儿需 2 人配合）

1. 用物准备

PICC 导管 1 根、安全型可撕裂的导入鞘 1 个、PICC 穿刺包 1 个（10ml 注射器 3 个、剪子 1 把、镊子 1 把、治疗巾 2 块、孔巾 1 块、皮肤消毒剂、皮肤保护剂、固定膜、无菌胶带）、测量尺、止血带、生理盐水、肝素盐水、肝素帽或正压接头，无菌衣 1～2 件，无菌手套 2～4 副。

2. 患儿体位

平卧，术侧上肢外展 90°。

3. 评估静脉，选择穿刺点，做标记。

4. 测量定位（图 4－4－4）

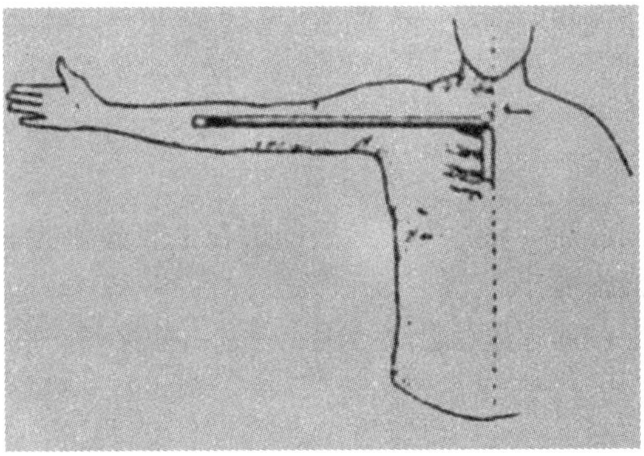

图 4－4－4 测量导管置入长度

从穿刺点量起，沿静脉走向至右胸锁关节，然后向下反折继续量至第 3 肋间隙。此结果接近静脉解剖长度，可量至上腔静脉，但不十分精确，还需摄 X 线片定位。测量双臂臂围并记录。

5. 建立无菌区

穿无菌衣，戴手套，打开 PICC 导管包，助手将患儿手臂举起。将治疗巾垫在患儿手臂下。

6. 皮肤消毒

按照无菌原则消毒穿刺点，范围 10cm×10cm，先 3 遍酒精清洁皮肤脱脂，待干后 3 遍碘伏消毒。新生儿为操作方便，可消毒穿刺点、手及整个手臂。更换手套，铺孔巾及第 2 块治疗巾，最大限度地建立无菌区。

7. 预冲并修剪导管

不带导丝导管：截去多余部分，用生理盐水冲管。

带导丝导管：用注满生理盐水的注射器连接“T”型管并冲洗导管，润滑亲水性导丝，撤出导丝至比预计长度短 1cm 处。在预计长度处，截去多余部分并剥开导管护套 10cm 左右以便应用方便。注意：不要切到导丝，否则导丝将损坏导管，伤到病儿。（后剪式导管预冲导管、连接器和肝素帽，连接穿刺针，排气备用。）

8. 扎止血带

让助手在上臂扎止血带，新生儿可让助手攥紧上臂，使静脉充盈。

9. 检查穿刺鞘

去掉保护套，松动针芯，检查穿刺针与导入鞘的吻合情况。

10. 穿刺

一旦有回血，立即放低穿刺针角度推入外套管约 0.3～0.6cm，确保外套管尖端处于静脉内，左手食指固定导引套管避免移位，中指压在套管尖端所处的血管上减少血液流出。让助手松开止血带，从导引套管中撤出针芯，按动安全按钮使针芯弹回。

11. 送管（图 4-4-5）

用镊子夹住导管尖端，经导入鞘逐渐送入静脉，用力要均匀缓慢。当导管进到肩部时，让患儿头转向穿刺侧，下颌靠肩以防导管误入颈静脉。新生儿可边送入导管边缓推生理盐水（图 4-4-6）。到达预定长度时，指压套管端静脉稳定导管，退出导入鞘并毁损。注意：不要用镊子过紧夹持导管，以免损坏导管。禁止用暴力置入导管，如遇困难，表明静脉有阻塞或导管位置有误。

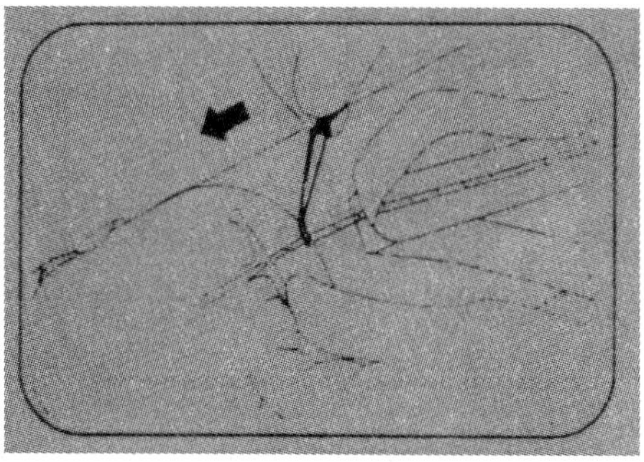

图 4-4-5　用摄子将导管置入静脉

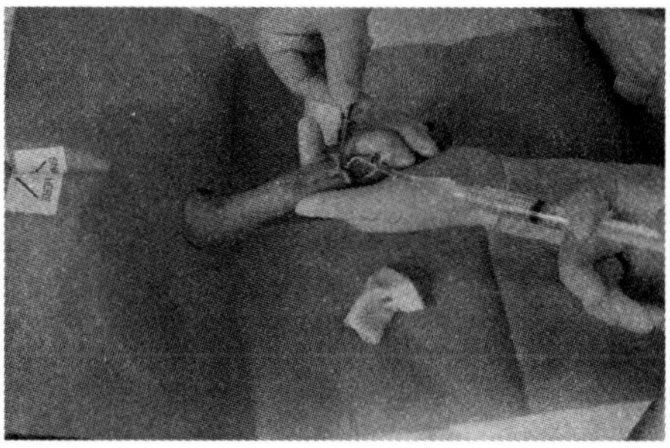

图 4-4-6　边置入导管边缓推生理盐水

12. 撤导丝

一手固定圆盘，一手轻柔、缓慢地撤出导丝。如导管呈串珠样皱褶改变，表明有阻力。注意：禁止暴力抽出导丝，阻力能破坏导管及导丝的完整，如遇阻力应立即停止抽取导丝，并使导管恢复原状，然后连同导管、导丝一起退出 1～2cm，再试着抽出导丝。重复这样的过程直到导丝较容易地撤出，一旦导丝撤离，再将导管推进到预计的位置。

后剪式导管：导丝撤出后，导管保留体外 5cm，修整导管长度，安装连接器。

13. 用生理盐水注射器抽吸回血，并注入生理盐水确定是否通畅。连接肝素帽或正压接头，用肝素盐水（肝素液浓度：10U/ml）正压封管。

14. 清理穿刺点

撕开孔巾上方充分暴露肘部，用酒精或生理盐水棉球清理穿刺点周围皮肤，早产儿应涂皮肤保护剂（不能触及穿刺点）。

15. 固定导管

将体外导管放置呈“S”状弯曲，在圆盘上贴胶带固定导管，剪一小块纱布覆盖在穿刺点上方吸收渗血，覆盖一透明贴膜在导管及穿刺部位，贴膜下缘与圆盘下缘平齐，用第 2 条胶带在圆盘远侧交叉固定导管，第 3 条胶带再固定圆盘，固定外露的延长管，接头下可垫纱布使患儿舒适。新生儿可用贴膜直接将导管固定。注意：禁止在导管上贴胶布，以免危及导管强度和导管完整。

16. 整理用物，穿刺部位用自粘绷带加压 30min 继续压迫止血，注意末梢循环，如出血多可请示医生用止血药。如止血敏、立止血等。

17. 摄 X 线片，确定导管位置是否正确，调整导管位置。

18. 穿刺后记录：在护理记录单上记录置入长度、X 线片结果、穿刺日期及置管过程是否顺利，将所置导管出厂条形码贴在护理记录单上。

（九）穿刺时注意事项

（1）穿刺前应了解静脉走向及静脉情况，避免在瘢痕及静脉瓣处穿刺。

（2）穿刺进针角度约为 20°～30°，见回血后降低角度进针少许，再送套管。

（3）注意避免穿刺过深而损伤神经及穿刺入动脉。

（4）穿刺时避免损伤静脉内膜/外膜，以免发生机械性静脉炎或渗漏。

（5）退出针芯之前，务必先松开止血带，套管尖端加压后再撤出针芯。

（6）有出血倾向的患儿注意加压止血。

（7）送导管后注意观察患者心律变化，以免送入过深引起患儿心律紊乱。

（十）护理

（1）严格无菌操作，室内定时进行空气消毒。

（2）保持穿刺部位清洁、干燥、固定牢固。贴膜应在导管置入后第一个 24h 更换，以后每周更换 1～2 次或在发现贴膜被污染（或可疑污染）、潮湿、脱落、固定过松或危及导管时更换。更换敷料时贴膜要自下而上撕取，注意固定导管，以免脱出。更换后记录。

（3）保持导管通畅，以防堵塞，静脉治疗前后要用不小于 10ml 的注射器抽取生理盐水冲洗管腔。持续输液时，每日用肝素盐水（肝素液浓度：10U/ml）通管一次。新生儿可将适量肝素加入液体中持续泵入（注意配伍禁忌）。

（4）新生儿的导管不用做推注药物，以防压力过大，导管渗漏。

（5）观察置管部位有无渗血、肿胀，定期测量双臂臂围并记录。

（6）机械性刺激——红肿，可局部理疗，10～15 分钟/次，2～3 次/日。

（7）嘱患儿及家长术侧上肢不能剧烈活动，但日常活动不受影响，洗澡时不要弄湿敷料，可用塑料薄膜等加以保护，洗澡后要更换敷料。

（8）由于血和血浆制品黏度较大，4Fr 以下导管不可用于抽取血标本和输血，以防溶血。

（9）输入血制品、营养液及特殊药物后应立即用生理盐水冲管。

（10）封管方法——正压封管，以防止血液回流入导管尖端，导致导管堵塞。

（11）治疗结束拔管后应常规做管端培养，注意无菌操作，以免假阳性结果。

（十一）并发症原因分析及处理

1. 穿刺时并发症发生原因及处理

（1）送导管困难

症状：阻力感，无法送管，导管皱起或蛇样弯曲。

原因：选择的血管细小，血管的静脉瓣多，静脉分叉，送管速度过快，病儿过度紧张导致静脉壁痉挛，体位不当。若为头静脉穿刺，当导管进入上腔静脉时，也易出现导管易位或送管困难。

处理：送管不宜过快，可暂停片刻，使病儿尽量放松。选择粗直、静脉瓣少的血管穿刺，尽量不选头静脉。可边推生理盐水边送管。

（2）导管易位

症状：阻力感，病儿不适，导管可有弯曲打折，无法抽到回血。

原因：异常静脉解剖位置，既往手术史或外伤史，病儿体位不当，测量误差，在头静脉穿刺。

预防：摆好体位再行穿刺；使用阻断颈内静脉法（当送管达肩部时，病儿头偏向穿刺侧，下颌靠肩），准确测量，抽回血。

处理：尽量避免在头静脉穿刺。如果导管易位入颈静脉，可用 5～10ml 生理盐水快速冲管；改变体位；给予时间，通过自然重力下降。X 线确认，重新定位。

（3）渗血、水肿

症状：穿刺点渗血、剧痛、肿、麻木、刺痛、皮肤冷有斑纹。

原因：导入针型号过大，留置导管过细；穿刺不当或创伤性穿刺，选择血管不当，有出血倾向，抗凝治疗的病儿，穿刺部位活动过度。

预防：注意用药史（抗凝剂），实验室结果（凝血功能），熟练穿刺技术。

处理：加压止血，避免过度活动，停用抗凝剂，必要时给予止血剂。

（4）误伤动脉

症状：血液颜色，搏动的血液回流、血液倒流，X 线确认。

原因：辨认动脉失误；穿刺过深误入动脉；过度探针。

预防：识别动脉，穿刺不宜过深。

处理：立即拔除，加压包扎止血。

(5) 拔导丝困难

原因：强行送管，导管扭曲所致，未预冲导管。

处理：保持穿刺时体位，不要强行送管。如遇阻力，暂停 1～2min 后再轻轻拔出。

(6) 心律失常

原因：与导管尖端位置过深，刺激上腔静脉丛有关；病儿体位改变或测量静脉长度不准。

处理：准确测量静脉长度，避免导管插入过长；退出导管少许。

2. 留置时并发症发生原因及处理

(1) 机械性静脉炎

原因：与选择导管的型号和血管的粗细不当有关，穿刺侧肢体过度活动，导管材质过硬，送管过快，头静脉进入。

预防：合理选择导管型号，穿刺技巧，避免直接触碰导管。

处理：立即处理，抬高患肢；避免剧烈活动，局部理疗。

(2) 细菌性静脉炎

原因：不正确洗手及皮肤消毒，未遵循无菌技术，穿刺时污染导管，敷料护理不良。

预防：严格无菌技术。

处理：通知医生，根据成因处理：培养、抗生素、拔除导管或更换。

(3) 血栓性静脉炎

原因：与选择导管的型号和血管的粗细不当有关（导管外周形成血栓）；与穿刺时损伤血管内膜有关（血管内膜形成血栓）；与封管技术有关（导管尖端及导管内形成血栓）

处理：热敷，尿激酶溶栓；拔管。

(4) 穿刺点感染

症状：穿刺点红、肿，有分泌物，无全身症状。

原因：与无菌技术有关；皮肤消毒不良；敷料护理不良；与洗手技术及免疫力低下有关。

处理：严格无菌技术；遵医嘱给予抗生素；加强换药；细菌培养。

(5) 导管断裂

原因：体外部分断裂：未预冲导管，撤导丝时划伤导管；不正确地固定或换药不当；高压注射所至。

体内部分断裂：送导管时镊子损伤导管，损伤的导丝划破导管所致。

预防：不要用力冲管；使用 10ml 以上注射器；正确固定；不要在导管处缝合或使用缠绕胶带；避免使用利器。

处理：体外部分断裂：修复导管；拔管。

体内部分断裂：快速反应处理，加压固定导管，用手指按压导管远端血管或立即于上臂腋部扎止血带，病儿制动；确定位置，行静脉切开术，取出导管。

(6) 导管移位

症状：滴速减慢，输液泵报警，无法抽到回血，外量导管长度增加。输液时疼痛。

原因：过度活动；胸腔压力的改变；不正确的导管固定；疏忽中导管外移。

预防：固定技术；导管尖端位置应在上腔静脉。

处理：观察导管功能；通知医生，X 线定位；不要重复插入外移导管；可能更换导管。

（7）导管堵塞

症状：给药时有压力，输注困难，无法冲管，无法抽到回血。

原因：输液速度过慢；输液泵故障；导管打折；连接处松脱；药物配伍禁忌；静脉血管内膜损伤；未正压封管，采血后未彻底冲管。

预防：1）熟练穿刺技术，尽量减少穿刺时静脉损伤。

2）保持输液通畅，输液完毕后采用正确的封管技术——脉冲式冲管，将管内残留的药物冲净。

3）注意药物间的配伍禁忌。

4）输注脂肪乳剂应定时冲管。

处理：1）检查输液管路是否畅通、有无打折，病儿体位是否恰当。

2）检查输液泵是否正常工作。

3）确定导管尖端位置是否正确。

4）用10ml注射器缓慢回抽，血凝块是否能被抽出（不可以用暴力推注清除凝块，不可导致导管破裂或栓塞）。

5）血凝块不能被抽出时，可使用特殊技术冲洗导管使导管再通。导管不能再通时拔管。

6）导管再通技术：

Ⅰ. 物品准备：10ml、1ml注射器各一支，三通一个，无菌手套一副，溶好的尿激酶（5000U/ml），消毒剂。

Ⅱ. 戴口罩和手套，将患儿手臂放在低于心脏水平，消毒导管远端，拔除输液器和延长管，接三通使三通位于关闭状态。

Ⅲ. 用1ml注射器抽好尿激酶溶液，将1ml和10ml注射器分别连接在三通的接口（图4-4-7）。

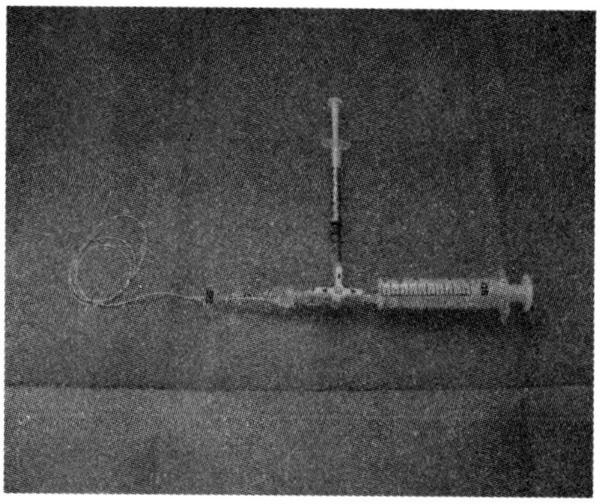

图4-4-7　导管再通连接示意图

Ⅳ. 将三通置于关闭抽好药剂的注射器方向，使10ml注射器的三通开口开放。

Ⅴ. 回吸10ml注射器，将导管内抽空，使导管内形成负压。

Ⅵ. 将连接10ml空注射器的三通口旋至关闭，同时打开连接充满药液的1ml注射器三通口，使药液自动进入导管。

Ⅶ. 关闭连接导管的三通口，使药液在导管内保留至少 5min。

Ⅷ. 打开三通检查有无血液回流，如果回吸可见回血，则回吸 2～3ml（新生儿0.5～1ml）血弃掉，再以生理盐水冲管，然后可用导管继续静脉治疗。

（吴旭红）